自閉症と発達障害研究の進歩

Advances in Research on Autism and Developmental Disorders

2000/Vol. 4

特集：アスペルガー症候群

編

髙木隆郎
Ryuro Takagi

M.ラター
Michael Rutter

E.ショプラー
Eric Schopler

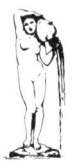

星 和 書 店

Seiwa Shoten Publishers

2-5 Kamitakaido 1-Chome
Suginamiku Tokyo 168-0074, Japan

年刊：自閉症と発達障害研究の進歩

編 集 者：髙木隆郎，医療法人髙木神経科医院，京都
Sir Michael Rutter, *MRC Child Psychiatry Unit, Institute of Psychiatry. London*
Eric Schopler, *Division TEACCH. University of North Carolina at Chapel Hill*

編集委員：中根　允文，長崎大学
久保　紘章，東京都立大学
奥野　宏二，あさけ学園
門　眞一郎，京都市児童福祉センター
石坂　好樹，京都大学
古元　順子，吉備国際大学

編集方針：1．各巻ごとに特定のテーマを選び，特集とします。[特集テーマ・第1巻（1997年刊）：心の理論（Theory of Mind），第2巻（1998年刊）：疫学と遺伝，第3巻（1999年刊）：自閉症に合併する精神障害，第4巻（2000年刊）：アスペルガー症候群，第5巻（2001年刊）：治療，第6巻（2002年刊）：コミュニケーションと社会性]
・そのテーマについてその領域の権威に依頼し，1，2編の展望論文を掲載し，これまでの研究を解説してもらいます。
・そのテーマについて，国の内外を問わず歴史的な重要論文を10編程度選んで掲載します。外国語の論文は邦訳します。

2．前年度に発表された自閉症および発達障害の領域の重要論文を10編程度選んで掲載します。外国語の論文は邦訳します。

3．自閉症および発達障害に関するわが国の統計資料や各国の自閉症協会の活動状況など，シリーズで紹介します。

　　本書の刊行は「日本自閉症研究助成会」の援助をうけて実現しました。この会は十亀記念事業委員会の解散に際しての基金を継承し，加えて新しい会員の会費と寄付金によって支えられるものです。会員には「自閉症と発達障害研究の進歩」が1年1冊配布されます。入会希望者は，下記にお問い合わせ下さい。

事 務 局：〒604-0845　京都市中京区烏丸通御池上ル　都ビル3F，医療法人髙木神経科医院内
日本自閉症研究助成会（電話：075-222-0450，Fax：075-255-0130）

The Yearbook, Advances in Research on Autism and Developmental Disorders

　　The purpose of the yearbook is to promote Japanese research on developmental disorders, including autism, and to provide the most recent, important international research done in this area in the Japanese language. It will target physicians, psychologists, social workers, teachers, and others in related fields. Articles in foreign languages will be translated into Japanese by members of the Japanese editorial board or other contributors.

General Editors
　　Dr. Ryuro Takagi M. D. (Editor-in-Chief) The Takagi Psychiatric Clinic, Med. Corp. Kyokt
　　Prof. Sir Michael Rutter, FRS. MRC Child Psychiatry Unit, Institute of Psychiatry. London
　　Prof. Eric Schopler, Ph. D. Division TEACCH, The University of North Carolina at Chapel Hill

Japanese members of the editorial board
　　Ryuro Takagi, M. D. The Takagi Psychiatric Clinic, Kyoto
　　Yoshibumi Nakane, M. D., Ph. D, Nagasaki University School of Medicine
　　Hiroaki Kubo, M. A. Department of Social Welfare, Tokyo Metropolitan University
　　Koji Okuno, The Asakegakuen Institute for Adult Autistics, Mie Prefecture
　　Shinichiro Kado, M. D. Kyoto Child Welfare Centre
　　Yoshiki Ishizaka, M.D. Kyoto University, School of Medicine
　　Junko Komoto, M.D. Kibi International University, School of Health Science

　　This project is financially supported by the Japanese Society for the Promotion of Research on Autism. It has been organized to succeed the Sogame Memorial committee which was disbanded as of the end of March 1995. This yearbook is published by Seiwa Shoten Publishers. 2-5 Kamitakaido, 1-chome, Suginami-ku, Tokyo and should be distributed to the members of the Society.

　　The mail address of the Japanese Society for the Promotion of Research on Autism and Edtional Office in c/o Takagi Psychiatric Office, Miyako Building Karasuma-Oike-Agaru, Nakogyo-ku, Kyoto. (Fax：+81-75-255-0130)

序

　Kanner が自閉症を記載したのとほぼ同じ時期に，Asperger は「自閉的精神病質」と名づけた症候群を記載し発表したのであるが，しかしその概念が広く認知されるようになったのは，Wing の論文に促されてようやく 1980 年代と 1990 年代においてである。Asperger のオリジナルな考えはもちろん，Wing の論文でさえこの領域ではもはや「古典」となったのだが，ともに本巻に収められている。

　Asperger 症候群と自閉症の表現の間に，かなりのオーバーラッピングがあることは明白であるが，この 2 つが同じ病態の変異を現しているのか，あるいはその表面的な類同性にもかかわらず基本的に異なる障害であるのかという点については不確かさが残る。それに関連して 3 つの異なった接近法を辿ることができる。

　第 1 に，自閉症の基準を満たさない臨床症候群を出発点とした縦断的研究がある。Wolf のいわゆる〈分裂病質人格 schizophrenic personality〉はかかる戦略を例証するものである。彼女の概念は Asperger の概念よりもむしろ広いものであるが，一方，両者の共通点も多い。第 2 は，生涯を通じての変わりものと社会的孤立の病像を呈する成人の研究である。Tantam の 2 論文はこの種のスタイルの研究の例である。第 3 に，重大な精神遅滞のない人，Asperger 症候群と自閉症を比較対照することを目的とした研究がある。栗田の報告や Szatmari とその共同研究者らの報告はこのグループに属する。

　Asperger 症候群の重要性は，自閉症様の（autistic-like）諸問題が著しい言語発達の遅れや精神遅滞のいずれかがない場合にも生じうるということを示している点にある。このことは，自閉症の〈より広い表現型 broader phenotype〉という現代的概念に適合するものである。だがわれわれは，これがアスペルガー症候群のすべてのケースを説明すると結論できるようになるには，なおいっそうの研究が必要とされよう。それはともかく，本第 4 巻の出版を機会に，臨床家はこれらの臨床像をもっとよく知る必要があろう。

1999 年 12 月 7 日

Sir Professor Michael Rutter

目　次

　　　序　　　Michael Rutter

第Ⅰ部　特集　アスペルガー症候群

1　《展望》アスペルガー症候群：その概念の過去と現状 …………………………3
　　　　　　　　　　　　　　　　　　　　　　　　神尾　陽子

2　小児期の自閉的精神病質 ……………………………………………………………30
　　　　　　　　　　　　　　　　　　　　　Hans Asperger（1944）

3　アスペルガー症候群と高機能非定型自閉症の比較研究 …………………………69
　　　　　　　　　　　　　　　　　　　　　Hiroshi Kurita（1997）

4　アスペルガー症候群と自閉症：神経認知学的側面 ………………………………74
　　　　　　　　　　　　　　　　Peter Szatmari, Lawrence Tuff,
　　　M. Allen J. Finlayson and Giampierro Bartolucci（1990）

5　生涯にわたる奇矯さと社会的孤立Ⅰ：精神科的，社会的，および法的側面 ………85
　　　　　　　　　　　　　　　　　　　　　Digby Tantam（1988）

6　生涯にわたる奇矯さと社会的孤立Ⅱ：アスペルガー症候群か分裂病質性人格障害か？ …94
　　　　　　　　　　　　　　　　　　　　　Digby Tantam（1988）

7　アスペルガー症候群：臨床知見 ……………………………………………………102
　　　　　　　　　　　　　　　　　　　　　Lorna Wing（1981）

8　女児における分裂病質人格追跡調査，およびアスペルガー症候群との関連性 …………121
　　　　　　　　　　　Sula Wolff and Ralph J. McGuire（1995）

　　　第Ⅰ部　「アスペルガー症候群」の文献リスト …………………………………139

第Ⅱ部　自閉症と発達障害-1998

　　　1998年の重要論文と掲載の選考経過　　髙木　隆郎　……………………153
　　　編集委員により推薦された論文リスト ……………………………………160

［選考論文］

9　全ゲノム解析で明らかになった自閉症と7番染色体長腕の連鎖 ………………165
　　　　　　　　International Molecular Genetic Study of Autism Consortium

10	自閉症の臨床病理学的研究	178

A. Bailey, P. Luthert, A. Dean, B. Harding, I. Janota,
M. Montgomery, M. Rutter and P. Lantos

11	エマニュエル・ミラー記念公演1997　自閉症児の発達における変化と連続性	202

Marian Sigman

12	自閉症と結節性硬化症	220

Susan L. Smalley

13	未熟児網膜症による盲と自閉症スペクトラム障害との関係：母集団に基づく研究	231

Ulla Ek, Elisabeth Fernell, Lena Jacobson and Christopher Gillberg

14	児童期発症精神分裂病：臨床研究と神経生理学的研究について	241

Leslie K. Jacobsen and Judith L. Rapoport

15	自閉症児の自己概念の発達	263

Anthony Lee and R. Peter Hobson

16	年少の自閉症児への家庭における援助プログラムの効果について	285

Sally Ozonoff and Kristina Cathcart

17	プラセボを対照とした「自閉症および他の広汎性発達障害の成人患者」に対するRisperidoneの二重盲検試験	296

Christopher J. McDougle, Janice P. Holmes, Derek C. Carlson,
Gregory H. Pelton, Donald J. Cohen, and Lawrence H. Price

第Ⅲ部　自閉症をめぐる現状

18	当事者の声〈Ⅳ〉死別をめぐって	313

久保　紘章

19	世界の自閉症協会〈Ⅳ〉スウェーデンの自閉症協会	319

河東田　博

20	わが国の自閉症をめぐる状況〈Ⅳ〉自閉症と強度行動障害問題	324

奥野　宏二

日本自閉症協会支部（事務局）名簿	337
全国自閉症者施設協議会会員名簿	338
あとがき	339

Contents

Preface: Michael Rutter

Part I. Main Topics : Asperger's syndrome

1 《Review》 Yoko Kamio: Asperger Syndrome: Its past and current concept. ············3

2 Die "autistischen psychopathen" im Kindesalter. *Archiv für Psychiatrie und Nervenkrankheiten, 117, 76-136. (1944)* ················30
Hans Asperger

3 A comparative study of Asperger syndrome with high-functioning atypical autism. *Psychiatry and Clinical Neurosciences, 51, 67-70. (1997)* ················69
Hiroshi Kurita

4 Asperger's syndrome and autism: Neurocognitive aspects. *Journal of the American Academy of Child and Adolescent Psychiatry, 29, 130-136. (1990)* ················74
Peter Szatmari, Lawrence Tuff, M. Allen J. Finlayson and Giampierro Bartolucci

5 Lifelong eccentricity and social isolation. I. Psychiatric, social, and forensic aspects. *British Journal of Psychiatry, 153, 777-782. (1988)* ················85
Digby Tantam

6 Lifelong eccentricity and social isolation. II: Asperger's syndrome or schizoid personality disorder? *British Journal of Psychiatry, 153, 783-791. (1988)* ················94
Digby Tantam

7 Asperger's syndrome: a clinical account. *Psychological Medicine, 11, 115-129. (1981)* ················102
Lorna Wing

8 Schizoid personality in girls: A follw-up study? What are the links with Asperger's syndrome? *Journal of Child Psychology and Psychiatry, 36, 793-817. (1995)* ················121
Sula Wolff and Ralph J. McGuire

Part II. Autism and Developmental Disorders, 1998.

9 A full genome screen for autism with evidence for linkage to a region on chromosome 7q. *Human Molecular Genetics, 7, 571-578.* ················165
International Molecular Genetic Study of Autism Consortium

10 A clinicopathological study of autism. *Brain, 121, 889-905.* ················178
A. Bailey, P. Luthert, A. Dean, B. Harding, I. Janota,
M. Montgomery, M. Rutter and P. Lantos

11 (The emanuel miller memorial lecture 1997) Change and continuity in the development of children with autism. *Journal of Child Psychology and Psychiatry, 39, 817-827.* ······202
Marian Sigman

12 Autism and tuberous sclerosis. *Journal of Autism and Developmental Disorders, 28, 407-414.* ······220
Susan L. Smalley

13 Relation between blindness due to retinopathy of prematurity and autistic spectrum disorders: a population-based study. *Developmental Medicine & Child Neurology, 40, 297-301.* ······231
Ulla Ek, Elisabeth Fernell, Lena Jacobson and Christopher Gillberg

14 Research update: Childhood-onset schizophrenia: Implications of clinical and neurobiological research. *Journal of Child Psychology and Psychiatry, 39, 101-113.* ······241
Leslie K. Jacobsen and Judith L. Rapoport

15 On developing self-concepts: A controlled study of children and adolescents with autism. *Journal of Child Psychology and Psychiatry, 39, 1131-1144.* ······263
Anthony Lee and R. Peter Hobson

16 Effectiveness of a home program intervention for young children with autism. *Journal of Autism and Developmental Disorders, 28, 25-32.* ······285
Sally Ozonoff and Kristina Cathcart

17 A double-blind, placebo-controlled study of risperidone in adults with autistic disorder and other pervasive developmental disorders. *Archives of General Psychiatry, 55, 633-641.* ······296
Christopher J. McDougle, Janice P. Holmes, Derek C. Carlson, Gregory H. Pelton, Donald J. Cohen, and Lawrence H. Price

Part III. Current Situations of the Autistics

18 Bereavement and people with autism ······313
Hiroaki Kubo

19 National society autism in Sweden ······319
Hiroshi Katoda

20 Autistics and special treatment for those with severe behavioral problems ······324
Koji Okuno

第 I 部

特集　アスペルガー症候群

1 《展望》アスペルガー症候群：その概念の過去と現状

神尾 陽子*

はじめに

「アスペルガー症候群」（以下，ASと略称する）と現在呼び慣わされている呼称の由来は，1944年に「自閉的精神病質（autistische Psychopathie）」という新しい病態概念を提唱した，オーストリアの小児科医 Hans Asperger に由来する。Asperger 以後，現在までの約半世紀の間に，この概念は停滞したり拡大したりしながら，現在では一応，独立した単位として考えられる段階に至っている。現行の国際的診断基準によると，ICD-10（World Health Organization, 1993）では「アスペルガー症候群（Asperger's Syndrome）」として，DSM-IV（American Psychiatric Association, 1994）では「アスペルガー障害（Asperger's Disorder）」（表1）として，ともに広汎性発達障害（Pervasive Developmental Disorders；PDD）の大カテゴリーに位置づけられている。しかしASと，PDD内の他の亜型との関連性や，PDD以外の他の発達障害や人格障害あるいは臨床症候群との関連性が議論の焦点となる一方で，ASの本態を明らかにする認知研究および生物学的研究は，ようやく緒についたところである。したがって，現時点ではASの定義は暫定的かつ流動的で，臨床的にも治療的にもまだ十分に定まっていない病態と言える。本稿では，まず概念の変遷を辿りながら，ASのプロトタイプとなる臨床像を描出し，現行の診断分類上の位置づけを導いたこれまでの研究を展望し，今後に残された問題点を整理することとする。

アスペルガー症候群の発見とその概念の変遷

Asperger は何を発見したのか

「児童期の自閉的精神病質」と題する論文（Asperger, 1944）で，Asperger は長期追跡例も含む200例余りの自験例をもとに，「自閉的精神病質」と呼ぶ新しい人格類型概念を発表した。彼はその基本障害に，人や物などの外的環境とのつながりの狭窄，を想定し，それが対人的行動に反映すると考えた。その子どもたちは，普通の情緒的つながりを持てない対人的障害の他に，視線や表情そして言語に備わっている情動的な「表現現象（Ausdruckserscheinungen）」（非言語的コミュニケーションに相当する）の直感的な理解や表出の障害，特徴的な言語，「自閉的知能」，学習困難などの状態像を示した（表2）。児童期から成人期にかけて徐々に適応は向上するものの，経過はほぼ恒常的とされた。病因に関して遺伝的・体質的要因を重視し，予後は大部分において不良であったが，患児に備わる独特の能力が障害を代償しうる場合には特殊な分野における職業人として成功する可能性を指摘した。そして治療教育の意義を強調し，教育の原則について具体的に述べた。

表2は，Asperger が記載した4症例の症状を，著者が項目別に分類して示したものである。コミュニケーション，言語，情緒，注意，感覚，運動などの広範な領域にわたる障害の特徴や，思考形式，対人的行動，興味や行動上の強迫的傾向，学習にみられる独特のパターンは，高機能自閉症児

*Department of Psychiatry, Faculty of Medicine, Kyoto University（京都大学医学部　精神神経科）

を彷彿とさせる。Aspergerの「自閉的精神病質」の類型やそれから派生したさまざまな「アスペルガー症候群」について論じる前に、まずわれわれが明らかにしておかなくてはならないことは、彼が発見して類型化した子どもたちは、現在のわれわれの症候論的知識に照らし合わせると何であったのか、という疑問点に戻ることであろう。

まず、発症は乳児期から児童期の間と考えられる。というのは、Aspergerは乳児期の視線に存在するはずのコミュニケーション機能の不在について言及しており、遅くとも児童期には同定していたからである。さらに経過の恒常性を特徴とする点から、当時はまだ存在しなかった「発達障害」という枠組みで捉えられるであろう。MillerとOzonoff（1997）は、操作的診断基準を用いて診断に関する結論を得た。すなわち、Aspergerの4症例は、DSM-IVやICD-10の自閉性障害および自閉症の診断基準に高い一致率で合致した。つまりAspergerが見出した子どもたちは、児童期には自閉症に相当することが確認されたのだが、彼らが成長して青年期、成人期に入った時にも同様に自閉症と診断されえたであろうか。この点において、まだ最初の疑問は完全に答えられたわけではない。

Aspergerの「自閉的精神病質」から今日の「アスペルガー症候群」の概念を含む病態群は、自閉症の下位群であるのか、あるいは一時期、自閉症と同じ臨床像を示すけれども臨床経過は異なるのか。ASと自閉症の関係は、ともに運動を続ける惑星同士の位置関係にたとえられる。一方の惑星から他方を観察するだけでは、どちらの惑星も本当に理解することはできない。この2つの惑星はほぼ同時期に誕生し、別々の軌道を運動してきた。しかしそれらの位置関係やそれぞれの惑星のふるまいの特性や構成要素の異同問題については、まだ一致した見解には至っていない。そこで歴史的に順を追い、問題点の整理を試みる。

AspergerとKannerのそれぞれの出発点

Aspergerが論文を発表したその前年の1943年に、「情緒的接触の自閉的障害」と題した論文を発表したKannerは、「症候群」を想定して、11名の子どもたちから共通の特徴を抽出した（表3）。KannerもAspergerもともに重視したのは、子どもたちの外界との関係の持ち方であった。さらにその形容に彼らが用いたのは、

表1　DSM-IVにおけるアスペルガー障害の診断基準

A．以下のうち少なくとも2つにより示される対人的相互作用の質的な障害：
　（1）目と目で見つめ合う、顔の表情、体の姿勢、身振りなど、対人的相互反応を調節する多彩な非言語性行動の使用の著名な障害。
　（2）発達の水準に相応した仲間関係をつくることの失敗。
　（3）楽しみ、興味、成し遂げたものを他人と共有すること（例えば、他の人達に興味のあるものを見せる、もって来る、指さす）を自発的に求めることの欠如。
　（4）対人的または情緒的相互性の欠如。
B．行動、興味および活動の、限定され反復的で常同的な様式で、以下の少なくとも1つによって明らかになる：
　（1）その強度または対象において異常なほど、常同的で限定された型の1つまたはそれ以上の興味だけに熱中すること。
　（2）特定の、機能的でない習慣や儀式にかたくなにこだわるのが明らかである。
　（3）常同的で反復的な衒奇的運動（例えば、手や指をぱたぱたさせたりねじ曲げる、または複雑な全身の動き）。
　（4）物体の一部に持続的に熱中する。
C．その障害は社会的、職業的または他の重要な領域における機能の臨床的に著しい障害を引き起こしている。
D．臨床的に著しい言語の遅れがない（例えば、2歳までに単語を用い、3歳までに意思伝達的な句を用いる）。
E．認知の発達、年齢に相応した生活習慣技能、（対人関係以外の）適応行動、および小児期における環境への好奇心などについて臨床的に明らかな遅れがない。
F．他の特定の広汎性発達障害または精神分裂病の基準を満たさない。

Bleulerが精神分裂病の基本障害として命名した「自閉(Autismus)」という同じ用語であったことからも，両者の病態の類似性は予想できる。実際，対人的行動の異常や，言語・非言語によるコミュニケーション機能の障害，そして興味や行動にみられる強迫的傾向や活動範囲の限局性といった，自閉症の3兆候はすべて両者によって言及されている。3兆候以外の，情緒反応の不適切さ，感覚刺激への異常な反応，アルファベットの読み書きの困難，数や記憶などの突出的能力などの特徴も共通する。生後まもなくいくつかの兆候がみられ，成長とともに少しずつ改善するものの，基本的特徴は変わらないとする発症や経過もほとんど同じである。

両者の記述で異なる印象を与えるのは，言語能力，思考形式，運動能力に関する箇所である。言

表2　自閉的精神病質(Asperger, 1944)にみられる症状

全般的発達	出産時外傷や脳炎などの既往はない。 精神遅滞との合併もありうる。精神遅滞児も多数。
コミュニケーション	視線，表情，身振り，姿勢，声の抑揚などの表現の理解と表出の障害。
言　語	大人びた（滑稽な）話し方。 通常は言語の意味内容よりも優先的に理解されうるされる情動的な内容の理解の障害。 ユーモアの欠如。 常同的反復。無意味語。新造語。言語遊戯。 言語指示に対して，従命自動的なことがしばしばある。 書字と音読の困難[1]。
情　緒	感情欠乏ではなく，質的異常や不調和。 パニックを起こす。
注　意	「環境とのつながりの狭窄」。空想的傾向。
感　覚	過敏さや異常
運　動	多動。不器用。常同運動。
思考形式	「自閉的知能」 自己や他人，具体的諸物に対する客観的観察の結果，独特な評価をする。時として正確な評価（「精神病質的明視」）をすることもある。 論理的思考と抽象思考が良い[2]。
対人的行動	普通の情緒的つながりを持たない。けんかが多い。 仲間と一緒に遊ぶことができない。 特に家庭で激しい固有の「悪さ」，他人を了解できないことからくる自己中心性。
興味や行動にみられる強迫的傾向	数と計算など得意の領域に関心と能力を示すことがある。本の虫，収集癖。 家具や生活習慣の変化と結びついた「ホームシック」，コプロラリア，洗手強迫。
学　習	学習は困難。普通に習うことでは育たず，自分の体験から成長する。

「　」内はAspergerが原著で用いた表現の通り，引用した。
1) 音素であるアルファベット文字で構成される欧米言語と，シラブルであるかなや書記素である漢字で構成される日本語とでは，読み書きの際のメカニズムは幾分異なっている。わが国では書字や音読に伴う困難はあまり指摘されないし，むしろ高機能のPDD児には得意な分野である。
2) Aspergerは抽象能力が良いと言及しているが，一般の抽象とは異なり，自らの具体的体験からそのまま一般化する傾向を指していると考えられる。

語に関して，Kannerは，正確な文法能力や語彙と対照的に，意味論的障害や語用論的障害の存在を示唆する具体的な記述をしている。たとえば，反響言語や人称代名詞の逆転などの特徴的な言語症状である。一方，Aspergerが強調したのは言語の生成，すなわち言語選択や表現のスタイルであり，それらが一般的でない点に障害よりはむしろ独創性という積極的価値を見出した。Aspergerは語用論的障害を示唆したが（「ユーモアの欠如」），意味論的障害について言及していない（「読解力は良い」）。独特な思考形式について，Aspergerは，彼らは自己も含めて人や事物に対して客観的な観察をし，時にユニークな洞察をすることから，抽象能力が高いと考えた。これに対してKannerは潜在的な認知能力は高いと考えたが，形式について言及していない。運動能力については，Kannerは物の扱いが器用であることを強調し，Aspergerは逆に動作や書字が不器用だと指摘した。ところがKannerは粗大運動が不器用であることも同時に指摘しており，両者の用いた「不器用」という用語が何を指すのか明らかではない（Ghaziuddin *et al.*, 1992）。以上の3点における相違は，同一の評価方法を用いた比較によるものではなく，たとえ違いがあっても質的か量的かという区別は困難と言わざるをえない。それゆえ，この3点が両病態の鑑別点として今日もな

表3 「情緒的接触の自閉的障害」(Kanner, 1943)にみられる症状

全般的発達	乳児期の摂食拒否。 身体発達はほぼ正常。 良好な認知能力。
コミュニケーション	視線を合わせようとしない。声の抑揚が一本調子。
言　語	言語をコミュニケーションの目的に使用できない。 話さない場合もある。話すようになる場合は，次のような特徴がある； 発声，構音，語彙，文法は正確に身につける。 自発的に文章を話すようになる前でも，長い文章を正確に丸暗記することができる。 即時および遅延反響言語。人称代名詞の逆転（Iの代わりにyou）。 彼らの言語は主に，物の名前，色を表す形容詞，数詞から成っている。一般的概念の理解は困難。字義通り性。最初に学んだ時の意味とは異なる意味に語が使用されていると理解しにくい。
記　憶	言語記憶の他に，複雑なパターンや順番の記憶が良い。無意味なものでも覚えたまま思い出せる。
情　緒	パニックを起こす。
感　覚	過敏さや異常。
運　動	歩行や粗大運動が幾分不器用だが，微細な協調運動は器用。
物との関係	物に対して興味を抱き，物を好む。自分の身体も物のように扱う。
対人的行動	人に対して普通のかかわりができない。人の顔を見ない。人に無関心で気づくことさえない。人の身体を物のように扱う。他の子どもと遊ばない。孤立を好む。
興味や行動にみられる強迫的傾向	日常のルーティンや順番，家具の配置などに対する同一性保持への強迫的欲求。 自発的な活動のバラエティに乏しい。
学　習	アルファベットのスペルの学習が困難。

お議論の対象となるのである。

後にAsperger(1966)自身やvan Krevelen(1962, 1963)は，Kannerの早期小児自閉症とAspergerの自閉的精神病質を区別する立場をとったが，これらの主張は実証的な根拠を持たない思弁的なものであった。差異を強調するあまり，自閉的精神病質は，初語が早く，言語能力が優れ，抽象思考を得意とする予後の良い群とされ，原著(1944)に鮮やかに記述された異常は軽視され，より単純な類型化の過程で，真の臨床像が埋もれていくこととなった。1960年代のわが国の自閉症論争もこの影響を受けて，二分法の発想から出ることはなかった(小澤, 1988)。

Wingの主張と「アスペルガー症候群」の提唱

Aspergerの自閉的精神病質という病態概念を発掘し，「アスペルガー症候群」という中立的な名称を与え，診断基準を整理したのは，Wing(1981)であった。Wingは，話しことば，非言語的コミュニケーション，対人的相互交流，反復的活動と変化への抵抗を必須症状と考えたが，不器用さや突出的技能と関心などの行動特徴も高い割合でみられたと報告した。Wingはロンドン南東部での疫学研究(Wing & Gould, 1979)の結果から，(1)対人的相互交流の障害，(2)言語性および非言語性コミュニケーションの障害，(3)想像的活動の障害と狭い範囲における反復的，常同的な活動，の障害の3つ組を示す，典型的自閉症より広い範囲の臨床群を想定し，自閉的連続体(Wing, 1988)と呼んだ(広汎性発達障害にほぼ相当し，最近では自閉症スペクトルと呼んでいる(Wing, 1997))。彼女は自閉的連続体の一部に，典型的なカナータイプの自閉症と同時にASに相当する症例を見出した。3つ組のいずれの症状も軽度であった人々がASに合致したという疫学的根拠から，ASを自閉的連続体の中で典型的自閉症よりも軽症の側に位置づけられると考えた。たとえば，(1)対人的相互交流に関して，孤立と無関心の段階や物理的要求にのみ働きかける段階は，典型的自閉症にはみられるがASではみられず，より発達した段階，すなわち他人からの働きかけを受動的に受け入れる段階や奇妙な一方的な働きかけを行なう段階が，ASでみられる。(2)対人的コミュニケーションに関して，欠如した段階や要求のみのコミュニケーションの段階は典型的自閉症にみられるが，ASではより発達した段階，すなわち働きかけがあれば応答する段階や自発的であるが反復的で一方的な，奇妙なコミュニケーションの段階に限られる。(3)対人的な想像力に関して，典型的自閉症では欠如した段階や機械的に他人を模倣する段階もありうるが，ASでは，より発達した段階，すなわち人形や玩具を正しいが限定的，非創造的，反復的に扱う段階や想像的活動のテーマはあるが，限定的，反復的であったり，他児と遊ぶ際に「機械的補助具」のように扱うことがある，という段階にある(Wing, 1991)。

Wing(1981)は自験例34症例の発達歴や観察を通して，前節で指摘したような，言語発達が早い，抽象思考が優れている，の2点についてのAspergerの記載を修正して，一見したところ自閉症と異なる現象を共通の障害によって説明し直し，ASの行動特徴，経過，そして治療的なニーズなどを自閉症と同じ連続線上で捉える視点を示した。つまりASと自閉症の連続性を横断的な症状に見出すと同時に，縦断的な移行，すなわち児童期に自閉症であった子どもが青年期になるとASに合致したという症例の存在を指摘した。

Wingは，青年期や成人期に初めて精神科を受診した症例をASの典型例として比較的詳しく報告している。Aspergerは成人例を詳しく記載していなかったので，この論文で初めて乳幼児期から成人期に至るまでの自然経過が回顧的に記述され，臨床経過のプロトタイプが形作られたと言える。「自閉的な特徴を持ちながらも，文法的に正しく話し，対人的に孤立や無関心を示さない子どもや大人たち」は，そのエクセントリックな印象から，学校時代に級友から仲間として受け入れられず，青年期に入る頃には，他の人々とは違う自己を意識するようになり，そのためにうつや不安

を抱えやすいという。予後について，職業能力を主に論じた Asperger とは異なり，Wing は精神医学的な観点から合併精神障害と奇妙な反社会的行為に注意を喚起した。

複数の研究者による「アスペルガー症候群」像のずれ

アスペルガー症候群の成人

Tantam(1988 a)は，対人的に孤立し，エクセントリックな生活を送っているという理由で，精神科と接触のあった成人を対象に，心理社会的適応状態を調べた。エクセントリックス（畸人）とは正確に定義されているわけではないが，「他の誰ともはっきりと違っており，ある文化によって認められている慣習や伝統と根本的に対立する」とされる一群の人々を意味しており(Weeks & Ward, 1988)，これまで精神医学的な関心は主に精神分裂病や人格障害との関連について向けられていた。英国の MRC(Medical Research Council)による研究の一環でエクセントリックスを調査した Tantam(1988 a, 1991)は，正常知能を持ちかつ精神病が原因とされる者を除いた 60 名(16 歳以上）の 77％に「アスペルガー症候群」を見出した。その診断の基準には，Wing と Gould (1979)の「対人的障害の 3 つ組」の（幼児期からの）存在を必須とした。エクセントリックスとして社会から孤立して生活を送る成人を理解する視点に，精神病や人格障害ではなく，自閉症という幼児期から持続する発達障害の枠組みを初めて導入したことの意義は大きい。対人関係の問題が無視できなくなる青年期以降に，初めて専門家の援助を求める AS の人々が多かったことから，成人を診断する際の基準を，表 4 に示した 6 項目に分けて挙げた(Tantam, 1991)。

Tantam は AS の成人のプロトタイプを，対人的交流を求めるが一方的なかかわりをしてうまくゆかず，非言語的な表現の異常が明らかで，流暢に話しはするが対人的な文脈に合わせることができず，不器用で，独特の興味に没頭する子どもや成人と考えた(Tantam, 1988 c)。彼は対人的コミュニケーションにおける非言語的表現の障害を本症候群の基本的な病態として重視し(Tantam et al., 1993)，自閉症はその上に統語的・意味論的言語障害や知能障害を合併した病態と考えて，AS を自閉症の純粋型とみなした。これらの MRC 研究のエクセントリックな成人に，深刻な心理社会的適応不全や，他の精神障害の合併，特徴的な反社会的行動などが高率にみられたが，対象のバイアスを考慮すると，この点についての一般化は難しい。

表 4　成人期のアスペルガー症候群の診断基準(Tantam, 1991)

成人期：・非言語的表現の欠如，以下のいずれかを伴う。
　　　　　（1）表情，ジェスチュア，声のプロソディ，または姿勢が独特である。
　　　　　（2）対人的に重要な手がかりを認識できない。
　　　　　（3）上記の両方。
　　　・狭く個人的な性格の，変わった「特殊な」興味。特殊な興味は特異な内容であるか，または追求の仕方が強迫的である。そのいずれか一方か，または両方。特殊な興味は，物の収集や事実の記憶に関することが多い。
　　　・社会的に容認されている慣習，とくに暗黙のうちに了承されている場合に，これらの慣習に従ってふるまうことが困難である。
　　　・言語の語用論的異常。
　　　・親しい友人関係を作れない。これは常にではないが，拒絶される対人接近の結果であることが多い。
　　　・不器用性の印象。
児童期：上記と同様の症状，または自閉症の症状を示したこと。
　　　　児童期の生育歴が得られない場合は，現症が早期児童期以降に発症する精神病によるものでないこと。

人格障害かあるいは広汎性発達障害か

ASの特徴のひとつに，人生の早期から一定の症状が持続するという発症と経過のパターンがある。前述したように，これは発達障害の要件でもあるが，Aspergerが考えたような人格の偏り，すなわち今日の人格障害(personality disorders)という枠組みで捉えることは可能であろうか。人格障害は，「人生早期に始まり，生活機能に障害をもたらすほどの広範な不変で固定化した行動特徴が持続する」と定義されており（表5），発症時期が発達障害と比べて遅い点を除けば，状態像の広範性と経過の恒常性に関する要件は，発達障害と区別し難いことがわかる。したがって，気づかれるのが青年期以降となりやすいASを，むしろ人格障害との関連で考える立場があるのは不思議ではない。英国エジンバラのWolffは，1960年代の児童精神科臨床において，行為障害や登校拒否などの問題で紹介される多くの子どもの中で，特異な臨床像を示す少数群に注目した。彼らの問題は家族関係や環境に原因を求める立場では説明できず，洞察を求める精神分析的アプローチは治療的に無効で，むしろ事態の混乱を招くことすらあった。こうした子どもたちの特徴を分裂気質として捉え，次のように定義した；(1)対人的孤立；(2)共感能力の欠如と情緒的な冷たさ；(3)過敏で，猜疑的になりやすい；(4)心的構えの硬さ，特殊な興味に没頭することもある。；(5)奇妙な隠喩の使用や多弁あるいは寡黙にみられるような，普通でないコミュニケーション様式。約10年間の追跡調査によりこれらの特徴は早期成人期にも持続することを確かめ，さらに神秘的，宗教的，または異常な知覚体験（「ファンタジー」(Wolff, 1995)）を特徴に加えて，分裂気質人格(schizoid personality)と診断した(Wolff & Chick, 1980)。「分裂気質」の子どもは，女児が稀でない(Wolff & McGuire, 1995)ことを除けば，状態像や経過がAspergerの症例に酷似しているとして，Aspergerや彼女の症例は，ICD-10によって定義される(Wolffの立場からはより重度を含み範囲が広すぎる)「アスペルガー症候群」と異なり，もっと軽症で予後が比較的良好な症候群を構成する，と考えた。また自閉症とは似ているが，発達歴に自閉症に必須の3兆候が揃っていなかった点，発症は2歳半以前でない点，全体的により軽症で，想像力に関しては，むしろ普通でないファンタジーに没頭しやすく，想像力の欠如した自閉症児とは異なる点などにおいて，区別できると主張した(Wolff & Chick, 1980；Wolff, 1995)。さらに非言語性知能，年齢，性をマッチさせた分裂気質児，高機能自閉症児と健常児の3群に対して心理テストを用いた比較対照研究を行ない，分裂気質児の認知や感情特性の成績は，自閉症児と健常児の成績のほぼ中間を示したことがその証拠であると解釈した(Wolff & Barlow,

表5　DSM-IVにおける人格障害の診断基準　（APA, 1994）

A．内的体験や行動の持続的なパターンが，個人が属する文化が許容する範囲から著しく偏っていること。その偏りは，次に示す領域の2項もしくはそれ以上で明らかであること。
　（1）認知（すなわち，自己，他人および出来事を知覚したり理解する仕方）
　（2）情動性（すなわち，情動反応の範囲，強度，安定性および適切さ）
　（3）対人機能
　（4）衝動の統制
B．その持続的なパターンは，個人的および社会的状況の広い範囲にわたって，不変で全般に及んでいる。
C．その持続的なパターンのせいで，臨床的に著しい苦悩を生じたり，あるいは対人的，職業的，または他の重要な領域での機能に障害を来す。
D．そのパターンは，固定化して長く持続しており，発症は遅くとも青年期あるいは早期成人期に遡る。
E．その持続的なパターンは，他の精神障害の症状，またはその結果としては説明しにくい。
F．その持続的なパターンは，薬物の直接的な生理学的作用（たとえば嗜癖の薬物や治療薬）や全般の医学的病態（たとえば頭部外傷）にその原因を帰することができない。

1979)。彼女の立場は，WingやTantamと一線を画しており，分裂気質児はICD-10, Wing, TantamによるASと一部重複するけれども，成人期では分裂病型人格障害(schizotypal personality disorder)に該当する者が多数おり，精神分裂病スペクトラム障害との関連の可能性もありうるとして，臨床経過や治療的ニーズの異なる，「分裂気質」概念の妥当性を主張した(Wolff & Chick, 1980 ; Wolff & McGuire, 1995 ; Wolff et al., 1991)。彼女の仕事は，児童精神科臨床が対象とする行動や情緒の問題を主訴とした患者を母集団としている点や，より軽症の一群の子どもから成人までの臨床像の連続性を明らかにした点で，ユニークである。同時に，問題点も以下のように指摘できるが，それはまたASの問題を扱う際の，一般的で根本的な事柄でもある；(1)早期発達についての情報が乏しく，乳幼児期の正確な状態像が把握しにくい；(2)発達障害の症状の評価がカテゴリカルである。たとえば，自閉症の言語症状を，反響言語や言語新作などの異常所見の有無によって評価する立場はカテゴリカルと言える。それに対して，反響言語などの明らかな言語異常のない高機能自閉症の言語性記憶の特徴的パターンも，言語の意味的処理の機能低下のあらわれと考えるのが，ディメンジョナルな立場である(十一と神尾, 1998：十一と神尾, 印刷中)。発達現象は連続的なものであるから，カテゴリカルな視点で症状を分類しても病態の理解へとつながらないことを留意すべきであろう。；(3)ASの人々の内的体験を精神病理学的に評価する際の方法論が未確立である。通常は患者の言語表出に基づいてその精神病理が記述されるが，特異な認知様式すなわち内的体験様式を持ち(Hurlburt et al., 1994)，特異な言語使用をする人々が語る「精神病的症状」の核となる内的体験は，彼らの認知的制約を前提とした上で理解する必要がある。たとえば彼らの発言に混じる「魔術的思考」や「妄想様観念」は，精神分裂病や分裂病型人格障害にみられるものと同じ病理のあらわれか否かの問いは答えられていない(Nagy & Szatmari, 1986 ; Tantam, 1988 b)。

　ASを現行のICD/DSMの操作的診断基準に当てはめて別の診断名に置き換えるならば，最も近いとされるのが，分裂病型人格障害である。NagyとSzatmari(1986)は子どもの診療録調査で，DSM-IIIの分裂病型人格障害と「児童期発症の広汎性発達障害」(COPDD)(この疾病単位は現在のアスペルガー症候群に一部引き継がれた)の重なりを指摘した。Nagyらは，分裂病型人格障害の症状，すなわち錯覚あるいは離人症；関係念慮；疑い深さまたは妄想様観念；魔術的思考あるいは奇妙な思いこみ；疎通性の不良；奇妙な話しことば；対人的孤立；対人的不安，を示す子どもの診療録で現症と早期からの発達や行動所見を調べて，PDDと診断できるかどうかを検討したところ，20名中18名が以下のCOPDDの基準と一致した；(1)対人関係の障害；(2)以下の7項目のうち少なくとも3項目を満たす；過剰な不安；乏しいかあるいは不適切な感情；変化への抵抗；運動の奇妙さ；話しことばの異常；感覚刺激に対する過敏さあるいは鈍感さ；自傷行為。Tantam(1988 b)のエクセントリックス面接でDSM-IIIの分裂病型人格障害の診断基準を用いると，40名中17名が完全に，37名が少なくとも一部一致した。Wolffら(1991)の追跡調査では，成人した分裂気質児32名中20名が，DSM-IIIの分裂病型人格障害と診断された。近年，分裂病型人格障害は，神経心理学的，神経化学的所見そして遺伝研究からも精神分裂病との近縁性が示唆され(Siever & Davis, 1991)，精神分裂病スペクトルに含められている。したがってASと分裂病型人格障害の状態像が一部重複するのは，2通りの説明が考えられる。第1に，分裂病型人格障害が異なる下位群から成っており，その中に分裂病スペクトルには属さない一群があり，それがASの一部であった。これは症状の記述上の問題となる。第2に，Wolffが示唆するように，ASと分裂病スペクトルとが連続するという可能性である。この点については，合併精神障害の項で触れることとする。

現在までの研究の流れ

1）有病率および男女比

ASの有病率を調べるには，児童期に自閉症と診断されても後にASへ移行する症例が報告される(Gillberg & Steffenburg, 1987；Tantam, 1988 a；Wing, 1981)ことから示されるように，ASの診断が確定する年齢を考慮して母集団を選ぶ必要がある。母集団を15歳未満の主に精神遅滞児（キャンバーウェル区，英国）とした場合，ASの有病率は10,000対1.1で，Asperger(1944)は重度の精神遅滞児にもASは存在すると述べたのに反して，中度および重度の精神遅滞児には1人もいなかった(Wing & Gould, 1979)。一方，正常知能の子どもを調べる必要から普通学校に通う7歳から16歳の全児童(1,519人)を母集団とした場合(Ehlers & Gillberg, 1993)，ASの有病率はGillberg(1989)の基準を用いると1,000対3.6，Szatmari(1989)の基準を用いると1,000対5.0，ICD-10の基準を用いると1,000対2.9と高値が算出された（イェーテボリ区，スウェーデン）。横浜で行なわれた5歳までの出生コホート調査(9,240人)では，5歳までにICD-10自閉症を発症しかつIQ70以上の高機能自閉症児の累積発症率は1,000対1.6と報告された(Honda et al., 1996)。このうち成長してASに移行する症例の割合や，もっと軽症なため診断されなかったAS児の割合は明らかにされていない。

性差に関して，Aspergerは，ASはほぼ男性に限定される男性的知性の一例とみなしていたが，その後の臨床母集団での報告も一貫して男性優位であった。イェーテボリ調査の男女比は，AS確定例で4：1，疑いのある症例も含めると2：1で(Ehlers & Gillberg, 1993)，横浜調査の2：1とともに男性優位であるが，その比は比較的小さかった。ASや高機能自閉症の認知特徴は，一般に認められる男性優位な(Kimura, 1992)認知特徴がさらに極端に表現されたものであるという所見が報告されており，Aspergerの洞察は認知心理学的研究によって支持を受けている(Baron-Cohenら，1997 a, b；Jolliffe & Baron-Cohen, 1997)。

2）臨床症状

言語発達と言語特徴

ICD-10，DSM-IVはいずれも，早期の言語や認知発達に全般的な遅れがないことをASの診断基準に挙げて，自閉症との鑑別点としているが，この点に関して多くの臨床家や研究者が疑問を抱いている(Eisenmajer et al., 1996；Gillberg, 1998；Happé, 1994；Twachtman-Cullen, 1998)。言語の遅れがあると，年少児の自閉症的症状はより重度になる傾向があるが(Szatmari et al., 1995)，年長になると自閉症的症状の重症度やPDD亜型診断とは関連を示さないという報告もあり(Eisenmajer et al., 1996, 1998；Szatmari et al., 1989 a)，言語発達の遅れがないことは，必ずしも長期的にAS状態像を予測できないと思われる。実際に，臨床像に基づいてASと診断された人々の多くに，言語発達の遅れが認められている(Eisenmajer et al., 1996；Gillberg, 1989；Tantam, 1988 c；Wing, 1981)。

ASの独特な話し方は，これまで診断的特徴として重要視されてきたが(Asperger, 1944；Gillberg & Gillberg, 1989；Szatmari, 1989；Tantam, 1991；Wing, 1981)，不思議なことに，ICD-10やDSM-IVでは言語特徴について述べていない。さまざまな診断基準を用いてASと高機能自閉症の比較研究が行なわれているが，前記の言語の遅れに関する除外項目を含めると予想されるように，年少児においてはASは言語理解，文法，語彙に関して，自閉症より高い能力を有し(Szatmari et al., 1995)，遅延反響言語や人称代名詞の逆転などの年少自閉症に特徴的な言語症状は，頻度が少ないと報告されている(Eisenmajer et al., 1996；Szatmari et al., 1989 a)。しかし年長児や青年にみられる，ペダンティックな言語使用，同じ句の繰り返し，異常なプロソディ，会話の開始や順番の交替など会話形式の不適切さ，といった語用論的障害を反映する言語症状や言語理解については，ASでは自閉症にみられるのと同

程度か(Klin et al., 1995 ; Ramberg et al., 1996 ; Szatmari et al., 1989 a, 1995)それ以上に出現するという(Eisenmajer et al., 1996)。要約すると、種々の基準で AS と診断される人々は、文法や語彙などの言語面の発達は良好である反面、文脈に適切な言語の理解や使用に障害を持つという言語特徴が抽出できそうである。これは医学領域以外の言語障害の領域で「意味―語用論的障害(semantic-pragmatic disorder)」と診断される子どもの言語特徴とほぼ同じであることが指摘されている(Bishop, 1989 ; Brook & Bowler, 1992)。

非言語的コミュニケーションと対人的障害

視線、表情、ジェスチュアなどの非言語性コミュニケーションの障害は、すべての AS の定義に含まれる必須項目である。Szatmari ら(1989 a, 1995)や栗田(1995)は、親の情報をもとに、幼児期の指さし、バイバイなどのジェスチュアや表情の理解と使用などを聴取し、自閉症と同程度に見出した。Ramberg ら(1996)は学童が検者と自由に会話している場面を観察して、視線の使い方やジェスチュアを評価したが、やはり自閉症と区別できなかった。興味深いのは、両者の研究で用いた AS 群の IQ は自閉症群のそれより高かったのにもかかわらず、同程度の非言語性コミュニケーションの障害を示した点と、AS 群内で非言語性コミュニケーションの障害の程度と IQ は相関しなかった点である。Tantam ら(1993)は、AS の会話場面にみられる非言語性コミュニケーションの特異さは、その頻度や特殊な表現形式ではなく、通常は会話と統合されて用いられるジェスチュアや視線が統合されずに用いられる点にあることを指摘した。

対人的行動に関して、AS は自閉症を含む他の高機能 PDD 亜型と比較して、幼児期における人との関係が全般的に良好で(栗田, 1995 ; Szatmari et al., 1989 a ; 1995)、他者を意識する、対人的やりとりのゲームに興味を示す、同じ興味を持つ友だちが1人はいる、友だちを求めるがうまく作れない、他人に一方的な接近をする、などの行動がより多くみられると報告されている(Prior et al., 1998)。これらの特徴は、Wing(1988)の自閉症スペクトルについての対人行動類型のうち、「積極的で奇妙な(active but odd)」群に当てはまる。

限定された範囲の活動の反復常同パターン

幼児期における儀式的行動と変化への抵抗は、AS では自閉症と比べて、行動のレパートリーは同じだが頻度と強度において軽いという報告(Szatmari et al., 1995)や、高機能 PDD と比べて、物への異常な愛着や変化への適応は差がないとする報告もあり(栗田, 1995)、一貫していない。

不器用

不器用さは、自閉症と区別する AS の診断的特徴とみなされてきた(Asperger, 1944 ; Gillberg & Gillberg, 1989 ; Tantam, 1991 ; Wing, 1981)が、不器用さにおいて自閉症と差がないという報告もあり(Szatmari et al., 1989 a, 1990, 1995)、その診断的価値について報告は一致していない。標準化された検査を用いた比較研究では、むしろ否定的な所見が得られた。Manjiviona と Prior (1995)は、Henderson 版-運動障害検査を AS と高機能自閉症の子どもに施行し、両群とも臨床レベルでの運動異常を示すスコアの高値を見出したが、スコアは群間で差がなく、IQ と負の相関を示した。Ghaziuddin と Butler(1998)は、年齢と性をマッチさせた PDD の三亜型、すなわち ICD/DSM アスペルガー症候群(AS)、DSM-III-R 自閉性障害(AD)、DSM-III-R 特定不能の広汎性発達障害(PDDNOS)の子どもに、Bruininks-Osertsky 検査を施行した結果、AD, PDDNOS, AS の順に不器用であった。IQ を補正すると、運動協調成績と診断の間に有意な関連はみられなかった。これらの結果は、AS で報告されるような不器用さは、純粋に運動成分だけでなく、IQ に反映されるような学習能力と関連している可能性も示唆している(Tantam,

1991)。

3）予後
社会的予後

Tantam(1988 a)が調査した AS 成人は，ごく一部を除いて，就労，自活，友人や異性関係，結婚などの社会適応が極めて悪い一群であった。これは対象のバイアスも影響すると思われるので，すべての AS に当てはまらないと思われる。AS は自閉症と違って発見が難しいため，系統的な長期追跡調査はほとんど行なわれていない。唯一，Wolff ら(1991)の分裂気質児の長期追跡調査（平均約 17 年）では，臨床対照群との比較が報告されている。両群で有意差がみられたのは，全般的な仕事の適応状態と安定した異性関係の面についてで，「分裂気質」群で著しく劣っていた。精神科治療を受けた者の割合は「分裂気質」群でより多かった。仕事の安定性やレベルの適切さ，同居者の有無，結婚などの面では差がなかった。また男女差は，異性関係が女性で男性より多いことを除けば明らかでなかったが，多数の女性が子どもの養育の問題を抱えていた(Wolff & McGuire, 1995)。

高機能 PDD を含む自閉症の予後調査によると，予後に影響する因子として，高い IQ 水準(Gillberg & Steffenburg, 1987 ; Kobayashi et al., 1992 ; Rumsey et al., 1985 ; Rutter et al., 1967 ; Szatmari et al., 1989 b ; Venter et al., 1992)や柔軟な問題解決能力(Berger et al., 1993 ; Szatmari et al., 1989 b)などが抽出された。しかしながら，それは高い IQ を持つ高機能自閉症の予後が満足できる程度に良好であることを意味しない。むしろ高機能群では，IQ と社会適応の乖離が大きいことが指摘されている(Nordin & Gillberg, 1998)。自閉症よりも知能水準が高い AS では，予後は自閉症よりも良いと一般に考えられているが，期待される社会的機能との乖離を考えると，決して楽観はできないと推測される。また AS のうち精神遅滞を合併する者の予後は，自閉症の精神遅滞合併例と同様，予後は不良とされる

(Nordin & Gillberg, 1998)。さらに能力以外の因子として，Wing (1981)は，生来性の穏やかな気質(temperament)やセルフケアのスキルを，個人以外の因子として，Tantam(1991)は家族の援助を挙げている。

合併精神障害

AS の青年や成人に，PDD 以外の精神障害の合併が多くみられるという報告は多いが(Tantam, 1991 ; Wing, 1981 ; Wolff et al., 1991 ; Wolff & McGuire, 1995)，精神医学的治療を必要とする群が精神科医の目に触れやすいことを考えると，必ずしも AS の一般的傾向を反映していないと思われる。しかし，Wolff らの一連の報告は，児童期に情緒障害や行為障害を主訴として治療を受けた分裂気質児は，同様の主訴を持ち治療を受けた非分裂気質の対照群よりも，後に再び精神医学的治療を必要としやすいことを示唆している。おそらく AS の一部には，早ければ児童期から情緒や行動上の問題を呈し，青年期以降も精神障害を合併し治療を必要とするような，予後不良な一群が存在すると思われる。さらに事態を困難にしている要因に治療側の問題もある。前述したように，AS 固有の認知や言語症状の修飾を受けて表現様式が通常と異なる精神症状を評価したり，AS 固有の強迫症状と鑑別したうえで合併精神障害を診断するのは容易ではなく，しばしば誤診につながることもあるからである(Clarke et al., 1989 ; Rumsey et al., 1985 ; Ryan, 1992 ; Tantam, 1988 a)。

感情障害（気分障害）や抑うつはもっともよく AS に合併するとされる精神障害で，Tantam (1991)は AS 成人 85 名中 10 名に感情障害，7 名に抑うつを，Wing(1981)は AS 青年・成人 18 名中 4 名に感情障害，4 名に抑うつを見出した。AS 青年の慢性的な抑うつは，退学や就職の失敗など現実適応の破綻を契機として自殺企図を伴うことも報告されており(藤川ら, 1987 ; Rourke et al., 1989 ; Ryan, 1992)，症状発展には，状況や自己についての認知障害の他に，家族や周囲から

の拒否などの環境要因が関与し，したがって，治療には通常の薬物治療では不充分で，家族を含めた周囲への治療教育と社会復帰へのリハビリテーションの重要性が示唆される。一方，ASの家族で双極性感情障害の発症率が高いという報告(Delong & Dwyer, 1988 ; Delong, 1994)や，抑うつの家族集積の報告(Ghaziuddin & Greden, 1998)があり，ASの感情障害や抑うつの合併には遺伝要因の関与も示唆される。

トゥーレット症候群とPDDは，言語障害，強迫的行動，注意欠陥など共通の症状を持ち，またチック症状はしばしば常同行動と区別しがたいなど，両者の症状には類似性が認められるが，両者を鑑別すれば，PDD症例が後にトゥーレット症候群を発症する例が報告されている(Baron-Cohen et al., 1999a ; Comings & Comings, 1991)。ASにトゥーレット症候群を合併した症例の報告も散見され(Berthier et al., 1993 ; Comings & Comings, 1991 ; Kerbeshian & Burd, 1986)，少数例ながらhaloperidolへ良好な反応を示している。

ASと精神分裂病の合併に関しては，見解が分かれるところである。自閉症と精神分裂病の近縁性については古くから議論があった末，統計学的に両者を分かつ方向で現在に至る(Kolvin, 1971 ; Volkmar & Cohen, 1991)。しかし，主観的体験を言語化できる発達水準にある高機能自閉症やASに幻覚妄想を伴う症例(Clarke et al., 1989 ; Larsen & Mouridsen, 1997 ; Petty et al., 1984 ; Tantam, 1991)の存在は，PDDと精神分裂病が関連する証拠か，あるいは偶然の一致かと問う前に，そこにはより基本的な問題が存在する。PDDの幻覚妄想が，真に精神分裂病症状であると診断する基準は何かという問題である。清水(1986)は精神分裂病症状であるためには，幻覚妄想の内容や形式に特有の自我意識の障害が認められることが必要と考えたが，LeeとHobson(1998)によると，自閉症児はあまり対人的体験を語らず，自我意識のうち特に対人的側面が障害されているという。そうなると，自閉症やASの自我意識とは何かという，そもそもの議論の前提が解決されていないことに気づくのである。ASを分裂病質あるいは分裂病型人格障害と近く捉える立場にあると，追跡調査でも精神分裂病や幻覚妄想の発症を高頻度で見出す傾向がある(Szatmari et al., 1989b ; Wolff & McGuire, 1995)。しかし，RutterとLockyer(1967)やRumseyら(1985)は，高機能PDDにみられる，内容が奇妙で修正しがたい妄想様観念を，認知障害や強迫性と関連して生じる，幼稚なファンタジーあるいは異常な思いこみとみなし，妄想とは区別した。妄想様観念に基づいて行動する場合は，現実の出来事に反応した結果の場合もあると指摘されており(石坂ら，1994 ; Tantam, 1988a)，状況因を探すことで彼らの行動をより理解することが可能であろう。また，Happé(1994)は，ASの青年や成人は，通常と異なる方法で獲得した「心の理論」(後述)を，対人場面で誤って過剰に用いるために，被害妄想など精神症状を呈しやすいのではないかと説明している。

その他に，注意欠陥多動性障害(Ghaziuddin et al., 1998)，強迫性障害(Szatmari et al., 1989b)，拒食症(Gillberg et al., 1996)，アルコール関連問題(Szatmari et al., 1989a ; Wolff & McGuire, 1995)，自殺(Wolff & McGuire, 1995)，選択緘黙(Wolff & McGuire, 1995)，PTSD(杉山，1999)などの報告が散見される。

Wing(1981)が一部のAS青年の行なう奇妙な反社会的行為を指摘して以来，犯罪を犯して特殊病院に長期入院をしている症例報告が続いた(Baron-Cohen, 1988 ; Everall & LeCouteur, 1990 ; Mawson & Tantam, 1985 ; Scragg & Shah, 1994)。Tantam(1988a)はそれらの反社会的行為には，有名な事件や映画などの暴力に異常にとらわれて行動に移したと考えられるもの，自分の行為に周囲がどのように反応するかに関心があって周囲を戸惑わせる行為を繰り返すもの，または自己中心的に些細なことで家族とりわけ母親を非難や攻撃の対象とするものがあると分析した。Wolffら(1986)は「分裂気質」児の反社会的

行為の特徴として，家庭崩壊や社会的不利が背景要因になっていない点，異常なファンタジーというAS固有の症状が要因となる点，衝動性によるものではなく持続的な怒りの表現である点などを挙げている。また男児では，対照群と比べて反社会的行為の頻度は高くないが，女児では頻度が高く，かつファンタジーを他人に話すといった虚言癖など，攻撃的な行動をとりやすい男児とは表現においても異なるのが注目される。ASと反社会的行為の合併に関して，散発的な報告しかないため頻度について論じることはできないが（Ghaziuddin, 1991），指摘されている特徴には共通点がある。すなわち，限局された強迫的な興味の追求という姿勢や，共感能力の欠如や他人の思惑を理解できない（心の理論の障害）というAS固有の障害が，何らかの要因によって暴力や毒物などという題材と病的に結びつき，何らかの要因によって抑止できなかった場合にこうした行為が実現するらしいのである。これらの報告は，奇妙な反社会的行動を行なう青年や成人の少数にASの存在の可能性があり，彼らの行動を理解し，治療するには正しいAS診断が欠かせないことを示唆するものである。

病　態

実証的心理学的研究によるアプローチ
1）神経心理学的特徴

ASと高機能自閉症（以下，HFAと略す）のWechsler知能検査プロフィールを比較したこれまでの報告によると，ASはHFAに比べて言語性課題の成績が良い（Ehlers et al., 1997；瀬戸屋ら，1999；Ozonoff et al., 1991 b；Szatmari et al., 1990），あるいはHFAは言語性IQ＜動作性IQであるのに対してASは言語性IQ＞動作性IQ（Klin et al., 1995）という結果であった。しかしSzatmariら（1990）の研究を除いた他は，ASの定義にICD-10やDSM-IVなど言語発達の遅れがないとする基準を含めており，したがって選ばれたAS群の言語性IQは，診断基準を反映して有意に高かった。そうなると定義と結論は循環的となり，解釈は困難である。Szatmariら（1990）は，神経心理学的検査バッテリーを用いて，AS群，HFA群そして対照群の3群（ASとHFAは全IQ，言語性IQ，動作性IQにおいて有意差はなかった）を比較した結果，AS群はHFA群よりもWechsler知能検査の「類似」で有意に成績が良い他は，両群に差がみられなかった。Ehlersら（1997）は，両群のIQの差による影響を除外するために，全IQと動作性IQが揃うように対象を選び直して比較したところ，AS群は相対的に言語性課題に優れ（AS群はHFA群よりも「単語」と「理解」で有意に成績が良い），HFA群は相対的に動作性課題に優れる（群間に有意差はみられない）というパターンが指摘された。しかし，一方の群において他方の群の特徴を示す下位群もおり，WISCのみでは両群を識別できないと結論した。Wechsler知能検査の下位検査のプロフィールに着目すると，瀬戸屋ら（1999）はAS群，HFA群とも言語性では「数唱」が山で「理解」が谷，動作性では「積木模様」が山で「絵画配列」が谷となるプロフィールを示すことを指摘した。このプロフィールは，全IQが85以上の高IQ-PDD群（Szatmari et al., 1990）や言語性IQが85以上の高言語知能自閉症群（神尾と十一，2000）の示すプロフィールと似ていることから，ASのWechsler検査所見に反映される認知特徴は，ASに特異的というよりもむしろ，高いIQを持つPDDに共通する特徴を現すと考えられる。すなわち，IQが高くなると直接的に学習された習得知識を要求する課題能力が伸び，抽象的思考を要求する課題成績との乖離が大きくなるのである。

このようにWechsler知能検査は〈結晶化された〉習得知識に敏感であるが，〈柔軟な〉知能をさらに詳しく調べるために，Ozonoffら（1991 a, b）はWisconsinカード分類テスト（WCST）とハノイの塔を含む検査をAS群とHFA群に行なった。両群を含むPDD群は対照群と比べると，WCST結果における保続反応と柔軟性のない規

則の遵守がより多く，ハノイの塔完成の企図能力において劣るなどの有意差が認められたが(Ozonoff et al., 1991 a)，両群間では有意差はなかった(Ozonoff et al., 1991 b)。これはSzatmariら(1990)のWCSTの結果とも一致する。これらの検査は実行機能(executive function)を反映すると考えられており，Ozonoffらは実行機能障害が，自閉症とASに普遍的に共通する唯一の障害であったことから，ASと自閉症の1次障害と考えた。実行機能は「将来の目標の達成のための適切な問題解決を行なう精神的構え（セット）を維持する能力」と定義されるもので，計画，組織化，目標の選択，柔軟性，自己調整，抑制，そして精神的構え（セット）の維持などを包含する高次の能力を指して用いられている(Pennington & Ozonoff, 1996)。実行機能障害は，自閉症スペクトル障害を持つ人々の「木を見て森を見ず(Frith, 1989)」といった行動特徴との関連においても示唆的であるが，まだ現段階では十分に支持されているとは言えない。

　自閉症にみられる認知能力の優れた面と劣った面を統一的に説明しようとする別の認知心理学的説明がある。Frith(1989)は，正常な情報処理過程の特徴である，さまざまな情報を統合して脈絡の中でより高次の意味を構築する「中枢性統合(central coherence)」の傾向が，自閉症では障害されていると提唱した。これらは言語素材や，積木模様などの非言語的素材を用いた課題にも反映すると考えられている(Happé, 1994)。成人版埋め込み図形検査(Embedded Figures Test)を用いて，ASとHFAを対象とする研究が行なわれた(Jolliffe & Baron-Cohen, 1997)。これは，複雑な大きな図形から，目的とする埋め込まれた小さな図形を探すという課題で，結果は正答率に群間差はなかったが，反応時間に関してAS群はHFA群と同様，正常対照群より有意に短かった。AS群が埋め込まれた図形を短時間で発見できてしまうことが，全体の認識よりも細部の認識を優先してしまう，すなわち中枢性統合の弱さで説明できるかどうかは反証もあり(Mottron et al., 1999)，今後の追試が必要であろう。

　Klinら(1995)は，認知，感情，対人面の臨床症状がASと類似する学習障害の亜型である非言語性学習障害(Nonverbal Learning Disabilities syndrome: NLD) (Rourke, 1989)を，神経心理学的モデルとしてASを捉えることを提唱した。厳しく定義したAS群の，粗大運動スキル，構音，プロソディ，言語表出とその内容，語用面，対人能力，情緒性などの領域における22項目を調べ，HFA群と比較した結果，22項目の短所のうち6項目（微細運動スキル，視覚運動統合，視空間知覚，非言語性概念形成，粗大運動スキル，視覚的記憶）はASの診断を予測し，5項目（構音，言語表出，聴覚知覚，語彙，言語性記憶）はむしろAS診断を否定する指標であった。そこでKlinらはこれらのNLDに特徴的な11項目はASの神経心理学的マーカーとして，HFAと区別しうると提唱した。KlinらのASのプロトタイプは，機械的な言語能力と言語性記憶に優れ，視空間の統合に劣るというものである。学習障害という，発達的な神経心理学領域における知見の蓄積されたモデル(Voeller, 1991; Weintraub & Mesulam, 1983)を導入して，臨床経過に基づくプロトタイプとを照合する試みはASを捉える新たな視点をもたらす可能性があると思われる。

　言語性記憶に関する神経心理学的検査を用いた研究(Minshew et al., 1992; Tager-Flusberg, 1991; 十一と神尾, 1998)は，自閉症者は自由再生では成績が悪いが，手がかりを与えると成績が良くなる点でほぼ収束した結果が得られている。このことから自閉症においては記憶自体の障害ではなく，記銘の際，知識を組織化する記憶ストラテジーの障害によるものと考えられている。Ozonoffら(1991 a, b)は動物のカテゴリーに属する関連語の意識的な記憶の取り出しを調べたが，AS群はHFA群よりも優れ，対照群と変わらなかった。神尾と十一(1999)は，文の記憶の錯誤を通して，文章情報から意味を統合してスキーマを形成する能力を調べたが，AS群では対照群と同程度に意味の統合のプロセスが自動的に生じてお

り，一方，HFA群では，その統合能力の限界が明らかであった。しかしながら，一見したところこれらの結果と矛盾するような研究も報告されている。Bowlerら(1997)は，まず無関連語と関連語のリストの自由再生を行なって，AS群では対照群より成績は低く，関連語と無関連語での成績の差は対照群より小さいという，自閉症ではすでに確かめられている意味利用の欠陥を示した(Minshew et al., 1992；Tager-Flusberg, 1991)。さらにAS群は，直接プライミング検査による無意識的な記憶の取り出しや，意識的な取り出しにおいても，意味的手がかりを与えられると，対照群と変わらず行なえることも確かめられた。Bowlerらは，自由再生で示された記憶障害と，手がかりを意識的および無意識的に与えた場合の良好な成績との乖離を，ASは自ら複雑な組織化というストラテジーを記憶の取り出しに利用できないためと説明している。このようにASの言語性記憶については，まだ知見も乏しく，用いられた課題によって結果は異なっており，当分結論を出す段階にはないと思われる。

　2）対人・情動の領域における知見

　自閉症の病態の中核をなす対人的障害を説明する心理学的仮説と，そのASへの援用について紹介する。まず，自閉症の「心の理論(theory of mind：TOM)」障害説がある(Baron-Cohen et al., 1993)。「心の理論」とは，他者の行動の背景には他者の信念，願望，意図などの心的状態が存在すると想定する能力，と言い換えることができ，他者の心が読めるということを意味する。TOM課題には，「AはXと考えている」で表される他者の表象の理解を調べる1階型TOM課題や，これを通過する場合はさらに難度の高い「Aは『BがXと考えている』と考えている」で表される他者の表象に関する他者の表象を調べる2階型TOM課題などが用いられ，自閉症ではいずれかの課題に失敗することから「心の理論」は獲得されないと主張された(Baron-Cohen, 1989)。しかしその後，一部のHFA児やAS児は「心の理論」を持つことが示された(Ozonoff et al., 1991 b)。OzonoffらのAS群は，1階型および2階型TOM課題において，HFA群よりも有意に優れ対照群と有意差はなかった。ただし，TOM課題に影響する可能性のある言語性IQ(Sparrevohn & Howie, 1995；Yirmiya et al., 1996)を共変量にとると，AS群とHFA群との有意差は消失した。Dahlgrenら(1996)のAS群とHFA群は，前者の方が言語性IQが高いにもかかわらず，TOM課題成績は同程度の回答率で，2階型TOM課題ではともに対照群より有意に低かった。Bowler(1992)の成人のAS群は，1階型および2階型TOM課題において，言語性IQと動作性IQをマッチさせた正常対照群や精神分裂病群と同程度の回答と理由づけを行なったと報告されている。以上の結果から，言語を用いた推論を要する「心の理論」は，言語発達水準の高いHFAやASではある程度獲得可能であり，両者を区別できないようである。Bowler(1992)によると，AS者は，通常の対人的直感に基づく戦略とは異なった，論理的な「心の理論」を用いるので，検査場面よりもはるかに複雑な日常生活場面ではうまく機能しないのだという。HFAの対人場面の理解の程度は必ずしも心の理論の獲得段階では説明できなかったように(神尾ら, 1997)，同様のことがASにも当てはまると予想される。したがって，心の理論の障害は，実行機能障害(Ozonoff et al., 1991 a, b)や中枢性統合の弱さ(Frith, 1989；Happé, 1994)など他の認知心理学説の立場からすると，1次障害というよりもむしろ2次的に説明可能だと考えられている。

　他者の非言語的表現を通して感情を理解することの障害は，これまで主に自閉症について指摘されてきたが(Davies et al., 1994；Hobson, 1989；神尾と十一, 1996；Volkmar et al., 1989)，ASの研究も存在する。Scott(1985)は明確に定義されていないAS青年を対象に，テープ，ビデオ，写真や絵を用いて声や表情，ジェスチュアに表現される感情を回答させたり，いくつかの感情にふさわしい表情や声のトーンの表出を調べたとこ

ろ，対照群と比べて有意に表情の理解や声の表出に関して劣っていた。Ozonoffら(1991)は，写真の顔に表されている感情を他の顔写真と感情でマッチングさせて，感情理解を調べた。この方法は言語能力の影響をあまり受けずに感情理解の能力を調べることができるのであるが，AS群はHFA群とほぼ同程度でともに対照群より有意に劣った。Baron-Cohenら(1997b)は，2階型TOM課題を回答できたASおよびHFA成人からなる対象に，目の写真を見せてその目が表す心的状態を問う「目を読む課題(eye task)」と，顔写真を見せて表情が表す感情を問う感情識別課題を行ない，トゥーレット症候群や健常対照群と比較した。感情識別課題ではすべての群において天井値となったが，eye taskではAS/HFA群は両対照群よりも有意に成績が低く，またASとHFAの差は明らかでなかった。このことから，Baron-Cohenらは2階型TOM課題でも探索できないような軽微な心の理論の障害が，感情の理解能力やIQと独立して，ASやHFAに見出せるとし，eye taskの単純さから実行機能や中枢性統合による説明の余地が少ないとして，心の理論説の妥当性を再び強調した。しかし実際のところ，eye taskで回答用の選択肢として用いられた二者択一のことばはいずれも心的状態語であることを考えれば，どのような理由で間違えたかは不明であるが，被検査者は自分なりの心の理論に基づいて誤りの心的状態語を選んだのであり，つまり他者の心的状態についてのawarenessはあったということになり，せいぜい正しい心の理論を持てない，としか結論できないと思われる。むしろ，AS/HFA成人が目を読めないという結果は，幼児の頃から合視や共同注視行動(joint referenecingあるいはjoint attention)を示さないこと(Bowler, 1992; Dawson & Lewy, 1989)にみられる，他者の視線という刺激に注意を向けるべき重要性を見出せないという情動の欠陥と結びつくように思われる(Mundy & Sigman, 1989)。HFAにみられる感情理解の失敗について，注意と情動の関連という観点から，神尾ら(1998)は，他者の感情を認識する過程のより初期の要素である，注意機能と関連の深い情動的評価過程(emotional significance)の障害による可能性を示唆した。情動や動機づけと分かちがたい注意障害や覚醒調整の異常などは，これまでに自閉症では指摘されているが(Dawson & Lewy, 1989;十一と神尾, 1999; Wainwright-Sharp & Bryson, 1993)，ASにおいてもすでにAsperger(1944)は環境に対する注意の向け方の異常を指摘していた。現時点ではまだ研究の数も少なく，方法論上も研究間での比較検討に問題を残しているが，心の理論や，表情の感情識別そして視線の解釈などに，HFAで見出されたのと同様の困難がみられるようである。そしてそれは認知の障害か感情の障害かというレベルでの問題ではなく，より統合的な情報処理やそれを支える注意機能などの異種機能を含めた統一的な説明が求められている。

生物学的研究によるアプローチ
 1）遺伝的要因
　Asperger(1944)はAS児の家族にAS様症状を持つ者が多いという臨床観察に基づいて遺伝要因の関与を推測していたが，近年，家族内のAS発症が高頻度であるような家族例が報告され(Bowman, 1988; Burgoine & Wing, 1983; Gillberg, 1991)，AS様特徴からASそして自閉症に至るまでの幅広い自閉症スペクトル障害が一家族内に観察されている。またDelongとDwyer(1988)やGillbergら(1992)によると，自閉症者の家族には高率にASが見出され，自閉症とASとの遺伝的連続性が示唆されている。Delongら(1988)は，PDD51名の家族歴を調べて，IQが70以上の高機能PDDは，IQが70未満の低機能PDDよりも，家族内により多くのAS発症があったとし，ASとHFAは，家族負因の強い自閉症の下位群を構成している可能性を示唆した。ASと自閉症の遺伝的関連性に，臨床診断とは別の観点で解決の糸口を与えてくれそうなのは，英国の一連の自閉症双生児や家族研究(Bailey *et*

al., 1995 ; Bolton et al., 1994 ; Folstein & Rutter, 1977 ; Le Couteur et al., 1996) から得られた「広い表現型 (the broader phenotype)」概念である。自閉症児の家族に広く見出せる, この「広い表現型」は, 広汎で持続的な対人的障害と語用的な性質を持つ微妙な会話の障害がその特徴であり, 精神遅滞を伴わない。米国の Landa ら (1992) もまた, 自閉症児の両親の会話に示される語用論的な異常を指摘した。Baron-Cohen と Hammer (1997a) は, 心の理論課題(目を読む課題)と埋め込み図形検査を用いて, AS と HFA に共通して同程度に確かめられた認知特徴を, AS 児と HFA 児の両親にも見出した。これらの知見は, 軽度の「広い表現型」が 1 親等の親族にみられるというこれまでの報告を認知心理学的に確認した意義がある。

しかしながら, 自閉症の何が遺伝するのかという問題, 言い換えると自閉症の遺伝的要因に異種性があるのか(たとえば, AS は自閉症のうち遺伝的負因がより強い下位群か), あるいは同じ遺伝型が多様な表現型をとるのかについては明らかになっていない。

単一遺伝子による特殊な遺伝的異常の, 脆弱 X 症候群は自閉症様行動を示すことで知られているが, 正常知能の男性患者で AS を合併した症例 (Hagerman, R. J., 1992) や, 女性保因者では, 分裂病型 (schizotypal) 症状を示す者が多く, 中でも奇妙なコミュニケーション, 対人的孤立, 関係念慮, そして独特の衒奇症の症状がよくみられた (Freund et al., 1992) と報告されている。

2） 周産期要因

Gillberg (1989) は自閉症と比べると AS には周産期障害が少ないと報告したが, 精神遅滞を除外した AS 群と HFA 群 (Ghaziuddin et al., 1995), また AS 群と高機能非定型自閉症群との比較 (Kurita, 1997) では, 群間に差がみられなかった。周産期障害が病因的な役割を果たしているのか, あるいは遺伝的な発達異常の結果にすぎないのかその意味ははっきりしていない。

3） 神経学的所見

AS と関連した神経生理学的あるいは神経解剖学的所見は, まだ研究が乏しくほとんど知見は得られていない。Berthier ら (1993) はトゥーレット障害と AS の合併群とトゥーレット障害単独群とで MRI 所見を比べ, 合併群に高頻度に皮質の形成異常がみられたことから, AS と TD の合併に前頭葉-皮質下系に発生異常をきたすような発症要因を胎生期に想定した。脳機能画像研究では, 左後頭葉の局所脳血流量低下がみられた AS の 1 例報告 (Ozbayrak et al., 1991) や, 3 名の SPECT 所見と MRI 所見から, 右大脳半球に異常が同定されたとする報告 (McKelvy et al., 1995) や, AS の心理学的欠陥に触れる心理課題を用いた研究が 2 つ報告されている。Happé ら (1996) は, 心の理論課題と対照課題を用いた PET 研究で, AS 群と正常対照群とで心の理論の操作に伴う脳の賦活部位に違いがあるかどうかを調べた。心の状態の推論に伴って, 対照群では左内側前頭前野が賦活されたのに対して, AS 群では異なる近接領野を賦活していた。さらに AS は対照群と異なり, 物語の理解という統合的な文章理解に対しても, 脈絡のない文章の理解と似たようなやり方で行なっていることも示唆された。Baron-Cohen ら (1999b) は, AS/HFA 群と正常対照群に「目を読む課題」を行なわせて, fMRI で賦活部位を比較したところ, 対照群では上側頭回と扁桃体, 前頭前野が賦活されたのに対して, AS/HFA 群では前頭-側頭領域は賦活されたが扁桃体は賦活されなかった。いずれの結果も解釈は単純ではない。前頭葉とりわけ前頭前野は, 実行機能系 (Ozonoff, 1991a, b) の重要な成分と考えられている。また扁桃体は, 前頭葉を含む皮質や皮質下と強い結合を持ち, 情動や記憶に関与し, 社会的な行動に重要な役割を果たすことで知られている (LeDoux, 1992)。生物学的意義に基づいて, 感覚刺激に対し情動的評価を行なったり, 情動的体験の学習や記憶に関与するのも扁桃体の役割である。両側扁桃体の損傷は, 顔の表情の識別を困難にし (Adolphs et al., 1994), 顔の記憶障害

や視線の解釈の障害(Young et al., 1995)などをもたらすことも報告されている。ASでこうした複数の領野の活動パターンに異常がみられたということは，それらを含む神経ネットワークの異常を示唆しているのかもしれない。

治　療

ASに対する治療的介入は，大きく分けて，できるだけ早期からのリハビリテーションを目的とする治療教育と，合併する行動面や精神面での症状の改善を図る対症療法とがある。現時点ではASに特異的に有効な治療方法が，実証的に研究される段階にはなく，症例報告も乏しいのが実状である。実証的心理学的研究によるアプローチで述べたASとHFAの比較研究のうち，両者の認知心理学的特徴が共通すると報告している研究はいずれも，年長児や青年，成人を対象としており，年少児の認知特徴を調べたものではなかった。ASの年少児についても，同様の知見が得られるならば，自閉症においてその有効性が実証されてきた治療原則，つまり環境の構造化，視覚化（子どもにとって環境を理解しやすくするための様々な工夫）を応用して，コミュニケーションの向上を図り，学習指導を行なうことが支持されるであろう（神尾と十一，1999；Kunce & Mesibov, 1998；Ozonoff, 1998）。実際，児童期には自閉症と診断され，後にASと診断が変わる症例もしばしばあるので，適応の対象は広いと思われる。大部分のASやHFAの子どもや成人は，多様な情報から意味あるものを取り出して統合することが苦手であるため，環境側が空間的または時間的に明確な構造を保つことで，初めて有効な学習や作業が行なえるようになるのであろう。また，Klinら(1995)が主張するように，ASがHFAと区別されうる特殊な神経心理学的障害を有する別の臨床群だとすると，非言語性学習障害において確立された治療プログラム(Rourke, 1989)に基づいてASの治療を調整する必要がある。Rourkeは，一般的な原則として，以下の点を挙げている。(1)子どもが言っていることより，行動を観察すること；(2)読み書きの良くできる子どもに特別な教育は不必要という考えを捨て，現実的な態度をとること；(3)組織だった方法で部分から全体へと言語を用いて教えること，すなわちいちいち言語的ルールに変換して書き出して教えること；(4)対人的状況を詳しく説明させ，対人的意識を高めること；(5)具体的な問題解決のルールを教えること；(6)学習した基本方針と概念の一般化を奨励すること；(7)言語スキルの改善；(8)視覚領域などの弱い分野の発達を強化すること；(9)競合する刺激の解釈についての手助け；(10)適切な非言語的行動の教育；(11)仲間との交流の場の設定；(12)探索の場の提供を；(13)補助具の利用；(14)正しい自己評価；(15)関係者の連携；(16)生活スキルの発達促進。著者は自験例に社会的ルールや先の見通しなどを理解させる際に，(3)の書記言語を用いた体系づけを用いて成果をあげている。その際，子ども自身が好きそうなことばを選択するのがポイントのように思う。また親や教師の相談でよく訴えられる内容に，指示をきかないというものがあるが，これにAsperger(1944)の提案は役に立つ。すなわち，2人称を用いた命令ではなく，「いい子はこうするものです」というような3人称を用いた客観的な命令様式を用い，しかもこちらはできるだけ感情的になるのを抑えるのがよいという指摘である。Aspergerが強調していたように，ASの治療教育には，子どもの弱点の強化に偏らずに，子どもの特殊な興味に即して意欲を育てるという視点も重要であろう。

親への心理教育と養育に対しての援助は，長期的に継続するのが望ましい。子どもの特性についての誤解や誤った期待に基づく養育は，ASの予後に影響する要因となりうる。学童期には教師やクラスメートに正しく理解してもらい，また必要に応じて個別対応や少人数教室などの教育的配慮がなされるよう，知識の普及と関係者間の連携が重要である。青年期になると，就労に際しても特別な指導や援助が必要となる場合もある。慢性的な抑うつや不適応に悩む青年の精神療法は，洞察

を目指すのではなく，現実的な認知行動療法的アプローチが基本である。

ASの薬物療法については，多動や気分障害，強迫症状，トゥーレット障害などの合併精神障害に対症的に用いられることもあるが，対照群を用いた治療研究は現在までのところ，報告されていない。

今後の研究の課題

以上がASの主要な研究の流れであるが，臨床家が描くところのASの青年期以降のプロトタイプはかなり一致していると思われる。ところが，言語が流暢で対人的行動が自閉症より軽度であるというプロトタイプに反して，これまで行なわれたASとHFAの比較研究からは，両者を鑑別しうる心理学的あるいは生物学的指標はほとんど見当たらなかった。しかしながら，それは両者が同一の病態であることを必ずしも意味するものではない。臨床症状および認知特性の各点において連続的ではあっても，Klinら(1995)が指摘したような，全体的な布置が異なることも考えられるからである。ASの病態を解明し，もしあるとすれば自閉症との相違を同定するためには，これまでの横断的な比較をすすめていく他に，縦断的な研究が必要であろう。われわれはまだ，最初の疑問，すなわちAspergerが発見しその後も治療を続けた一群の子どもたちは，自閉症のままであったのか，あるいは成人してASに移行したのか，という問いに答える知識を持っていない。どのような自閉症児が将来ASに移行するのか。何がそれを予測しうるのであろうか。現行の診断基準にあるような，早期の言語発達だけではないようである。自閉症がより軽度なASに移行するためには，脳の発達や代償作用などを考慮すると，たとえば言語発達や対人的行動の変化に臨界期が存在するのであろうか。言語が発達すると，代償的に視空間スキルが悪くなるのであろうか。対人的行動が改善すると，外的刺激に注意が転導しやすくなり，集中力が下がるのであろうか。これらを明らかにするためには，ASが辿る発達現象に関するさらなる知見が必要であろう。ASの障害を説明するいくつかの神経心理学説は，萌芽的であるが，治療的示唆を内包しており，今後の精緻化が期待される。また，機能的脳画像という新しい手段によって，静的な神経心理学的，認知心理学的な理解から，神経ネットワークという動的な機能系の洞察へと飛躍が期待される。

高い言語能力を持ちながら，社会的適応に大きな問題を抱えるASを持つ人々と彼らを支える家族にとって，指針となるような治療を裏付ける理論的研究は，始まったばかりである。基本的病態の解明とともに，ASが合併しやすい精神障害に対する評価や治療に関する研究ももっと増えるべきであろう。

文献

Adolphs, R., Tranel, D., Damasio, H., & Damasio, A. (1994). Impaired recognition of emotion in facial expressions following bilateral damage to the human amygdala. *Nature, 372*, 669-672.

American Psychiatric Association. (1994): *Diagnostic and statistical manual of mental disorders (4th ed., DSM-IV)*. Washington, DC: Author.

Asperger, H. (1944). Die "Autisischen Psychopathen" in Kindesalter. *Archive fur Psychiatrie und Nervenkrankhieten, 117*, 76-136. (詫摩武元訳(1993)：小児期の自閉的精神病質．児童青年精神医学とその近接領域, 180-197, 282-301.)

Asperger, H. (1966). Probleme des Autismus im Kindersalter. 児童青年精神医学とその近接領域, 7, 1-10.

Bailey, A., Le Couteur, A., Gottesman, I., Bolton, P., Simonoff, E., Yuzda, E., & Rutter, M. (1995). Autism as a strongly genetic disorder: Evidence from a British twin study. *Psychological Medicine, 25*, 63-77.

Baron-Cohen, S. (1988). An assessment of violence in a young man with Asperger's syndrome. *Journal of Child Psychology and Psychiatry, 29*, 351-360.

Baron-Cohen, S. (1989). The autistic child's theory of mind: A case of specific development delay. *Journal of Child Psychology and Psychiatry, 30*, 285-297.

Baron-Cohen, S., & Hammer, J. (1997 a). Parents of children with Asperger syndrome: What is the cognitive phenotype? *Journal of Cognitive Neuroscience, 9*, 548-554.

Baron-Cohen, S., Jolliffe, T., Mortimore, C., & Robertson, M. (1997 b). Another advanced test of theory of mind: Evidence from very high functioning adults with autism or Asperger syndrome. *Journal of Child Psychology and Psychiatry, 38*, 813-822.

Baron-Cohen, S., Mortimore, C., Moriarty, J., Izaguirre, J., & Robertson, M. (1999 a). The prevalence of Gilles de la Tourette's syndrome in children and adolescents with autism. *Journal of Child Psychology and Psychiatry, 40*, 213-218.

Baron-Cohen, S., Ring, H. A., Wheelwright, S., Bullmore, E. T., Brammer, M. J., Simmons, A., & Williams, S.C. (1999 b). Social intelligence in the normal and autistic brain: An fMRI study. *European Journal of Neuroscience, 11*, 1891-1898.

Baron-Cohen, S., Tager-Flusberg, H., & Cohen, D. (1993). *Understanding other minds*. Oxford: Oxford University Press.

Berger, H., van Spaendonck, K., Horstink, M., Buytenhuijs, E., Lammers, P., & Cools, A. (1993). Cognitive shifting as a predictor of progress in social understanding in high-functioning adolescents with autism: A prospective study. *Journal of Autism and Developmental Disorders, 23*, 341-359.

Berthier, M. L., Bayes, A., & Tolosa, E.S. (1993). Magnetic Resonance imaging in patients with concurrent Tourette's disorder and Asperger's syndrome. *Journal of the American Academy of Child and Adolescent Psychiatry, 32*, 633-639.

Bishop, D.V.M. (1989). Autism, Asperger's syndrome and semantic-pragmatic disorder: Where are the boundaries? *British Journal of Disorders of Communication, 24*, 107-121.

Bolton, P., Macdonald, H., Pickles, A., Rios, P., Goode, S., Crowson, M., Baily, A., & Rutter, M. (1994). A case-control family history study of autism. *Journal of Child Psychology and Psychiatry, 35*, 877-900.

Bowler, D.M. (1992). "Theory of mind" in Asperger's syndrome. *Journal of Child Psychology and Psychiatry, 33*, 877-893.

Bowler, D. M., Matthews, N. J., & Gardiner, J.M. (1997). Asperger's syndrome and memory: Similarity to autism but not amnesia. *Neuropsychologia, 35*, 65-70.

Bowman, E.P. (1988). Asperger's syndrome and autism: the case for a connection. *British Journal of Psychiatry, 152*, 377-382.

Bourgoine, E., & Wing, L. (1983). Identical triplets with Asperger's syndrome. *British Journal of Psychiatry, 143*, 261-265.

Brook, S. L., & Bowler, D.M. (1992). Autism by another name? Semantic and pragmatic impairments in children. *Journal of Autism and Developmental Disorders, 22*, 61-81.

Clarke, D. J., Littlejohns, C. S., Cobett, J. A., & Joseph, S. (1989). Pervasive developmental disorders and psychoses in adult life. *British Journal of Psychiatry, 155*, 692-699.

Comings, D. E., & Comings, G.G. (1991). Clinical and genetic relationships between autism-pervasive developmental disorder and Tourette syndrome : A study of 19 cases. *American Journal of Medical Genetics, 39*, 180-191.

Dahlgren, S. O., & Trillingsgaard, A. (1996). Theory of mind in non-retarded children with autism and Asperger's syndrome. A research note. *Journal of Child Psychology and Psychiatry, 37*, 759-763.

Davies, S., Bishop, D., Manstead, A.S. R., & Tantam, D. (1994). Face perception in children with autism and Asperger's syndrome. *Journal of Child Psychology and Psychiatry, 35*, 1033-1057.

Dawson, J., & Lewy, A. (1989). Arousal, attention, and the socio-emotional impairments of individuals with autism. In G. Dawson (ed.), *Autism : Nature, diagnosis, & treatment* (pp. 49-74). New York : Guilford Press.

Delong, G.R. (1994). Children with autistic spectrum disorder and a family history of affective disorders. *Developmental Medicine and Child Neurology, 36*, 674-687.

Delong, G. R., & Dwyer, J.T. (1988). Correlation of family history with specific autistic subgroups : Asperger's syndrome and bipolar affective disease. *Journal of Autism and Developmental Disorders, 18*, 593-600.

Ehlers, S., & Gillberg, C. (1993). The epidemiology of Asperger syndrome. A total population study. *Journal of Child Psychology and Psychiatry, 34*, 1327-1350.

Ehlers, S., Nyden, A., Gillberg, C., Sandberg, A. D., Dahlgren, S. -O., Hjelmquist, E., & Oden, A. (1997). Asperger syndrome, autism and attention disorders : A comparative study of the cognitive profiles of 120 children. *Journal of Child Psychology and Psychiatry, 38*, 207-217.

Eisenmajer, R., Prior, M., Leekam, S., Wing, L., Gould, J., Welham, M., & Ong, B. (1996). Comparison of clinical symptoms in autism and Asperger's disorder. *Journal of the American Academy of Child and Adolescent Psychiatry, 35*, 1523-1531.

Eisenmajer, R., Prior, M., Leekam, S., Wing, L., Ong, B., Gould, J., & Welham, M. (1998). Delayed language onset as a predictor of clinical symptoms in pervasive developmental disorders. *Journal of Autism and Developmental Disorders, 28*, 527-533.

Everall, I. P., & LeCouteur, A. (1990). Firesetting in an adolescent with Asperger's syndrome. *British Journal of Psychiatry, 157*, 284-287.

Freund, L. S., Reiss, A. L., Hagerman, R., & Vinogradov, S. (1992). Chromosome fragility and psychopathology in obligate female carriers of the fragile X chromosome. *Archienes of General Psychiatry 49*, 54-62.

Folstein & Rutter (1977). Genetic influences and infantile autism. *Nature, 265*, 726-728.

Frith, U. (1989). *Autism : Explaining the enigma*. Oxford : Blackwell.

藤川英昭, 小林隆二, 古賀靖彦, 村田豊久(1987). 大学入学後に精神病的破綻をきたし, 抑うつ, 自殺企図を示した19歳のAsperger症候群の1例. 児童青年精神医学とその近接領域, 28, 217-225.

Ghaziuddin, M. & Butler, E. (1998). Clumsiness in autism and Asperger syndrome : A further report. *Journal of Intellectual Disability Research, 42*, 43-48.

Ghaziuddin, M. & Greden, J. (1998). Depression in children with autism/pervasive developmental disorders : A case-control family history study. *Journal of Autism and*

Developmental Disorders, 28, 111-115.

Ghaziuddin, M., Shakal, J., & Tsai, L. (1995). Obstetric factors in Asperger syndrome: Comparison with high-functioning autism. *Journal of Intellectual Disability Research, 39*, 538-543.

Ghaziuddin, M., Tsai, L., & Ghaziuddin, N. (1991). Brief report: Violence in Asperger syndrome, a critique. *Journal of Autism and Developmental Disorders, 22*, 651-656.

Ghaziuddin, M., Tsai, L. Y., & Ghaziuddin, N. (1992). Brief report: A reappraisal of clumsiness as a diagnostic feature of Asperger syndrome. *Journal of Autism and Developmental Disorders, 22*, 651-656.

Ghaziuddin, M., Weidmer, M. E., & Ghaziuddin, N. (1998). Comorbidity of Asperger syndrome: A preliminary report. *Journal of Intellectual Disabilities Research, 42*, 279-283.

Gillberg, C. (1989). Asperger syndrome in 23 Swedish children. *Developmental Medicine and Child Neurology, 31*, 520-531.

Gillberg, C. (1991). Clinical and neurobiological aspects of Asperger syndrome in six family studies. In U. Frith (ed.), *Autism and Asperger syndrome* (pp. 122-146). Cambridge: Cambridge University Press.

Gillberg, C. (1998). Asperger syndrome and high-functioning autism. *British Journal of Psychiatry, 172*, 200-209.

Gillberg, I.C. & Gillberg, C. (1989). Asperger syndrome-Some epidemiological considerations: A research note. *Journal of Child Psychology and Psychiatry, 30*, 631-638.

Gillberg, I. C., Gillberg, C., Rastam, M., & Johansson, M. (1996). The cognitive profile of anorexia nervosa: A comparative study including a community-based sample. *Comrehensive Psychiatry, 37*, 23-30.

Gillberg, C., Gillberg, I. C., & Steffenburg, S. (1992). Siblings and parents of children with autism: A controlled population-based study. *Developmental Medicine and Child Neurology, 34*, 389-398.

Gillberg, C. & Steffenburg, S. (1987). Outcome and prognostic factors in infantile autism and similar conditions: A population-based study of 46 cases followed through puberty. *Journal of Autism and Developmental Disorders, 17*, 273-287.

Hagerman, R.J. (1992). Annotation: Fragile X syndrome: Advances and controversy. *Journal of Child Psychology and Psychiatry, 33*, 1127-1139.

Happé, F. (1994). Autism: An introduction to psychological theory. London: UCL Press. (石坂好樹, 神尾陽子, 田中浩一郎, 幸田有史訳(1997): 自閉症の心の世界: 認知心理学からのアプローチ. 東京, 星和書店.)

Happé, F., Ehlers, S., Fletcher, P., Frith, U., Johansson, M., Gillberg, C., Dolan, R., Frackowiak, R., & Frith, C. (1996). 'Theory of mind' in the brain. Evidence from a PET scan study of Asperger syndrome. *Neuroreport, 8*, 197-201.

Hobson, R.P. (1989).Beyond cognition: A theory of autism. In G. Dawson (ed.), *Autism: Nature, diagnosis, & treatment* (pp. 22-48). New York: Guilford Press.

Honda, H., Shimizu, Y., Misumi, K., Niimi, M., & Ohashi, Y. (1996). Cumulative incidence and prevalence of childhood autism in children in Japan. *British Journal of Psychiatry, 169*, 228-235.

Hurlburt, R. T., Happé, F., & Frith, U. (1994). Sampling the form of inner experience in three adults with Asperger syndrome. *Psychological Medicine, 24*, 385-395.

石坂好樹, 村松陽子, 門眞一郎(1994). 青年期の高機能自閉症に見られた幻覚・妄想状態：その症状と発生のメカニズムについての1考察. 精神医学, 36, 249-256.

Jolliffe, T., & Baron-Cohen, S. (1997). Are poeple with autism and Asperger syndrome faster than normal on the embedded figures test? *Journal of Child Psychology and Psychiatry, 38*, 527-534.

神尾陽子, 十一元三, 石坂好樹, 全智奈(1997). 高機能自閉症における他者の感情の理解：心の理論との関連について. 精神医学, 39, 1089-1095.

神尾陽子, 十一元三(1998). 高機能自閉症における感情理解の過程に関する研究. 児童青年精神医学とその近接領域, 39, 340-351.

神尾陽子, 十一元三(1999). 高機能自閉症の意味的処理：絵と言語の関連について. 精神医学, 41, 255-262.

Kamio, Y., & Toichi, M. (1999, August). False memories of sentences not presented in lists and integration of semantic information: Comparisons between high-functioning autism, Asperger's disorder and controls. Poster session presented at the XI world congress of psychiatry, Hamburg.

神尾陽子, 十一元三 (2000). 高機能自閉症の言語：Wechsler知能検査所見による分析. 児童青年精神医学とその近接領域, 41, 32-43.

Kanner, L. (1943). Autistic disturbances of affective contact. *The Nervous Child, 2*, 217-250.

Kerbeshian, J., & Burd, L. (1986). Asperger's syndrome and Tourette syndrome: The case of pinball wizard. *British Journal of Psychiatry, 148*, 731-736.

Kimura, D. (1992). Sex differences in the brain. *Scientific American, September,* 81-87.

Klin, A., Volkmar, F. R., Sparrow, S. S., Cicchetti, D.V. & Rourke, B.P. (1995). Validity and neuropsychological characterization of Asperger syndrome: Convergence with nonverbal learning disabilities syndrome. *Journal of Child Psychology and Psychiatry, 36*, 1127-1140.

Kolvin, I. (1971). I. Diagnostic criteria and classification of childhood psychoses. *British Journal of Psychiatry, 118*, 381-384.

Kobayashi, R., Murata, T., & Yoshinaga, K. (1992). A follow-up study of 201 children with autism in Kyushu and Yamaguchi areas, Japan. *Journal of Autism and Developmental Disorders, 22*, 395-411.

Kunce, L., & Mesibov, G.B. (1998). Educational approaches to high-functioning autism and Asperger syndrome. In E. Schopler, G.B. Mesibov, & L.J. Kunce (Eds.), *Asperger syndrome or high-functioning autism?* (pp. 227-261). New York: Plenum.

栗田広(1995). アスペルガー症候群の臨床精神医学的研究. 平成6年度科学研究費補助金（一般研究(C)）研究成果報告書.

Kurita, H. (1997). A comparative study of Asperger syndrome with high-functioning atypical autism. *Psychiatry and Clinical Neuroscience, 51*, 67-70.

Landa, R., Piven, J., Wzorek, M., Gayle, J. O., Chase, G. A., & Folstein, S.E. (1992). Social language use in parents of autistic individuals. *Psychological Medicine, 22*, 245-254.

Larsen, F. W., Mouridsen, S.E. (1997). The outcome in children with childhood autism and Asperger syndrome originally diagnosed as psychotic. A 30-year follow-up study of subjects hospitalized as children. *European Child and Adolescent Psychiatry, 6*, 181-190.

Le Couteur, A., Baily, A., Goode, S., Pickles, A., Robertson, S., Gottesman, I., & Rutter, M.

(1996). A broader phenotype of autism: The clinical spectrum in twins. *Journal of Child Psychology and Psychiatry, 37*, 785-801.

LeDoux, J.E. (1992). Emotion and the amygdala. In J.P. Aggleton (Ed.), *The amygdala: Neurobiological aspects of emotion, momory, and mental dysfunction* (pp. 339-351). New York: Wiley-Liss, Inc.

Lee, A., & Hobson, R.P. (1998). On developping self-concepts: A controlled study of children and adolescents with autism. *Journal of Child Psychology and Psychiatry, 39*, 1131-1144.

Manjiviona, J. & Prior, M. (1995). Comparison of Asperger syndrome and high-functioning autistic children on a test of motor impairment. *Journal of Autism and Developmental Disorders, 25*, 23-39.

Mawson, D., Grounds, A., & Tantam, D. (1985). Violence and Asperger's syndrome: A case study. *British Journal of Psychiatry, 147*, 566-569.

McKelvy, J. R., Lambert, R., Mottron, L., & Shevell, M.I. (1995). Right-hemisphere dysfunction in Asperger's syndrome. *Journal of Child Neurology, 10*, 310-314.

Miller, J.N. & Ozonoff, S. (1997). Did Asperger's cases have Asperger disorder? A research note. *Journal of Child Psychology and Psychiatry, 38*, 247-251.

Minshew, N., Goldstein, G., Muenz, L. R., & Payton, J. (1992). Neuropsychological functioning in non-mentally retarded autistic individuals. *Journal of Clinical and Experimental Neuropsychology, 14*, 749-761.

Mottron, L., Burack, J. A., Stauder, J.E. A., & Robaey, P. (1999). Perceptual processing among high-functioning persons with autism. *Journal of Child Psychology and Psychiatry, 40*, 203-211.

Mundy, P., & Sigman, M. (1989). The theoretical implications of joint-attention deficits in autism. *Development and psychopathology, 1*, 173-183.

Nagy, J. & Szatmari, P. (1986). A chart review of schizotypal personality disorders in children. *Journal of Autism and Developmental Disorders, 16*, 351-367.

Nordin, V. & Gillberg, C. (1998). The long-term course of autistic disorders: update on follow-up studies. *Acta Psychiatrica Scandinavica, 97*, 99-108.

小澤勲(1988). わが国における自閉症研究史. 高木隆郎, ローナ・ウィング編. 児童精神医学への挑戦：自閉症を考える. (pp. 3-30). 東京, 岩崎学術出版社.

Ozbayrak, K. R., Kapucu, O., Erdem, E., & Aras, T. (1991). Left occipital hypoperfusion in a case with Asperger syndrome. *Brain Development, 13*, 454-456.

Ozonoff, S. (1998). Assessment and remediation of executive dysfunction in autism and Asperger syndrome. In E. Schopler, G.B. Mesibov, & L.J. Kunce (Eds.), *Asperger syndrome or high-functioning autism?* (pp. 263-289). New York: Plenum.

Ozonoff, S., Pennington, B. F., & Rogers, S.J. (1991 a). Executive function deficits in high-functioning autistic individuals: Relationship to theory of mind. *Journal of Child Psychology and Psychiatry, 32*, 1081-1105.

Ozonoff, S., Rogers, S. J., & Pennington, B.F. (1991 b). Asperger's syndrome: Evidence of an empirical distinction from high-functioning autism. *Journal of Child Psychology and Psychiatry, 32*, 1107-1122.

Pennington, B. F., & Ozonoff, S. (1996). Executive functions and developmental psychopathology. *Journal of Child Psychology and Psychiatry, 37*, 51-87.

Petty, L. K., Ornitz, E. M., Michelman, J. D., & Zimmerman, E.G. (1984). Autistic children who become schizophrenic. *Archieves of General Psychiatry, 41*, 129-135.

Prior, M., Eisenmajer, R., Leekam, S., Wing, L., Gould, J., Ong, B., & Dowe, D. (1998). Are there subgroups within the autistic spectrum? A cluster analysis of a group of children with autistic spectrum disorders. *Journal of Child Psychology and Psychiatry, 39*, 893-902.

Ramberg, C., Ehlers, S., Nyden, A. et al. (1996). Language and pragmatic functions in school-age children on the autism spectrum. *European Journal of Disorders of Communication 31*, 387-414.

Rourke, B. (1989). Nonverbal learning disabilities: The syndrome and the model. New York; Guilford Press. (森永良子監訳(1995):非言語性学習能力障害. 東京, 岩崎学術出版社.)

Rourke, B. P., Young, G. C., & Leenaars, A.A. (1989). A childhood learning disability that predisposes those afflicted to adolescent and adult depression and suicide risk. *Journal of Learning Disabilities, 22*, 169-175.

Rumsey, J. M., Rapoport, J. L., & Sceery, W.R. (1985). Autistic children as adults: Psychiatric, social, and behavioral outcomes. *Journal of the American Academy of Child and Adolescent Psychiatry, 24*, 465-473.

Rutter, M., Greenfeld, D., & Lockyer, L. (1967). A five to fifteen year follow-up study of infantile psychosis. II. Social and behavioural outcome. *British Journal of Psychiatry, 113*, 1183-1199.

Ryan, R.M. (1992). Treatment-resistant chronic mental illness: Is it Asperger's syndrome? *Hospital and Community Psychiatry, 43*, 807-811.

Scott, D.W. (1985). Asperger's syndrome and non-verbal communication: A pilot study. *Psychological Medicine, 15*, 683-687.

Scragg, P., & Shah, A. (1994). Prevalence of Asperger's syndrome in a secure hospital. *British Journal of Psychiatry, 165*, 679-682.

瀬戸屋雄太郎, 長沼洋一, 長田洋和, 高橋美紀, 渡辺友香, 栗田広(1999). WISC-Rによるアスペルガー障害およびその他の高機能広汎性発達障害の認知プロフィールの比較. 精神科治療学, 14, 59-64.

清水康夫(1986). 幻覚妄想症状を呈する年長自閉症:自閉症の分裂病論に関連して. 精神科治療学, 1, 215-226.

Siever, L. J., & Davis, L. (1991). A psychobiological perspective on the personality disorders. *American Journal of Psychiatry, 148*, 1647-1658.

Sparrevohn, R. & Howie, P.M. (1995). Theory of mind in children with autistic disorder: Evidence of developmental progression and the role of verbal ability. *Journal of Child Psychology and Psychiatry, 36*, 249-263.

杉山登志郎(1999). アスペルガー症候群と心の理論. 精神科治療学, 14, 47-52.

Szatmari, P. (1989). The diagnosis of Asperger's syndrome and autistic disorder using DSM-III-R. Unpublished manuscript (Report to DSM-IV-committee).

Szatmari, P., Archer, L., Fisman, S., Streiner, D., & Wilson, F. (1995). Asperger's syndrome and autism: Difference in behavior, cognition, and adaptive functioning. *Journal of the American Academy of Child and Adolescent Psychiatry, 34*, 1662-1671.

Szatmari, P., Bartolucci, G., & Bremner, R. (1989 a). Asperger's syndrome and autism:

Comparison of early history and outcome. *Developmental Medicine and Child Neurology, 31*, 709-720.

Szatmari, P., Bartolucci, G., Bremner, R., Bond, S., & Rich, S. (1989 b). A follow-up study of high-functioning autistic children. *Journal of Autism and Developmental Disorders, 19*, 213-225.

Szatmari, P., Tuff, L., Finlayson, M.A.J., & Bartolucci, G. (1990), Asperger's syndrome: Neurocognitive aspects. *Journal of the American Academy of Child and Adolescent Psychiatry,* 29, 130-160.

Tager-Flusberg, H. (1991). Semantic processing in the free recall of autistic children. *British Journal of Developmental Psychology, 9*, 417-430.

Tantam, D. (1988 a). Lifelong eccentricity and social isolation. Ⅰ: Psychiatric, social, and forensic aspects. *British Journal of Psychiatry, 153*, 777-782.

Tantam, D. (1988 b). Lifelong eccentricity and social isolation. Ⅱ: Asperger's syndrome or schizoid personality disorder? *British Journal of Psychiatry, 153*, 783-791.

Tantam, D. (1988 c). Annotation: Asperger's syndrome. *Journal of Child Psychology and Psychiatry, 29*, 245-255.

Tantam, D. (1991).Asperger syndrome in adulthood. In U. Frith (ed.), *Autism and Asperger syndrome* (pp. 147-183). Cambridge, Cambridge: University Press. (冨田真紀訳(1996):自閉症とアスペルガー症候群. 東京, 東京書籍.)

Tantam, D., Holmes, D., & Cordess, C. (1993). Nonverbal expression in autism of Asperger type. *Journal of Autism and Developmental Disorders, 23*, 111-133.

十一元三, 神尾陽子(1998). 自閉症の言語性記憶に関する研究. 児童青年精神医学とその近接領域, 39, 364-373.

十一元三, 神尾陽子(1999). 自律神経反応からみた自閉症者の覚醒状態. 児童青年精神医学とその近接領域. 40, 319-328.

十一元三, 神尾陽子(印刷中). 高機能自閉症における言語の処理水準に関する研究. 脳と精神の医学.

Twachtman-Cullen, D. (1998). Language and communication in high-functioning autism and Asperger syndrome. In E. Schopler, G.B. Mesibov, & L.J. Kunce (Eds.), *Asperger syndrome or high-functioning autism?* (pp. 199-225). New York: Plenum.

Van Krevelen, D.A. (1962). Autismus Infantum and autistic personality: Two clinical syndromes. 児童青年精神医学とその近接領域, 3, 135-146.

Van Krevelen, D.A. (1963). On the relationship between early infantile autism and autistic psychopathy. *Acta Paedopsychiatrica, 30*, 303-323.

Venter, A., Lord, C., & Schopler, E. (1992). A follow-up study of high-functioning autistic children. *Journal of Child Psychology and Psychiatry, 33*, 489-507.

Voeller, K.K.S. (1986). Right-hemispehre deficit syndrome in children. *American Journal of Psychiatry, 143*, 1004-1009.

Volkmar, F. R., & Cohen, D.J. (1991). Comorbid association of autism and schizophrenia. *American Journal of Psychiatry, 148*, 1705-1707.

Wainwright-Sharp, J. A., & Bryson, S.E. (1993). Visual orienting deficits in high-functioning people with autism. *Journal of Autism and Developmental Disorders, 23*, 1-13.

Weeks, D.J. & Ward, K. (1988). *Eccentrics: The scientific investigation.* Stirling University Press. (松浦俊輔訳(1993):エクセントリックス. 東京, 青土社.)

Weintraub, S., & Mesulam, M-M. (1983). Developmental learning disabilities of the right hemispehre : Emotional, interpersonal, and cognitive components. *Archieves of Neurology, 40*, 463-468.

Wing, L. (1981). Asperger syndrome : A clinical account. *Psychological Medicine, 11*, 115-129.

Wing, L. (1988). The continuum of autistic characteristics. In E. Schopler & G.B. Mesibov (eds.), *Diagnosis and assessment in autism* (pp. -). New York ; Plenum. (田川元康, 長尾圭造監訳(1995)：自閉症の評価. 名古屋, 黎明書房.)

Wing, L. (1991). In U. Frith (ed.), *Autism and Asperger syndrome* (pp. 93-121). Cambridge, Cambridge University Press. (冨田真紀訳(1996)：自閉症とアスペルガー症候群. 東京, 東京書籍.)

Wing, L. (1997). The autistic spectrum. *The Lancet, 350*, 1761-1766.

Wing, L. & Gould, J. (1979). Severe impairments of social interaction and associated abnormalities in children : Epidemiology and classification. *Journal of Autism and Developmental Disorders, 9*, 11-29.

Wolff, S. (1995). *Loners : The life path of unusual children*. London : Routledge.

Wolff, S. & Barlow, A. (1979). Schizoid personality in childhood : A comparative study of schizoid, autistic and normal children. *Journal of Child Psychology and Psychiatry, 20*, 29-46.

Wolff, S. & Chick, J. (1980). Schizoid personality in childhood : A controlled follw-up study. *Psychological Medicine, 10*, 85-100.

Wolff, S. & Cull, A. (1986). 'Schizoid' personality and antisocial conduct : A retrospective case note study. *Psychological Medicine, 16*, 677-687.

Wolff, S., & McGuire, R.J. (1995). Schizoid personallity in girls : A follow-up study-What are the links with Asperger's syndrome? *Journal of Child Psychology and Psychiatry, 36*, 793-817.

Wolff, S., Townshend, R., McGuire, R.J. & Weeks, D.J. (1991). 'Schizoid' personality in childhood and adult life II : Adult adjustment and the continuity with schizotypal personality disorder. *British Journal of Psychiatry, 159*, 620-629.

World Health Organization (1993) : *The ICD-10 classification of mental and behavioural disorders-Diagnostic criteria for research*. Geneva : Author.

Yirmiya, N., Solomonica-Levi, D., Shulman, C., & Pilowsky, T. (1996). Theory of mind abilities in individuals with autism, Down syndorme, and mental reatrdation of unknown etiology : The role of age and intelligence. *Journal of Child Psychology and Psychiatry, 37*, 1003-1014.

Young, A. W., Aggleton, J. P., Hellawell, D. J., Johnson, M., Broks, P., & Hanley, J.R. Face processing impairments after amygdalotomy. *Brain, 118*, 15-24.

2　小児期の自閉的精神病質**

Hans Asperger *

要旨と解説　Kanner, L.(1943)の自閉症（early infantile autism）に関する最初の記述の陰に隠れて，Asperger, H.(1944)の自閉的精神病質の概念は，20年ほど前までは，あまり深く論じられることがなかった。ところが最近になって自閉症の認知機能が論じられるようになって，Kannerの早期幼児自閉症とAspergerの自閉的精神病質が結局は同じ臨床群ではないか，あるいは高機能自閉症と呼ばれる亜群とAsperger症候群との異同が論点となった。結局は自閉症の方も，Asperger症候群の方も，DSM-Ⅲ, ⅣやICD-10で定義し直されるという経過も加わって，現在のところ両者は別の発達障害という意見が強い。

　それはともかく，本論文でAspergerは最初にこういった類型をひとつのものとしてまとめる思想的根拠をまず提示し，それが分裂病でも器質性脳疾患でもなく「精神病質」に属するものであるとその疾病論を展開し，詳細すぎるほどの4症例の記載を行なっている。これを読むと，現在で言う（注意欠陥）多動性障害——実際にKanner型であっても多くの自閉症児は幼児期は多動なのだが——で，かつ特別な領域に非凡な，あるいは奇異な才能を持ち，しかも人間関係の狭窄している子どもたちを彼の治療教育部（ウィーン大学小児科所属）で200例以上も観察し，これに自閉性精神病質という類型と名称を与えたことがほぼ理解される。

　今日言われている〈アスペルガー症候群〉は，はたしてAspergerがオリジナルに記載した自閉性精神病質の症例と同じものかという奇異な質問が投げられるほど，現代の操作された新分類体系の中で，自閉性精神病質がその概念を変遷させてしまったことはいなめないが，これと同じことはKannerの症候群（自閉症）についても言えるのではないだろうか。たしかにAspergerが〈自閉性〉よりも〈特異な才能〉（とその遺伝）に重点を置きすぎている印象を強く受けるが，知能全体としても比較的障害の少ないケースが集まっていたのかもしれないことが，終わりの方の「社会的価値」（つまり社会における予後）の項で，Kannerの自閉症よりもずっと楽観的であることからも推測される。いずれにしても，Aspergerの古典的原著をもう一度ていねいに読み直すことが必要である。

　もうひとつ追加的に述べたいのは，Kannerの論文もAspergerのそれも第2次大戦のさなかに記されたものである。とりわけナチスの支配下にあったウィーンでは，障害

---

*ウィーン大学小児科（部長：Franz Hamburger教授）治療教育部主任。Aus der Wiener Universitäts-Kinderklinik [Vorstand: Prof. Franz Hamburger]. Leiter der Helipädagogischen Abteilung der Klinik. (Eingegangen am 8. Oktober 1943.)
**ウィーン大学医学部に提出された教授資格論文（1944年9月8日受付）

Translated from "Hans Asperger. (1944). Die 'autistischen Psychopathen' im Kindesalter. *Archiv für Psychiatrie und Nervenkrankheiten, 117*, 76-136."

児を集めて治療教育部を作り，その観察から得られた成果を論文化するなどけっして容易なことではなかったはずである。わが国でいえば学術誌は印刷用紙の配給を受けて細々と刊行を続け，研究者は原稿用紙の買いだめをし，暖房もなくオーバーを着たまま火鉢で暖をとり，空腹にたえ，そのアイデンティティを保っていた時代である。Aspergerの論文は *Archiv für Psychiatrie und Nervenkrankheiten*, 117巻1号 (1944) に1944年9月8日投稿が受け付けられたと記されているのに，同巻1号の (おそらく遅刊号？) に掲載されていることは，かなり逼迫した当時のオーストリアの事情が推しはかられる。さらに文脈から当然であったのかもしれないが，Jeansche, E. R.やJung, C. G. が参考とされているが，Freud, S. の名前は出てこない。何らかの意味を読みとる読者もあるのかもしれない。

（髙木 隆郎）

目　次

問題提起
名称と概念
第1例　フリッツ, V.
　既往歴
　家族歴
　外見と表現現象
　治療教育部での行動
　治療教育の成果
　鑑別診断的考察
第2例　ハロ, L.
　身体的所見と表現現象
　知能検査
　学習テスト
　治療教育部での行動と治療教育的接し方
第3例　エルンスト, K.
　既往歴
　家族
　外見と態度
　知能検査と学習テスト
第4例　ヘルムート, L.
自閉的精神病質の状態像
身体的所見と表現現象
「自閉的知能」
社会における行動
自閉児の欲動と感情の起伏
遺伝生物学的考察
自閉的精神病質の社会的価値
むすび
　詫摩注, 髙木補
　あとがき

問題提起

　諸物の構造を識り，整理することは科学の最終目標のひとつである。境界さだかならず，互いに移行する諸対立物に満たされたあらゆる生命現象の中にあって，思考する人間は個々の現象を命名して他の諸現象と識別し，連関，類似および対立を確立し，要するに諸物を排列し体系を附与することによって，確固とした立脚点を見出そうと努めるのである。かかる作業が認識の本質的前提である。

　人間に関する学も相似た道を歩むべきであったろう。しかしこれほど困難な道はない。

　すべての人間は一回性の，反復不能な，そして不可分な個体（In-Dividuum）なのであり，したがって究極的には他者との比較は不可能である。どんな性格にも，見かけ上互いに矛盾する諸特徴が含まれている。他ならぬ対立物と緊張から生命は生きているのである。

　人間は地上の最も謎につつまれた生物であり，一個の人格の奥底は，自らを識らんと努力する者にも開かれず，他者を看破せんとする炯眼も及ばないのである。

　このような困難にもかかわらず，いやかえってこの困難のために，人間を識ってこれを整理し，人間の性格像の系列を立てて識別する，すなわち生命の多様性に当てはまるような類型学に達せんとすることは，思考する人間の古くからの熱望であった。

人間的諸現象の整理の試みは，主として3つの方向を進んできた。*（詫摩注1）

1）整理原則として1組の対立物の対を設定することである。すなわちまずKretschmer（というのは彼は3型あるいは4型を識別したといっても，本質的には一切が分裂気質と循環気質Schizothym und Zyklothym の極性に帰せられるから），それからさまざまに区別が拡げられたにしても，Jaensch（統合—非統合　integriert—desintegriert）や Jung（内向—外向　introvertiert—extravertiert）も同類である。

この分類原則は発見原則としては成果があったかもしれないが，このような〈1次元的〉(Schröder)観察法は，人間現象の多様性を正当化するに十分なものではない。すなわち他ならぬ正常の変異の枠内にある諸人格，また他ならぬ児童や青年では，こうした分類手段は完全に挫折し，説得力を欠く。Kretschmerの理論は一点だけ高い価値がある。すなわち身体的のものと精神的なものとをまとめたこと，〈体格と性格　Körperbau und Charakter〉である。身体的素質と精神的素質の相応を細部に至るまで精確に指摘したのはKretschmerを嚆矢とする（昔の相貌学と骨相学を想起されれば，はなはだ漠然としたものにしろ，こうした考え方はずっと以前からあったことが分かる）。

2）ここで本来の類型学（Typenlehre）が登場する。諸人格，といっても何よりもまず精神病質的人格を，あるひとつの〈主導的〉特色により特徴づけ，分類する試みである。ここで一度は精神病質的性格の類型学に入らないと，多くの現存の類型学に言及することができない。例として何よりもまずもっともよく知られていて実際上役に立つKurt Schneiderのものを挙げよう（Schneider, 1934）。Schneiderは，感情亢進者，抑うつ者，自信欠乏者，狂信者，顕揚欲者，気分不安定者，爆発者，情性欠如者*（髙木注11），意志薄弱者，無力者といった精神病質者を羅列し，豊富な精神医学的経験から，それぞれの人格像を分かりやすく記述している。

この種の見方に対して誰よりもまず Paul Schröder とその学派が，諸人格をあるひとつの特質で性格づけて，同時にそれに特色を与えている他の一切を無視してしまうことは，まったく許されない〈お粗末〉であると重大な異議を提起している（Schröder, 1938）。Schneiderすら，類型は「根本的には画一的で，個人を見るための最初の大雑把な見当をつけるまでのものにすぎない」と述べている。それぞれの類型に多数の亜型や合併を設け，精神病質間の関係を取り扱う必要に早速迫られるとし，このような〈横顔〉の方が正面よりずっとよく見えるのではないか，との疑問すらしばしば出されるのである。そこで性格構築の限りなく多彩な渦巻の中では，1次元的類型化がそもそも無理であり，どんな体系的記述も多次元性に基づかなければならないことになろう。

3）そこでSchröderの性格分類，ことに小児の性格分類の話に移る（Schröder, 1931）。個人個人でさまざまな量的配分を受けながらひとつの全体に〈融合〉されている，心的過程の本質的諸側面が残りなくひとりの人について記述されたとしたら，この人の明瞭な人間像が与えられるに相違ない。そしてこの人間像から一切の反応様式が規定され，教育者の態度や，重要な社会的予後も推定可能となろう。精神的変わり者（Schröderは〈精神病質〉の語を避けている。というのは精神病質とは半病人，あるいは4分の1狂人（髙木注12）と思われかねず，これは状態像についても遺伝的意味でも不当であるからである）は，これらの諸面のひとつが欠けているとか，新しい面が加わっているからではない。すべての精神的多様性は，まったく奇怪なものまでも，個々の面の発達程度と方向の相違と，個々の部分が一体にまとまる合力に基づいて記述され説明されなければならない。そこでSchröderは心的側面について知能とともにとりわけ発動性（自発性），節操，自己顕示欲，空想と，これらの諸面の中重要なものとして情性*（髙木注11）(Gemüt, Heinze, 1932)を加えている。ある一面ではなく，すべての調和したものが人間の運命を決定する。例えば無節操

者であっても，情性が豊かでこれを通じて十分な関係を発展できるかどうか，あるいは情性に乏しく自己顕示欲的であるかどうかが問題になる。空想が過剰で強い推進力をもち，自己顕示欲が強く情性に欠ける人間からは詐欺師ができあがるし，空想と発動性が同程度であって良い情性特質の持主からは，社会的葛藤から無縁な芸術家ができあがるかもしれない。

この性格学的観察法は，——もっぱら児童や青年を理解と愛情で観察した結果から生まれたものであり，とりわけ実地・教育的で——福祉的処置の必要性とその種類の判断に役立ち，どの流行の類型学，とくに体系的類型学よりも優れている。というのは何よりも正常変異の枠内にある諸人格によく当てはまることで，それというのもある個々の心的方向の著しい偏向，あるいは量的異常が全人格像を規定する，というような場合でないときには，ひとつの類型に押しこもうとすると無理が生じるからである。

しかしSchröderの観察法に対しても，原理的にも実際的にも異議が出されよう。Schröderの述べる子どもの人格像も，究極的には彫刻的でもなく，また生き生きとしていないのはどうしたことかと。この見方は，他の見方に反し1次元的体系でなく，多次元的に人物判断をできるとしても，この体系を人間に当てはめようと努力してみると，Schröderのディメンジョン（次元），すなわち諸側面では不十分で，これには含まれない面がいくつもあるという気がするのは事実である。このことはいずれの体系的性格学にも妥当する異議である。あらかじめ確定的な概念に固執する限りは，人物像に固有な個性的特徴を附与しているにもかかわらず，確定的なシステムに含まれていないものを見落とすことになろう。

第2の，より本質的異議は次のことである。この体系による人物観察をする人は，人間の人格は部分の総和として，それ自体恒常的な所与がケースにより量的に相違する総和として，つまり単純な加算により全体が与えられると無造作に考えやすいことである。その本質に正しくあろうとするならば，生きているもの，すなわち生物体すなわち組織化された生物である人間を，部分の総和と見ることはできない。人間の人格はひとつの有機体（Organismus）であって，そのいずれの特徴も他の諸特徴と関係しているが，他とちがう，ある一定の色合いがつけられている。そしてすべてに自ら一定の照明を与えているのである。ひとつの人格は比喩的に言うならば，さまざまな量を測ってある最終総量，ある〈合力〉をもたらす秤量ではなく，むしろ互いに持ちつもたれつの無数の生きた糸でできた織り物なのである。したがって個々の精神的側面は性質が同じで量だけが相違する，計算に乗せられる定数ではなく，無数の質的差異を示しているものであるから，保留付きの条件下でしか比較できないのである。

2つの例でこの考想がいっそう明らかになろう。ひとつの特徴を他の特徴から引き剥すことができないとするならば，少なくとも知能についても同じ可能性がある。しかしもっとも流布しているビネーとその変法が示しているように，それだけをまったく正確に計れるかに見える。しかしそれはさまざまな人をただ量的にのみ区別する知能さえも示してはいない。むしろ知能を正しく判断しようとすれば，他の全人格が〈同時関与〉するのである。したがってよく行なわれた知能検査は，全人格について本質的なものを物語っているのであって，つまり天賦の量を告げるのみか，仕事の仕方，その障害，関心の方向，自発性，気分，疎通性，空想，創意について——ここで一切合財挙げてみるのは軽率であって，十人十色の人格のもつ可能性を挙げることになろう——何かを示しているのである。典型的な男子と女子の知能は別であるし，同じ詮索家でも興奮性か些事にこだわるかで仕事に質的相違があるし，自閉的—創意的（本論でこれから述べるものである）と原始的〈統一性〉，空虚な饒舌家と，精密に形式を整え，ややどく懐疑的な〈知識人〉の仕事にも質的相違がある！（われわれは被験者の個性に自由に弾力的に適合した仕方で，しかも人格の本質的なものを物語るような検査法を近く報告する

つもりである）

第2の例，Schröderの著書の本意は情性*（髙木注11）の判定であって（Schröder, 1931 : Heinze, 1932），これこそ「他人との関係を内容とし，他人に関心を寄せ，同感し，友となる性能をもつ」心的側面である。Schröderでは情性評価が決定的意味をもっていることから，われわれはSchröderの著作の偉大さを知り，彼こそ偉大な教育者であり，偉大な愛の人であると信じるのである（情性を云々するとき，Agape*（詫摩注2）の語と概念が繰り返される！）。しかし情性を観察する際にも，知能で行なったと同様な保留をしなければならない。というのは情性は人ごとにただ量を異にする定数ではなく，それ自身非常に複雑な機能であって，人により大きな質的相違を示すものであるからである。ひとりの人の情性は，また全人格を物語っていて，全人格からのみ正しく理解されるものである。だが，われわれが情性と呼んでいるものと，無節操者の場合にはいかに相違しているであろうか。彼は人，動物，諸事物と非常にたやすく情緒関係を結び，他人が喜べば財産を与えてしまう無節操者の後悔の涙は偽りではなく，その感情はすべて人間的真実ではあるのだ。──それにもかかわらず何ひとつ作り上げることはできない。それにもかかわらず欲動の衝動と誘惑によって何もかも浪費してしまう。──そしてまた個人的に親しみ難く，好意の表現に乏しい，深く根ざした心的に豊かな子どもの情性もまた特別である。しかしこの子は両親，教師あるいは友人への情性関係は長持ちさせようとし，改善し，学習するのである。──また動物や諸物に熱中する一方，人，ことに身近な人に無情で残酷で，見かけ上見通しのつかぬ矛盾をもっている自閉的精神病質者の「情性」もまた別のものである。そもそもある人の情性を判断しようとすると，何と大きい矛盾に直面することか，それはとうてい簡単に「情性欠如」とか「情性豊富」などという概念で並べたり，量的に測ったりできるものではないのだ。

Schröderの性格学体系とは別の心情面，例えば多くの点ではなお演繹的*（詫摩注3）であるKlagesの性格学体系でも，これらの諸面は，それぞれの人により大きな質的相違があり，全人格から特殊な照明を当てられていることが指摘されている。自体恒数であって，それがいろいろに量的に釣合っている，そのような部分から総和を作って，ひとつの人間像を作ろうとする努力は，Schneiderが自らの類型学で述べているように，近似値，〈大まかな見当〉を与えるにすぎない。もしこの像に創造的見方を加えて，四肢を具備した全体，すなわち一有機組織体にすることができなければ，である。しかし，このことは，ひとつの体系の下に配列された部分から全体に達しようと試みるより，逆に全体として人格を把握した上で，個々の本質特性に進む方が多くの場合うまくいくものである。

体系的性格学研究法に対する上記の反論に関係して，さらに別の反論がある。すなわち彼のシェーマに従って，いつも同じ本質特性，すなわち「人格の諸側面」（しかもそれだけ）を問題とするならば，一定の側面や方向で中位の平均的程度の，したがって特徴的な本質を失った，まったく非特異的所見ばかりが集積されることがしばしばである。多くの人について，その人の空想，顕示欲，発動性について尋ねてみても，それは本質的なことでない。個々の特性は中等度のところにおさまり重要でなく，所見が集まったところで，人間像を煩わしくするのみで明解にはしない。ひとりの人について一切の非特徴的なものを無視して，類型的，本質決定的なものだけを識ろうと努めて，その人格の特徴的な像が得られるのであろう。それは芸術家が製作に際してその本質だけを浮き上がらせ，中位のものは抑えてしまい，他ならぬこのことによって，作品を通して自己の信ずることを目に見える形にするのと同じことである。

諸人格をあらかじめ固定的諸観点から把えようと努力すれば，視野を狭め，他ならぬ一回性のもの（das Einmalige）を，そしてそれとともにその人の本質的なものを見逃してしまう危険をはらんでいることは，経験が教えてくれるところであ

る。

　われわれの道は直感から，人格の構築原理を把握することから出発している。われわれはその人の人格を「貫いて血となり肉となっている（durchorganisiert）」諸特徴を指摘せんと努力しているのである。

　この道の科学的基礎は Klages に負うものである（Klages, L. 1936）。人の表現現象こそ，その特質をわれわれに開示するものである。現象がわれわれに与える印象が，われわれに直面する人格のひとつの像を生起させるのである。*(詫摩注4)

　表現現象を通して特性に到達するこの道は，あらかじめ体系を立てるやり方を意識的に放棄するものである。この道は意識して個人から出発し，その人格を一回性のものとして把握し，外面と内面，身体的素質と精神的特質，運動，表情，態度，植物系的現象（心情的なものはここに「反映」する），言葉の調子と話し方の間の原則的対応を追求し，特色ある事柄を発見しようとするものである。われわれが相手に対してひたすらこのことを目差し，そこからその人に「表現」しているひとつの形象を作り上げようとするならば，その人を人工的にしつらえたテスト場面に導入したり，常同的なテスト装置にしばりつけたりすることは意識的に断念するであろう。というのは，これらはその人が日常出合う物ごととは無関係であるからである。われわれはすでにビネー検査さえ，重大な保留付きで利用するまでであり，一切の「性格テスト」を誤謬と断じる。というのは子どもの現実の特性にけっして当てはまらないからである。その人と一緒に暮らし，その人の日常生活，すなわち仕事，勉強，遊び，要求，自発性など，自由にくつろいだ状況の中で生じている無数の反応を見ることができたとき，こうした観察のできる人にはじめてその人の特質が誤りも偽りもなく開示されるものと信じる。人工的にしつらえた状況，テストはすべて，子どもの現実を変えてしまう危険，すなわち，制止，驚きにより遮断されたり，不安と接触過敏性を誇張によって代償したり，学校や社会生活の普通の状況ではありえない特殊な作業に熱中させてしまう危険を含んでいる。

　さらに，本質的諸性格特徴，とくに情緒面の特徴は，自らひとりの子を指導し，教え，作業させる人にのみ，指導者と子どもの間の生きた一体性，無数の意識される関係，さらに多くの意識されない関係で互いに反応を及ぼしあう生きた一体性を通して，自ら関与する人にのみ開示されるのである。子どもと一緒に教育の場に立つ人，彼こそ正しく本能を導き，また観察することができ，そしてその人にのみその子の奥底の特性が開示されるであろう。ここに述べた前提条件が満たされるならば，そのような観察は他のどんなテストよりも優越するであろう。そこで子どもの人格を，その特性において，そしてその有機的構造の中で誤りなく把え，その知徳から教育的および療育的判定を下し，子どもの将来や職業的選択や成長の見通しなどの問題に，より確実に答えることができることになろう。

　ここでひとつの重大な反論に出合う。もし上に述べたように，先行の系統的観察法を断念し，個々の人に着目してその人の特性を現実の状況での表現現象，振舞いに従って探求するとするならば，互いに何の関係もなく，互いに比較することもできず，整理して配列することもできない，ただ一個人の人格判断ということになりはしまいかと？　したがってこのような特性表示は，類似と差違に従って整理する科学的方向を放棄することに帰結するのではないかと？

　だがそのようなことはありえない。身体的にも性格的にも，運動的にも植物的にも生起する表現現象の一切を含めて，子どもの人格を，精神的な過程と本質が，一方が他方を示唆して，互いに相応じている血の通っている一単位と見ることに努めるならば，われわれは子どもをけっして孤立した，換言すれば比較不可能な特性とは見ていないのである。人はすべて一回性の物であり，人格の核心で二度と反復されないものではあるにしても，われわれの眼で見るかぎり，個々の性格は諸群や諸類型に整理されうるものである。これらの

類群は有機的組織体を一貫している理念*（詫摩注5）において関係を示しているのみならず，外面と振舞いの様式，われわれにそれぞれの特性を告げる特徴のすべてで，しばしば驚くほど正確に一致しているものである。

この観察法の目標はまたひとつの類型学ではあるが，それは Schneider らよりいっそうはっきりと，ことに論理的観点から立てた体系を放棄しているものである。というのは後者は生命の現実と一致しないと思えるからである。

本論文の目差すところは，1例によって上述の考想が正しく，有益であることを証明することにある。以下に子どもの1類型を述べるが，これは色々の関係でわれわれの関心を引くものである。身体的にも，表現現象でも，行動全体にも現れているひとつの基本障害は，はなはだ特殊な，特徴的な適応困難である。多くの場合にはこれが思考と経験の特殊な独創性によって代償されて，後日独特な仕事に就くことができるようになることもある。平均の範囲外にある人々には，その難点に応じた特殊な教育的取り扱いをする必要が十分に考慮されなければならない。そして結局は，変わり種の人も，理解と愛情のある指導さえあれば，大きな社会共同体の中で，それなりの場を占めることが可能であることが証明された。この種の変わった子どもたちの詳しい記述をする理由は，以上で十分であろうし，またここに提起した問題は，心理学と教育学の中心問題にわれわれを導くものであるからである。

名称と概念

この一群の変わった子どもたちの人格を有機的に一貫していると認められる基本障害を発見して概念的に理解しようと努力して，われわれは「自閉的精神病質」の名称を選んだ。この名称は精神分裂病の際，極端に現れる基本障害としての自閉概念に由来する。われわれが医学上の命名として，もっとも偉大な言語的，概念的創造のひとつと考えるこの表現は，周知の如く Bleuler, E. に由来する。*（詫摩注6）

人は普通には外界と不断に交流し，つねにこれに反応しながら生きているのに反し〈自閉的な者〉では，この関係は重く障害されて狭窄されている。自閉的な者はただ〈自分ひとり er selbst〉（つまり $αυτος$ アウトスの語）であって，つねに影響と作用を授受しているひとつの大きな有機体の生々とした一部ではない。次に Bleuler の分裂病的自閉に関する公式化を引用する（Bleuler, 1930）。「分裂病者」は種々な程度に「現実との接触を喪失」していて，「外界について関心を示さず」「自発性の減退，特定の目標の欠如，現実の多くの因子の無視，散漫，唐突な着想と奇妙さ」「多くの個々の行動や生活に対する態度が外からの要請に基づかない」「注意の強さも広さも障害され」「意志には持久性がないが，場合により一定目標を精力的に持ちつづけることができる」。そしてしばしば「気まぐれな自分勝手」「あることを欲すると同時にその反対も欲し」「強迫行為，自動行為，命令自動*（髙木注13）などがあり」「彼らは勝手な願望充足と迫害観念の妄想世界に住んでいる」。現実からではなく，願望，情動から規定される思考を Bleuler は「自閉的」あるいは「自分ひとり勝手な dereistisch」思考と名づけ（Bleuler, 1922），これはその最も奇妙の極にある精神分裂病の場合以外にも，日常生活，例えば迷信，似而非科学にも見られるものであるとしている。しかし，われわれの子どもたちでは大きな役割はしておらず，ところどころにこの思考障害の萌芽が見られるにすぎない。

これに反し，上に挙げた以外の自閉の特徴は，これから述べる精神病質人格にも見出される。分裂病の人格が進行的な接触喪失過程により一貫していると考えられるごとく，分裂病的自閉は患者の思考，情動性全般，感情，意欲，行動に独特な色彩を施し，したがって分裂病の本質的症状は自我と外界の関係の遮断という共通分母の上に生み出されるのである。同様にあらゆる領域にわたる関係性の狭窄は，われわれの子どもたちにとっても決定的に重要である。しかしそれは，人格の核

心の障害あるいは精神病的な子どもではなく、多少の変わり者的な、精神病質的な子どもなのである。とはいえこの基本障害は、人格のすべての表現に特異な照明を与え、その子の持つ困難や、うまく機能できない点についてはもとより独自の能力さえも解明してくれるものである。

自閉的特性の特徴的表現を学ぶと、程度の軽い精神病質的障害が子どもにそう稀ではないことが分かる。以下に2，3の顕著な人格像を記載しよう。

まずきわめて重度の社会適応の障害を示す、ことに高度の変わり者的児童の1例から始めよう。

第1例　フリッツ，V.

1933年6月生れのこの男子は、1939年（6歳）秋、ウィーン大学小児科治療教育部で観察を受けるためにやってきた。学校にはいったん入学したが、初日に「まったく教育不可能」と言い渡されていた。

既往歴

フリッツは第1子である。2つ年下の弟がいて、これもややわがままで取り扱い難かったが、それもフリッツほどいつまでも変わり者ではなかった。出産はまったく正常であった。

発達：運動機能の発達は遅れたが（14カ月でようやく歩き始めたが、長い間不器用で不確実であり、日常生活の実際の仕方を覚えるのはずっと後日で、しかも困難であった。これについてはさらに詳しく述べる）、言葉は早く覚え、10カ月めに（すなわち歩けるようになる4カ月も前に）初めて片言を言い、急速に巧みな文で表現することを覚え、やがて「成人のように」話すようになった。著患をしらず、ことに脳疾患を示唆するものは何もない。

幼少時から教育にもっとも困った。言いつけに従わず、したいことをしたり、言われたことの正反対のことをする。幼い時から落ち着きがなく、どこにでも行き、何でも手に取りたがり、すべてに気をひかれ、抑えようとすることは一切無視した。破壊欲求が著しく、手にしたものをたちまち引き裂いたり、壊したりした。

幼いときから子どもたちの仲間入りはできなかった。いつもひとり遊びしていて、他の子どもたちと一緒にいたり、何かすることはまったくなかった。「仲間が彼をちょっと刺激すると」彼はますます攻撃的になり、手に届くものを何でもとって、すぐさま叩いた（一度はハンマーで）。

このため幼稚園に入れてみたが、一両日しないうちに出されてしまった。就学もまったく抑制のない行動のため初日で挫折した。仲間から離れて教室の中をあちこち動きまわって、洋服掛けを壊した。

誰とも普通の感情関係を持たない。なるほどしばしば優しさを示したり、いろいろの人の首にふと抱きついたりするが、嬉しそうでも、真の感情、真の好意の表情はなく、まったく唐突な「発作の如き」ものである。誰をも好まず、誰にも愛情を持たない印象を受ける。人が彼に意地悪であろうと彼を悲しませようと、それから何も出てこない。教師が彼のことを怒っても、それを楽しんでいるかのようで、むしろ快感が拡がるみたいに拒絶と悪意で先生を試験しているかに見える（彼固有の悪意については後に報告する）。

正当な敬意が分からない、おとなの権威については無頓着かあるいはぶしつけで、初めての人にも平気で話しかける。言葉は早くから言えるのに「Sie（あなた方）」という話しかけはせず「Du und Du（お前とお前）」と誰にでも言う。

彼は2，3の常同運動やその他の習性によりはなはだ独得に見える（これについても態度の項でさらに述べる）。

家族歴

母はオーストリアの大詩人の家系で、親戚はほとんど知識人で、母の言によるとみな「天才肌で一風変わり者」で、多くは「上手な詩」を作ったという。母方祖父の妹は「天才的女教師」で、とくに気まぐれでまったくの独行者であった。母方

祖父は彼の近親の多くと同様，公立学校では駄目で私立に通わねばならなかった。フリッツはこの祖父によく似ていて，祖父もやはり幼い頃，似たような厄介をかけ，孤独で閉じこもり，漫画の学者のように実生活にしっかり立脚していなかったという。

母親自身もフリッツそっくりである（女性に著しいことは，その性に由来して男性よりしっかりと本能に根差し，状況適応がよく，知的でなく感情的であることである）。すでに全体としての動き，さらには話し方，全体の態度が，風変わりでしっくりせず，孤独である。クリニックで母と子が治療教育を待って散歩している様子ははなはだきわ立っている。母親は腕を後に組み，世界に一目もくれぬかのように大股に歩き，子どもはいたずらをしながら，あちこち走り回っていて，まるで2人は縁のない間柄のように見えた。母親はわが子に対してのみならず，実生活一般，家事が板についていない印象を与える。程度の高い環境で暮らしているのに，着こなしは幾分だらしなく，洗濯もしないで，いつもセンスのない服を着ていた。息子の身体の世話も明らかに地についていない（たしかにこの子の身体的世話は困難ではある。これについては後述する）。母親は自分の子の特性や難点をすべて知っていて，自分や祖先，親戚のなかに似たような特徴を探し求め，それらについて一切をよく報告してくれる。そして自分の子を育てるのに，どうしたらいいか分からないと何度も訴えた。母と子を一緒に見ると次のことがいつも明確になる，すなわち子どもに内因的障害があると同時に，母親の外界との関係，とりわけその本能的機能が著しく狭窄していることである。次のことは彼女の特性を見事に表わしている。家があまりうるさくなると，彼女はすべてを放げ出して，残る家族にお構いなく，好きな山中に1週間かそれ以上も旅をしてしまうことである。

フリッツの父親は農家の出で，近親に変わった人はいないという。彼は自分でたたき上げて高級役人にまで出世した人で，そのため晩婚で，第1子の誕生が55歳の時であった。

父親は物静かだが打ちとけない人で，自分の性質を現すのを好まず，自分や自分の仕事について言いたがらず，きわめて正確，些事にこだわり，遠慮深すぎる。

外見と表現現象

身体的に弱々しい少年で背高く（年齢平均より11 cm高い）痩せて細い骨格で筋肉も薄弱である。皮膚は灰黄色でさえず，張りに乏しく，こめかみと上胸部に皮下組織の静脈がはっきりと透けて見える。姿勢ははなはだ柔弱で，肩は落ち，肩甲骨が出っ張っている。

その他に身体的に異常所見は認められない。

顔貌は繊細で高貴らしく，年の割にきわめて分化した特徴を示して，子どもらしさはもう完全に消え去っている。

眼差しは特徴的である。他ならぬ意地悪の光がささない時は，大抵は空虚であり，対話をしている相手の眼差しと合わない。人や物には「横目」でチラリと触れるだけで，「そこに居合わせない」かのようだ。声でも同じ印象を受ける。か細く高く，遠くから聴こえてくるみたいだ。普通の抑揚，普通の話の進み方がない。ときにはなはだゆっくりと話したり，2,3の語を長く引張ったりする。変調が強くなると，話は歌を歌っているようになる。

話の内容も普通の子に期待するのとまったく別である。言うことが質問への答えになる場合は稀である。質問が彼に捉えられるには何べんも何べんも反復しなければならないことがしばしばだ。仮に答えたにしても，もっとも簡単な形式である。しかし反応を引き出す幸運に恵まれないことが多く，まったく答えないか，拒否されるか，リズミカルに叩いたり，あるいはその他の常同行動をしたりする。それについては次に述べる。あるいはまた質問をオウム返ししたり，質問の中で印象的だったと思われる1語を繰り返したり，あるいはまた「言えないよ，言えないよ」と歌ったりする。

治療教育部での行動

フリッツの姿勢，眼差し，声，話し方は一見して環境との関係の狭窄を示しているが，仲間の中での行動でも直ちに分かる。当初から，そしてそこにいる間じゅう，仲間外れで，よそ者のようにうろつきまわり，周りのことに注意を払わないようであり，仲間と一緒に遊ばせることは不可能である。しかしひとり遊びもほとんどできず，物を持たせてもどうしていいか分からない。例えば積み木を与えると口に入れて嚙むか，1つひとつみんなベッドの下に投げ入れてしまう（その際の騒音が快感のようである）。

人々や諸事物，あるいはその時々の状況に適切に応じることがはなはだ欠けている一方，彼はまわりの状況とは関係なく，自発的衝動的に身を委ねる。常同運動がもっとも目につく。すなわち突然足をリズミカルに叩く，室内を跳びまわるなどやりはじめる。彼は他の人が驚いても平気でこのようなことを行なうのである。この衝動は大方自発的に生じるが，ときにはある状況で惹起されることもある。例えば彼の殻の中にひきこもった人格の中に面白くないものとして受け取られるようなことを要求されたときなどである。すなわち，彼の返事や反応は短時間ですむので，彼のなかに不快が蓄積していて，常同運動や叫び声を引き起こすことにすぐ気づく。あるいはまたこのような常同運動に駆り立てるものは，彼の周囲の運動や不穏であって，仮に何か競技のようなことで，賑やかな楽しいざわめいた気分があると，彼は列から外れてその辺を跳ねまわったり，叩きまわったりするのは必定といってよかろう。

その他にもとにかく風変わりな困った癖がある。とんでもない物を「食う」，鉛筆を芯ごと，沢山の紙（はなはだしばしば胃を害ねてしまう），また机をなめ唾をこすりつける。この種の子に特徴的な意地悪をする。ぼんやりとしてぐったりと坐っているかと思うと，いきなり目を輝かせて跳び上り，一瞬のうちに何かをしでかす。机上の物をはらい落とす。他の子に何か投げつける。いつも自分より小さく弱い者に立ち向かうので，その子どもたちは不安におびえている。電気のスイッチをいれたり，水道栓を開く，あるいはさっと母親や付添の所から逃げ去って，ほとんど連れもどすことができなかったり，水溜りに入って頭から足先まで汚してしまう。これらの衝動行為は何の準備も前ぶれもないので，教育的指導はいっそう困難である。ふだんは周囲のことは少しも分かっていないのに，その折々にもっとも困ること，危ういことを知っているので，何か勘を持っているようだ。この点では実に「ずるく」まことに意地が悪い。

障害が顕著な現象として表れるのは，推察されるように，何か仕事をさせようとするとか，教えようとか，周囲が彼に要求するときである。これは子どものグループの中であっても1対1の場面であっても同じであった。特殊な教育的熟練によって（教育態度については後述）はじめて彼を体操や作業の仲間に短時間だが引き入れることができた。外からの命令が通じないことは別にしても，運動が不器用のために体操や作業には向かない。けっして身体をほぐすことができず，リズムに乗らず，身体をこなせない。そのため何度も体操の列や作業台から離れて，跳んだり叩いたりベッドに登ったり，あるいは何か常同的な下手な歌を歌い出す。

彼と2人だけで何かしようとするときも，同様な困難に当面する。例えば知能検査の際の態度である。この例では正規の検査はできなかったが，われわれの検査法は次の例（ハロ）のところで述べることにする。

検査だけからは実際の知的能力を考えることは不可能で，結果は矛盾だらけで，ある問題ができないのは偶然で，接触障害からしか説明されないように見える。検査をやり直すことは非常に難しい。何度も立ち上がって検者を手で叩き，椅子から落ち，そのたびに念入りに坐らせると，「何もない，誰もいない」と嘲笑って答えたり，あるいは何か無意味な言葉か新造語を反復するのを楽しんでいるようである。質問や言いつけを何度も繰り返すと，運よく一瞬彼を捕えることができるこ

とがある，というのは反応する準備条件があったからである。そのときは年齢以上のかなりの作業ができる。

　2, 3の例：〈型板はめ検査〉（四角2, 三角4の木製型を数秒見せた後，取り外してもと通り置かせる）：型を流し眼でちらりと見ただけだが数秒後には正しく置く，と言いたいが実はただ型板に向かってぶつけるので，その方向から正しい形が分かっているのは明らかである。けっしてその型を正しく置き直そうとはしない。

〈拍子試験〉（リズム拍子を真似させる）：どんなに骨折ってもやろうとはしない。

数の記憶力：6数の復唱は楽にでき，もっと行けると思うが，ふと興を失ってしまう（ビネー式検査では6数の復唱は10歳ではじめて可能なのだが，この子はまだ6歳である！）。

文の記憶力：このテストも判断不能である——多くの文を故意に誤って言う。しかし年齢相応の作業ができることは明らかである。

差異の質問：答えなかったり，意味をなさない答えをすることが多い。（樹木と灌木）「ひとつ違いがある」，（蠅と蝶）「名前が別だから，蝶に雪が積もっている，雪がついているから，（色はどう違うかと尋ねると）蝶は赤と青，蠅は茶と黒だ」，（木とガラス）「ガラスはずっとガラスらしいし，木はずっと木らしいから」，（雌牛と雄牛）「ランメルランメルランメル，ラウアー……」，（どっちが大きい？）「雄牛，今度はペンちょうだい……」。

知能検査の例はこれまでにしておく。これでは知的能力の明確な像は結ばれない。正しく反応することがけっしてできず，外界との生き生きした交流に欠け，ただ自発的衝動にだけ駆られている人間に，これを望むのはまったく無理である。彼の能力判定には，彼の自発的作業を引き合いにしなければならない。

彼がしばしば，状況をよく理解しており，人をよく判別していることを不意に示すことがあるのは，両親も述べているが，一方周囲をまったく認識していないように見えるので驚かされる。何よりもまず，幼少時から数と計算に特別の関心を示すことで，手助けなしに自分からこの種の質問を出し，100以上まで数えられるのみならず，この数の世界の中で「遊び半分に」計算ができる。両親の言は正しく，ことに計算能力についてはよく正鵠を射ている（このことは，両親が自分の子を知的に優れていると考える理由である）。しかしこの子のもつ知識は質問によって随意に引き出せるものではなく，「偶然」で，ことに入院以来，治療教育部で始められた教育の間に示されたものである。彼に体系的に教えようと取りかかる前に10進法を容易に覚え，数桁の計算もした。きわめて賢い6歳児でなければ入学前に10進法はできまい。それは1年生の授業の経過でやっと分かるようになるのかもしれない。彼は分数をいわばひとりでにまったく「ついでに」，完全に理解してしまい，それで計算しはじめた。母親の言う通り，授業の冒頭に自分で1/16と1/18のどちらが大きいかと問題を作り，正確に解いた。また一度冗談のつもりで彼の能力の限界を探ろうと，120の2/3はと尋ねたが，即座に80と正答した。負数の概念を知っているのに驚いたが，どうも自得したものらしい。3から5を引くと「0の下2」と言う。1年の終わりには反比例の概念を確実に覚えた（ひとつの仕事をするのに2人の労働力である時間かかった，では6人ではどれだけ時間がかかるか？）。

ほとんどすべての自閉的な人間に見られる「特別なことへの関心」はこの場合にも見事であって，この子も「得意の領域」で非常な能力を示した。このことからこのような人間の知能の問題もまた解明されるだろう。たとえ現在は解答が難しいにしても，それは所見が矛盾に満ちていて，立場によりまったく反対に判断されるからである。神童とも知的障害児とも呼べるであろう！

この子の人間関係についてもう一言。はじめて見たときは人間関係はまったく存在しないように見えた。あっても意地悪や攻撃というネガティブな意味しかないと思った。しかしこれがすべてではない。まれに偶然に，好意を持つ人にある感

情，それもまったく偽りのない感情を示すことがあり，しかも好意に応じることさえある。ここで教育にあたった女教師が好きだと言いはったり，まれには，また短い時間であるが，治療教育部所属の看護婦に抱きついて優しさを仄めかしたこともあった。

治療教育の成果

今まで述べたところで，本例の教育は，はなはだ困難であることが知れよう。〈健常児〉の場合，言うことをきき，仲間に入り，学習するように持っていくことは教育の大切な前提条件であるが，教育とは，教材だけでなく正しい態度を身につけることである。これは言いつけを知的に理解するのが先ではない。子どもは先生の言葉が分かるずっと前に，すでに乳児期に，抽象的な言語を聞き分けることなしに，母親の眼差し，声の調子，表情と身振り，要するに言葉で記述できないほど豊かなやり方で母親の「表現現象」を覚えるのである。乳児はそのすべてを意識されないにしても理解し，その印象を受けているのである。教育者との交流は中断することなく，良かれ悪しかれ世界との出合いによって生まれる経験にしたがって変化しながら，固有の反応を織りなしていくのである。それには子どもの側からの周囲との関係が障害されていないことが，大切な前提条件であることは明らかであろう。われわれの例では，ほかならぬこの不可思議な調節機能が重大な障害をこうむっているのである。そのひとつの兆候は，子ども自身の表現現象が正常でないことである。すなわち，子どもの眼差しがいかに変わっているかはすでに述べた。その眼差しを通して世界の非常に沢山のものが，人間のなかに入ってき，また特性の非常に多くのものが外に語りかけるのである。その声や話し方の全体，また運動全体が風変わりであることも述べた。それゆえ，表現現象の了解と，それに基づく正当な反応が障害されていることに，少しも疑いはない。

同じことをもう一度，やや別の観点から観察してみよう。子どもに言うことをきくようにさせるのは，子どもが理知的に理解する言語の「内容」が第1ではなくて，何よりも言葉に表れている先生の感情である。したがって言いつける場合に，先生の言うこと，すなわち言いつけにどんな根拠があるか，子どもにその必要性と，言いつけを守る（あるいは守らない）結果が予測されているかどうかが重点ではなくて，先生が言いつけを「どのように」言うか，言葉に潜んでいる感情にどれほど心がこもっているかが重点である。語意がまだ分からない乳児や外国人，語意の分かることのない動物すら，言葉のもつ感情的なものは了解するのである。

本例でもまた他のすべての例でも，感情生活が大きく障害されている。このことはすでに述べた所で明白である。彼の感情についてはほとんど了解もできないし，何を喜んで笑ったり跳ねたりするのか，何を怒って他の子に向かって行くのか，分からないことが多い。常同運動の基盤にはどのような感情があるのか，ふと優しい気持ちになるのはなぜかなど，分からないのである。彼から受ける多くのものは唐突であって，まったく状況によるものではない。子ども自身の感情性がきわめて変わっており，はなはだ共感し難いのであるから，教師の感情に対する反応も正当でないことは驚くほどのことはない。

フリッツをはじめとして他のすべての子どもに特徴的なことは力強い命令や禁止，怒りやまた「優しい」話しかけや甘やかしに，従順や順応で反応せず，反対に拒絶や悪意，攻撃で向かってくることである。おとなが優しく可愛がり甘やかしてくれることは健康な子どもには心地よいもので，子どもはそうして貰いたいために行儀よくするのであるが，フリッツをはじめとしてこのタイプの子どもたち，すなわち接触障害の自閉児に，このことは不快な焦立ちを覚えさせるのである。普通児では先生の怒り，脅しなどの感情が結局はわがままや反抗をおさえて，正しい服従をもたらすのであるが，われわれの自閉児たちでは正反対である。すなわち先生の感情を，彼らは敵意ある眼を輝かせて見つめ，怒らせて喜んでいる。「先

生がそんなに怒るほどだから，僕はずいぶん悪なんだ」と同じような変わりものの自閉児が女教師に言ったことがある！

この種の症例の正しい教育態度を述べることは難しい。真実の教育態度も同じで，論理的演繹ではなくて，教育者の本能に源を発するものに任せるよりない。この種の子どもたちでの経験に基づいて2,3の原則的なことを言うことができるまでである。

第1に，教育的手段は一切「感情的にならずに」行なわれなければならない。教育者はけっして怒ったり，不機嫌になってはいけないが，また「好かれよう」とか「子ども向きに」なろうとしてはいけない。腹の中では煮えくりかえっていて外面だけ静かに装っても，実際不十分であって——この種の子どもの拒絶や抜け目のない悪意に当面すると，そうなるのももっともなのだが，——教育者はやはり実際に心から平静で，しっかりと落ち着いていなければならない。子どもに個人的に強要することなく，冷静にかつ具体的に注意をしなければならない。これらの子の教育が静かに，一切「当然」として行なわれているのを見聞きするならば，すべてが「片手間」に行なわれているようで「子どもを放任している」ように見えるのであろう。これ以上の誤りはない。実際にはこれらの精神病質児の指導には，特別な緊張と注意の集中，教育者の特別な沈着と確信が必要なのであって，これらはそうやすやすとやり通せるものではない！

さらに，これらの子どもの「だんまり」のために，誤っていることを分からせ，正しいことが分かるようにしてやろうと，口喧嘩をしてしまう恐れがある。とくに両親はこの危険に陥りやすく，果てしない喧嘩で骨身をすりへらして，けっしてひとつの目標に達しない。このような拒絶的じょう舌を簡単に打ち切るには，次のようにやるとたいてい成功する。例えばフリッツが計算に飽きて「歌い出す」。「僕，計算もうできない，僕，計算もうできないよ」と。女の教師「いいともいいとも，計算しなくていいですよ（同じ物静かな調子で続けて）……さあいくつでしょう」。このような教育的方法ははなはだ素朴に見えるかも知れないが，経験上成果のあることが多い。

一般的に次のことを強調しておかなくてはなるまい。正反対に見えるほど，拒絶的であると同じに被暗示的で，命令自動的傾向が，はなはだしばしば認められる。これは分裂病患者でいっそうはっきりしていて，ひとりの患者に拒絶的な硬さと命令自動が共存している。一般にこの2つの意志障害は内的にきわめて近縁であるに相違ない！われわれの子どもで何度も確認されることは，彼ら自身の話すように，平静に「歌口調」で，「自動人形」のように，常同的な見かけで何か言いつけると，彼らはしばしば，命令に反抗することができずに言うことをきかざるをえないようだ。

教育的処置を個人的言いつけとしてではなく，客観的な非個人的規律として告げるひとつの教育的技術は，別の例でよりよく提示できたので，その際に述べる。

フリッツや他のこの種の子どもとの冷静で，具体的な交流様式の裏には，教育的に何かに達しようとするかぎり，真の善意がなければならないことはすでに述べた。これらの子どもたちは，驚くことには，教育者の人格に特別よい感情をもっている。最良の教育者的条件の下でも正しく指導するのは困難であって，ただ彼らを理解するだけでなく，実際に親切で，彼らに善意だけでなく，ユーモアさえ持ちうるほどの人のみが教えうるのである。彼らにもまた Hamburger (1939) の「感化説」(thymogener Automatismus) の原則が当てはまる。教師の感情 ($\theta\nu\mu o\sigma$) に発する行動，自然な気構えが，意志もなく意識もしない中に自動的に（それゆえ感情自動 thymogener Automatismus と表現される）子どもの気分と態度に影響を与える。こうした子どもの指導には，彼らの特性の認識と真の教育的経験を必要とすることは本来明らかであって，冷たいルーチンの訓練でよしとするものではない。

フリッツが著しく変わっているために学校の教室で教えることが不可能であることは，前もって

はっきりしていた。彼の周囲の騒がしさが彼をはなはだしく興奮させ、授業に専念することを不可能にするばかりでなく、何よりもまず教室をひとつずつ通り抜けて、他の子の勉強をすべて打ちこわしてしまうからであった。彼の拒絶症と制止のきかない運動衝動を考えて見さえすればいい！そこでわれわれの預かる子どもを1人ひとり、女性の共同研究者が受け持って教えることにした（市教育委員会の許可を得て）。これがたやすいことでないことは、今まで述べたところで明らかであろうが、数字の才能に恵まれていると察せられるのに、算術でさえうまく教えられない。彼がたまたま興味を持っている問題であると（それについてはすでに2,3の例を上記したが）「ぱっととびついて」早く、よく理解するので驚くほどであるのに、「当たり前」の計算法、その機械的な仕方を覚えさすのによほど辛抱がいる。他の症例で見ても、またこうしたタイプの子どもの中でもっとも利発的な子でも、機械的な仕方、習慣的な考えの筋道をとらないので、必ず独特な厄介を起こす。予期されるように、書くことはとくに難しい。一般的にその気になることが難しい上に、運動の不器用さがさらに妨げになる。ひきつったような手の中では、鉛筆が言うことをきかない。怒って頁全体を塗りつぶしてしまったり、鉛筆で帳面に穴をあけたり、頁や冊子を破いてしまったりすることが繰り返される。女教師が字や語を赤鉛筆で下書きし、その跡をなぞって書くようにしてようやく正しい字の一画ができるようになった。書体は今でも汚く下手である。正しく書く癖はなかなかつかない。語と語を離さず、文を一筆で書いてしまう習慣である。今はそうしなさいと強いれば、おかしな誤りはあるにしても、ほとんどどんな字も正しく書けるようになっている。読むこと、ことに個々の語をつないで読むことは相当難しい。日常生活の技能について教えることはほとんど不可能である。こうした課目の授業に列席してみると、彼は何ひとつ聴いていないで、ただ悪ふざけをしているだけのように見える。それだけにいっそう驚かされることは、偶然の折や母親の報告によって、彼が教材の多くを理解していて、身につけ方も悪くないことである。フリッツをはじめとしてこれらの子どもたちは、多くのことを、「視野の周辺」で見ていて「注意の辺縁」で知覚しているかに思えるにもかかわらず、それらを理解し、自分のものとしている。注意力は積極的にも消極的にも著しく障害され、知識の再生は、はなはだ難しいにしても、偶然の機会に経験することであるが、非常に豊かな内的経験をもち、論理的思考、ことに抽象的能力が高いことがある。普通の人格でも、外的世界との距離が増加することが、高い抽象能力の前提になっていることが想起される。このことについては後述する。

上に述べたことから、教育が大変困難であることは察せられようが、この子は毎学年末に国民学校で試験を受け、しかも良い成績を上げるところまで進歩させることに成功した。それでも試験という特殊な状況のために、作業にはよく集中しているのに中途で奇妙な仕草をしたりした。算数では先生を驚かせたことはもちろんである。今ではフリッツは1学年も遅れずに、校外生として小学校第3学年に通っている。公立学校に通えるようになるかどうか、行けるとすればいつ頃に見込まれるかは分からない。

鑑別診断的考察

フリッツの行動の重度の異常反応を見ると、これは単なる精神病質（Psychopathie）ではなく、もっと重い人格障害なのでないか、との疑いが出てくる。何よりも2つの疾患の可能性がある。すなわち幼少期分裂病と脳炎後の状態を考えに入れなければならない。

顕著な接触障害、自動機械的行動、常同症など数多くのことが分裂病像に似ている。しかし子どもの状態は何らの経過（Verlauf）も持たないし、また開花しつつある症状（重篤な不安、幻覚）や、一般的には妄想的なものも認められず、進行性の人格解体の徴候もない。なるほどフリッツはきわめて変わった人格ではあるが、それ自体は統合しており、その特異性は両親や近親の特徴

から説明されるところが多い。この人格は着実な発展を示して，全体としては周囲の要請に漸次適応する方向をとっている。そして最後に何をおいても，それ以上説明のしようのない，正確な表現をもつ複合的な全体印象が，分裂病の児童とこれらの児童を目前にして，まったく異なるのである。前者ではともかくも教育はできても，感情の共感も行動の予測も不可能で，まったく特異的に疎通性を欠いた人格崩壊の不気味な印象を受けるのに反し，後者では多数の真の関係，相互の了解，困難ではあるが一定の方法で期待できる真の教育的被影響性が認められる。

しかしここで，脳炎後の人格障害の可能性も考察しなければならない。自閉的精神病質と，出産時外傷や脳炎で障害を受けた子どもでは，ある類似が成立することは後でも述べる。ここではその可能性は何の証拠もないことだけを言っておかねばならない。すなわちフリッツはそのような既往歴がないこと，（しばしば見逃されやすいにしろ）脳炎後の障害に必ず出現すべき障害が何ら認められないことである。たとえば斜視，硬い表情，きわめて軽度な痙性麻痺，流涎その他何らかの内分泌障害など軽微な神経学的あるいは植物系症状すら認めないのである。

第2例　ハロ，L.

第2例として，この類型の本質的特徴を見事に示している男子について記載しよう。ただ周囲との関係は第1例ほど重い障害を受けていない。そこでこれらの子どもの持つ積極的な面，すなわち思考，体験，形式化の自主性がかえってよく提示される。

この少年は規則に従わせることが困難で手に負えないということで，8歳半のとき，学校から紹介を受けた。小学校3年生であるが，前学年では教材をまったく受け付けないので1年留年しなければならなかった。先生は「やる気にさえなればできる」という印象を持っていて，年齢以上の良い答えを思いがけず言うことがしばしばあるが，クラス全体の秩序を壊してしまう恐れがある。「てんで馬鹿ばかしい」といった乱暴な言葉を吐く。ほとんど宿題はやってこない。

規則を守らせることがもっとも難しい。言いつけにはほとんど従わず，意地悪く図々しいので，先生が生徒たちの前で立往生してしまわないためには，彼に何も求めないことにするよりない。周囲からの要請はきかず，まったく思いつくままに振舞って頓着せず，禁止をまったく無視し，することの結果を顧みない。授業の間に座席を離れ教室の中をあちこち這いまわる。学校から締め出される主原因は彼のはげしい暴力である。些細なことに意味もなく怒り，歯をむき出して，他の子に向かっていき，見さかいなく殴る。もっとも危険なことは，彼がものの分かった器用な暴れん坊ではないことで，もしそういう子どもだったら，やるにはやっても程度を心得ていて，運動は暴力にまで至らず，ほとんど悪事にはならないのであるが，ハロは別である。とくに不器用で（それについては後に述べる）運動を制御できず，どこに当たるか定まらない。そのため相手を負傷させることが度々ある。嘲けられることにとくに過敏なのだが──それがまたいろいろの点でまことに滑稽なので，また嘲笑を買うことになる。

彼は沢山に「嘘」をつくが，それは何かをやってしまったときに嘘をひねり出すのではない。そんな時には一向かまわず，本当のことを平気で言う。彼のは長い空想的物語なのだ。一度話し出すと熱中し，お伽噺は段々と粗雑になり，やがてまとまりがなくなってしまう。

多くのことで，早くから独自性のあることが目立っていた。小学校2年の時，すなわち7歳の頃からウィーンまで鉄道で通った（両親はウィーンから25km離れた村に住んでいて，息子を何か特別なものに仕立てたいと思い，田舎の学校を避けてウィーンに通学させたのである）。他の子と性（たち）の悪い性的いたずらをする時は，勝手な辺りかまわぬ積極性を示して，すこし無気味なくらいである。本当の同性愛行為で，性交の試みさえする！

2 小児期の自閉的精神病質

家族歴と幼児期の成育歴から以下のことが明らかになった。ハンスはひとり子であり，出産は重かった（鉗子産）が，出産時脳損傷を推定させるような障害は何もない。精神的，身体的発育に特別なことはなかった。幼い子としては，自分勝手と自立性が早くから現れていた以外には目立ったこともなかった。

父親がこの子をクリニックに連れてきた。父親はまったくの変わり者で，子は父によく似ている。奇妙な落ち着きのない人だ。ザクセン地方のジーベンブルグの出で，世界大戦のとき，ルーマニア軍から脱走し，長い危険な逃避行でロシアを抜けて，オーストリアにたどりついた。画家，彫刻家が正式の職業であるが，今は「急場の職業」としてブラシの製造をしている。（彼が息子を連れてきた当時，なるほど当地は深刻な就職難ではあったが，それにしても2つの職業が正反対なのには驚く！）。農家出身の父親は，はっきりした知能型の人で，独学で教養を積んだという。彼の語るところによると，彼の住む村では誰とも交際せず孤独であるという。自分は，はなはだ神経質ですが「鈍重に見えるくらいに自制しています」と言う。

母親には会ったことがないが（父親がそれを欲していないらしい），これまた「はなはだ神経質」であるという。

父母双方の家族に「はなはだ神経質な人々」が沢山いるというが，それ以上は分からない。

身体的所見と表現現象

ハロは背がやや低い（平均年齢より4 cm低い）筋肉のしっかりした，ずんぐりした男の子である。やや均衡のとれていない体格で，四肢が短めに見える。何よりもその顔貌から「小さいおとな」のようだ。眼差しはまったく宙に浮いていて定まらず，ときどき詮索的となり，そのうえ眉をひそめ，いささか滑稽味をおびた貫禄を示す。姿勢も変わっている。肥満者や拳闘家のように両腕を軀幹から離して下げて，ぼんやり立っている。表情も身振りもはなはだ乏しい。このすました真面目顔は，まれにずるそうに忍び笑いするときにだけ崩れる。何がおかしいのか全然分からないことが多い。

この外見によく合うのは彼の声で，それはまったく低音で，深い所から，腹の中から出るようだ。ゆっくりと生気のない話し方で，話すときに相手を見つめず，眼差しはどこか遠方に固定し，緊張した，引きつったような顔つきで，考えをまとめようとしているようだ。そんなときには驚くほどよく達成し，非常にませた，おとなのような表現の仕方をする。それは多くの子どもがするような身振りでもなく，おとなの口振りをまねるのでもなく，本当に子どもらしくないませた経験から発しているのである。一瞬にしてずばりと適中した言葉を押しつけられるように感じられる。しばしば質問に「答える」のではなく，一方的に自分の体験や感情を告げる。通常といえないような自己観察をして批判をする（「僕は乱暴な左ぎっちょだ」）。彼は人々や諸物をずっと遠くから見ているようだが──というより，むしろそのために──多くを体験し，独自の関心を持っている。おとなを相手にするのと同じように彼と話ができ，実際にこちらが教えられることもある。

こうした彼の特性は，知能検査の際の態度にとくによく示されているので，次に述べることにする。

知能検査

あらかじめわれわれの治療教育部で行なっている検査方法について2, 3の注を加えておく。

普通の方法（例えば2, 3参考にしたビネー式）との基本的相違は，検査をずっと自由にする，ただ数で表される1つひとつのテストの成否にこだわらず，質的面を重視する点にある。テストの出来具合を高さで表わしてカーブを作るだけでなく（1つひとつの作業の間のくい違いは示されるが，一方この相違が知能指数というひとつの単一化された数で片付けられてしまう），子どもがどのように個々の課題を解くか，どんな仕方をするか，テンポと集中力はどうか，ことにその対人接触と

訴えはどうかの観察を重視するのである。テストの施行は子どもの性格に合った，何よりも良い検査者がやらなければならなかったこと，すなわちおびえたり，尻込みしたり，落ち着かない子どもたちと接触をするために，場合によっては手始めをやって見せたり，その先も手伝ったりしなければならないが，その際手助けした分を見積もることは難しいが勘定に入れておかねばならない。またおしゃべりをする子，興奮してじっとしていない子，辺りはばからぬ子は抑え，あるいは厳格にしたり，あるいは眼前の作業を促すことが必要である。またさらに子どもの独自の興味の方向に沿って，自由に創作させ，質問をして道を進ませ，尋ね尋ねして深め，できなかったり，欠陥が見つかったときには，本来のテストにはない質問を繰り返して，分かるまでもう一度やり直してあげるのである。

このような検査方法は他の形式的な，評価の固定した方法よりは多大な経験を必要とするが，上手に行なえば知能の量についてのみならず，その特性についても解明されるのである。

ハロ，L.のテスト経過：フリッツと同程度ではないが，同じような困難が伴った。促しても気が乗らないと，じっとしてしまったり，言いつけをただ聞き流すのがしばしばである。そして作業に就かせるには大変なエネルギーが要る。自分の考えのまま本題を外れてしまうので，たびたび立ち戻らせねばならない。しかし一度注意が向けば，あとはたいていうまくいく。

個々のテストの特記するまでもなかった部分は省いて，「差異問題」の結果を詳しく述べてみよう。自分で話を作り出せる時には気乗りして活発で，途中で打ち切らないと際限がなくなってしまうほどである。

樹木と灌木：灌木は枝が地面からすぐ出ていて，やたらにこんがらがり，三重四重に入り組んでいるので，1つの節を手の中に持つ。樹木はまず幹，それから枝になるので，そんなにこみ入らず，枝は太い。僕は前に叢の中を通り，灌木を切って石投げ機を作ろうと思った。枝を4つ切ったら，手に8つの枝分かれの節が残った。だから，2本の枝をこすり合わせると，そこに1つの傷ができて，癒着するんだ。

階段と梯子：階段は石でできているから梯子段とは言わず階段という。階段は大きく，梯子は厚みが薄く小さく円い。梯子の上より階段の上の方が気持ちがいい。

ストーブと竈：ストーブは火起こし（！）で室の中にあり，竈はその上で物を煮る。

湖と川：なあんだ，湖は自分でまるきり動かないし，長くなく，枝分かれもしないし，必ずどこかで終わりがある。ドナウ川はケルンテンのオシアケル湖とはまったく似てない。

ガラスと木：ガラスは透きとおっている。木で透して見たければ穴をあけなきゃならない。木を切るには2つになるまで斧を打ちこまなければならない。細い枝ならすぐ折れる。ガラスなら2度叩くだけで割れる。粉々になる。

蠅と蝶：蝶はいろんな色，蠅は黒い。蝶は大きい羽があり，その下に蠅が2匹入るほどある。しかし蠅の方が器用で，滑るガラスの上を歩きまわり，上に登っていける。そのうえ育ち方ときたら，まるで違うんだ。（ここで彼は喜び勇んで，大げさに微に入り細を穿って話す）。蠅の親は床の割れ目にどっさりと卵を産み，いく日かたつと蛆がでてくる。一度本で読んだことがある。そこで床が言いました。——考えたら半死にする程（！）笑っちゃった。「隙間の泥から出てきたものは，大きな頭に小さい身体，象のような鼻がある」だって。それから蛹になって，そして可愛い蠅の子になる。蠅が壁を登っていくのは顕微鏡で分かる。「昨日見たばかりだよ。足に小さい爪があってその先が鉤になってて，滑りそうになるとその鉤で踏んばるんだ」——だけど蝶は蠅みたいに部屋の中じゃ育たない。本を読んでないから何にも知らない（！）けど，蝶の方が育つのに長いことかかると思う（！）。

やきもちとけちんぼ：けちんぼは持ってる物を人にやりたくない，やきもちは人の持ってる物を欲しがる。

学習テスト

われわれが観察するようになった子どもたちは、ほとんど学習の問題をかかえているので、われわれの検査方法の中に学習の能力を評価するテストを取り入れるよう計画したが、もちろんこの場合、環境の影響、たとえば学習の放任などが左右することは知ってのうえである（しかしそもそもどんな作業がまったく環境の影響を無視できるであろうか？　ビネーの考察したテストが、子どもたちの育った環境に関係なく答えられると信じるのは、大きな誤りである！）。

読み方：彼の読み方はだらしなく誤りだらけだが、意味を読みとっていて、彼は物語の内容にひかれていて、先を読んでいきたくて、正確さは無視されることが分かる。読み方で予測されることは次のことである。

読んで分かる能力ははなはだ良い。読んだことを自分の言葉でちゃんと言い、教材の中ではまったく述べられていない寓話を作り出す（見え坊でひどい目にあった狐の話）。

書き取り：字は一般的に不器用であることから察せられるように、きわめて下手で、汚して平気で、無闇に線を引き、行は上がったり下がったりし、姿勢が変わる。身体をしっかり保持してやると正しい形の字が書ける。何よりも注意を駆り立てることができれば、字をどう書くかはよく分かっている。次のことは注目される。

写し書きは手本が眼前にあるので難しくないように見えるが、書き取りより誤りが多い！　このような狭い範囲の注文には興味がないのであろう。

計算：「自閉的な創意」がとくにはっきりしている。2、3の例：27と12は39、自分から計算の仕方を説明する。12の2倍は24、12の3倍は36、それに3を加えるのは知ってる（27は12の2倍より3多いことをいう）と。

58と34は92。「60と32とした方がよいので、僕はいつも10単位でする」

34から12引くと22。「34と2は36、これから12引くと24、それから2を引いて22、僕にはこのやり方が一番早い」

47から15をとると32、「まず3を加えておいてから引算し、あとで3を加えるか、まず7をとり次に8を引く」

52から25をとると27。「25の2倍は50、これに2を加えると52、25と2で27」

応用問題（この子が8歳半で、小学校2年生であることを念頭に！）：コルクつきの瓶が1個1シリング10グロッシェで、瓶だけだとコルクより1シリング高い、それぞれいくらか？　彼は5秒後に正しく答えて、やり方を説明した「瓶がコルクより1シリング高いなら、1シリングはどけなければならないが、それでも10グロッシェ（1シリング＝10グロッシェ）は残るはず、そこでこれを2つに分けると、コルクは5グロッシェ、瓶が1シリング5グロッシェになる」。

これらの見事な数の扱い方は魅力的だが、一方で作業の仕方の自閉的な面もここに見てとれる。出された計算問題がいつも正しく解けるのではなく、問題を解くために彼独自の体系があまりに複雑で、自分で混乱して誤ることも多い。引算ではまず10位を引き、次に1位を引く従来の学校で教えるやり方は、まったく思いつかないのである。

ここで重要なことが分かる。自閉的児童では機械的に訓練することが困難で、おとなの流儀で考えることができない、つまりおとなから習うことができず、その反対に一切を自分だけの体験、自分だけの考えで創り出し、相当利巧な子でも多くの機会にこの欠点を暴露する！

そんな利巧な子が、どうしてクラスの課程をすませることができず、第2学年を繰り返すことになったかの疑問の解答はここにある。クラスの中では、個々の質問にまったく口をつぐんでしまうことなどよりずっと困る事は、自分に降ってわいた思いつきを口に出す点にある。われわれは教室の中では彼がどんなに悪いか、治療教育部内で実際に見た。教室では全員が先生の言うことに注意して、言われた通りにする。彼は両方ともできない。自分勝手な考えや問題を追っていて、何の話

か聴いてはいない。授業を受けても好きなことだけを取り入れ，自己流で工夫する。学校の報告によると，彼はどんな課題を出されたかをほとんど覚えていないので，家庭で父親がいくら苦労しても正しい答案にはならず，前年度学校でも認められ才能はありながら，進級できなかったことは不思議ではない。

治療教育部での行動と治療教育的接し方

ハロ，L.の場合も，その変わった行動の一切が，環境と関係の狭窄から説明される。預かっている間じゅう，よそもの（Fremdkörper）であった。仲間と一緒にいるのを見たことがない。隅に腰かけて本を読みふけって，周囲の動きにも騒ぎにもまったく無頓着である。この年齢では異常で，「本の虫」は10歳からだ！ 他の子どもたちには彼の姿とそれに似合った「権威」がこっけいで（子どもたちの勘はよいものだ！）あるが，敬遠している。というのは少しでもからかうと無鉄砲で乱暴な仕返しをするからである。彼に向けられたものでないときでもまったく冗談が通じず，ユーモアは微塵もない。

規則を守りなさいと言っても平気で，後を向いて「そんなこと，夢にも見ない」と言ったり，あるいは日頃その教師に権威を認めていれば，そんな思い切ったことはできないのに，小声でぶつぶつ言う。

治療部の子どもにも成人にも親密な人間関係を持たない。彼と話すことは，彼は興味を持っているが，刺激誘発的でもある。他人に彼が温かくないように，彼も温かく親しく楽しくはならず，けっして打ち解けない。

それに対して彼の全体の動作運動は，ひとつの表現であって，彼の乏しく硬い表情は，全体的な硬さと不器用さに一致している。（神経病学的所見も認められないし，硬直もない）。体操ではことに目立つ，先生の命令通りするときも，一所懸命練習を「正しく」するときでも，いつもぎこちなくて美しくない。皆のリズムに合わせて体を動かさない。全身運動の正しい協調による，自然で意識しないでやれる運動——したがって美しい運動は展開できず，たった今の意識的な意志緊張が向けられた方向にだけ動き，個々の筋肉群を動かしているだけの印象を与える。多くの彼の反応について言えることが，ここでも当てはまる，すなわち自然には何ひとつ行なわれず，すべてはただ知的にのみ行なわれる。

しかしこのような方法でも，辛抱強い訓練によって多くの実際的能力が改善される。このような子どもたちと同様に，ハロは日常の簡単な行事，例えば洗面が下手で嫌いである。こうしたことで，習慣に従わせることはまことに手ごわい戦いである。

「普通」の子どもたちでは，数々のこれらの実際の能力，日常生活の躾は問題でなく，すべてをおとなに見習って自然に覚えてしまい，先生もこれを期待するのである。これらの子どもでは，他ならぬこのことが争いになる。先生は「当たり前のこと」を骨折って教えなければならないことが分からないで，辛抱できなくなって怒る。子どもはまさにこうした日常の躾が守れない。それが運動の不器用からか，あるいは実際の状況の理解に乏しいからかは決められず，おそらく両者が一緒になっているのであろう。その上に彼らは，個人的な言いつけにとくに敏感である。一方で彼らは知的興味をずっと早くから持ち続けている。自閉的な子どもが，日常生活上のこれらの他ならぬ見かけは些細な，当然の言いつけに怒って反抗し，拒絶と悪意で応じ，ごたごたの種になることは不思議ではない。

これらの難点に教育的にどう対処するのが最善であろうか。第1例で述べておいたが，子どもの「情動を取り除き」，非個人的な「客観的」な命令様式を立てられれば，最大の成功である。知的に高く性格障害の軽いハロでは，多くの自閉児で効果のあった方法が用いられる。すなわち彼だけに，彼個人に言いきかせるようにではなく，少なくとも言葉では一般的に，非個人的に，子どもにも先生にも共通する客観的な規則として言うことである（「みんなでこうしましょう」「今度はみん

なそうしましょうね」「お利巧さんはこうしますよ」……)。

さらに重要なことだが、「普通」の子は，多くははっきり意識しないで必要な風習を身につける，つまり無意識の中に本能的に覚えるものである。他ならぬこの本能に根差した対人関係が自閉児で障害されているので，乱暴に言うなら彼らは知的な自動機械なのである。彼らは社会適応も知能を媒介しなくてはならず，一切を理解によって学ばなくてはならない。何でも説明し，数え上げなければならない。（これは健康児では重大な教育上の失敗である）。些細な日常的仕事も学校の課目のように勉強し，体系的に整理しなければならない。（ハロよりやや年長の）こうした子どもたちの多くは，正確な時間表を作る，すなわち一定時刻の起床からはじめて，1日の仕事と義務を整理しておくのが良い。子どもが帰る時に，家庭で従順にできるように，両親と相談して決めた「時間表」を持たせて帰る。子どもはその通りできたかどうかきちんと反省する。例えばその日記をつけさせる。この「客観的な規則」に子どもらはしっかりと縛られていると感じ，はなはだ多くは色々のペダントリー（小さなことへのこだわり）を，多くは強迫神経症的特徴を示す。これらの特徴を適応の役に立たせることもできる。

ハロ，L. も上述のやり方で，苦労と葛藤の挙句に段々ときちんとするようになった。集団教育の躾も少しずつついてきた。退所後数カ月経って，学校でずっと良くなっているときいている。残念ながら（両親が引っ越したらしく）その後のことは何ひとつ分からない。

これらの子どもたちの本能的な状況適応の障害は，知識のまわり道をして一部うめあわせられることはすでに述べた。それゆえ知能の高いものほど成功する。そして自閉的性格は知的に高いものに限らず，知的に低いもの，重度の知的障害者にも見られるのである。

後者の場合，適応はいっそう困難になることは明瞭である。次はそうした例である。

第3例　エルンスト, K.

この現在7歳半の男の子は学校生活と教育が困難のため来院した。

既往歴

出産と発育は普通でひとり子である。発語はやや遅れ（1歳半），長い間言葉を正しく言えなかったが（吃音），今は「おとなのように」よく話す。

幼時から育て難く，優しい母にも厳格な父にも従わない。日常生活の躾には，ほとんど従わず，母親は彼がはなはだ不器用なので他の子のようにいかない。だから放っておくと，そこらじゅう引っかきまわしてしまうので，いつも目が離せず，自分で食べることをようやく覚えたくらいで，それも食欲に乏しく，食物をやたらになすりつけ，指示に従わないときは，たちの悪いいたずらをたくさんするという。

他の子と一緒にはとてもできない。公園に行けばたちまちつかみ合いになり，他の子を手当たり次第に殴り，口ぎたなくののしる。学校に行ってからとくに乱暴になった。クラスと騒ぎの震源地で，皆が彼を攻撃し，嘲り，殴打し，彼はいつもその的になっていた。しかも彼は身を引いてはいないので，大抵は初めの手出しは彼の側であり，意地悪くつねったり，くすぐったり，ペンで刺したりする。

母によると，彼はよく空想体験を語るが，その中ではいつも偉大な英雄で，クラスの誰よりも先に先生からほめられるという。

彼が賢いのかどうかは，なかなか分からない。学校に入る前は，きっとよく勉強し，何でもよく創造的に観察するだろうと信じられていて，「まったく自然に」20までの数を覚え，たくさんの字を知った。ところが学校ではまったくだめである。1年生は修了した（まったく不正当と言わざるをえない）が，2年生では先生の指示にぜんぜん従わない。しかし母親は適応できないのでふざ

けているにすぎないと考えた。言うことをきいて正しく答える代わりに，例えばペンはどう持てばいいかなど議論をふきかけた。

彼は誰にでも反対し，論争し，「非常に正確で」ないと非難した。例えばある物をいつも同じ場所に，同じように置かなければ大騒ぎになる。総じて矛盾だらけで，一方でだらしなく整頓心がないと思うと，片方で慎重，細心で，些細なことにこだわりすぎるほど精密である。

家族

父ははなはだ神経質で怒りやすいという。職業は仕立屋の手伝いである。われわれは何年も子どもと顔見知りなのに，父親とは一度しか会ったことがない。きわめて孤独で，変わりものである。母親は家庭での状態について好ましく記されていないが，彼女も調和的でなく，それも何より父親の気むずかしい性格によるのである。

母親は，聡明な，大変親切な女性であるが，苦労性である。自分でははなはだ神経質で，頭痛持ちで，何よりも精神的に非常に過敏だという。変わっていて，どこに行ってもうまくいかない息子のことをつねに悩みながら生活し，学校でいじめられる子を守ろうとし，なんとか養護学校に移されないようにと頑張っている。

他の家族には変わった者はいないと，控えめなことしか聴き出せなかった。

外見と態度

エルンストは背の高い（年齢平均より12 cm上），痩せた弱々しい男の子で，姿勢に力なく肩は落ちている。顔はきれいで優しいが，両耳は大きく醜く下に付いている。血管運動系がとくに不安定で，狼狽や興奮の際には顔面に真赤な限界のはっきりした斑ができ，鼻梁に大粒の汗をかく。

彼の眼差しもはなはだ特徴的で，茫然として，何も見つめず，たいていは遠くに向けられている。そのために何よりもその子は「空から降ってきたよう」に見える。声もそうで，高く，鼻にかかった引き声で，いわば賢者が堕落した貴族（不死身のボビィ伯爵）を風刺しているようだ。

すでにこの声に出ている滑稽な戯画的な印象は，その話し方でいっそう強まる。問わず語りに話しつづけ，くどい説明をつけて自分のしたことを説明する。その場に合おうと合うまいと，気づいたことをすべて伝えたがる。こうした「注釈」のいくつかは適切なことがあり，それはまったくおとなびた解説というばかりでなく，観察の才能が良いからでもある。しかし実際の能力はまったく反対である。簡単な言いつけにもまったく応じられない。日々の起床，着衣の仕方ができなかったり，実際に忘れたり，理屈はよく分かっていることを間違えたりすると，顔を歪めて笑っている。

同一命令に従わなければならないグループの中にあって，彼は他の者のようにはまったくできず，とくに体操では完全に仲間から脱落する。それは純粋に運動的に不器用だからだけでなく，規律が分からず，まったく訴えることもないからである。ふくれ面をするか，感情を害するか，あるいは，「僕もう分かってる，知っている」と無邪気に言い出したりして邪魔をする。

治療部に泊まっていた最後の日までとうとう赤の他人で，子どもたちの間を遊びの仲間入りをせずに歩きまわり，ふつうはたかだか1,2の意見をするくらいなのだが，いきなり乱暴なつかみ合いをやらかす。それは誰かがからかったとか，──彼は自分から嘲笑を誘い出すみたいなのだ──あるいは自分から手出ししたにしろ，まったく悪いいたずらをする。他の子をこっそりひっかいたり押したり，遊びの邪魔をする。小さい子が泣いたり，先生が叱ったりしても，その先の悪さを促す刺激になってしまう。

くどくどと考えてばかりいて，彼は自分で生活を重くしている。何か思い込んでいることやいつもやっていることと相違していると，落ち着かなくなって長い言い争いが続く。かりに先生が相手にしないでおこうと思っても，これを打ち切るのは容易でない。彼は強迫的にこだわり，期待に反したことをいつまでも忘れない（1例：彼はクリ

スマスプレゼントにセーターが欲しかったが，希望どおりいかず，とくに上等のシャツとおもちゃをもらった。この「不正」をあきらめられず，贈物を見ようともせず，一晩中不機嫌であった）。

知能検査と学習テスト

たとえ時折は彼の指摘が事実にぴったりすることがあっても，全体の態度は世間の要請に適応することができず，当然良い知的能力は期待されなかった。事実，結果はその通りであった。

エルンストは集中がはなはだ困難である。外から気をそらされるからでなく（受動的注意），何よりも能動的注意が障害されている。検査のときでもその他の折でも，空から降ってきたようで正体がつかめず，正当な反応をせず，言いつけはほとんど守られず，眼と口でできるだけ分からせようとしても，よからぬ行為の方にそれてしまう。

差異問題の答えは特徴的である。2, 3の例。

蠅と蝶：蠅はガラスのような羽があり，蝶の羽から絹糸をとり（絹のような光沢を思っている！），色とりどりだ。寒くなると死に，春に毛虫になってまた蝶になるが，まず銀の蛹になる。それからは質問に無関係な室内の蛾，スープの中の虫など経験した話になった。

河と湖：河の水は流れ，湖は止まっていて上に，あくが浮いている。

木とガラス：ガラスはすぐ破れ，木は割れない，ガラスは一様のもの，木は汁気があって中心に髄があり，木は燃えて灰になり，ガラスはひっついてから割れる。

階段と梯子：梯子は斜めで階段はこんな風に上ってる（身振りで示す）。階段には踏む面があり，梯子は横木だ。

子どもと小びと：小びとは小さく子どもは大きい，小びとは見たところが全然違う，赤いとんがり帽子，子どもは頭巾をかぶっている。

ここでも「自閉的知能」の特色が見られる。進んでやる作業は最も良いが，決められた通りにするとか，とくに習ったことを再現する作業は最も劣る。世の中についての知識は何よりも自分の体験から成長するので，他人から取り入れたり，習ったことでは育たない。このために知能の高い子の作業は創作的で面白く，知能の低い子や障害の重い子では，答えは偶然の体験から生まれるので物事の核心を外れて，価値のない横道にそれる。言語表現も同じで，うまいときはまったく適切でしっかりした形をとり，まずいときは新語造作で面白いどころかまったくの当てはずれになる。

エルンストではすでにマイナス面が優勢である（前に述べたハロより6カ月歳上であることを考えて欲しい！）。しかしいつも差異問題に対する答えは最上で，独自の観察と体験がもたらしたことを言う。しかしこの知能は，その他のこと，ことに学課で強く裏目が出る。人が内発的体験しかできず，ただ「自分自身」だけで，世界の一部になって交流することができなければ，「その人は習い覚えることができない」。他人が十分な知識と能力で行なってみせてくれることを受け入れられず，練習で「身につける」ことができない。

自閉的精神病質者はすべて，機械化することがはなはだ難しい。しかし賢いものはその知恵によって結局はその困難に打ち勝っていくが，障害の重い者は学校生活に挫折し，形式的知能から推測する以上に失敗する。エルンストはこのまずい場合である。全課目で劣る。計算は現物を見てしかできない（指で早く上手に数えるので，ない能力をあると誤りやすい）。読み方ははなはだ遅く，字を読み誤り，とくに皆で一緒に読むことがもっとも難しい。読んだことの理解は比較的良い。書き方はもっとも下手だ。ほとんどすべての自閉児のように，不器用なこの子はひどい悪筆である。筆が思うように動かず，止まったり跳ねたりし，書いた字の上に重ねて書き直したり，線を引いたり，大小とりまぜて書く。しかし字の形が最悪なのではない。一字一字書き取る際にも誤りを度々犯す。書き取りのときに字が読めない。字を抜いたり，挿入したり，取り違えたりし，多くの字は変形していて判読できない。

こうした成績で2年に進級できたことはまったく了解できない。その理由は検査の際にも見られ

た次の事実による。人の話の途中でいつも質問を発し，他のことについて話し出し，気乗りを示し，それらがたまたまうまく合って，表面的には無能が隠されるからである。まだ生徒をよく知らない1年の教師は，この子の話をきいて賢い子だと思い，作業の下手なのはまだ慣れないからで，やがてよくなると期待したからであろう。

検査ですでに分かったことは，まず正書法に従って書く能力に欠けていることがすべての基礎にあることであり，1つひとつの語を文字に分解したり，個々の要素から文字を構成することが分かっていないことである。それで個々の文字にこだわらず，全体として読み書きする全体法による教え方を試みた。これもまた非常に手間どって遅々としか進まなかった。書き取りの困難に加えて，交流の障害に基づく教育一般の困難が伴った。個々の細目には立ち入るまい。しかし子どもがいくぶん進歩したことは確かである。教師の個人的な力の入れ方はとくに大きく――無論数人のグループでは集中できないので，彼だけの個人教育でなければならない――当時すでに普通学級では進級できず，養護学級に移らざるをえないことは明らかであった。しかし母親はそれでは程度が落ちすぎると主張するので，今一度普通学級で試すことになった。それでも2年の末に転校しなければならなくなった。2年後の現在，養護学校3年に通っているが，そこでも上位の方ではなく，いずれにせよ最大100語が分かる養護学校生のような類型より，学校ではもっとできなかった。――原始的で，抽象力はないが，しかし習慣化された，現実生活的な子どもたちよりもてこずった。

この子が賢いのか知的障害者なのか疑問は捨てきれないが，自閉的精神病質の典型的特性をそなえた疑問の余地のない知的障害児は多数ある。すなわち眼差し，声，表情，身振り，運動の表現現象にあらわれる接触障害，規則を守らせる難しさ，悪意，こだわり，常同性，自動機械的な全人格，自発的な仕事は比較的良くて，覚えこむことができないなどである。知的障害児では，他に普通の人格的機能で代償するものがないので，上述の異常はいっそう際立っているのである。

こうした症例を多数知っている人――これは外来症例まで加えればけっして珍しくなく，経験のある人は一目で分かるのであるが――には出産時損傷や幼少時の脳炎などによる脳障害に疑いなく基づいている人格障害と酷似していることを痛感するであろう（出産時損傷と脳炎の病像は，病理解剖的にも機能的にも同一障害に帰せられる）。

とりわけ常同運動は，自閉児と脳障害知的障害児とに共通する。すなわち跳ねたり，ばたばたしたり，回転したり，物の周囲をまわったり，（ときにたいへん器用に）上半身をリズミカルにゆすったり，両者に衝動的な悪いいたずらがあり，これは重度の知的障害でも目立っていることがしばしばある（両親からその子の知能の証明として引用される）。というのはこれらの子が，その折々のもっとも快適な状況をよく知っているからである（いろいろの仕方で水道をとくに好む。窓をちょっと開けた隙に物を投げ捨てる）。また周囲を衝動的に攻撃するのも両者に特徴的で，つねる，噛みつく，引っかくなど。脳障害児はなにより「唾吐きの名人」で，たいていは唾液分泌亢進を伴っているので「材料」は十分なのだ！　しかし特徴的な表現現象を伴う自閉児の接触障害について述べた所見は多くの脳炎後の障害児でもまったく似た様式で認められるのである。

このような場合，生来性の障害（「自閉的精神病質」）なのか，生後の脳障害の後遺症なのか，鑑別診断が容易でないことがしばしばある。重要なのは，既往歴（出産の状況，意識混濁，嗜眠，嘔吐，痙攣を伴う高熱疾患，ある時期のひきつけ），ついでまず神経学的所見（しばしば示唆的にしか見出されない強直性麻痺，構音障害，吃音，眼筋症状，斜視）あるいは植物系の症状（われわれの経験では脳障害児に欠けることのない唾液分泌亢進，これという他の理由なしに「脳炎的眼差し」を形成している眼球の輝きの亢進，そしてとくに多汗），そして内分泌障害，とくに脂肪過多（Gagels, O. の研究によっても内分泌障害はしばしば脳障害，とくに下垂体障害を原因とする

ことがある)。なおこれに栄養障害(関節, とくに指関節の過度の伸展性, 顔の中央の過度の突出, 歯槽が大きく硬く, 歯周肥厚——これらは妖しいまでに美しい顔をしていた子が脳炎に罹患し, その後3, 5年して急に醜い顔になってしまったのを見るとまったく印象的である!)。次の例を簡単に述べる。

第4例　ヘルムート, L.

この男の子はまったく普通の両親の第4子で, 母の41歳のとき, 兄より7歳下に生まれた。重い仮死状態で生まれ, 蘇生に長時間かかった。生誕間もなく「ひきつけ」があり, さらにその翌日2回続いたがその後は観察されない。発育は遅れ, 2歳の末に歩き, 話し始めたのだが, 以後は急速に言葉が発達し, 幼児のくせに「偉い人みたい」に話したという。

彼は醜く肥満している。彼自身はけっして食思旺盛ではないのに, 医師の指示による厳重な制限食を, いつもすぐ食べてしまう。6年前, 彼が11歳のときはじめて会ったのだが, 当時著しい脂肪胸で腰がとくに大きく(つい先日も再来で見たが), この体格は今も変わらない。今でも両側の停留睾丸がある(1年前からオナニーを盛んにしている!)。幼時からホルモン剤, ことに甲状腺と下垂体剤の治療を受けているが, 脂肪症も停留睾丸も変化しない。諸関節はとくに過度に伸展する。彼と握手すると, その手は骨無しでゴム製みたいである。O脚で扁平足で, よだれは出さないが唾液分泌は亢進しており, 話すとき口の中で唾液の泡が鳴っているのが聞こえる。

見かけは醜く, 肥った胴体に, 膨らんだ頬の大きい顔, まったく小さい頭蓋(小頭症と呼んでよかろう)と寄った両眼, 眼差しは空虚で, ときに意地悪そうな影がさす。外見からも分かるように非常に不器用である。遊び仲間の中では不動の巨像だ。取りやすいように投げられたボールを受け取ることができず, そのときも投げようとするときも非常に滑稽で, そのとき顔ひとつ動かさない威厳には笑い出したくなる。幼時から不器用で, 今でもそのままである。

この子の話し方がいかにも賢そうなのに誰でも驚く。不動の威厳をもって, とりすましてゆっくりと, ときに途切れがちに, 洞察と確信をもって話し, しばしば耳なれない言葉を使い, ときに詩語を交え, 異常な合成語を作る(母親が,「叙情詩が好きです」というのと一致する)。自分で周囲とまったく調和していないという気持ちをまったく持っていないので, 他の子の前でも平気でやるのである。彼が他の子どもたちから口ぎたなく罵られ, 街路まで追いかけられて嘲笑されたのは不思議ではない――それは怒り方が面白いからで, この敏捷な腕白どもが彼の憤慨を嘲笑うのも当然である。小学校5年でやめ, あとは母親の個人教育にしたのも以上の理由であった。

学業知識ははなはだまちまちである。正書に優れ, 誤りがなく, 字体も良い。しかし計算力はきわめて乏しく, 単純な算術はもちろん応用問題はたいていできない。適応がいかに困難か, 現実生活にいかに無知か, 日常茶飯事について尋ねてみて, はじめて分かる。彼はまったく駄目で黙ってしまうか, えらく高踏的な答えをする。彼は「雲の上を漂っているみたいです」と母親の言うのももっともである。それでいて家族や子どもたちにありとあらゆる悪さをするのに支障はないのだ(もう少し年少の頃はよく物を壊したり隠したりしたものだった)。

幼い頃からとくに小さなことにこだわり, 状況が変わっていたり, いつものものがいつもの通りになっていないと大騒ぎを巻き起こしたという。着衣にはとくにやかましく, 小さな屑も許さず, 両手を頻繁に洗って身体とその機能を精密に観察している。このこだわりで周囲に暴君的振舞いをするので, そもそも教育的にとりつき難い。

以上述べた多くのことが前に述べた諸症例に似ている。少年は外界や, 外界の要請と狭窄した関係しかもてず, 他人との真の関係は保てず, こだわりと悪意に満ちた不器用な本能的障害をもつ, ひとつの〈自閉的自動機械〉である。

それとともに，ここに見られる全人格的障害は出産時外傷による脳損傷に基づくことが明らかに示唆されている。既往歴（仮死出産，痙攣発作）内分泌障害，植物系症状としての唾液分泌亢進，これほど高度では神経学的症状といえる失行的障害が認められる。

あらかじめ確認しておきたいことは，脳障害も多数の重要な点でまったく相似た病像を呈することがあるが，素質的であるわれわれの〈自閉的精神病質〉はまったく同じ形ですでに先祖に障害が見られることである。

自閉的精神病質の状態像

個々の例をなお詳しく述べる前に，これらの子どもたちに共通する典型的なものを取り出してみたいと思う。これらの自閉児たちが共通して持っている諸特徴をまず検討したい。が，どれもがすべての特徴をもつのではなく，このようなことは類型学的観察で達せられることではない。それにもかかわらずこれらの子どもを知っている人々には，数多くの見た目に顕著な点で一致していて，類型として単一なことはまた驚くほどである。とはいえ同一類型内での相違も大きい。このような差別が消失して個性類型の陰に没してしまうとすれば，それは観察方法の誤りである。個々の人格は，接触の障害の程度，知的および性格的天賦の高低のみならず，個々の性情特性，特殊な反応の仕方，特別な関心（これこそこの種の人格圏の中で独特な差違があるものである）にとって互いに識別されるのである。

この類型の単一性を物語るのは，さらにもうひとつの特徴，すなわちその恒常性（Konstanz）である。すでに２歳頃から諸特徴はまぎれもなく現われ，一生を通じて変わらない。知的，性格的能力は発展し，発育の途上で個々の特色が出没し，問題は姿を変えるけれども，本質的なものは不変なのである。小児期に簡単な日常生活の能力と周囲との適応で両親を困らせる同じ障害は，小学校での学習の困難と言動の問題，少年の就職問題と奇行，成人してからの結婚生活と社会的葛藤に通じるものである。状態像の一様性とともに，恒常性がその状態像をいっそう典型的なものにしている。このような人物について一度知った人には，これらの子どもが外来診察室に入った最初の瞬間にするちょっとした仕草や，最初に口にする言葉で，かかる子どもであることはすぐ分かる。

身体的所見と表現現象

これらの子どもたちは，子どもらしさ，丸くて軟かくあどけない顔つきを早くから失ってしまっている。彼らにはできあがった，決まった特徴がある。それはしばしば貴公子のような細かさであるが，もちろんしばしば何か退化した貴族のようでもある。「早期の思考は顔を作る」という。皺寄せた眉はしばしば詮索的特徴を物語っている。

眼差しは性格的特徴のすべてを物語る。人の心は眼差しにあるとは，詩人だけの知ることではない。子どもが「視覚を媒体として外界を認識Schauen（観得）」*（詫摩注7）できるようになる生後３月以後，言語表現が可能になるずっと前から，外界との関係の大部分は眼差しを通して行なわれる。乳児はその眼で外界を取り込み，ものを知り，遠慮や隠し立てを知ったおとなよりもずっと明らさまに，感情を目で物語っているのである。ところがわれわれがここに述べた子どもたちの場合は根本的に異なっている。眼差しがはっきりと物や人に向かい，注意の喚起や生き生きした接触を示すことがない。眼差しが遠くに向かっているとか内に向かっているとか言っても当をえない。というのは彼がなにを思っているのか，なにが内部で起こっているのか，正しく分からないからである。他人との会話の際にこの障害はとくに著明になる。眼差しを合わせずに会話をする——人が誰かと話して「答える」のは抽象的内容をもつ言葉だけでなく，眼差し，話の調子（それについては後に述べる），表情や身振りの表現でも答えているので，このようにして会話による接触がひとつのまとまったものとなる。自閉的な接触障

害を持つ子はこうした関心はまったくない。彼は話し手をほとんど見ず、眼差しはそれて、時折ちらっとあうだけである。しっかりと見つめないで、視野の周辺で見ているようでいて、周囲をちゃんと認識して身構えていることが、折りに触れて分かる。──この眼差しもときに強い表現をあらわすが、それは悪意を抱いたときで──眼が輝いたと思うともう何かをしでかしている。

上述したところから自閉児が表情、身振りに乏しいことは言うまでもない。相手と交流する媒介にならず、表情も交流をつける表現現象にならない。緊張した詮索的な表現を示すことが多い。しかし対話では顔貌は弛緩して空虚で、同時に眼差しはぼんやりとしている。身振り、すなわち顔には出ない表現運動も乏しく、しばしば運動はさかんなのであるが、常同運動であって、少しも表現価値をもっていないのである。

眼差しと並んで表現の最重要な担い手は言葉である。第1例で述べていたが、言葉というものは人との関係で、事物的な内容を伝えるのと少なくとも同じ重要さで、表現現象の担い手という機能をもっているのである。すべての情動は、なによりも次のように表現される。すなわち向き合って話している人の上下関係、好意と敵意は、言葉の内容は嘘を並べていても言葉の調子からはっきり分かるのである。どんな心の子かそれは言葉のこうした側面から偽りなく表現される──聴く耳さえあれば、その人の人となりは隠すところなく分かる。すなわち何が偽りで何が真実であるか、「鐘を叩いたときの音色と響きの速さ」の表すもの、そして何が本質的な存在であるか、それらは何よりも表現現象から知るのである。

言葉の持つこの面の可能性は、人間の性格一般と同様に多様である。したがって言葉の抑揚、声の大きさ、話の調子、その流れと停滞など一切が、話し手の人格を開示しうることは、記述しようとしてもほんの一部しかできない。このような事情の多くは知的に了解されるものではなくて、印象として感じとられるものであることすら、説明はできないのである。

接触を障害されている者は、接触を創り出す表現現象まで害われていることは不思議ではあるまい。詳しく観察すると自閉的精神病質児の言葉は必ず変わっていて、これを認識することは診断上きわめて重要である。変わっているといっても個々の例ではなはだまちまちである。声がきわめて小さく聴きとり難かったり、鼻にかかっていたり、金切り声や鳥が鳴くような声をあげたり、不調和に大声で文字通り耳が痛むくらいだったりし、あるときは抑揚なく単調で──とくに文や考えの終わりでそうで、あるときは下手な歌唱のようで、あるときは過度な節回しがついてまずい朗吟になって、異常に感情的になる。その他にもいろいろありうるが、すべての場合に共通なのは、素直に聴いて不自然で、滑稽で嘲笑を誘うようであることである。そしてもう一言、眼差しが相手に向かって据えられず、外れてしまっているように、言葉も相手に向かってでなく、いわば虚空に向かって言われていることである。

表現現象には広い意味で言葉を選ぶことも入る。これについて重要な点を次節で明らかにしよう。

「自閉的知能」

子どもの作業は自発的、独立的創造ともう一方、手本の模倣、おとなのもつ知識、能力の習得の2つの極の間に引かれながら成長する。作業が価値あるためには両者がほどよく釣り合わなければならない。独自の創造、あるいは少なくとも受け入れたものを自分でこなすことがなければ、作業は空虚な形となり、ただ表面的に機械化され、「操り人形」になる。これと正反対の障害が自閉的知能にみられる。これらの子どもは何をおいても自発的に創造することができ、そして独自のものでしかありえない。人から習ったものはわずかしかなく、数えられたことを機械的にすることが難しく、おとなや先生から知識を学ぼうとする気を起こさない。彼らが持つ特異な能力と特異な難点はこのことに由来する──これは誰しもその長

このことは自閉児の「言葉の産出」でとくに著明となる。とくに彼らのうち知的才能にたけた者は，言葉に独特な創造的特徴があり，独自の体験，独自の観察を，独自の言語形式で表現することができる。それは普通の子どもの生活範囲からはかけ離れたものと認めざるをえない異常な言葉であったり，ときにはうまく適中し，ときにはまったくの的はずれな新造語的な，あるいは少なくとも変形された表現であったりする。子どもははなはだしばしば言葉に対して自由で，苦もなく新語を作り，その多くは的を射ていることを思っていただきたい――これこそ「子どもの口」の魅力である。われわれの経験では，こうした自由形態の表現が幼児期以後にも見られるのは自閉的児童だけである。

　2，3の例：6～7歳の男の子は，階段と梯子の差違について「梯子は尖っていき，階段は蛇のとぐろのようにしていく」と言った。

　11歳の男の自閉児はとくに独自の言語の産出が豊富であった。「口じゃできない。頭でできる（分かったが口では表現できないと言うつもり）」「昨夜の眠りは長かったが薄かった（同時に自閉的自己観察の1例でもある）」「こんな絵，義眼には美しいかもしれないが，僕は好かない」「眩しい日向も，暗闇も好かない，一番いいのはごたまぜの影だ」。（信仰しているかと問うと）「不信心とは言えないけど，神の素性はもってない」。

　言葉の形成の独自性の背景に体験の独自性がある。自閉児たちは外界の諸物，諸過程を新しい見方で見る能力をもっている。この観点は驚くほど成熟したもので，彼らが提起する問題は同年輩の子どもの思考内容をはるかに超えていることがある。第2例（ハロ，L.）がこのよい例である。しかし普通には狭く限られた孤立領域で，それだけが肥大した形をとる。

　ひとりは科学的設問をする「自然探求者」であって，異常な本質観察眼をもち，それをひとつの世界像にまとめ，理論を立てるが，多くは奇怪なものとなる。聞いたり読んだりしたことはごくわずかで，それもいつも自分の体験に結びつけている。ひとりは化学者で，盗みも辞さず，全財産をしばしば周囲をびっくりさせるような実験に注ぎこんだ。爆発したり嗅覚を発する実験を「専門」にすることもある。また別の自閉児は毒物にとりつかれ，異常な知識をもち，その集拾の一部はまったくあいのない自家製毒物であったが，われわれの所に連れてこられたのは，学校の毒物倉庫から大量の青酸カリを盗んだからであった！　また別の子は数の世界が中心である。指導も授業も受けずに難しい計算法が自分でできた。第1例（フリッツ，V.）は自閉児の拒絶を見事に示している。すなわち相当難しい問題を解くので周囲の者が一驚するが，学校で教える，外から与えられる計算法を習得するのが難しいのである。また別の子は工学的興味があって複雑な機械の構造を信じられぬくらいに豊富にもち，ごまかせないような突っ込んだ質問をし，そして何より自分の眼で知識をつかみ，宇宙船のような空想的発明に熱中しているが，自閉的関心がどんなに現実離れをしているかが分かる。

　さらに「変わった」特色として，普通には見られない芸術を理解する才能が見出されることがある。「普通」の子は高尚な芸術には無関心で，紅色，空色のふんだんに使われているはっきりとした絵，俗画が好きである（15～20年前にはモダンだった，様式化の強い絵本は，子ども向きではないとして，今は改められた）。自閉児たちはしばしば進歩したセンスをもち，芸術と俗画とを識別するので驚かされることがある。おとなの及ばないような「重要」美術品，例えばロマン派の彫刻やレンブラントの絵画の意味が分かり，どのようなものが表出されているかだけでなく，その背後の作者の性格や作品の情趣まで正しく判断する。おとなでも，多くは人格的成熟と意識が，このような知識にまで到達しえないことを考えていただきたい！

　自閉児にしばしば見られる能力として芸術理解に近縁なものとして，特殊な自己観察と，他人の確実な評価が挙げられる。「普通」の子どもは自

分を少しも意識せずに，しかも自然に振舞って世界の一部になっているが，これらの子どもは自分のことを考え，自分を観察し，自分を問題とし，自分の身体の機能に注意を向けている。1例をあげれば，きわめて自閉的な9歳の男の子は，他の自閉児たちと同様に治療部入院初日に重いホームシック反応を起こし，晩にベッドに入って鎮静したが，ホームシックはこのときもっとも重かった。いわく「頭を枕にのせると耳の中でザーザーと音がするのでじっと臥てなければならなかったが，そうすると具合いい」。この子はしばしば小視症（Mikropsie）を訴え「学校で女の先生の頭が非常に小さくなったのを見たが，自分でも何かよく分からない。嫌な気持ちなので目を指で圧してやると（その仕方をやって見せる）良くなった」という。

この意味について，本来この場所にはふさわしくないが注解を加えておく。無意識のままそっとしておかれてこそ最もよく活動する植物的生命過程の不思議な自動性に注意が向けられると，その機能は障害を受ける。ハムブルガー（Hamburger, 1939）が，「教師は食事，睡眠，便通，排尿に子どもの注意を向けてはいけない，さもないとこれらの自動的過程の障害を招くこと必定である」と繰り返し述べているのは正しい。自閉児では教師は何もしないのに，自分の身体的機能が自然に意識にのぼってきて，登録され，したがって，多くの場合に障害される。最も多いのは食事と睡眠の困難で，家庭での争いの源となる。

この子どもたちは自分自身を見つめるように，周囲の人に驚くほどませた正しい判断をもち，その人がまったく衣装をかえても，自分に好意をもつ人とそうでない人をよく見分け，自身がえらく変わっているのに他の子どもの異常には繊細な感受性をもつ，超過敏ですらある。

ここで一見矛盾に見えることを解明しておくと，さらに重要な点にまで進むことができる。自閉的精神病質の本質的異常は，周囲に対する生き生きとした関係が障害されていることであり，これからすべての異常が説明されるのである。接触障害と，先に述べた性情特性である明察性とがどう共存するのか？ 関係障害をもつ人がどうしてこう多くを意識経験できるのであろうか？ この矛盾は見かけ上だけである。健常な子，ことに幼児は周囲の状況の中に，正しく入って行って正しく反応し，共振するのだが，それは健康な本能から行なっているのであって，多くは意識的判断には至らない。これは具体的な事物との距離の問題である。個々の事物と距離をもつことが，抽象，意識化，概念構成の前提である。他ならぬ個人的な距離，すなわち自閉児の特徴である本能的，感情的反応の障害こそ，ある意味で外界を概念的に把握する前提なのである。われわれはこれが彼らだけのものであるから，「精神病質的明視（psychopathische Klarsichtigkeit）」と呼んでいる。この能力は無論持続するものであって，好都合の場合には職業選択の前提になり，他の人にはできない作業の条件になりうる。

すぐれた抽象能力は科学的作業の前提である。事実，著明な科学者の中に多数の自閉的性格が存在する。「教授」を特徴づけ，いつも漫画をにぎわす，接触障害からくる実生活の無力がこの証明になろう。

遺憾ながら自閉的特性の積極面，将来性を示唆する面は，すべての例で，いや多くの例で優勢とはいえない。さまざまな人格水準の自閉的性格があることはすでに述べた。天才に近い創造性をもつ者から，現実離れした隠遁的な無能力孤独者，そして重い接触障害をもつ自動機械的知的障害者まである。第3例エルンスト，K. は，そのまん中辺に位置する。もうひとつの例として，8～9歳の男の子の答えを挙げておく。（木とガラスの差異の質問に）「木は育って汚い皮をつけ，上からその汚れを集めて硬くなり，汚れは木についてとれなくなり，泥が木に固くつく。ガラスは落ちると割れる，融かして作っても。接着剤でつぎあわせても，取り出して割っちゃうから」——ごたごたした理論で，創作的というより横道にそれたものである！

この傾向から常同的自動的な癖，無用で気まぐ

れな仕草に関心をもつ知的障害にまで移行がある——1年中の聖名祝日（Namenstag）を知っている「カレンダー人間」，（養護）学校に上がる前にウィーンの鉄道の発着駅をすっかり覚えている者，その他の機械的記憶の保持者などがいる。

以上は自閉児を自発的作業，自発的関心から見たが，次に学習，すなわち学校生活を取り扱ってみる。自発的衝動に身をまかせる人は，周囲の要請はほとんど通ぜず，なるほど創造的ではあるが学習はできない。これらの例はほとんどみなそうである。年齢不相応に進んだ答えをして先生を唖然とさせる子どもが，知能の最も遅れた養育学級児でもできる読み方，書き方，暗算（九九！）などの課目，ことに機械的な習得ができない。子どもの特別な関心と一致する対象では良く，これらの子の多くは6，7歳で読めるもの一切を呑み込んでいるので（普通は読むのは10歳頃からである），とくに読むのが上手である。計算名人は学校でも計算は上手にできるのだが，ただ計算の場合にはまったく対照的である。わが道を行き，自己流の方法でやろうとする強迫性によって，学校で教えられる計算法を覚えようとはしない。自分で複雑に難しくして，結局誤った答えになる。第1例（フリッツ，V.）と第2例（ハロ，L.）で詳しくその実際を述べておいた。その他の例，ある自閉的な1年生は2時間は何秒かを自問自答し，5と6を加えることから始めた「引算は好きじゃない，1000×1000の方がよい」。「自分勝手」な計算能力で長い手間をかけた後，まったくややこしい方法で問題を解いた。「ほら，6と6は12。5と6は1つ少ないから11」。この複雑な方法はけっしていつも正しい答えにはならなかった。それは自分で難しくしているばかりでなく，自閉児の作業を困難にさせているものはこれ以外にもある。すなわちとりわけ注意散漫で，「内部から」注意をそらされるからである。

こうした「積極的注意の障害」は，この類型の子どもたちに決まって見られるものである。自分の周囲の運動や騒ぎなど一切の刺激によって仕事の目標から外される多くの神経症児の例の集中障害ではないし，またそれだけでなはい。これらの子どもたちは，むしろ当初から外界，この場合には学校が要請することに注意を向け，それに精力を集中する傾向がない。日常事とは遠くかけ離れた勝手な問題を追いかけていて，邪魔を許さず，他人に覗かせようとしない。その他の行動障害と同様，これも外部から影響を与えることがとくに難しい。

多くの自閉児ははなはだ学習が困難であることは言うまでもない。しばしば先生たちは，彼らのうちの最も賢い子について，作業や非凡な答えのために，機械化できるカリキュラムがよくできないことを見落としてしまう。作業の仕方のこうした障害は，先生と生徒双方に厄介な問題を起こしてくる。そして多くの場合に先生と両親の間にも特徴的な葛藤が生じる。すなわち両親は自分の子どもを買いかぶって評価する上に，子どもの自発的知能の発露，自分勝手な思いつきを高く買って，大変に賢いと判断する。先生は学習の不能から悪い点をつける。つまり争いの種は十分にあり，両者それぞれ正当なのである。

ここでわれわれの知能検査の方法についてさらに注記しておこう。多くの方法，ことにビネーとよく使用されるその変法は，学校での習得を試みることを意識的に避けて外的因子の排除につとめて，習い覚えたことや環境からの影響のない問題を立てている。（これは厳密には不可能なことである）。さてその他の類型の子どもでもそうなのだが，自閉的児童でもビネー式検査では作業能力の誤ったプロトコルを生じてしまう。というのはビネー・テストは比較的年長児では，論理的抽象的思考を要求しているので，まさにこれらの子どもの得意面であって，比較的高い「知能指数」が出るからである。これらの子どもの欠陥は，「学習」の問題，前に述べた学習の障害で，テストの際にも表面に出てくるのである。それゆえわれわれの検査には学習テストも組み入れられていて，学校で覚えた知識を試すばかりでなく，作業のやり方，注意力，集中力，転導性，持久性が検査される。結果の判断に際しては，例えばなおざりな

学習というような外因の影響も考慮しなければならないのだが、これには豊かな経験を要する——このことはビネー式検査でも必要であって、それがあって初めて諸結果が現実的に評価されるのである（どれほど役に立たないかという例として、比較的高い階層出身の、言葉の達者な子どもで、比較的良い検査結果にごまかされることが多い！）。

社会における行動

　自閉的精神病質の基本的障害は外界との関係の狭窄にあり、ここから子どもの人格を理解すべきであり、それによって「徹底組織化されて、(durchorganisiert)」いることを述べておいた。われわれはこれまで子どもだけを観察して、表現現象や知的作業に障害がどのように起こっているかを示した。しかしこれらの精神病質児の特性は、他人に対する行動を観察するとき最も端的に示されるのである。

　実際に社会での態度、幼児から身辺に生ずる葛藤から、彼らの特性はもっとも明らかになってくる。狭い範囲の社会、すなわち生まれた家庭での葛藤がとくに大きい。（これとよく似て、精神分裂病もまた経験上この狭い家庭での葛藤が常にもっとも深刻なのだという事実である。この基礎は明白で、家族の社会は何をおいても家族成員の感情的結合に基づいているからである。家族の中で教育的影響を与えるのは主として感情、両親と子どもとの感情的交流であるからである。感情の貧困化した精神分裂病患者も、感情的に狭窄した自閉児も、こうした感情をもって何かに接することを知らず、それを理解もせず、それに対して防衛してしまう。他ならぬ両親がわが子に最も感情のない行動をするので、いっそうの不幸を招く）。

　これらの子どもの「自閉的な悪さ」は何よりも家族の内で発生する。それはとくべつ手がこんでいるのが特徴である。子どもはその場合場合で、何がもっとも不愉快な、もっとも破滅的な効果をもたらすかを正確に発見する。彼らは緻密な計画の下に実行する。これらの感情に乏しい子どもたちは、いかに他人——歳下の同胞には身体的に、成人には精神的に傷つけるか、感受性をもたない。ときには著しい他虐的行動（それについては後に述べる）をする。悪さをすることの快感——これらの子どものうつろな眼差しが燃え上る唯一の機会なのだが——のないことは稀である。

　個々の例ではこの悪さと同様に、拒絶反応があり、それについては個々の例、とりわけ第1例で述べたところである。この拒絶的行動は自発的、衝動的であるとともに、他方拒否はひとつの反応の根元、すなわち他ならぬ実生活の要請に応じられぬ能力障害の反応であることは疑いない。自閉児は、他の子なら「自然に」無意識におとなの仕草をまねて身につけることを、知恵を借り、定めや規則を借りて覚えなければならないことはすでに述べた。両親はこのことをほとんど分かっておらず、毎日の仕事、着衣、入浴、食事などで素直であるよう求めるので、はなはだしばしばこうした場面で大騒ぎ、大喧嘩がおこり、子どもは拒絶反応と悪さを起こす。

　家族社会に対する背反を表現する諸反応の他に、自閉児はどんな場合にも家族の中で孤立し、同胞と一緒に生活しているととくに著しいが、多くの場合のように、ひとり子であってもそうである。「世界にひとりぽつんといるようです」とよく言われる。異邦人のように悠然とうろつき回り、周囲の年長者の注意に耳を傾けないように見える。だが見かけは素知らぬ顔をしていても周囲で起こっている物事を見聞きしていて、取り入れていることには驚かされることが多い。遠くの隅っこの方で遊びにふけったり、何か一所懸命にやっていたり、あるいは大声をあげて喜んでいる同胞や仲間の中にいても、まったくのよそもので、騒ぎや動きに動ぜず、それとは疎通性をもたない。外に気を動かされず、妨害されると興奮する。

　自閉的幼児の仕草はしばしばまったく常同的なやり方で、例えばリズミカルに身体を揺すったり、靴ひもをもって数時間も単調に遊んだり、鞭

やぼろ人形を後生大事にするなど，単純な常同運動が多い。叩いたり打ったりしてそのリズムを楽しんでいたり，おもちゃ，例えば積み木を積み上げずに，色，形，大きさの順，あるいは何か分からぬ順で並べてみたりしている。その遊びや工夫から引き離せないことが多い。7歳のある自閉児は食事のときに大騒ぎとなる。というのはスープの中の油滴に熱中して，これを観察し，あちこち動かしたり，あるいは吹いてみたりしてやめようとしないからである。確かに形が変わるのが生きているようで面白いのである。

総じてこれらの子は，周囲からなんと言われようと，自分の衝動に従い，自分の興味で動くのである。この固有性に家族も降参して，争いを避け，やりたいようにやらせる。ただ日常生活の必要，すなわち起床，着衣，入浴，食事などの際には衝突が避けられない。「学校」に行くと事情は別になる。学校では自発的衝動，自発的関心の自由はいっそう奪われる。じっと着席し，皆と同じようにし，ちゃんと言われた通り反応しなければならない。こうした当たり前のことがきわめて難しいか，不可能になる。葛藤の誘因は大きくふくれあがる。しかし両親は自閉的幼児の固有性をしばしば心得ていて，学齢期になって普通の道は進めないのでほとんどすべてが治療教育的児童相談所を訪れる。

最初の2例は学校での困難さが詳しく述べられているので，われわれと関係がつけられる。すなわち自閉的行動に由来する学習や態度の困難さと，同時に級友社会における変わった行動である。葛藤の誘因はたくさんある。これらの子がふつうでなく，全体としての性情から仲間はずれにされるという事実によって，仲間からのけ者にされてやっつけられる理由になる。そのうえ全体の身のこなし，話し方，そしてしばしば奇怪なまでの不器用さはすぐ嘲笑を誘い出す――子どもというものは，他人のきわだった，風変わりな特異性をすぐに発見して，適確な嘲りを投げかけるものである。

そこで次のような特徴的状況が反復される。すなわち，ひとりの自閉児が休み時間や往復の途上，腕白たちに大声でからかわれる中心となり，自分は烈火のごとく怒りだし，それがかえって滑稽に見え，あるいはあてもなくわめいて，いずれにしろ小器用ないじめっ子たちの標的になる。しばしばいじめ方が悪質になるので，付き添いの母親が悪童たちから子を守り，学校が終わって帰り道まで連れ添うことになるが，これも着衣に手ほどきや手助けする必要があるのと同じことになるので，幸運なときには知的能力や無鉄砲な腕力などによって，仲間から嘲りを混えた尊敬を得ることもある。

自閉児の欲動と感情の起伏

以上述べてきたところで，自閉児の人格がどんなに不調和であるか明瞭になったと思う。知能はしばしば平均以上に発達しているにもかかわらず，人格の深層，欲動的，本能的なものに著しい障害を示し，本能的な状況適応の障害，すなわち日常生活の要請に応じられないところに障害が現れているのである。このことは子どもの表現現象とその他の行動の記載で明らかになった。これから欲動と感情の領域の障害を1つひとつ追ってみることにしよう。

「性」からはじめよう。というのは表現像はいろいろであるが，多くの例で小児期から思春期を通し，性的にクールで無関心で，欲動的に弱く，その後も健康な力強い性生活に入らない。ではあるが，大多数で早期に性的異常が目につく。それは早期に出現し，強く反復され，頑固で治療に抵抗する自慰である。一般に自慰に伴うはずかしさと罪悪感に欠けていることがしばしばで，ときには自閉的精神病質独特の頑固さで，欲情を露出症的にさらけ出す。また比較的若い子どもに同性愛的行動が見られることがある（第2例参照！）。

また他虐症的特徴もしばしば報告されている。1例を挙げると7歳になる著しく自閉的な男の子が「お母ちゃん，ナイフがあったらお母ちゃんの心臓に突刺してみたい。血がうんと流れてすごい

だろうな」「僕が狼だったらすてきだ。羊でも人間でも引き裂いて血を流してやれるから」と言った。彼が指に怪我をしたとき、彼はまったく感激して、傷の手当てをした医師は異常に驚いた。その子はふだんまったく臆病で、椅子ごと転倒するのをおそれ、街では疾走する車におびえるのである。汚言症（Koprolalie）もこれらの子どもに稀ではなく、それはふだん使っている良い言葉と正反対の独特な行動である。

前述の「性」の問題だが、多くの場合に著しい不調和——欲動が弱いか、早熟か、倒錯かいずれにしろ人格に調和的に織り込まれておらず——同じ状態が種々の感情生活の領域に認められる。過敏と鈍感が裏表になっている。

2, 3の例を挙げよう。

味覚の領域ではなはだ極端な好悪を示すのが原則であるが、また無関心も、この型の閉鎖性を証明するものである。きゅうりやローストビーフなど強い酸味があったり、胡椒のきいたものを好むこともあれば、野菜や乳製品を嫌いでどうにもならないこともある。触覚についても相応したところがある。多くの子どもはある種の接触感覚、例えばビロード、絹、綿、白墨（チョーク）が異常に嫌いだったり、新しい肌着のごわごわしたのや、繕った靴下、爪切りが大嫌いである。なるほど爪を切った後の感じは快適とは言えないにしても、それが大騒ぎのきっかけになるのである。身体を洗うときの水が不快感のもとになって争いの種にもなる。診察の際、咽喉が過敏で舌圧子が使えないこともある。一方で雑音や騒音に過敏であるが、他方場合によっては周囲で起こっている騒音にまったく平気で無感覚のこともある。

すでにこれまで述べた不調和と矛盾の印象は、感覚から比較的高級な感情、すなわち物、動物、他人との関係で表出されるものに進むといっそう強くなる。これらの子どもたちとつき合ってみると、すぐに著しい情緒的欠陥の印象が迫ってきて、これこそ周囲との関係障害の最終原因であると認めざるをえないであろう。

この欠陥は、子どもが他の人々から孤立していること、周囲とくにもっとも身近な人に反逆していることで分かる。彼らには幼い子と一緒にいるときの最大の喜びである優しさがない。これらの子どもは笑うことが少なく、「可愛げがなく」、優しくしてやるのに意地悪をする。彼らの意地の悪さも残酷さも、はっきりと情性欠如を物語っているのである。

彼らは極端に自己中心で、他人の命令や禁止に無頓着で、自分の願望、関心、自発的衝動のままに振舞う。他人を認める感情に欠けている。彼らと話してもひとりよがりで、相手構わずである。その不従順の中には、どうにもならぬ無遠慮がひそみ、これはやがて意識的あるいは願望的な厚かましさではなく、ただ他人を了解できぬ欠陥によることが分かる。

人に対する分けへだての感情もまったくない。誰にでも、まったく見知らぬ人にも寄り添ったり摑んだりし、これを人でなく物か家具のように扱ったり、人に遠慮せずにせがんだり、勝手な話を始めたりして、要するに年齢差の感情、上下の別、礼儀と作法の感情はない。

自閉的な子どもの「諸事物」に対する関係も変わっている。健康な子ども、ことに幼児にとって、諸事物は生きているのである。*（詫摩注8）というのは物を自分自身の生命で満たして関係をもち、それで自分が作られてゆき、経験がまとまってゆくので、愛情は物に依存しているのであるが——これらの精神病質児にはまったくそれはない。周囲の諸事物をまったく認めず、玩具にぜんぜん興味をもたぬか、あるいはひとつ物に異常に固く結びつき、鞭や棒切れ、壊れた人形から片時も目を離さず、この「愛する物」が側にないと、食べも眠りもせず、そんなに夢中になっている物を引き離そうとすると重大な場面が生じる。

諸事物に対する関係が収集に限られていることがしばしばある。すでに記した他のさまざまな関心事と同じような行動がここにも見られる。すなわち何ひとつ目立つことなく、全体が充実し調和しているのでなく、その代わりに欠陥と空虚な空間があり、しかもその中でただひとつの物が肥大

(Hypertrophie) している。自閉的子どもの収集の仕方は，所有の脱精神化を意味する。物を集めて，それで何かちゃんとしたことを始めるとか，遊ぶとか，形を変えたり作り上げるのではなく，ただ持っていたいからに過ぎない。ある6歳の男子はマッチ箱を1000個集めて得意であったが，熱狂的な勢力を費やし，母親はその子が他の子のように鉄道遊びをする隙もないのを知っていたし，別の子は紐，また別の子は路上などで拾うもの「一切合財」を集める。しかし愚行に要るかもしれない物を何でも底なしにポケットに入れている浮浪児のような現実性はなく，ただがらくたを箱一杯に詰めていて，何度も入れ直し，守銭奴のようにそれを大切にして，母親が棄てようとでもすればたちまち大喧嘩になる。年齢が長じるとこの収集癖は，物を選ぶし整理もし，工夫も凝らすので，多くは興味もあり「理知的」にもなるが，真の収集癖者というものは，長じても自閉的性情特徴の著しい孤独者であることが多い。

自閉的な子どもは自分自身の身体に対しても正しい感情を持っていない。自分の身体を清潔に保つために人はいろいろのことをしなければならないが，彼らはそんなことをなかなかしないし，しても不完全である——成人して知的職業についても不潔でだらしがない。小児期の終わりまで食事を十分とらず，上から下まで汚し，自分勝手に食べ物を「塗りたくって」いる。

これらの子のもうひとつの特徴は「ユーモアのないこと」だ。自分に向けられた「冗談もぜんぜん分からない」（馬鹿にされる理由がひとつ増える——一緒に笑いとばせば嘲笑の激しさも取れるのだが）。ゆったり心地よくはしてないで，真のユーモアが存在している世界を情緒的に理解することができない。彼らが快活であるときは，周囲には不愉快で，高慢，気まぐれ，度外れであり，室の中を跳ね騒ぎまわり，無茶，厄介，攻撃的である。唯一有能で創造的なのは言語遊戯であって，音韻の類似を使って効果を出したり，こじつけたりし，鋭く機知に富んだ発言をするまでにもなる。

今述べた諸特徴だけを見て判断するなら，子どもの姿を見誤るであろう。感情面をそう簡単に消極的にばかりにとれない観察ができるのである。

子どもを治療部に預けると，いつも重いホームシック反応を起こすので驚く——一般的には感情に乏しいのは確かであるが，まずこのことと一致しない。普通の子ども，家庭と真に強力な感情で結びついている子どもでさえ，愛情と親切で迎えられて，新しい環境で休みなく行なわれている事柄に興味を持つと，悲しみも去って慣れてくるのだが，自閉児のホームシックは重いのが決まりである。1日中とめどのない絶望，ことに夕刻にその悲痛は増し，家でたいへん迷惑をかけた両親のことを話し，しかもすでに述べたように大人びた優しい言葉で家庭のことを物語るが，その際に表現する感情は驚くほど分化していることがある。ここには居れず，無条件で即刻帰宅しなければならない理由を次々に並びたてるが，その理由たるや素朴と技巧の明らかな混成であり，また家に哀願的，感動的な手紙を出す。これら一切は普通の子のホームシックの数倍も長く続くが，最終的に離れて，避けられない状況の中で，これらの子どもをよく知っている優れた指導を快く思うようになる。家庭との分離を悲痛に感じさせるのは，強迫神経症と紙一重の差の，家具や習慣との強固な結合で，また一方健康な行動の自由が制限されているのもこの反応の原因であるが，とにかくこの重いホームシックは子どもの感情の能力を示すものである。なお別の様式の例も経験している。「自閉的知能」の項で特別に創造的な言語表現の例に挙げたひとりの男の子は，2匹の白鼠を大切に飼っていて誰にでも見せびらかしたが，この同じ子が両親を悪さで呆れさせ，弟をいじめるのであった！　動物やある特定の人に疑いなく情の深い繋がりを見せることも経験することがある。

こうした事実から見て，これらの子どもの情緒面の問題ははなはだ複雑になる。単純に量的な観点から「感情貧困 Gefühlsarmut」の概念で理解してはならないので，むしろ質的異常，感情や情

緒の不調和，ときには驚くべき矛盾がこの子たちの特徴であって，適応障害の原因はここにあるのである。

遺伝生物学的考察

これらの精神病質児の類型がまとまっており，かつ一定しているだけに，遺伝性の問題が提起されてくる。精神病質状態が素質に根差していて，したがって遺伝的であることはすでに決定された問題である。とはいえ明確単純な遺伝系を指摘しようとするのは誤った願望である。この状態は疑いなく多因子的（polymer）であるから，もし優性遺伝か劣性かを決めようとすると，無理押しをしないかぎりは結論は出ないはずである。

系譜学的研究（家系研究）は後日を待つべきであろう。ただ推測的に次のことは言える。われわれはこの10年間に，多少にかかわらず自閉的精神病質状態像の著しい子どもを200例以上見てきた。「どんな」場合でも，両親や近親を詳しく調べることができたときには，必ず祖先にこれに似た精神病質的特徴を確認することができた。ただひとつの自閉的特徴を持つものから，十分な特徴を備えた精神病質まで，そして特徴的表現現象や不器用さから――別次元になる適応困難まである。子に自閉的特性を伝えたのが父親であれば，多くの場合，知的職業に就いている。父親が手職人であった場合などには，職業の選択を誤ったという感じを受ける（第2例）。多くの例では祖先以来数代も知識人で，血統的にそうした職業を強いられているのである。これらの子どもの中にはしばしば有名な学者系や芸術家家系の者があり，それら偉大だった人々の片鱗は子どもの気まぐれや風変わりに残されているような印象を受ける。そしてこうした性格はしばしば大科学者にみられるのだが，われわれの自閉的児童の父親たちの多くは，著しい風変わりにもかかわらず高い社会的地位についており，このことはこの人格類型の社会的価値の問題につながるのである。

ここに概説した遺伝的所見は，状態像の遺伝性の確実性と素質の堅確性を物語っているが，また多くの例で精神病質的状態はさまざまでありながら，遺伝の点では一様であることを示している。

遺伝性と関連して，その他2, 3の問題をここで説明しておこう。

自閉的な子どもの「性別」を見ると，驚くべきことにほとんど男子ばかりである。なるほどいくつかの特徴が自閉的精神病質に近似している女子の接触障害，状態の原因が過去の脳炎にあると認めざるをえない女子の例（例えば男子だが，症例4．ヘルムート，L．のような）はあるにしても，第1～3例のごとく，完全な特徴を備えたものは女子にはない。これをどう説明するか？　伴性的，あるいは少なくとも男性に限定された遺伝というのであろうか？　どうもそうらしい。

自閉的精神病質は男性的知能，男性性格の極端な変異（バリアント）である。すでに正常範囲のなかで，男子の知能と女子の知能の間に典型的相違がある。女子は一般的に良い生徒で，具体的なもの，感知的なもの，実際的なもの，こざっぱりした熱心な労働に適し，これに対し理論的なもの，抽象能力，精緻な思考と形式化，自主的研究は男子の側の能力である。比較的年長児の場合，ビネー検査で女子よりも男子の方が成績が良いのはこの理由による。ビネーテストが10歳児に要求するまったく理論的抽象的なものは，まさに男子により適したものである！　自閉的精神病質児ではこの関係は極端になっている。女性は感情をもち，かつその本能に基づいているのに対し，自閉症的精神病質では，男性的思考に含まれる抽象がはなはだしく増長して，具体的なもの，物や人への関係が失われてしまい，本能的機能に依拠する外界の要請への適応は，はなはだ減弱してしまうのである。

すでに述べたように，自閉的精神病質像の完全な特徴を持っている女子は経験しないのに，自閉的児童の母親には挙動が著しく自閉的な婦人がいる。この事実の説明はつかない。われわれの例に女子が含まれないのは偶然であるのか――確かに男子より稀ではあろう――あるいは女性では自閉

的性情特徴が思春期以後にはじめて現れるのであるか，われわれには分からない。

　われわれの例を概観してみてさらに確認されることは，自閉的精神病質は——大都市という条件を考慮しても——平均以上に「ひとり子」が多いことである（この点について正確な数値は後日に残しておく）。個人心理学(髙木注 14)に立脚している観察者は当然に，全体像をひとり子という立場から説明しようとし，ここに外因を証明しようとする。社会との関係の障害のみならず，話や思考の早熟を，おとなのなかだけで育ち，同胞の仲間入りができなかったことだけから説明しようとする。自閉的な子どもの両親も先生もそうしたひとり子という事実だけでその難問を説明しようとすることがしばしばある。しかしこれは多くの他の関係でそうであったのと同様，個人心理学は原因と結果を転倒しているのである。これらの子どもの幼い時から成長していくのを見ており，早期幼児期から彼らの特性がどのようにして上述の方向に固定していくかを観察し，さらにまた同胞のなかで育った自閉的子どもでもひとり子と同じ様式で発達することが分かれば，外因として説明するのは愚かなことが分かるであろう。この説明は誤りであって，子どもが自閉的であるのは，ひとり子という教育上の欠点の影響ではなく，同じく自閉的な両親から受け継いだ素質に基づくのである。ただひとりしか産みたがらないということこそ両親の自閉的性格の表現なのである。結婚して子を持ちたい意志は，疑いなくひとつの考え方の表現であり，したがってこの考え方は正常な変異の範囲で人によって差もあるし，教育の影響もある。その良い例は，最近のドイツの現状である。このような極端に偏った性格でも，子どもを欲しがったり，あるいは欲しくなかったりすることは，人間の欲動層，すなわち生来性に定められた素質に深く根差しているものである。子どもを欲しくないとか全然不要とするのは，多くの自閉的人格の本質的特徴であり，性的弱体，本能障害あるいは本能減退の特性の症状である。それゆえこうした性格の多くは，非社交的で，妻子を持たずに生涯を送り，かりに結婚しても多くは問題の多い緊張した夫婦生活を過し，欲動と精神の調和がなく，子どもに取り囲まれるなどという余裕がないのである。「生命の抗争者としての精神*（詫摩注 9）」という Klages のことばがここで想起される。——ひとり子という事実は自閉的状態像の原因ではなく，むしろ症状なのである——。

　諸事例，ことに第 1 例の記述は，自閉的精神病質と分裂病的状態像の間に類似があるという印象を与えるであろう。フリッツ, V. のような異常児は，そもそも小児分裂病なのではないか，との疑問さえ出るに違いない。この症例の議論が契機となって鑑別診断的検討がなされ，精神分裂病の診断が破棄されたのである。第 1 例ほど重い異常でない他の例は，推して知るべきである。

　その他の疑問にも答えておかねばなるまい。すなわちここに挙げた全例，あるいはその中のいくつかは分裂病の病前期であって，その後真性の精神病になっているのではないかと？　われわれの症例からはこれも否定される。われわれの記述した状態像はけっして経過進行性（prozeßhaft）でなく，本質的なものは全生涯を一貫してとどまり，しかも外界の要請には少しずつ適応していき，それとともに社会適応に達する。ただ 1 例，当初自閉的な本能の重い障害のある精神病質と理解していた子が，初診後 2 年して進行性の人格解体と崩壊が起こり，今は破瓜病と診断せざるをえなくなった例がある。この他の例はすべて，そのうちには 20 年以上も観察している例もいくつかあるが，この型の精神病質から精神病への移行は確認していない。

　これに関連してもうひとつ問題が出される。ここに述べた精神病質的状態像は分裂病の部分素因（精神分裂病が多因子的に遺伝されると仮定して——この精神病質がその 1 遺伝子の荷い手なのではないか。それがいくつかの病的素因と結合して精神分裂病の原因となるのではないか），あるいはこの状態は分裂病の素因の上にあるが，これらの例では発病しないですんでいるのではないかと？　この問題は精緻な家系的所見が解明してく

れるであろう。すなわち，われわれの小児分裂病の血縁に平均以上の数の精神分裂病が発見されるかもしれない。

　この点について早速に断定を下すことはできないので，今後の研究を待つことにする。さし当たって言えることは，自閉的な子どもたちの圏内に精神分裂病が目立って多いことはないこと，自閉的性格は遺伝性理学的のもので，したがって成因的に精神分裂病とはかかわりがないことだけを述べておく。Schröder が精神病質を「半狂人あるいは4分の1狂人ではない」という見解を述べているが，これは彼の遺伝生物学的態度にも一致している。

自閉的精神病質の社会的価値

　われわれはこの論文において，われわれの知る所ではまだ報告されていない小児期の精神病質的状態像を記述することが課題であった。以下はこうした議題を越えた部分について論じたい。つまり社会的価値の問題であって，このことはわれわれが小児期の自閉的状態像に限定せねばならないと意識はしながらも，重要な問題であるのである。すでに述べてきたところで，こうした人々の社会への参加は不可能とは言わないまでもきわめて難しいのであって，この状態の本質は環境の要請に対する適応の障害であることは指摘しておいた。だが期待が持てないのはきわめてわずかな例であって，それも自閉的特性に，顕著な知的欠陥が伴う場合である。

　この最後の場合，予後は概して悲観的となる。いい場合でも外回りの下働き仕事で，それも安定せず，転々とし，まずい場合には喜劇的奇人として街頭をさまよったり，不気味でだらしなく，大声で独りごとを言い，人々に自閉症者特有の無頓着さで話しかけ，街の若者の嘲笑の的となって──その乱暴者を追いかけようともせず──どこともなく逃げうせていくのである。

　しかし知能的に障害のない，ことに平均以上の才能のある自閉的精神病質では事情は別である。

他人との関係は子どもでは特徴的葛藤を起こすが，成人しても同様な障害は残る。そのために自ら悩み，また周囲を悩ませるという精神病質の古い定義を持ち出せば，自閉的精神病質には確かに後半が該当する，自分自身悩んでいるかどうか，固く閉鎖していて，感情の起伏が異常で了解しにくい人物では，判断がつかない。自閉的な子どもたちの振舞いから予測されるように，これらの人物は馴染み難く，それはことにもっとも身近なもの，配偶者の強く感じるところで，職業上の能力のみに着眼するとまったく判断を誤ることになる。

　はなはだ多くの場合に良い職業的能力を持ち，社会人，それもしばしば高い地位についていて優れており，これほどの仕事をするのは自閉的人物だからこそなのだと思うほどのこともある。あたかもその顕著な欠陥を代償するかのように特殊能力の偏った発達が見られる。自閉的な人物の「自発的」能動性にある一途さと徹底性，人間生活の一分野に限られた孤立した関心は，専門分野で特殊な作業をしとげるための積極的価値であると思われる。「尋常人」よりむしろ自閉的な人物で，少年時代も早い頃からある職業に向いていることがはっきりしており，その職業は生まれつきの素質から規定されているのが分かる。

　1例を挙げる。われわれは行動の全体が自閉的精神病質の病像をはっきり示しているひとりの少年とひとりの青年男子を3年間にわたって追跡研究した。小児期から成人するまで著しく自閉的であった。他人と関わらず，走り回って，もっとも身近な人物の再認もできない。彼はとくに不器用であったが（すでに述べた日常生活の訓練は一切はなはだ困難であった）また，態度もはなはだ風変わりであった（一人前の若者になって，市電の中で長時間，鼻の穴をほじるのに熱中していた！）。学校でも気まぐれに勉強したりしなかったりするので大変に困った。語学がことに無能で，ギリシア語は中学で初級以上に進めず，他の学課の成績を参考にしてようやく進級できた。

　小児期から自然の数学の才能は非常なものであ

った。ごまかしのきかない質問をして，おとなから必要な知識を汲み取りこれを自分なりにこなした。3歳（！）の頃に次のような光景が見られた。ある日，話が多角形のことになった。母親はせがまれるままに，砂の上に3角，4角，5角を画いた。子どもは棒を持って一線を画き「これ2角でしょう，ちがう？」それから点を画いて「これは1角でしょ？」と言った。この子の関心は終始算数に向かっている。就学以前にもう平方根ができた。両親が子どもに分かりもしない計算の仕方を機械的に教えこんだのではなく，子どもはむしろ両親の意に反して，自分で計算に駆り立てられているのである。中学で先生はその抽象的領域にまで進んでいる数学の専門的知識に驚嘆したが，そのために，行儀も悪く他の課目は駄目なのに，高校受験資格はもらえた。高校の始めに，天体理論を専門に選んだが，ニュートンの計算の誤りを証明した。先生はこの発見を学位論文の基礎にするよう勧めた。これが大学への道を進むきっかけになった。非常に速く大学の天文学研究室の助手となり，大学教授資格を得た。

　このような生き方は唯一の例外ではない。自閉的精神病質は知的障害がないかぎり，ほとんど皆が就職に成功し，その多くは知的な高度の専門的職業，また高い地位についているのは内心驚くほどである。抽象的知識の内容は豊富である。数学的能力から職業を選んでいる者，「理論数学」から技術者，科学者，官公吏，また変わった特殊な専門分野，例えばその分野での権威である紋章学者，また相当の音楽家などにもわれわれが見てきた自閉的児童がなっている。これほど困る，変わった子どもも結局は優れた社会人になりうるという一応は驚くべき事実も，詳しく説明してみれば了解されると思う。

　職業に就くということはいわば一面性の強制であり，多様性の放棄を意味するので，多くの人には苦痛でもある。多くの少年は，多方面に平均した才能を持つために職業選択に根本的に迷って決断ができず，精力を一方向に向けられない。しかし自閉的精神病質では，世間の色とりどりの楽しみには目隠しされていて，全精力と確信で「わが道」を進むのであって，その道は小児期からたいていはすでに予定されているのである。このような人々についても，どんな性格でも，長所と短所は同一の特性の発露であり，陽と陰の2つの側面であり，いきなり引き剥がすことはできず，「長を取って短を棄てる」とはいかないという命題の真が証されるのである。

　彼らもまた社会的共同体の組織のなかで果しうる役を占め，それを誰にもできぬやり方でやるであろう。しかもそれが先生たちをもっとも困らせ，もっとも悩ませた子どもたちだったのである。

　これらの性格が，どれほど変わり種であっても，発達も適応も可能な人格であり，発達の過程で以前には思いもしなかった社会適応の可能性が浮かびうることが示されたと思う。これらの事実はこれらの困難な問題をかかえた人々に対するわれわれの見地，われわれの価値判断を決定させ，彼らにわれわれの全人格でもって立ち向かう権利と義務があることを確認させ，愛情に満ちた教育者が身をもって打ちこんでこそ効果が引き出せることを確信させるものである。

む　す　び

　本論文を結ぶに当たって，文献との照合を必要とするであろう。われわれの選んだ子どもの類型がすでに述べられている類型とどのような関係があるのか，すなわちその異同を検討しなければなるまい。しかし豊富な文献について類型学的観察法の適否という根本問題にまで触れようとは思わない。われわれは冒頭に述べたように，完全な類型学的体系を立てうることは考えないが，場合によっては類型概念も知識を肥やすこともあり，本論もその一例証であろうと信じている。

　したがって心理学上の類型を引き合いに出してみなければならない。自閉的精神病質とKretschmerの分裂気質(Schizothym)，Jaensch, E. R.の不統一人格(Desintegrierte)，そして何よりもJung

の「内向性思考型」(introvertierten Denktypus)との間に若干の類似がある。内向性性格の記載にはわれわれの述べたような子どもの人格に類縁の点が多い。「内向 (Introversion)*（詫摩注 10）」とは自分自身への狭窄すなわち自閉(Autismus)，外界との関係の制限に他ならない。

それにもかかわらず，これらの諸家との異同は遺憾ながら今日まで十分に尽くされていない。ごく簡単に稀に触れられるだけで，Jung の述べた性格は小児期にどのように振舞うのかが述べられていない。したがって比較しうるものがなく，叙述の舞台がまったく別である。われわれの子どもが成長してどうなるかを示したときに，対比が必ず実を結ぶであろう。この点についてはすでにしばしば約束している著述によって続けることとし，この論文では，遺伝生物学的基礎をやや詳しく分析しただけでなく，テーマをことさらに小児期に限って述べたしだいである。その際たまたま，他の諸家の述べる性格像に触れて異同を考えてみたにすぎない。

この論文の目的は，変わった子どもたちの一類型を，熱意でもって一緒に生活し，厚い教育的努力をはらったうえで記述し，彼らの個性と問題点に関心を引かれるばかりでなく，これを中心として，心理学，教育学，社会学の問題が展望されることを述べることにあった。

（詫摩 武元，髙木 隆郎 共訳）

詫摩注，髙木補

1) 人間的諸現象の整理の試み——以下，E. Kretschmer, K. Schneider, P. Schroder, と進んで，L. Klages にまで及ぶ。Klages「性格学の基礎」（千谷・詫摩訳。岩波書店。第 7 版）をまず後序「講壇心理学と性格学との関係」からはじめて通読しておかれることをおすすめする。Asperger 教授が Klages によろうと志していることには敬意を表するが，氏は Klages を十分に理解しておられるとは言えないと思われる。というのも，Klages に基づいて，どのように精神障害が整理されていくかは，これからの問題，これからの仕事と思うからであります。上記翻訳の後序には「どうしてお互いの心を見出すか？——行動心理学と相貌学——」と題する Klages の講演も，第 7 版から載っていることを追加しておきます。

2) Agape——ギリシア語 $\alpha\gamma\alpha\pi\eta$ アガペー，兄弟愛，神が人へ，人が神に対する愛。

3) 演繹的——演繹的方法とは「確実なる根本原理から出発して真正の認識に到達せんとする研究法」と哲学辞典にある。「専ら理性論者の用いるところ」という意味で述べられているとすれば，Klages を転倒して理解していることになる。Klages はあくまで「生命」の側に立っていて，断じて理性の側には立っていないのである。

その要約されたものとしては，Klages, 千谷訳「意識の本質について」を，入門的なものとしては，千谷編，訳「生命と精神—— L. Klages の面影」（共に勁書房版）をおすすめしておきます。

4) 人の表現現象 (Ausdruckserscheinung)——表現 (Ausdruck) と印象 (Eindruck) の極性の関係であるが，Asperger も文献に挙げている J. A. Barth, 千谷訳「表現学の基礎理論」（勁草書房）は必読の書であり，熟読すべき書である。

5) 有機的組織体を一貫している理念——類似から類型が考えられるのであって，理念 (Idee) を持ち出すことはおかしい。余りにもプラトン的であろう。

6) 自閉的精神病質——自閉という言葉がそれほど偉大かどうかは別として，むしろ外界との交流，疎通について考えることが，その内容になろう。これは大問題で Klages を俟つよりない。

7) Schauen（観得）——「観得」の語は Klages の諸著から理解するよりない。眼で見るだけではないのである。[髙木補：Klages——というより千谷の独得な訳語なので，文意をそこねない範囲で箇処によって，観察，視覚を媒体としての認識など，適宜一般語におきかえた]

8) 事物—— Klages「性格学の基礎」第 1 章「性格研究の諸前提」参照。

9) 生命の抗争者としての精神—— 1500 頁を超える Klages の主著の題名からとったとすれば，それは「心情の抗争者としての精神」でなけらばならない。

10) 内向 (Introversion)——「性格学の基礎」訳。81 頁，同注 293 頁参照。

11) （髙木注）Gemüt——ドイツ語としても定義しにくい概念で，感情（Gefühl）と努力（Strebung）の総体，あるいは知的側面との対立において精神生活の感情面の総体，等々（以上 F. Dorsch: Psychologisches Wörterbuch, 10版, Hans Huber, 1982 参考）。

K. Schneider の精神病質人格の類型のひとつである Gemütlose は通常「情性」欠如者の訳語があてられている。（新版精神医学事典，弘文堂，1993.——この項，福島章 執筆，あるいは従来の教科書でも同じ訳語が多い）

また同項目の説明で，「情性は精神的な発達と成熟に伴って成立する価値関係的な感情である」（同事典，福島）ともある。

同事典によれば Gemütlose は英語では affectionless type, フランス語では type apathique と訳されているという。それなら日本語でも「髙次感情」「情操」あるいは単に「感情」としてもよいように思ったが，あえて誤解されることを恐れて，これまでの「情性」（このような語は日本語の辞書にはない）を納得しないままに用いた。

12) （髙木注）メンデル型遺伝を考えている。

13) （髙木注）命令自動——幻聴などにより周囲の状況に関係なくひとりでに行動をしたり，中止したりすること。

14) （髙木注）Individualpsychologie（A. Adler）をさす。批判的立場はよいとして，Adler の名を出すことはタブーだったのであろう。

あとがき

本訳文は当時都立梅ヶ丘病院長だった詫摩武元先生（故人）が行なった Asperger 論文の全訳（1969）をもとにし，髙木隆郎が若干の部分改訳をしたものである。詫摩先生も附記されているように，その翻訳は厚生科学研究費によって支えられた自閉症研究班（班長 堀要教授，当時名大教授，故人）の活動の一環としてされたもので，謄写版印刷され，B5，105頁の冊子として製本され，班員に配布された。後に英語版の翻訳*も出された（1991）が，冒頭の類型論に関する叙述を割愛している。したがって，たぶん本訳稿が世界ではじめての Asperger 論文の外国語完全訳である。その後，この訳文は児童精神医学とその近接領域，34巻（1993）に古典紹介として掲載された。

けだし名訳であり，かなり意訳された達意の文章である。詫摩先生を存じあげていたものとしてはその独得な口調がそのまま出ているようで，読みながら味わい深く，感銘し，またところどころでほくそ笑む。始めの部分（「問題の提起」）で記されているように，Asperger は性格の類型論を主として哲学者 Klages, L. に負うている。Klages といえば前東京女子医大教授の千谷七郎教授が信奉されていたことで有名であったが，気がつけばあの有名なクラーゲス「性格学の基礎」岩波書店，（1968）に代表されるクラーゲスものの複数の訳書は千谷・詫摩の共訳となっている。つまり詫摩先生も Klages については造詣が深かったわけで，Asperger 論文の翻訳は実に適材をえたのであった。

髙木の加筆訂正の部分は，20数年前の詫摩先生の訳を全面的に手本として参考にしながら，あまりに硬い部分を若い方にも読んでもらえるような現代語訳にし，明らかな誤りを正したにすぎない。しかし反面，平板な現代語となり，詫摩調を薄めてしまった。あえて言えば Klages や Schröder を知らない人にも意味がとれるような言葉におきかえる作業もしたが，結果は十分な満足の得られるものとはならなかった。読者にも，詫摩先生にも，そして Asperger 教授にも深くお詫び申し上げる。

（髙木 隆郎）

---

*Frith, U.(Ed.) (1991). Autism and Asperger Syndrom, Cambridge University Press, 冨田真紀訳 (1996). 自閉症とアスペルガー症候群，東京書籍：アスペルガーの原論文の訳は第2章83-178頁。

3 アスペルガー症候群と高機能非定型自閉症の比較研究

Hiroshi Kurita, MD*

要点と解説 1944年のHans Aspergerによる自閉的精神病質（autistische Psychopathie）の名称での最初の論文発表から50年を経た現在，アスペルガー症候群（Asperger's syndrome：ASと略）は，もっとも高機能の広汎性発達障害（PDD）の1型として確立されつつある。従来，ASはまれな障害で自閉症以上に男子優位とされていたが，最近は有病率は自閉症に匹敵し，男女比も自閉症に近いことも示唆されており，現在，児童青年精神医学領域では，もっとも注目されている障害の1つである。病因は不明だが，自閉症同様に素因的要素と後天的生物学的要因が作用し多因子性に生じると考えられているが，自閉症よりも素因的要素の関与が大きい可能性がある。早期の言語・認知能力の発達に遅れがないため，幼児期に診断されることは，他のPDDの単位障害よりはるかに少ないが，対人関係・社会性の障害は深刻であり，年長者では気分障害，精神病性症状などさまざまな精神障害や精神症状が併発しうる。早期からの社会的技能訓練を含む治療的対応が必要と思われるが，ASの療育法はまだ確立されていない。ASには発達障害と人格障害の接点という側面もある。ASと診断されずに一般精神科で対応されている例もあり，今後，ASへの関心が，成人精神医学領域でも高められる必要がある。ASに関するさまざまな研究の中で，いわゆる高機能自閉症との異同は，現在でも議論があり，AS概念の臨床的意義については，懐疑的見解も少なくない。本論文は，自閉症以外のPDDとして重要なICD-10による非定型自閉症の高機能群とASの初めての比較研究である。　　　　　　　　　　　　（長沼 洋一，栗田 広）

緒　言

アスペルガー症候群（Asperger's syndrome：以下ASと略）は，1944年にウィーンの小児科医であるAspergerが発表した，自閉的精神病質（autistische Psychopathie）から発展した概念である。これについて1980年以前には，主に自閉症との関連について述べたごく少数の英語論文が，ヨーロッパの研究者によって発表されたのみであった（Van Krevelen, 1963, 1971 ; Van Krevelen & Kuipers, 1962）。これらの研究において，ASの疾病分類学的位置づけについて，2つの流れが存在した。1つは，この状態を乳児期から児童期にかけての人格発達の偏りとみなすものである（Asperger, 1944 ; Van Krevelen, 1963, 1971 ; Wolff & Barlow, 1979）。もう1つは，1980年代の初めからの有力な見解であるが，ASを自閉的状態の高機能の1型とするものである（Bowman, 1988 ; Burgoine & Wing, 1983 ; Schopler, 1985 ; Volk-

---

*Department of Mental Health, Faculty of Medicine, University of Tokyo, Japan（東京大学大学院医学系研究科精神保健学分野）

Translated from "Hiroshi Kurita, M.D. (1997). A comparative study of asperger syndrome with high-functioning atypical autism. *Psychiatry and Clinical Neurosciences, 51*, 67-70."

mar *et al.*, 1985 ; Wing, 1981)。

　1980年代後半より，多くのASと高機能自閉症（high-functioning autism：以下HFAと略）との比較研究では，それらの差違よりもむしろその類似性が強調されてきた。Gillbergは，年齢，IQをマッチさせたASと自閉症との比較において，自閉症では，妊娠前，妊娠中の至適正指数が小さく，ASでは，運動の不器用さが多く見られたものの，臨床的，神経生物学的には，差が少ないことを見出した（Gillberg, 1989）。しかし，最近では，運動の不器用さは，ASとHFAの診断的な差ではないとされている（Manjiviona & Prior, 1995）。Szatmariら（1989, 1990）は，ASとHFAについて，早期の発達，予後，神経認知的障害に有意な差はないとしている。また，Ghaziuddinら（1995）は，ロールシャッハ・テストでは，多くの構造化変数についてASとHFAは区別できないと報告した。

　わずか2つの研究のみが，ICD-10(World Health Organization, 1990, 1992, 1993)とDSM-IV (American Psychiatric Association, 1994)におけるASの主要な特徴（すなわち，正常な言語と認知発達）に直接関連していない差違を，ASとHFAの間に見出した。Ozonoffら（1991）は，ASは，心の理論や言語性の記憶において障害がないが，年齢，性別，IQをマッチさせたHFAにはそれらの障害があったことを見出し，心の理論についての2項目を含む彼らの6項目の合計得点に基づく判別分析では，AS例の70％を正しく予測した。また，Szatmariら（1995）は，彼らのAS群はHFA群より平均IQにおいて有意に高かったものの，ASは，HFAより多くの自閉症状，適応行動および言語認知測度において障害が軽いことを示した。

　実証的研究の大多数は，ASを独立したカテゴリーとすることを必ずしも支持していないが，ICD-10とDSM-IVにおいては，広汎性発達障害（pervasive developmental disorders：以下PDDと略）の1カテゴリーに，それぞれアスペルガー症候群，アスペルガー障害として取り上げ，同様な診断基準を提案している。ICD-10とDSM-IV出版以前のASとHFAの比較研究のほとんど（Gillberg, 1989 ; Szatmari *et al.*, 1989 ; Szatmari *et al.*, 1990 ; Kerbeshian, 1990）は，Wing (1981)の診断基準を用いているが，これは，ICD-10およびDSM-IVの基準より幅が広く，精神遅滞を有する例も含んでいる。これに関しては，ICD-10やDSM-IVにおけるASの早・幼児期の正常な言語発達という基準は，合理的なように思われる。しかしながら，この基準は，最近の研究においてでさえ，厳密には用いられていない。Ozonoff（1991）らの研究やManjivionaとPirior（1995）の研究では，早期の言葉の発達が正常であるか否かに関わらず診察時に正常な言語発達があることとして修正したICD-10のASの基準を用いている。このような修正は，かつて言語発達に遅れがありながら，現在は正常な水準にあるPDDをASと区別するのに十分とは思えない。

　さらに，先行研究におけるASの対照群のPDDは，HFAのみから構成されている。しかしながら，自閉症以外の高機能PDDは，ASとよく似た臨床的特徴を示すことがある。自閉症以外のPDD（たとえば，DSM-III (American Psychiatric Association, 1980)の非定型PDDと小児期発症のPDD, DSM-III-R (American Psychiatric Association, 1987)とDSM-IVにおけるPDDNOS, またはICD-10の非定型自閉症）の有病率は，子ども10000人に3.2人（Gillberg *et al.*, 1991）から16.3人（Wing & Gould, 1979）であり，また自閉症より高機能である（Mayes *et al.*, 1993 ; Volkmar *et al.*, 1988）。ASがPDDの妥当な下位カテゴリーであるなら，ASはこれらの高機能PDDの類型から，診断基準と直接関連のない臨床的変数によって区別される必要がある。

　本研究において，著者は，ASの妥当性を評価するため，ICD-10の診断基準に基づき，ASと高機能非定型自閉症を様々な臨床的変数において比較した。

対象と方法

本研究において，著者は，境界知能を十分に越えるIQ 90以上を〈高機能〉と定義した。すべてのAS児と対照群の高機能非定型自閉症児は，東京あるいはその近県にある3つの発達障害の専門施設（すなわち，全国療育相談センター，練馬区立心身障害者福祉センター，川崎市リハビリテーション福祉センター）のいずれかに，1983年から1993年のあいだに訪れた患者から選択された。それらの施設における児童精神科医とその他の専門家による詳細な病歴聴取と臨床的診察については，すでに他の論文で紹介されている (Kurita et al., 1989, 1992)。

これらの3施設において，経験ある児童精神科医（著者）が指揮する臨床チームが，DSM-IV出版以前は，DSM-IIIおよびDSM-III-Rに従って受診した患者の診断を行なった。1990年以降は，ICD-10草稿 (World Health Organization, 1990) やICD-10 (World Health Organization, 1992, 1993) も併せて用いられた。IQを参照せずに詳細な臨床記録を検討し，臨床チームが26人の児童（平均年齢=5歳8カ月，SD=2歳1カ月；範囲=3歳1カ月〜12歳；男22人，女4人）をICD-10に従ってASと診断した。彼らは，すべて2歳までに単語，3歳までに意思伝達可能な句を話し，正常水準の自助技能と適応行動，対人関係における質的障害，および制限された常同的な行動や興味のパターンを示していた。

さらに，DSM-III-RおよびICD-10で定義されたPDD（すなわち，相互的な社会的関わりの質的障害，コミュニケーションの障害，および制限された常同的な活動や興味のパターン）患児のIQを参照し，22人の高機能PDD児（IQ>90）を選択した。彼らは，早・幼児期にいくらか発達の遅れが見られるため，ASとは診断されなかった。この22人のうち16人（平均年齢=6歳1カ月，SD=2歳1カ月；範囲=3歳〜11歳1カ月；男13人，女3人）が，症状の非定型性を有するICD-10の非定型自閉症の基準に合致した。彼らは，高機能非定型自閉症（以下HAAと略す）群とされた。彼らは，DSM-IVによるとPDDNOSと診断される。AS群とHAA群は，年齢と性比に有意差はなかった。

AS群とHAA群において，患児の詳細な臨床記録から得られた以下の64変数の比較が行なわれた。それらは，父および母の教育水準，患児が生れた時の父母の年齢，28個の産科的リスクファクター (e. g. 母体の身体疾患，切迫流産，子癇，妊娠中の服薬，胎位の異常，臍帯巻絡，前・早期破水，鉗子分娩，帝王切開，仮死，強度の黄疸，出産時母年齢30歳以上，生下時体重2500g未満）それぞれの有無とその合計数，新生児期の食事問題（2項目），生下時の身体計測（3項目），同胞順位，同胞数，運動発達里程通過時期（3項目），ASの定義に述べられている以外の言語発達（始語および指差出現年齢），IQ，小児自閉症評定尺度東京版 (Childhood Autism Rating Scale Tokyo Version；以下CARS-TVと略) (Kurita et al., 1989) の15下位尺度得点および総得点，脳波異常およびてんかんの既往である。初診時に経験ある心理士が，26人のAS児と15人のHAA児のIQをStanford-Binet日本語版を用い，1人のHAA児のIQをWISC-R日本語版を用いて測定し，全対象児のCARS-TVの評価を行なった。

データは，統計プログラムパッケージ〈High-Quality Analysis Libraries for Business and Academic Users 第4版〉(Takagi, 1994) を用いて解析された。

結　果

2群で，両親の教育水準，生下時の両親の年齢，個々の産科的リスクファクターの有無とその合計数（AS群：平均=2.9，SD=1.9；HAA群：平均=3.0，SD=2.8），新生児期の食事問題，生下時の身体計測値，同胞順位，同胞数および運動発達里程通過に有意差はなかった。

表1 アスペルガー症候群と高機能非定型自閉症の間で有意差のみられた CARS-TV 得点

CARS-TV 項目(No.)[b]	診断名[a]		t d.f.=40
	AS(n=26) Mean±s.d.	HAA(n=16) Mean±s.d.	
模倣(2)	1.7±0.4	2.1±0.4	2.90**
視覚的反応性(7)	1.6±0.4	1.8±0.4	2.05*
聴覚的反応性(8)	1.5±0.3	1.8±0.4	3.37**
非言語的コミュニケーション(12)	1.9±0.4	2.2±0.4	2.21*
総得点	25.3±3.4	28.0±2.4	2.76**

[a] AS,アスペルガー症候群；HAA,高機能（IQ＞90）非定型自閉症
[b] CARS-TV のその他の11項目(人との関係,情緒,身体の使用,人間でない対象に対する関係,変化への適応,近接受容器での反応性,不安反応,言語的コミュニケーション,活動性の水準,知的機能,全般的な印象）の得点については，AS と HAA の間で有意差は見られなかった。
*$p<0.05$；**$p<0.01$

始語および指さし出現平均月齢も，AS 群と HAA 群において有意差はなかった。平均 IQ も26人の AS 群（平均＝104.6，SD＝19.2）と16人の HAA 群（平均＝97.8，SD＝7.2）で有意差はなかった。また，9人の AS 児と5人の HAA 児でのみ，WISC-R によって IQ が検査されたが，全 IQ，言語性 IQ，動作性 IQ のいずれにおいても2群間に有意差はなかった。

表1には，HAA 群より AS 群で有意に得点が低かった CARS-TV 総得点およびその4下位尺度得点を示す。診断を基準変数，CARS-TV の5得点と IQ を説明変数として判別分析を行なった。IQ は CARS-TV 得点と負の関連を示し（Kurita et al., 1989 ; Schopler et al., 1980），本研究では AS 群と HAA 群で IQ に有意差はなかったが，IQ の交絡効果の可能性を考慮し，説明変数として加えた。その結果，模倣（Wilks λ＝0.78，$F(1,39)=4.08$，$P<0.10$）と聴覚的反応性（Wilks $\lambda=0.13$，$F(1,39)=6.70$，$P<0.05$）による判別が，16人の HAA の62.5％，26人の AS の86.4％，全体の76.2％を予測した。

AS 児26人のうちの2人（7.7％），HAA 児16人のうち1人（6.3％）は，てんかんの既往があった。38人の脳波検査が施行された患児で，23人の AS 中2人（8.7％）と15人の HAA 中2人（13.3％）が，てんかん性脳波異常を有していた。これらの比率に2群間で有意差はなかった。

考 察

本研究は，これまでの多くの研究に比べ高い IQ を有する高機能 PDD 児を対照としたが，AS と他の高機能 PDD とは，その差違より類似性が多くみられるという，これまでの多くの研究（Gillberg, 1989 ; Manjiviona & Prior, 1995 ; Szatmari et al., 1989 ; Szatmari et al., 1990 ; Ghaziuddin et al., 1995）とほぼ一致した知見を得た。

本研究で得られた2つの主要な知見について述べる前に，Gillberg（1989）の研究と本研究との2つの相違について述べる。第1は，本研究でのてんかんの頻度（7.1％，3/42）が，てんかんのデータを含む AS と HFA に関する今日までのところ唯一の大きな研究である，Gillberg の研究でのそれ（13.0％，6/46）と比べ低いことである。Gillberg の研究では本研究に比べ，対象の年齢が高く（平均＝10歳1カ月），IQ が低かった（IQ が69以下の者が9％，70から85の者が35％）ことを考えると，てんかんは，精神遅滞を有する自閉的な子どもでは，それのない子どもよりも多くみられ（Bartak & Rutter, 1976 ; Gillberg & Steffenburg, 1987），実際，てんかんの累積頻度は年齢とともに増加するので，この差違は異常なものとは言えないであろう。しかしながら，高機

能PDDにおけるてんかんについては，大きなサンプルを用いた長期にわたる研究による検討が必要であろう。第2に，本研究でのAS群とHAA群の間に産科的リスクファクターの合計数に有意差がないという知見は，GillbergのASよりHFAの方が至適正指数減少度が大きかったという知見（Gillberg, 1989）と一致しないことである。これは，本研究におけるHAA児のIQが，Gillbergの研究におけるHFA児より高かったこと，および評価された産科的リスクファクターが異なることによって説明されるかもしれない。本研究における対象は，まだ幼かったため，WISC-Rの適用できる人数が制限され，また，〈心の理論(Bowler & Worley, 1994)〉やロールシャッハ・テストのような洗練された方法を用いることができなかった。しかしながら，若年の対象者の早期発達に関する情報は，母親から得ることが可能であった。

IQについて差がないにも関わらず，本研究におけるAS児は，鑑別診断が最も難しいHAA児と，ASの主要な診断学的特徴（すなわち，正常な言語と認知の発達）に直接関連しない2つの差違を示した。1つは，ASはHAAより非自閉的であったことである。この知見は，Ozonoffら（1991）のものと一致するが，本研究の対象児は，CARS-TVではほとんどが非自閉的とされ，CARSにおいて軽度から重度自閉的であったOzonoffらの研究の対象者の総得点（HFA，平均＝36.27；AS，平均＝32.55）と比較して，かなり低いものであった。この差違の原因は明らかでないが，この2つの尺度における非自閉的と自閉的とのカットオフが異なるためかもしれない。しかしながら，CARS総得点とIQは負の関連を示すことから（Kurita et al., 1989；Schopler et al., 1980），高機能PDD児のCARS総得点は，通常のPDD児のそれより低いことが予測される。本研究におけるAS児とHAA児のCARS-TV総得点は，CARS-TVに関する最初の研究（Kurita et al., 1989）における36人の自閉症児の総得点（平均＝32.2）や46人のその他のPDD児の総得点（平均＝28.4）より低かった。Ozonoffらは，通常のPDD患者における対応するCARSデータを示していないので，彼らの研究のサンプルにおいて同じ関係が存在するかは不明である。もう1つの差違は，ASはHAAに比べ，自閉症状プロフィールにおいて，より歪みが少ないことである。

HAAよりASにおいて有意に得点の低かったCARS-TVの4つの下位尺度の性質から，ASはHAAに比して，対人反応において障害が軽いと推測する。しかしながら，CARSおよびCARS-TVは，非自閉的な水準の異常の把握を目的として作られていないので，さらなる分析は困難である。ASとその他の高機能PDDの間にもし自閉的特徴に細かな差違が存在するならば，それを検出するには，より精密な尺度が必要であろう。

ASにおいてHAAより，自閉症候が有意に軽度であったという知見の解釈には，慎重を要する。この差違は，IQがCARS得点と負の関連を示すため（Kurita et al., 1989；Schopler et al., 1980），ASでHAAよりIQが有意ではないが高かったことの単なる反映である可能性があるためである。この困難性を回避できるIQについてのマッチングは，サンプルサイズが小さくなり，意義のある結果を得ることが困難になるため行なわれなかった。しかしながら，CARS-TV総得点と4つの下位尺度得点のどれもが，IQよりも強いASのHAAからの判別指標であったことから，この知見は妥当なものと思われる。

結論として，HAAとの小さな相違は，ASがHAAから独立したものではなく，それからの過渡的なものであることを示唆している。現在のところ，ASはPDDの高機能を示す妥当な亜型というより，PDDスペクトラムの最も高機能な一端として認識するほうがよいと思われる。しかしながら，症候プロフィールの歪みがASにおいてその最も近縁な仲間であるHAAより少なかったことは，ASの妥当性に関するさらなる研究を保証するものかもしれない。

（長沼 洋一，栗田 広 訳）

4 アスペルガー症候群と自閉症：神経認知学的側面

Szatmari, P.*, Tuff, L.*, Finlayson, M.A.J.* and Bartolucci, G.*

要旨と解説　この研究はアスペルガー症候群（Asperger's Syndrome, AS）の症例に各種神経認知学的検査を行ない，得られた成績を高機能自閉症（high-functioning autism, HFA）や精神科外来患者対照群（psychiatric outpatient controls, OPC）におけるそれらの成績と比較検討したものである。症例数が多く，また洗練された統計処理の手法を用いており，アスペルガー症候群における障害の本質を検討する上で大きな示唆を与えるものである。また，著者らは上記の全検査項目において，AS と HFA の間にほとんど差異を認めなかったことより，分類上 AS と HFA を統合し広汎性発達障害（pervasive developmental disorder, PDD）の中に包括し得ることを強調している。さらに，AS および HFA を全検査 IQ 85 以上と 85 未満とに分類することにより，神経認知学的障害のパターンに相違がみられ，これら欠陥のパターンが発達段階によって変化することも指摘している。しかし，著者らも指摘しているように，自閉症との区別を確実にするための AS の診断基準が十分に確立されていないために，AS と HFA の間に相違が認められなかった可能性もあり，今後の課題が残されている。

（眞田　敏，大竹　喜久）

　アスペルガー症候群（Asperger's Syndrome, AS）という用語は数年来，論文や症例報告，論評にしばしば用いられている（Wing & Gould, 1979; Wolff & Barlow, 1979; Wolff & Chick, 1980; Wing, 1981; Burgoine & Wing, 1983; Gillberg, 1985; Mawson *et al.*, 1985; Schopler, 1985; Nagy & Szatmari, 1986; Tantum, 1988）。この障害は 1944 年に Asperger(1944) によって最初に報告され，児童期の対人関係における孤立と奇妙で風変わりな行動が特徴である。多くの親は，本症候群の子どもが幼年期，優しいが友だちからは極端に孤立すると述べている。彼らの対人関係はぎこちなく，一方的な関係に陥りやすい。

彼らの言語は，明らかに常軌を逸しているわけではないが，コミュニケーションの語用論的側面に困難がある（すなわち，会話の開始や持続に問題がある）。また，ジェスチャーや顔の表情は乏しく，対人距離の判断を誤る。彼らはなぜ興味を持つのか分からない物（ビルの各階案内図，サメ，洗濯機など）に対してしばしば強い関心を示す。しかし，これらの対象と正常なもの（レスリング，ホラー映画，スポーツ統計など）との間の区別はときに困難である。多くの症状が微妙で捉え難いため，AS の子どもはしばしば別の診断を下され，ごく最近まで，広汎性発達障害（pervasive developmental disorder, PDD）の一種であ

---

*Department of Psychiatry, McMaster University, Hamilton, Ontario, Canada

Translated from "Szatmari, P., Tuff, L., Finlayson, M.A.J., & Bartolucci, G. (1990). Asperger's syndrome and autism: Neurocognitive aspects. *Journal of the American Academy of Child and Adolescent Psychiatry, 29*, 130-136."

るとは認識されなかった。

　これらの子どもには，その他の診断名（非定型，偽神経症性分裂病，自閉性精神病質，境界型，分裂病型，分裂病質）もつけられてきたが，本症候群の本質的臨床像は何かについては合意が得られつつある（Nagy & Szatmari, 1986）。すなわち，対人関係における孤立，他児との相互交流の異常性，言語的または非言語的コミュニケーションの障害，早期発達遅延である（Szatmari et al., 1989）。過去の症例報告（Burgoine & Wing, 1983 ; Gillberg, 1985 ; Mawson et al., 1985 ; Volkmar et al., 1985）は，AS を自閉症の軽症型とみなすべきことを示唆しているが，コミュニケーション言語を持たず，精神遅滞を伴い，予後不良の大多数の自閉症患者と本症候群患児が異なることは明らかである。しかし，本症候群が高機能自閉症（high-functioning autism, HFA）または精神遅滞を伴わない自閉症と区別できるかどうかは明らかでない。最近の報告（Wing, 1981 ; Szatmari et al., 1990）は，これら2群が臨床像（とくに対人関係における反応性，想像的遊び，風変わりなものへの没頭）および転帰により区別できることを示唆しているが，これらの差異はおそらく病因の違いよりも症状の重さを反映したものと考えられる。

　しかし，AS が HFA と神経認知学的に区別できるかどうかについて，いまだ直接検討されたことはない。

　AS のような精神科的疾患の診断は，心理学的テストによって特異的障害または障害パターンが明らかにされた場合，その妥当性が強まる。著者らは AS についての論文を見つけることはできなかったが，〈非自閉的〉PDD（AS 症例を含む）の神経認知学的特性を検討した論文を2件見つけることができた。Wolff と Barlow（1979）は分裂病質（AS 様の子ども群）と HFA および対照群に種々の検査を行ない，分裂病質患児は自閉症患児と同様に言語および視覚連合に共通の問題を認めるが，固執傾向は乏しいと結論づけている。一方，Pomeroy と Friedman（1987）はカウフマン式小児用心理検査（Kaufman et al., 1983）を用いて，〈非定型〉か〈児童期発症〉の PDD と診断された15例の男児（4～13歳）を精神科外来患者対照群と比較した。そして，自閉症におけるパターンとは異なり，両群間の差異は言語性の下位検査では見られず，包括的処理過程（視知覚）下位検査においてのみ有意差が認められたとしている。以上2つの研究はやや矛盾する成績を示すものである。

　自閉症の神経認知学的側面についてはもっと多くの研究が行なわれており，最近までの主な結論は，言語面（特に言語理解）に欠陥を認め，視知覚課題に関し比較的優れた能力を示すというものである。この知見は，その他の大脳左半球機能に関する課題にまで発展し，その結果，自閉症の大脳左半球機能不全説が提唱されている（Hoffman & Prior, 1982 ; Dawson, 1983）。ごく最近 Rumsey と Hamburger（1988）は，10例の精神遅滞を伴わない自閉症男性（18～38歳）に，抽象的課題解決能力を測る検査で明らかな欠陥が認められることを記載している。さらに，ウィスコンシン・カード分類テスト（Wisconsin Card Sorting Test, WCST）とスタンフォード・ビネーの下位検査で，自閉症男性患者は健常対照群に比しきわめて低い得点しか得られないこと，言語および視知覚検査では著明な異常は認められず，片側性の感覚や運動機能低下も認められないこと等も報告している。Rumsey と Hamburger（1988）の成績は大脳左半球障害よりもむしろ前頭葉皮質下機構の機能不全を示唆するものである。最後に Fein ら（1985）は神経認知学的特性から自閉症児の中に明瞭な亜型が存在すると述べており，この仮説を支持する精緻なクラスター分析も報告している。

　そこで，PDD 児における神経心理学的障害に関して以下の2つの大きな問題が生じてくる。(1) AS 児は自閉症児に比し異なった認知的側面を有するのかどうか。(2) 認知の中核的問題は言語なのか，それとも課題解決におけるものなのか。本研究は，AS および自閉症児を，さまざまな対人

関係上の問題で精神保健外来に紹介された一連の症例群と比較することにより，これらの問題に取り組むように計画された。後者の対照群はASの神経認知的相関因子が，PDD以外の対人関係障害を有する子どもにおいて認められるものとは異なっているかどうかを検討するために取り上げられた（Rourke, 1982）。この比較において，もし差異が認められなければ，これらの認知障害はPDDの特質とは言えない。本研究の主題は，自閉症とは異なる障害としてのASの診断の妥当性を検討する大きなプロジェクトの一環として位置づけられている。過去の報告は，早期病歴と転帰（Szatmari et al., 1990），対人的情報の認知（Szatmari et al., 投稿中），言語機能（Fein et al., 1989）などにおける両群比較を取り上げている。

方　法

対象

児童精神保健センター勤務の児童精神科医と発達小児科医に，奇妙で風変わりな子どもに関する詳細な記述を送り，そうした記述に適合する8〜18歳の子ども（表1）を紹介してくれるよう依頼した。個々の子どもがASであるか否かを判定するための一般的評価が，筆頭著者（P. S.）により行なわれた。その評価法は構造化されたものではないが，両親および子どもとの徹底的な面談と担任との協議を含むものであった。ASへの包括基準はWing (1981)のものを適用し，以下の4項目すべてを伴うものと規定した。(1)孤立的行動，(2)対人相互交流の障害，(3)奇妙な話し方，非言語性コミュニケーションの障害，または一風変わった事物への没頭の内，いずれか1つ，(4)6歳以前での発症（Szatmari et al., 1989）。AS症例は女児5名と男児23名の計28名で，1名は検査のプロトコールが不十分であった。年齢は8〜18歳で平均14歳であった。AS児の以前のカルテ上の診断名は多動，不安障害，学習障害，分裂病質障害，境界型精神分裂病，強迫性障害，適応反応などであった。前医にとっては，全例きわめて診断困難な症例で，これまで自閉症と診断されていたAS児はいなかった。

高機能自閉症児（HFA）はきわめて稀であるため，2つの施設から症例を集めた。われわれのセンターの自閉症部門での精神遅滞を伴わない自閉症児は少数（5名）であった。これらの患児はDSM-IIIの基準に従って，2人の医師（小児科医と児童精神科医）のいずれからも自閉症と診断され，研究対象に加えられた。第2の施設はトロントのウェストエンド託児所（West End Creche, WEC）で，1950年から自閉症治療を専門とするセンターである。同施設のすべての子どものカルテが再検討された。自閉症，児童精神分裂病または児童精神病と診断された子どもすべてが判定された（過去何年もこれらの診断名がWECで互換的に用いられていた）。これら3つの病名の診断基準は同一で，以下の3つである。(1)対人関係の質的障害，(2)コミュニケーション能力の欠陥，(3)種々の行動異常（常同症や同一性への固執）。このように診断された子どもの内，最新のIQ検査の値が65以上（通常スタンフォード・ビネー式による）のすべての症例が対象に加えられた。

表1　対象

	アスペルガー症候群(AS)	高機能自閉症(HFA)	外来患者対照群(OPC)
症例数	26	17	36
年齢(歳)	14.3	22.8	13.7[a]
範囲	(8-18)	(7-32)	(7-18)
性(女/男)	5/21	4/13	6/30
平均IQ	86.6	82.2	101.5[b]

[a] HFA > AS = OPC.
[b] OPC > AS = HFA.

また，精神遅滞を伴わない自閉症児も見逃さないようにするために，IQ検査を行なっていない子どもも含めた。著者らは，これらの基準に合う84例を確認した。このうち，41症例の親が確認され，この研究に参加することに同意した。その後の検査で，20名がIQ値70以上の自閉症と確認された。これにより自閉症の対象は25名（5名はChedokeから，20名はWECからの症例）となった。年齢は7〜32歳で平均23歳であった。17名のHFA例は神経心理学的プロトコールを完了し，残りの8名は参加できないか（町から離れているなどの理由で），またはこの研究計画への参加に同意しなかった。

第2の比較群は仲間との関係づくりに様々な問題を抱える子どもからなる。児童期・青年期精神科外来へ紹介された何らかの対人関係障害が紹介状に記されていた一連の症例が，対照群として適格とされた。これには〈1人でいたがる〉，〈内気で他児を避ける〉，〈引きこもり〉，〈友人とけんかする〉などのようなコメントが含まれていた。これらの子どもは，理由は何であろうと，同年齢の子どもと仲良くやってゆく上で問題があるという但し書き付きの一般的な児童期・青年期精神障害を伴っていた。この対照群はAS群と，年齢（差は2歳以内）および性を一致させ，脳損傷の既往（てんかんや頭部外傷など）のある症例は除外する必要があった。このようにして，外来患者対照群（out-patient controls, OPC）として男児34名，女児8名の計42名を登録した。そのうち36名に神経心理学検査を行なうことができた。年齢は7〜17歳で，平均14歳であった。36例のOPCのうち25例は，親用の児童・青年診断面接法（Reich et al., 1982）により精神科診断が下された。最も多い診断名（10例）は多動を伴う注意欠陥障害（attention deficit disorder with hyperactivity, ADDH）と行為障害（conduct disorder, CD）の合併であった。さらに，3例はADDHのみであり，4例はCDのみであった。5例は純粋な不安障害があり，残りの3例はCDと不安障害の合併であった。検査が施行できた

AS群，自閉症群，対照群の年齢・性別・IQ値を表1に示した。一元配置分散分析の結果は，AS群および対照群よりも自閉症群の年齢が有意（p<0.05）に高いこと，および対照群はAS群や自閉症群よりも有意（p<0.05）に全検査IQが高値であることであった。

検査の前に患者の母親は，診断名を知らされていない研究助手によって系統的に調査された。これにはPDDを考慮した早期病歴と行動についての質問が含まれている。その詳細はASとHFA症例との間にみられる臨床面での比較成績と共にすでに報告した（Szatmari et al., 1990）。早期病歴におけるASとHFA群間の相違を明らかにするために，DSM-IIIの診断基準を反映した種々の質問に基づく成績を表2に示した。HFA患者は，注視を避けるという項目以外のすべての対人関係の項目においてより重篤な障害を示した。同様に，両群は語用論的側面を反映する1項目（滅多に会話を始めない）を除くすべての言語およびコミュニケーション関連の項目において相違を認めた。一方，両群は〈儀式〉や〈同一性への固執〉がほぼ同等で，〈常同症〉と〈奇妙な事物への没頭〉の割合は著しく異なっていた。これらの結果は，ASはPDDの一種であると考えられるが，ASとHFAは症状の面では臨床的に明らかに異なるという考えを支持するものである。

測定

広汎な能力の検定が行なえる神経認知学検査を選んだ。この検査には今までに自閉症児における障害の測定が報告された数種の検査も含まれている。したがって患者は以下の諸項目について評価された。(1)知能（ウェクスラー小児用知能検査改訂版，Wechsler Intelligence Scale for Children-Revised：WISC-Rやウェクスラー成人用知能検査改訂版，Wechsler Adult Intelligence Scale-Revised：WAIS-R）(Wechsler 1974, 1981)，(2)学業達成度（広範囲学力テスト改訂版，Wide Range Achievement Test-Revised：WRAT-R)(Jastak & Jastak 1984)，(3)聴覚的

表2 AS と HFA における臨床上の相違

変数	群（%）		p 値
	アスペルガー ($N=27$)	自閉症 ($N=24$)	
対人関係障害			
母親への対人的反応性の欠如	25	72	0.000
他の大人との交流	80	34	0.004
視線を避ける	36	50	0.48
親との興味の共有	68	33	0.03
情愛の深い赤ちゃん	67	33	0.04
他児に対し全く興味を示さない	38	72	0.02
言語とコミュニケーション			
同胞より喃語が乏しい	24	65	0.009
反響言語/代名詞逆用	37	75	0.007
反復言語	22	48	0.04
会話を始めることがほとんどない	59	65	0.88
想像的遊びの欠如	12	48	0.02
興味の範囲			
常同行動	48	86	0.003
儀式的行為	13	25	0.46
同一性保持	30	50	0.23
風変わりなものへの没頭	37	86	0.000

理解力と記憶力（児童用トークンテスト，Children's Token Test）(Disimoni 1977)，(4)言語的問題解決（児童用語検索テスト，Children's Word Finding Test: CWFT）(Pajurkova et al., 1976)，(5)顔再認（ベントン顔再認テスト，Benton Test of Facial Recognition: BTFR）(Benton et al., 1983)，(6)書字運動構成（視運動統合発達テスト，Developmental Test of Visual Motor Integration: DTVMI）(Beery, 1982)，(7)認知的柔軟性（ウィスコンシン・カード分類テスト，WCST，(Heaton, 1981)，(8)手操作速度と巧緻性（ペグボード溝なぞりテスト，Grooved Pegboard Test）(Knights & Norwood, 1979)。

出版されている指導書や論文上の標準的手引きに従って全検査を行なった。検査には約3時間半を要したが、通常1回で終えた。粗点数は公表されている年齢別標準値を用いて標準得点に換算された。いくつかの検査（CWFT や DTVMI など）は年長児や成人の標準値が得られていない。そこで、これらの場合 DTVMI では 13～14 歳の標準を用いた。CWFT における年長児の動作は成人レベルに近づいているため、これによる問題はないと考えられた。WRAT-R と WCST 以外のすべての検査で総合得点が用いられた。WRAT-R では朗読と算数の下位検査が用いられ、WCST では誤り訂正達成度数、誤りの総数および継続的誤りの比率が用いられた。

分析

第1に、3群間の平均得点の差異の検討のため、一元配置分散分析を全検査において行なった。つぎに、どの測定値が AS と HFS 群で異なっているのか検討するため判別関数分析を行なった。いくつかの変数の仮想ラインの乱れのため共分散分析は行なわなかった（すなわち、IQ と数

種の検査間の関連が群により異なる)。この問題に対処するため,共分散分析を全検査IQが85以上のPDDとOPCの症例においてのみ再実行した。つぎに,多数の検査の影響を調整するため,判別関数分析によりPDDとOPC群でどの変数が異なるのかの検討を行なった。最後に,PDDが神経認知学的障害という観点から不均質な患者の集合であるのかどうかを検討するため,PDD児を全検査IQ 85以上とそれ未満の者とに分けて検討した。IQに関連した認知的障害という概念を得るために,各検査における患者の評価点を彼ら自身のIQ値から減じた。IQの低いPDDと高いPDD症例の上記引き算よる格差をみることにより,PDD児の認知的側面がIQによって変化するかどうかを検討した。

結　果

表3および表4にAS,自閉症および対照群における各種神経認知学的検査の平均評価点を示す。表3にはウェクスラーの下位検査別の評価点も示している。数唱を除いたすべての下位検査において各群間による差異を認めた。適切な統計的処理で,外来患者対照群がASおよび自閉症群(後の2群間における差異はない)よりも好成績であった。成績のレベルという観点からは,ASとHFA両群共に言語性と動作性下位検査の双方に有意な障害を認め,両群はきわめて類似していた。

表4は神経心理学的検査と達成度検査の成績をまとめたものである。まず,WRAT-Rの絶対値では各群間に差異は認められなかった。しかし,読字と算数の評価点から各々全検査IQ値を減じることによる格差の算出を行なうと明らかな差異が現れてくる。ASと自閉症群の両群は読字において自らのIQを約10点上回り,また,計算においては対照群は自らのIQを約10点下回った。トークンテスト,ペグボード(利き手)およびDTVMIではPDDの両群はOPCより下位であった(しかし両群間に差異は認められなかった)。CWFT,ペグボード(非利き手)およびBTFRではOPCとAS群間においてのみ差異を認めた。最後に,WCSTの3項目において,自閉症群はOPCよりも下位であった。一般にPDDの亜型のどちらか一方がOPCとの比較において有意差を認めたが,それがAS,HFAのいずれであるかは各検査により異なっていた。

これらの単一変量分析においてPDDの2亜型の間にわずかな差異があることは明らかであった。ASとHFAの詳細な比較検討のため,判別関数分析を行なった(呈示せず)。以下の4つの変数において2群間に相違が認められた。(1)非利き手によるペグボード,(2)WCSTにおける継続的誤りの比率,(3)利き手によるペグボード,(4)WCSTにおける誤りの回数。HFAはASとは対照的に,予測されていた利き手の優位性が認められず,WCSTの下位検査ではむしろ不良であった。しかしながら多変量Wilksではわずかに有意($p=0.048$)で,分類マトリックスは各々の群の2/3のみ正しく分類されていることを示した。そこで,ASとHFAとの間にいくらかの違いは存在するものの,これ以降の分析には両群を1つのカテゴリー(PDD患者)に併合させるのが適当だと考えられた。

次の問題は,IQの違いを考慮してもPDDとOPC症例の両群間に差異を認めるかどうかということである。共分散分析を行なうことができなかったため(〈分析〉を参照),全検査IQが85以上の症例を対象に比較した。全検査IQが85以上のPDD児は22名である(AS:14名,HFA:8名)。同様の全検査IQを示す36名のOPCとこれらの症例を比較した。表5にこれらの成績を示す(後の表との比較を容易にするため,全検査を平均値50,標準偏差10のT値で示す)。まず第1に,言語性,動作性もしくは全検査IQのいずれにおいても両群間に有意差は認められなかった。WISC-Rの下位検査では,一般的理解,絵画完成,絵画配列と組合せで両群間に有意差を認めた。つまり,明らかに高次の言語性と動作性能力の〈両方に〉欠陥を認めた。神経

表3　各群における検査成績(全対象)

	アスペルガー (N=26)	自閉症 (N=17)	OPC (N=36)	ANOVAのp値
言語性IQ	85.8	84.5	101.6	0.000[a]
知識	7.93	7.66	9.52	0.024[a]
類似	8.50	6.76	10.48	0.000[b]
算数	7.66	7.72	10.12	0.011[a]
単語	8.14	7.75	10.24	0.002[a]
理解	6.31	6.88	11.35	0.000[a]
数唱	8.41	8.59	9.37	0.530[c]
動作性IQ	87.8	81.4	101.4	0.000[a]
絵画完成	7.69	7.36	9.79	0.007[a]
絵画配列	8.44	7.57	10.81	0.001[a]
積木模様	8.92	8.41	10.72	0.043[a]
組合せ	8.14	7.81	10.96	0.000[a]
符号	7.30	5.86	9.19	0.005[a]

注：数字は評価点を示す。
[a] = OPC > AS = HFA.
[b] = OPC > AS > HFA.
[c] 有意差なし

表4　各群における検査成績(全対象)

	アスペルガー (N=26)	自閉症 (N=17)	OPC (N=36)	ANOVAのp値
WART				
朗読	98.8	105.5	101.4	0.63[e]
算数	85.1	86.8	88.8	0.27[e]
朗読－全検査IQ	9.1	10.6	0.6	0.000[a]
算数－全検査IQ	−1.8	1.4	−8.7	0.000[a]
トークンテスト	40.3	43.9	53.1	0.002[a]
CWFT	31.4	34.2	41.3	0.016[c]
ペグ-利き手	27.1	29.6	49.4	0.000[a]
ペグ-非利き手	25.9	41.0	46.3	0.001[d]
DTVMI	34.7	32.6	42.5	0.006[a]
BTFR	37.3	39.1	45.2	0.023[c]
WSCT				
継続的誤りの比率	33.6	24.4	44.8	0.003[b]
カテゴリーテスト	40.2	34.7	47.6	0.006[b]
誤り	42.0	33.8	45.4	0.006[b]

注：WRATにおける評価点以外は，すべてT値に変換(平均値50，標準偏差10)
[a] OPC > AS = HFA.
[b] OPC > HFA.
[c] OPC > AS.
[d] HFA = OPC > AS.
[e] 有意差なし

表5 PDD[a] と OPC の比較（全検査 IQ > 85 の症例のみ）

	PDD[a] (N=22)	OPC (N=36)	p 値
言語性 IQ	48.6	51.7	NS[b]
動作性 IQ	47.1	51.5	NS
全検査 IQ	48.7	51.6	NS
知識	49.4	48.7	NS
類似	48.9	51.8	NS
算数	51.3	50.9	NS
単語	50.0	51.4	NS
理解	44.7	55.3	0.0003
数唱	52.8	48.3	NS
絵画完成	44.5	49.5	0.04
絵画配列	48.2	53.2	0.04
積木模様	52.9	52.8	NS
組合せ	47.6	53.5	0.02
符号	45.1	47.4	NS
BTFR	38.7	45.2	0.04
DTVMI	39.9	42.5	NS
ペグ-利き手	31.4	49.4	0.002
ペグ-非利き手	36.1	46.3	0.04
WCST-継続的誤りの比率	39.6	44.8	NS
WCST-カテゴリーテスト	44.8	48.4	NS
WCST-誤りの数	43.3	45.7	NS
トークンテスト	51.8	53.1	NS
CWFT	42.4	41.3	NS
朗読	57.1	52.4	0.09
算数	46.1	43.2	NS
朗読－全検査IQ	8.5	0.6	0.002
算数－全検査IQ	-2.4	-8.7	0.01

[a] PDD = アスペルガー症候群 (n=14) および自閉症 (n=8)
[b] NS = 有意差なし

心理学的検査では，BTFR とペグボードの成績および学業達成度と IQ との格差に有意差が認められた．IQ 85 以上の PDD 児は協調運動，高次非言語的問題解決および言語理解において顕著な欠陥を示し，読解力の面では優れた成績を示した．獲得した知識（知識，算数，単語），即時型注意集中と記憶（数唱）およびサンプル合わせ課題（積木模様，符号，DTVMI）の諸検査では OPC との間に有意差を認めなかった．

有意差を認めた変数（一般的理解，絵画完成，絵画配列，組合せ，BTFR，ペグボード）を使用して判別関数分析（表 6，7）を行なうと，以下の 4 つの測度で群間に有意差を認めた．(1) 利き手によるペグボード，(2) 非利き手によるペグボード，(3) WISC-R の一般的理解，(4) BTFR（表 6 参照）．分類マトリックスは症例の 82 %（PDD 群の 73 % および外来患者対照群の 88 %）を正確に分類し，Wilks ラムダ値はきわめて有意 (p=0.002) であった（表 7）．このことから，神経心理学的欠陥のパターンは全検査 IQ 85 以上の PDD 児においてきわめて特異的であるが，数名の PDD 児（22 名中 6 名）では当てはまらないことが分かった．

患者の IQ によってどの程度まで欠陥パターンが異なるかに注目することによって，PDD 児の認知プロフィールの細分化の問題を検討した．そこで，PDD の症例を低 IQ 児（IQ 70〜85）と高 IQ 児（IQ 86 以上）の 2 群に分けた．各児の全

表6 判別関数分析（PPD 対 OPC）

段階	変数	Wilks	p値
1	ペグ-利き手	0.78288	0.0003
2	理解	0.70154	0.0001
3	ペグ-非利き手	0.67295	0.0001
4	BTFR	0.65803	0.0002

注：全検査 IQ > 85.

表7 判別関数分析（CDD 対 OPC）：分類マトリックス

実際の群	正しい率	各群に分類された症例数	
		AS	OPC
PDD	73	16	6
OPC	88	4	30
総数	82	20	36

注：全検査 IQ > 85

検査IQのT値からT値（各検査の）を減じた。この格差値が，各児のIQに相対的な認知プロフィールに関する推測を可能にする。高および低IQ PDD群の格差値を単純なt-検定を用いて比較した。表8にこの分析結果を示す。低および高IQ群において，個々の言語性下位検査の成績は全検査IQよりやや〈良好〉であった（つまり数値はマイナス）。しかし2群間における格差値に差はなかった。動作性下位検査の成績はまったく異なっていた。高IQ PDD群では，これらの下位検査（積木模様を除く）が相対的に悪く，低IQ群の方が好成績であった。組合せ，絵画配列，絵画完成において格差値に有意差を認めた。同様に，高IQ PDD群ではBTFRおよびDTVMIのIQに相対的な成績がきわめて低値であった。対照的に低IQ群ではIQ値との格差はほとんど認められなかった。また，低IQ群よりも高IQ群の方が，動作性よりも言語性IQが〈高い〉傾向を示した（p=0.06）。さらに，高IQ PDD症例には高次抽象処理過程を調べる言語性および非言語性課題の両方に相対的欠陥が存在するようである。IQ低下に伴い，言語能力は相対的に低下し，視知覚能力は増すようである。

結論

この研究の主な目的は以下の2点を検討することである：(1) AS と HFA が異なった神経認知学的プロフィールを有するかどうか，(2) PDD児の本質的障害が言語面にあるのか，または抽象的課題解決過程にあるのか。単一変量分析により，AS と HFA 群は OPC に比し全検査において欠陥を有することが明らかにされたが，両群の差はあまりなかった。OPC との差は歴然としており，PDDではほとんどの検査で神経認知学的障害が認められた。HFA と AS 群間には統計的有意差はほとんど認められなかった。これらの相違は比較的小さく，各々の病因の違いよりも重症度を反映するものと推測された。AS 群において非利き手の動作が良くない理由は不明である。測定上の問題も考えられるが，若年者における優位側混合の証拠を示しているようでもある。右大脳半球機能に関連していると考えられているその他の諸検査において，2群間における差異は認められなかった。つまり，本成績は AS が非優位大脳半球の障害に基づくとする概念を支持するものではない。著者らは本成績から，AS と HFA 群をより概括的な PDD カテゴリーの中に統合することが妥当であると思う。

表8 IQによるPDDのパターンの相違

変数	PDD IQ<86 (N=21)	PDD IQ≧86 (N=22)	p値
格差値			
全検査IQ下位検査			
知識	−4.5	0.9	NS[a]
類似	−5.8	−0.9	NS
単語	−5.1	−1.1	NS
理解	−0.2	3.8	NS
数唱	−5.2	−4.8	NS
算数	−1.8	−2.7	NS
符号	−1.2	2.5	NS
組合せ	−7.3	1.3	0.002
積木模様	−6.7	−3.0	NS
絵画配列	−7.6	2.8	0.001
絵画完成	−6.1	4.8	0.000
BTFR	−3.4	11.9	0.000
DTVMI	3.0	10.0	0.03
トークンテスト	−0.2	−1.9	NS
ペグ-利き手	11.0	19.6	NS
ペグ-非利き手	9.6	17.3	NS
CWFT	8.5	9.2	NS
WCST-カテゴリーテスト	1.2	5.8	NS
WCST-継続的誤りの比率	13.9	9.8	NS
WCST-誤りの数	4.6	6.7	NS
言語性IQ-動作性IQ	−1.0	4.0	0.06

[a] NS, 有意差なし.

　PDD児の中核的な認知的欠陥を検討する手段として，ASとHFA群を統合した上でOPCと比較した。著者らの予測は，言語において欠陥を認め，動作性下位検査とその他の視知覚機能の測定では差異がないというものであった。しかし，この予想は外れた。その代わり，言語理解，協調運動および非言語性問題解決の測定（絵画完成，絵画配列，組合せおよび表情認識）で両群間に有意差を認め，結果的な分類マトリックスはこのパターンがPDD児に関して感受性と特異性をもつが唯一無比ではないことを示した。

　以前の研究で報告した言語面での欠陥と視知覚機能における優位性は低機能群もしくは若年のPDD児において行なった成績である。著者らは，どの程度までこれらの成績が子どもの発達段階によって説明できるのか疑問に思っている。本研究における検査バッテリーの多くは，異なる発達段階での種々の認知能力を評価するものである。例えばウェクスラー知能検査の動作性下位検査には，年長段階および高いIQレベルにおいて，またはそれらのいずれかにおいて，いっそう独力での問題解決とより高度な知覚統合が要求される。実際，IQ下位検査（表8）のパターンの相違は，これらの動作性下位検査の多くが全検査IQ 85以上のPDD児において（すなわちより高い発達段階において）のみ問題であったことを示している。このように神経認知的欠陥のパターンはIQによって左右される。低IQ PDD症例では，言語性が低く動作性が高い典型的パターンが明瞭である。高IQ PDD症例ではパターンはより複雑で，言語面又は視知覚領域のいずれかに関わりなく高次問題解決の選択的障害が示唆された。要するに著者らは，PDD児は本質的には抽象能力の柔軟性に欠陥があり，脳の前頭葉皮質下機構に関

連しているという Rumsey と Hamburger (1988) の意見に同意している。

　Rumsey と Hamburger (1988) の知見との唯一の相違点は，協調動作における顕著な欠陥が本研究で認められたことである。実際，PDD 患者の多くがペグボード検査の平均値を 3 または 4 SD 下回っていた。Rumsey と Hamburger (1988) は同等の運動性の欠陥を認めていないが，同様の傾向（$p < 0.10$）は認めている。彼らの症例が本研究の症例よりも平均して高年齢で知能が高かったことは注目しておく必要がある。協調運動と抽象的思考における同時欠陥はパーキンソン病やその他の皮質下性痴呆 (Cummings, 1986) の神経心理学的な欠陥と類似している。著者らは将来の有用な研究課題として，自閉症が皮質下痴呆の発達性の類型と見なすことができるかどうかに注目している。実際，計画的に探求されなかったがパーキンソン病との共通点が以前言及されていた (Vilensky et al., 1981)。

　本研究の成績の解釈には注意しなければならない問題がいくつかある。まず第 1 に，自閉症との区別を確実にする AS の診断基準が十分に確立されていない点である。それゆえ，AS と HFA との間にさらなる相違が認められなかった 1 つの理由は臨床的区別が不十分であることと関係があるのかもしれない。PDD 症例を DSM-III-R の自閉症と特定不能の PDD の診断基準に基づき再診断したが，結果は大体同じであった。第 2 に，年齢と IQ においてかなりの群間格差があった。これは，可能なかぎり多くの症例を集めたかったためだが，すべての検査が全年齢群で同等の感受性を有するとはかぎらないことを意味するか，または必ずしも同様の認知能力を検査しているわけではないことを意味する。将来，明確に定義された PDD 症例でそれに見合った特定の仮説を検証することは有意義であろう。著者らはまた PDD 児の認知的欠陥が学習障害児群にみられるものとどのように異なっているのかを検討することも重要であると考えている。これは認知障害に関する対照研究になるだろう。もう 1 つ本研究成績が示唆することは，広汎性発達障害の研究を行なう場合，AS 症例を含めることが有用であるということである。AS 症例は稀ではなく，また IQ は正常である。それゆえ，自閉症の研究に彼らを含めることは 2 つの主要な問題（症例が少ないことと精神遅滞があるための複雑さ）を避け得ることを意味する。多くの研究者が生物学的および認知的研究に，IQ の正常な PDD を用いることの重要性を述べている。精神遅滞を伴わない自閉症児はきわめて稀であり，このことは難しい。本研究の結果は AS を，認知プロフィールが事実上自閉症と同一である PDD の極軽症型として捉えることを支持しており，そのことは類似した欠陥を脳の体制化に有することを示唆するものである。

（眞田　敏，大竹　喜久　訳）

5 生涯にわたる奇矯さと社会的孤立
I：精神科的，社会的，および法的側面

*Digby Tantam**

要旨と解説　D. Tantam という著者について周知しているわけではないものの，彼が自閉症の中で殊に 'normal intelligence' のグループに関心を抱いて臨床研究を行なったことは他のいくつかの研究発表や著書から想定される（Eccentricity and Autism. PhD thesis, University of London, 1986；'A Mind of One's Own：A Guide to the Special Difficulties and Need of the More Able Autistic Person for Parents, Professionals and Autistic People', published by the National Autistic Society, London, 1988；Tantam D., Evered C. & Hersov L., Asperger's syndrome and ligamentous laxity. *J. Am. Acad. Child Adolesc. Psychiatry*, 29, 769-774, 1990）。

　本論文は，奇矯さ（eccentricity，〈風変わりさ〉・〈普通とは変わっていること〉など別の訳語も考えられるであろうが，ここでは一応〈奇矯さ〉とした。適切な用語があれば，それに読み替えて欲しい）と社会的孤立が極めて長期にわたって持続し，そのせいで直接的であれ間接的であれ精神科的治療を受けていた 60 症例の状況について，臨床所見および統計処理の可能な評定尺度のスコアをもとに，疾患概念としての意味について記述したものである。その結果の最初の部分は次のようになる。まず，自閉症群の他の対象例と同様に，本研究に参加した事例には男性が多く（男女比は 6：1），ほとんどが知的に問題なかった。ただ，全員が自立した生活，継続的な異性関係，適切な就業の可能性などからみて社会性・対人関係上に顕著な問題を抱えており，さらに彼らの約半数は，一時的に反社会的な行動を伴い，4 分の 1 近くが犯罪を起こしていた。暴力行為は通常は家庭内で，母親に向けられることがほとんどであった。彼らの 48 ％には第 2 の精神疾患が診断可能であり，その 11.7 ％は精神病であった。

　第 2 部の方は，評定尺度における関連障害というか，自閉症スペクトル疾患との比較を明らかにしようとしたものである。本論文が公表された頃においてさえすでに，奇矯さと社会的な孤立といった側面を測る評定尺度——特に分裂病質（schizoid）性人格や分裂病型人格（schizotypal personality）の評価，非言語的表現の異常の評点化など——はいくつか開発されてきていた。そこで，彼は同僚とともに従来の尺度を改訂・開発し，次のような結果を得た。すなわち，分裂病質性人格傾向は，会話の異常および非言語的表現の異常と関連していた。しかし，その非言語的表現の異常というのは，分裂病質性人格傾向や DSM-III の分裂病型人格障害よりは，特に脳損傷が確認されている対象者に発現しやすく，かつ発達障害を示唆する児童期症状であった。さらに，非言語的表現の異常は，人格障害と違って，異常な「特別な」興味などといったアスペルガー症

---

*Senior Lecturer in Psychiatry, University Hospital of South Manchester, West Didbury, Manchester M208LR, U.K.

Translated from "Tantam, D.(1988), Lifelong eccentricity and social isolation. I. Psychiatric, social, and forensic aspects. *British Journal of Psychiatry*, 153, 777-782."

> 候群の他の特徴的な様態とも関連していた。このことは，アスペルガー症候群は分裂病質とも分裂病型人格障害とも区別される症候群であるが，分裂病質性人格障害に発展していく危険因子の1つにはなりうるということを示唆している，というのである。
>
> 　　　　　　　　　　　　　　　　　　　　　　　　　　　　　　（中根 允文）

社会的に孤立した奇人たちへの関心には長い伝統がある。エリザベス王朝時代の奇人フランシス・ポターはオーブリーの'Brief Lives'（Dick, 1949）に描かれており，ビクトリア朝時代の風変わりな守銭奴はディケンズにより詳細に記述されている。Kraepelinの早発性痴呆とその前駆症状の特徴に関する記述（Kraepelin, 1919）は，奇矯さに関する精神医学的研究の端緒であり，Bleulerが精神分裂病の基本的な障害をBleulerの特徴とまとめるのを促した（Bleuler, 1924）。Bleulerはそれらの1つとして〈自閉（autism）〉という用語を導入し（Bleuler, 1911），〈分裂病質（schizoid）〉の用語を自閉の程度が強い症例に対して用いた。この2つの新しい用語は後の精神科医らに採用されたが，明らかに異なる多くの疾患や社会的に孤立した症例に適用され紛らわしい。〈自閉症〉は，今では発達障害とみなされている〈早期児童期自閉症(early childhood autism)〉や〈幼児自閉症(infantile autism)〉の子どもに対して，Kanner(1943)により適用された。それはまたAsperger(1944)により，Kannerが記述したのと類似の障害を示す子どもにも適用されたが，この障害は〈自閉性人格障害(autistic personality disorder)〉(Van Krevelen, 1971; Asperger, 1979)，〈分裂病質性精神病質(schizoid psychopathy)〉(Mnukhin & Isaev, 1975)，〈分裂病質性人格障害(schizoid personality disorder)〉(Wolff & Barlow, 1979; Wolff & Chick, 1980)などと，いろいろに呼称されてきた。

アスペルガー症候群の記述（例，Wing, 1981a）は，精神力動的な影響を受けた〈分裂病質〉症例の記述（Fairbairn, 1952）や，そうした対象に関するKretschmerの先駆的な業績(Kretschmer, 1925)に続く分裂病質性人格の非分析的な記述とは随分異なる。Index Medicusの1950年代版と最新版を比較してみると，分裂病質性人格への関心は境界型人格や分裂病型人格への関心へと置き換わっているが，奇矯さと社会的孤立の問題はこうした用語にも潜んでいる（例，Spitzer et al., 1979を参照）。

生涯にわたる奇矯さが稀で，かつ文献も少ないために，これら奇矯さを有する人々が，成人期において社会的かつ心理学的に望ましい適応をするときに直面する厳しい問題に多くの精神科医が認識を欠くことになったのであろう。生涯続く社会的孤立と奇矯さが彼らの治療にとって主たる理由であった60人の精神科患者が本論文で検討される。精神病に起因した問題に苦悩する患者は除外されたが，それにしても本論文に記載されるような驚嘆すべき高度の生活能力障害と2次性の精神障害を抱えていたのである。

方　法

対象者

精神科の同僚に，成人患者（16歳以上）で，精神病に起因しておらず，長期間にわたって社会的に孤立し奇矯さが顕著な患者を募った。いったん調査が確立されて後，さらに精神遅滞に関わる精神科医から3例，司法精神科医から3例，特に精神療法に関心を持つ精神科医から2例の患者が紹介された。かつて児童精神科医を受診していた2例は学校教師から，また現在一般精神科医のところを受診している1例は親の紹介であった。

この方法で合計110例の成人患者が集まり，最

5 生涯にわたる奇矯さと社会的孤立

表 1 採用の可能性があったが除外された理由

追跡不能，死亡または余りに遠隔地居住	35
拒否	
対象者自身による	2
親による	1
精神科主治医による	2
ホステルの管理者による	1
精神分裂病に起因した可能性がある奇矯さ	3
面接時に奇矯さを認めず	1
不適切な情報	5

終的には60例が研究に参加することになった（除外理由については表1を参照）。精神病は，それが明らかに社会的孤立と奇矯さに先行していなければ除外理由としなかった。3例は精神病の先行を認めたために除外された（表1）。1例のみが当初の基準に合わないため除外された。60例の対象者の大部分は，1回以上，精密検査または行動上の問題，あるいは治療の必要性など様々な理由から，精神科に入院していた。対象者全員に精神科受診歴があったが，本研究の期間中に全員が受診していたわけではなかった。

検査

各対象者は特別に構成された標準化個人史調査票を用いて面接を受けた。社会的孤立は，例えば両親や友達あるいは他の人たちとの主要な対人的交渉の実行可能性と適切さについて，標準化評価法を用いて評価された。奇矯さは，興味や人格に関連ある領域をカバーする標準化面接によって評価された。

対象者の精神状態が長い面接の中で明らかになる機会は多くあったが，ほとんどの対象者は調査研究スタッフに紹介してきた精神科医からも評価されていた。また，より系統的な評価法を利用した面接の短縮版もあった。さらに，現在症診察表 (Present State Examination, Wing et al., 1974) から5つの質問が選ばれ，これに肯定的な回答があれば，感情障害，知覚障害，思考障害，または妄想の有無について，さらに構造化されていない質問をするというものである。思考内容の異常は5段階で，神経症性障害の様式は6段階で

というように，そうした障害が存在すればそれぞれに標準化された評価がなされた。

対象者の行為についての記載は，精神科診療録，他の情報提供者，構造化面接中，および「警察沙汰になったことがあるか，（もし，あると言えば）犯罪を犯したことがあるか（犯罪の告発を受けたか）」といった具体的な質問への応答から得られた。

診断はICD-9グロッサリー (World Health Organization, 1978) によったが，自閉症に関してはWingとGould (1979) によって開発され別の論文（印刷中）に公表された対人関係障害の3主徴に基づいた。

対象者は奇矯さと社会的孤立のせいで治療を必要とし，約半数はかつて別の精神科的障害を経験しているにもかかわらず，調査時点に疾病を有していた者はほとんどいなかった。そのため，かつての症状や徴候，かつての異常行動や反社会的行動を確認するために精神科診療録が調査された。いくつかの症例では児童精神科医か小児神経科医に相談した記録が現存しており，2症例では5歳と13歳の時に作成された貴重な研究記録が得られた。親・養父母・施設の寮父母・学校教師・保育士・医師などに対しては，適切でかつ実現可能であれば必ず連絡が取られた。時には雇用者からも情報が得られた。

21歳未満の対象者では，学校の記録が得られた（対象者が21歳以上であると学校記録はほとんど破棄処分されていた）。

対象者は，ごく最近，心理士からウェクスラー成人知能検査 (Wechsler Adult Intelligence Scale, WAIS) かウェクスラー小児用知能検査 (Wechsler Intelligence Scale for Children, WISC) のいずれか，あるいはミルヒル語彙検査第2版 (Mill Hill Vocabulary Scale, 2 nd ver., Raven, 1958) および改訂標準プログレッシブ・マトリクス (revised Standard Progressive Matrices, Raven, 1956) を施行された。

知能検査のための面接に参加できなかった対象者3人のIQは得られず，さらに別の3人は様々

表2 対象者の背景特徴

男女比	51：9（約6：1）
平均年齢	24（範囲16-65）
O-レベル以上の試験成績	38％
常勤の雇用	5％
学生（全日制）	10％
結婚歴のある者	3％
病院に入院中	18％
養護ホームに入所中	48％
全IQ値	91.2（s. d. 19.1, n=55）
言語性IQ値	94.7（s. d. 18.9, n=55）
非言語性（動作性）IQ値	89.2（s. d. 20.4, n=55）

な理由から不完全なデータしか得られなかった。

結　果

対象者は若い人が多く，大多数が知的に正常であったにもかかわらず，既婚者や自立している者はほとんどいなかった（表2）。女性より男性に多いという不均衡は，正常知能の自閉症児（Wing, 1981 b）および分裂病質児（Wolff & Barlow, 1979）にも見られている。

社会適応性

6人がまだ学生であり，就業していない。既卒者54人のうち19人は就労歴がなく，対象者の多くにおいて就労可能時間の少なくとも90％が雇用されていなかった。ただ1人だけが卒業後継続して雇用されていた。

4人（7％）が本研究の時点で働いており，3人がフルタイム，1人がパートタイムであった。1人は実際のところ働いたことなく，定年を過ぎていた。就労歴のある対象者の職業階層は彼らの学歴から期待されるより一般に低く，かつ彼らの親より有意に低かった。

職場での主要な問題といえば，自発性に欠け複雑な業務を遂行することが困難であることと，他者との緊迫した人間関係に関連した奇矯さの2点であった。

対象者の3分の2が友人の名前を挙げることができず，78％が1カ月以上続くような女友達または男友達を持ったことがなかった。3人だけが婚約したことがあり，2人だけが結婚していた。その1人は見合結婚であったが，1週間経たないうちに妻は家を出てしまい，2人目の事例では結婚後夫婦はそれぞれ別のホステルに住んでいた。

3人だけが性交を持ったことがあるが，大多数は正常な性欲を持ちながらも，女友達や男友達がいないことが最も多い不満の1つであった。13人（そのうち36％が両性愛的感情を持つ）が同性愛者で，何人かは同性愛的関係を持ったことがあったが，そのほとんどは年上の男性に誘われた結果であったことが分かった。しかし，これらの数値は健常者のそれと変わるものではない（Kinsey et al, 1948）。

住居

2人だけが独立した住居を持っていたが，実際のところ1人はほとんど彼の両親の家で過ごしており，別の1人は家賃を滞納して立ち退き寸前といった状態であった。多くは不適当な住居に住んでいた。現在の居住状況を陳述できる47人のほぼ半数（45％）が同居者との対立を報告し，11人（23％）が時には喧嘩に至っていた。対象者の振る舞いは，他所でよりも家庭内での方が悪い傾向があった。

親と一緒に暮らしていない場合でも，ほとんど住む場所に満足していなかった。20歳になるある対象者は老人ホームに住んでおり，4人は長期入院患者であった。

居住環境の問題の一部は次の症例記録の中に説明されている。対象者の多くが呈する典型的な行動上の問題を明示するために，全文を引用した。

症例1

彼は32歳になる男性で，これまでずっと両親と住んできた。普通の中等学校に通ったが，在学中に「内向性」のため児童相談クリニックに受診させられた。学校を出て3回就職したが仕事が遅くて解雇され，ある職場では「女子従業員を罵った」ということで失職した。9年前に仕事を辞め

させられて後は，就職することもなかった。最近，彼は成人職業訓練センターに通い始めた。

彼の人生を通じて，常同行動が数多く見られる。つまり，それは無意味な質問の繰り返しや洗浄に関わる儀式的行為である。子どもの頃は異常なほど内気だったが，成人すると内気さは減じ，自分の儀式的活動が妨げられたりすると両親を怒鳴ったり罵ったりするようになった。路上で若い女性の胸を触ったということで警察沙汰になった後，両親はもっと家の中で過ごすようにと勧めた。このことが，家族全員のバスルームを長時間占拠してしまう儀式的行為をめぐって家族との対立を強めた。特に父親は，朝仕事に出かける前の準備に影響すると立腹して，その結果息子から繰り返し発せられる質問に対して忍耐力がなくなっていた。

彼が本研究に参加するようになる少し前，彼と父親との対立は喧嘩に至り，父親が息子を殴った。父親自身はこのことを極度に悩み，「恐ろしいこと」だったと言って，かかりつけ医に相談したところ抗不安薬を処方された。

彼の母親は地元の病院で働いていたが，息子をその病院の精神科病棟に入院させることや，精神病の人のためのホステルに入所させることは考えていなかった。よその教育病院に入院し，病棟では彼の儀式的行為が減ったが，自宅での行動には改善を見なかった。

最後に彼と会ったとき，彼は自宅に住んでいて，再び成人職業訓練センター通いを始めさせようとの努力がなされつつあった（教育病院に入院したために，訓練センターでの彼の席はなくなっていた）。家での状況は相変わらず極度に緊迫しており，そのせいで父親の健康が損なわれつつあると妹は信じていた。妹には彼と同居する気はなかったが，母親は息子にとって「最良の」所と思われないような場所に息子を住まわせたがらず，結果的に同じ区には適当な住居はないという状況であった。

症例2

この症例は，外国人の役人と身元不明の英国人の母親との非嫡出子であった。彼は，1卵性双生児である兄がてんかんを発症するまで兄とともに養父母のもとで育てられ，その後彼らは孤児院へ送られ，そこで彼らは特殊学校に通い，次いで私立の寄宿学校に入った。その後，国連大使となった父親が彼らを連れてヨーロッパ旅行に出かけたが，結局国外にある父の家に落ち着くことになった。

兄弟はそこに3年間住んだが，父親の家族とうまくやっていくことができなかった。彼らは結局地元の精神科医にかかり，精神遅滞が指摘されて英国に戻るように勧められた。彼らは保護施設に収容され，当初は父親が費用を出していたが，父親が卒中発作を起こして身障者となると，行政当局から支払われることになった。兄は数年後別の施設に移ったが，弟の方はその施設ではやっていけないと思われた。それまでにも別の施設を2カ所当たってみたがうまくいかなかった。兄が移っていった後，彼は施設スタッフに協力的でなくなり，彼がすることになっている施設の中の日常的な雑用の仕事もしなくなった。彼に家事を押しつけようとしたスタッフの1人を彼が殴ったとき，事態は頂点に達し，他の場所が緊急に探された。

相談を受けた地元の精神遅滞者サービスセンターは，彼の場合には精神病の問題だとした。一般精神科医は同意せず，この患者を精神遅滞者サービスセンターに戻した。第3番目の精神科医が連れてこられたが，行き詰まりを解決するには至らなかった。結局，行政機関のソーシャルワーカーが精神科アフターケア・ホステルを見つけてくれたが，彼はそこに数日しか居ることはできなかった。そこで，今度は青年期精神障害者用ホステル（30歳を越えていたにもかかわらず）に入れられ，よその地域の教育病院に入院することが決められた。彼は地元の行政当局が運営する精神病のための別のホステルに退院させられたが，そこのスタッフに協力することを拒んだため，また数日で退所となった。教育病院への再入院は断られ，

彼は受け入れセンターで住居を見つけた。

その後，最適な施設は精神遅滞者病院だとは考えていたが入院をためらっていた精神科医による治療を受けるようになった。結果的に，通院範囲にある精神病院に入院することになったが，原則は短期入院であり，彼の住居は定まっていない。

精神状態
第1の診断

WingとGould（1979）の対人関係障害の3主徴をもとにした基準を使って，自閉症あるいはアスペルガー症候群のような自閉症関連障害の診断を，対象者の46人が著者から受けた。残り14人中6人はICD-9の分裂病質性人格障害の基準に該当していた。これらの対象者は一貫して1人でいることを好み，他の人々から心理的に孤立していた。残りの8人は，自分たちの生活に人を積極的に巻き込むが，自分たちの奇矯さと友人・知人に課す緊張のため，長期間の関係性を維持できなかった。これらの対象者はいくつかの人格障害（例，分裂病質性，妄想性，ヒステリー性，強迫性，および反社会性など）の特徴を示していたが，彼らの障害や衝動性の重症度はICD-9では採用されていないものの〈境界型人格障害〉（Spitzer et al, 1979）に最もよく包含されるものであった。

第2の診断

今回の対象者における混乱した行為がある障害に起因するものか，またもしそうであれば，彼らを本研究に参加させるに至った診断に加えて，いかなる第2診断があるのかを決定するのは特に難しい。気分や行動の異常は人格障害の合併症と認められているため，これらと〈新たな〉障害との間に線を引くのは困難である。例えば，自閉症における儀式的行為は強迫性障害のためと誤られることがある。

自閉症の人における精神病の鑑別診断はとりわけ難しい。それは，精神分裂病の陰性症状はいくつかの自閉症症状と容易に識別できないためと，自閉症の人の行動と信念は他の疾患の併発がなくても風変わりで突飛であるためである。対象者の1人は，存在の2つの時期（'boating lines'）の間にあって，自分は（'missage'の中で）本当に眠っていると思っていた。魔女が悪夢を見させるので，彼はただ意識があり，考えるだけであった。別の1人は，両親でもないのに自分たちを両親と呼んでいる人たちの手によって，力ずくで天国の家から自分は連れ去られてきたというものであった。彼は自分自身正しく生きていないので，一夜にして骸骨に変わってしまうのではないかと恐れていた。彼は夜間に聖霊とも交信しているが，夢の中でのことかどうかは語ることはできないと考えていた。

両者の信念はいずれも，他者との相違の合理化の試みとも考えられる。他の人なら宗教的あるいは準宗教的な信念と言えるものと類似するところがあり，時には子どもが抱く観念とも似ていた。彼らはそうした観念をどのようにして持つに至ったのか，あるいはどの程度固く信じているのか，2人とも論じようとはしないので分からなかった。2人とも言語性知能が低く，彼らの観念は人から聞いた観念の歪曲である可能性があった。これは，それだけで精神病の根拠となるとは考えられなかった。

他の対象者の異常な考えや体験は，その病的内容に関してわれわれにはもっとなじみのあるものであり，青年期早期と成人期における障害，つまり精神病のエピソードに関連したものであった。14人が精神科病歴のいずれかの時期に精神分裂病と診断されていたが，こうした患者の多くで，行動の変化というエピソードを病歴から確認することはできなかった。彼らの風変わりな行動は，風変わりというよりは精神病によるものと推定されているようであった。7人は青年期あるいは成人期に行動の変化を示し，他にも精神病症状を呈していた。病院での最近の診断は，躁うつ病（2例），器質性精神病（1例），反応性精神病（1例），精神分裂病（3例）であった。本研究での診断は表3に示してあり，同表から精神分裂病と

診断されたうち2例は診断が変更されたのが分かるであろう。

そのうちの1人は躁うつ病と診断を変更されたが，数年の間に極端なうつ状態と，多幸と誇大的な気分を交互に経験していた。不眠になると怒りっぽく抑制が利かなくなり，他人が彼を傷つけようとしているとすぐさま決めてかかっていた。様々な猜疑的な妄想があったが，睡眠とイライラ感が改善されるに伴い消失した。高揚期にはエネルギーにあふれ，大量に書き物をし，彼の手紙と言葉は冗長で洒落に富んでいた。

2人目は精神分裂病から妄想状態へと診断が変更されたが，長年変わりやすく，破滅的な迫害妄想があった。一時期は前に受診していた精神科医や事務弁護士，特許局，その他を訴えていた。自分が侮辱され不当に扱われたと感じたために，訴えを起こした。いくつかの現実の出来事に基づいてのことであったが，彼の不満は自分の重要性に関する誇大観念に基づいており，筋の通らない期待から出てくるものだった。彼は政界内部の事情に通じていると信じており，様々な要人，特にロシアの外交官と交流があると語っていたが，単に店で見かけたに過ぎないということはあっさり認めた。彼は自分に関する書類が内務省にあって，自分の動きは監視され，ある東欧の国から暗殺の標的として目をつけられていると時折り話していた。彼がこう考えたのは赤毛の男に傘で殴られたからであった。彼の症状には，抗精神病薬と抗うつ薬の組み合わせが最もよく効いた。彼には，気落ちしているような時期があり，自ら電気ショックで〈治療し〉た。そうでない時には，頭の中は新しい発明の計画でいっぱいで，はるかに活動的であった。

他にも，本研究の参加理由となる精神障害以外の障害で，ICD-9の精神障害基準に適合する人が19人いた（表3）。

家族歴が57人の対象者から得られた。35人（61％）の対象者やその親には，近親者に神経障害の治療を受けたことのある者がいるとのことであったが，必ずしも精神科医による治療ではな

表3 本研究に採用されるに至った対象例における第2の精神障害

神経症	10
不安状態	1
強迫性障害	2
抑うつ	7
精神病	7
躁うつ病	
躁病エピソード	2
うつ病のみ	1
妄想状態	1
器質性精神病（TLE）	1
反応性精神病	1
精神分裂病	1
行為障害	9
障害なし	34

かったという。対象者の26人で（全被験者の46％），このことは第1度親族（両親か兄弟姉妹）に認められた。

現在の治療薬について確認できる56人の対象者のうち45人（80％）は抗精神病薬が処方されておらず，11人（20％）は抗精神病薬を単独処方もしくは他の薬剤（たいてい抗うつ薬）との併用で処方されていた。他の幾人かは抗うつ薬だけ，2人はリチウム剤での維持療法を受けていた。6人の患者で抗精神病薬の副作用と思われる症状，すなわち1人に過鎮静，5人に錐体外路症状を認めた。

反社会的行動

実質的には対象者のごく一部の者が，何らかの反社会的行動に関わっていた。6人が暴力や社会的に禁止されている行為に病的な関心を示していた。例えば，切り裂きジャック（14歳の少女のケース），ナチス，恐怖映画，暴動などが挙げられる。1人は女性にサディスティックな実験を計画し，別の1人は数カ月間毎日公立図書館に通いつめ，女性に対する性的な感情について次第に攻撃性を募らせていく日誌を書き続け，ついには女性に暴行してしまった。

こうした対象者のうち3人が自分たちの関心を行動に移していた。1人はナチスの制服に身を包

表4 対象者による刑事上の犯罪

財産に関わる犯罪	
刑事上の損失	4
暴力的犯罪	
暴行	3
放火	3
性的犯罪	
公然猥褻行為	3
強姦未遂	1

み数人の兵士を襲ったが，傷つけることはなかった。2人は攻撃的な感情を次第にあからさまにした手紙を書き送ったうえ，若い女性を襲撃した。

別の4人は病的興味を公言することなく，他人を挑発するような状況で繰り返し非行に走った。例えば，2人は警察の車と家庭医の診療所に投石し，3人目は商店街であらんかぎりの大声で叫んだり，一晩中大音量でポップミュージックをかけたり，見知らぬ男をパブでつかまえてただドアを見せるためだけに家まで連れていったりしていた。こうした3人の犯罪は軽微で，反復的で，明らかに挑発的であるという点では変わっている。しかし，司法関係の情報が得られた54人の対象者中ほぼ半数（24人）は事件は1回しか起こしておらず，告訴されていたのは12人（22％）だけであった。14人（23％）は刑法犯罪を犯していた（表4）。

放火を犯した3人のうち1人は見つかったことがなく，1人は母親が亡くなった後に自分の家を焼き払い，1人は自分自身を窒息させようとして洋服ダンスの中のレインコートに火をつけた。この最後の1人は終身刑となったが，後に減刑され強制入院となった。もう1人強制入院命令が下された者がいたが，彼はスーパーマーケットで赤ん坊を絞殺しようとして特殊病院に収容されており，このケースは別の論文でも報告されている（Mawson et al, 1985）。

どの犯行も特別な関心の結果ではなかった。自閉症ではそのように報告されてはいるが。例えば，本研究の対象者にはなってはいないが，われわれが知っているある少年の場合は，高額の株券の大口の売買取引に失敗した後，詐欺罪で訴えられた。彼の特別な関心は株であった。

他人の財産，子ども，特に幼い子ども，および母親が，対象者のごく一部の者によく見られた攻撃の標的であった。

本研究では比較群を設定していないので，こうした対象者における攻撃性が異常に高い，あるいは攻撃のタイプが特有であると言うことはできない。攻撃性のエピソードの多くは説明がつかないものなので，親や専門家たちは非常に悩むと報告している。例えば精神科病棟に入院していた16歳の患者は，地元のショッピングセンターで乳母車から赤ん坊を抱き上げ，30フィート下のコンクリート歩道に落としたが，なぜそういうことをしたのか彼自身説明できなかった。

別の2人はごく幼い子どもたちにひどい暴行を働いたし，対象者の母親の何人かは対象者だけを幼い弟妹と残していくことは心配だと語った。なぜなら，幼い弟妹が暴行されるのを恐れたからである。

暴行に関して最も多いのは家族に対するもので，なかでも母親に対してが最も多かった。滅多に警察沙汰には至らないものの，これらの暴行は深刻で，幾人かは引き続いて親の家には住めなくなった。9人は，何度か母親に身体的暴力を働いたことがあった。しばしば，外見的な誘因は些細なものであった。典型的な例では，数人の母親の話によると，時間通りに食事の用意ができていなかったというものであった。暴行の最も多い動機は怒りであり，他の人への怒りが母親に転嫁されることが多かった。やったことを隠そうとすることはほとんどなく，暴行を後悔することも稀であった。

この暴力的なごく一部の対象者は，しばしば彼らの犠牲者の苦悩を共感的に理解してはいないようだった。実際には，大騒ぎしすぎると言って犠牲者の方が加害者から非難されることも稀ではなかった。しかし，目立って冷淡で超然としていたのは3人だけであった。1組をのぞいて質問を受けたすべての両親が，自分たちの子どもは異常に

自己中心的だと思っていた。そのことは次の例のように共感性が欠如していることの1つの説明になるだろう。その人は離人症に関する質問に答えて，人は「ただの玩具。彼らは幽霊」だと言った，そして後に行なった共感性に関する直接的な質問に対して，2人の女性と3人の子どもが焼死した火事のニュースをテレビで見たとき，その事故を彼は「とても面白い」と思ったことが明らかになった。

考　察

　この論文は，社会的に孤立し奇矯な人々の問題点に焦点を合わせたものである。対象者はすべて，精神科医を通じて集めており，障害があるために選択されたと言える。それゆえ，内気で，変わり者で，情緒的な接触に障害がある人々がすべてひどく病的であると仮定すべきではない。しかし，生涯にわたって奇矯で社会的に孤立した人で精神科医にかかっている人は，社会的不利の程度も重く，他の精神障害の危険性も大きいと言えるだろう。

　数人の対象者が深刻な行動上の問題を引き起こしていた。2人は特殊精神病院に入っており，1人は保護監察下で病院に収容されていた。対象者の犯す暴力のほとんどは深刻なものではないが，家庭内で起こることが多いために，かなりの混乱を引き起こしていた。対象者の多くは年長になるにつれ親や兄弟姉妹との関係が悪化し，多くはより適切な住居が急遽必要となっていた。精神遅滞も精神病もないが，心理的な障害を持つ人々は，現在の保護的な住居がうまく合っておらず，新たな居住環境を開発する必要がある。

謝　辞

　本研究は，筆者がMedical Reseach Council Training Fellowshipを得ていたときに実施した。Russell教授およびGoldberg教授，さらにUta Frith博士，および患者を紹介し検討に参加して私を助けてくれた多くの同僚に感謝します。対象者となった患者及びその家族には特に謝意を表します。
　　　　　　　　　　　　（与那城 礼子 訳）

6 生涯にわたる奇矯さと社会的孤立
II：アスペルガー症候群か分裂病質性人格障害か？

Digby Tantam

診断様式の顕著な変革にもかかわらず，分裂病質性人格障害はほぼ完全に生き残った。DSM-III-R (American Psychiatric Association, 1987) における分裂病質性人格障害の記載は，Kretschmer が記載した分裂気質 (schizothymia) と著しく類似している。そのカギとなる特徴は，情緒的な接触の乏しさと非社会的なことである。

Wolff と Barlow (1979) および Wolff と Chick (1980) は柔軟性のなさと暗喩的なコミュニケーションとを加えた。後者は DSM-III-R では特に除外されたが，DSM-III (American Psychiatric Association, 1980) の新しいカテゴリーである分裂病型人格障害の根拠となった。Wolff & Chick (1980) は知覚性錯覚の起こりやすさとの関連についても注目したが，これは DSM-III-R の分裂病型人格障害のもう1つの診断基準である。分裂病型人格障害は，精神分裂病と関係がある (Kendler, 1985)。対照群の近親者より精神分裂病群の近親者によく見られる4つの診断基準項目とは，情緒的な接触の乏しさ，非社会性，猜疑性，奇妙な話し方であり，これらは精神病性または精神病類似の基準ではない (Kendler, 1985)。

分裂病質性人格の特徴のいくつかは，自閉症から部分的に回復した青年や成人に見られる。この類似性は，自閉症の症状が軽かった人，および中核的な自閉症の子どもよりは言語が良好に発達していた人に特に目立っている。こうした症状を持つ子どもについては，Asperger (1944) が最初に報告しており，これはさらに重度な障害である幼児自閉症の子どもに関する Kanner (1943) の報告よりも，成人によく当てはまるので，特に一般精神科医の関心を引いた。

最近，自閉症概念を，アスペルガー症候群のような非定型の症候群の子どもにまで拡げるべきだという議論がある。この見解の提唱者 (Wing, 1981 ; Gillberg et al, 1986 ; Wing, 1988) は，幼児自閉症の従来の診断基準を厳密に遵守しようとする人々 (Journal of Autism and Developmental Disorders, 1986) や，アスペルガー症候群は分裂病質性人格障害と同一のものであるとする人々 (Wolff & Chick, 1980)，ある意味では精神分裂病と密接に関係があると主張する人々 (Cantor et al, 1982) と論争中である。

非言語的表現の異常は，アスペルガー症候群の特徴である。これは精神分裂病の陰性症状とは似て非なるものである (Rumsey et al., 1986)。アスペルガー症候群は発達障害であり，幼少期に診断可能であり，出生時からではないにしてもおそらくもっと早期の発見も可能である。これは，ふつう他の発達上の問題とも関係している (Wing, 1981)。こうした因子は，アスペルガー症候群と分裂病質性人格との重大な違いを示すものではなかろうか。

これらの問題をさらに調べるために，分裂病質傾向，精神病性あるいは精神病類似の体験，および非言語的表現の異常に関する評価法を考案し，アスペルガー症候群の患者を見つけ出す過程で確認された，奇矯さと社会的な孤立を示す成人の精神科患者群に適用した。

Translated from "Tantam, D. (1988). Lifelong eccentricity and social isolation II. Asperger's syndrome or schizoid personlaity disorder ? *British Journal of Psychiatry, 153,* 783-791."

表1　性格評価の信頼性

	r	P	比較対照数
興味			
社交性	0.45	＜0.02	13
フィクション	0.46	＜0.02	13
収集	0.62	＜0.01	13
柔軟性のなさ			
強情さ	0.52	0.01	11
確認癖	0.51	0.01	12
過敏性			
他者の意見へのこだわり	0.42	＜0.05	12
有害な評価への気づき	0.49	0.01	13
非社会性			
引き篭もりによる葛藤の処理	0.53	＜0.01	13
自分の事のみへの関わり	0.39	＜0.05	13
情緒的な接触の乏しさ			
悲哀	0.71	0.001	12
共感性　怒り	0.56	＜0.01	11
幸せ	0.55	0.01	11
猜疑性			
秘密主義	0.39	0.04	12
猜疑性	0.35	0.05	12

方　法

　評定は十分に時間をかけた面接の中で行なわれ，スコアが高いほど，より〈自閉的〉なタイプの異常を示すように構成された。

　非言語的表現の評価は，人間行動学で説明される非言語的コミュニケーションの様々な〈チャンネル〉をもとに考案された。それぞれの評価（視線，身振り，言葉の抑揚など，──全項目については付録1を参照──）は面接の過程で行なわれるが，それらには強い相関関係があるので，非言語的表現の異常の総スコアを解析するためにも一緒にされた（詳細については，Tantam, 1986を参照のこと）。

　分裂病質的，強迫的，分裂病型などといった人格傾向に関する一連の質問項目は，文献検索によって抽出した。人格項目の多くは，Chick (1978)が分裂病質性人格の追跡調査で用いた質問票を修正して作った。アスペルガー症候群の人の特徴である特殊な興味について測定できるように，対象者の興味に関する質問が追加された。

　そうした質問は構造化面接の中に組み込まれ，評定の際の面接者の自由裁量の幅が最小になるようにと予めコード化された書式に従って，回答は評定された。各対象者には同じ順序で質問された。第三者向けの質問として準備された同面接の第2版が，両親用としても利用された。面接は前記の社会的に孤立した奇矯な精神科患者群60人中最初の41人の対象者に施行された（Tantam, 1988）。近親者と患者の回答が比較され（後述），2組の回答に明らかな一致が見られなければ，その質問は破棄された。

　興味に関する3つの質問と，著しく限局的で狭隘な興味の有無についての包括的な評点とを組み合わせて，〈特別な興味〉として評点化した。

　すでに一致性が確認されているいくつかの人格評価尺度を組み合わせて，人格に関する5つの下位尺度が作成された（表1参照）。これらのうち4つは，WolffとChick (1980) が記載した特徴，すなわち情緒的な接触の乏しさ，非社会性，柔軟性のなさ，過敏性と一致し，猜疑性や秘密主

義といった第5の下位尺度は，分裂病質性人格障害に帰されることが多く（Bleuler, 1924；Kay et al., 1976；Presly & Walton, 1973），DSM-III-Rの分裂病型人格障害の診断基準に含まれているものである。

対象者の多弁さや彼らの思考の分かりやすさは面接中に評価し，〈奇妙な話し方〉の項目の中の着想の〈奇妙さ〉評点と組み合わせた。呪術的な体験の信仰も調査され，奇妙な着想の評点や，優格観念の有無あるいは重症度の評点と組み合わせて，〈呪術思考〉として評価される。不安に伴うものでない，繰り返し起こる錯覚や離人症は，別々に評価され，あわせて〈錯覚〉の評点とされた。

人格に関する質問票は，前記（Tantam, 1988）41人の奇矯で社会的に孤立した対象者に施行された。そのうちの1人はどの質問にも返答を拒否し，残り40人中10人は，1つ以上の質問に明確な返答をするのを拒否した。幸いなことに，その10人全員が，各下位尺度の少なくとも1つの質問には答えており，そのため40人の下位尺度スコアを評点することができた。下位尺度スコアは，スコアを合計し，尺度を構成している項目の範囲で割って算出した。欠落項目のスコアは，下位尺度を構成している他の項目のスコアを範囲で割った平均値で置換した。

対象者は，失行に関する2つの検査として，意味をなしていない身振りの真似（Kimura & Archibald, 1974）と，1本の指の末節の随意屈曲（Kimura & Vanderwolf, 1970）が施行された。健常者では，後者の試験は利き手でない方の手で成功することが多い（Kimura & Vanderwolf, 1970）。さらに，閉眼での片足立ち（左右の足でのバランスとり）の時間を計り，10秒以上を1点，5～10秒を2点，2回とも5秒以上バランスが取れなければ3点とした。次に，4メートル先から投げられた紙製ボールを，右手・左手・両手でつかむテストが，それぞれの条件で3回ずつ行なわれ，それぞれ1点（うまくつかむ），2点（つかみ損なう），3点（つかめない）とした。1人だけがこのテストへの協力を拒否した。これらの項目のサマリースコアは，各項目の実際のスコアの最大スコアに対する百分率を加算して得られた。

面接中の，対象者の構文と意味の誤りは記録され，些細な構文の異常を1点，大きな誤り（文章の意味が歪むほどのもの）を2点，小さな意味上の異常（誤用など）を1点，大きな意味上の誤り（言語新作など）を2点というように点数化した。

本検査施行時の薬物療法および脳波検査やCTスキャンの結果は，精神科診療録から得られた。神経学的検査について記録されていれば，その所見も記載した。対象者のほとんどは臨床心理士からウェクスラー成人知能検査（WAIS）を実施されており，その結果が本調査に利用された。改訂版標準プログレッシブ・マトリクス（revised Standard Progressive Matrices；Raven, 1958）とミルヒル語彙検査第2版（Mill Hill Vocabulary Scale；Raven, 1956）の検査を，最近受けていなかった者には実施された。知能検査は6人で実施できなかったため，結果が得られたのは54人だった。WAISの結果が得られなかった場合は，マトリクスとミルヒルの結果を平均して，全IQを算出することにした。

両親またはいずれかの親の協力が得られるときには，出生時状況と発達歴を，すでに信頼性が証明されている（Wing, 1980）医学研究協議会（MRC）社会精神医学部門のハンディキャップ・行動・スキル面接法（Handicaps, Behaviour & Skills Schedule：HBS）を基にした質問票または構造化面接法を用いて，必ず聴取した。さらに，親には初めて異常に気づいたときの子どもの年齢も尋ねた。幼児自閉症の診断（Rutterの診断基準（1978）に基づく），または自閉症様発達障害の診断基準（Wing & Gouldの診断基準（1979）である対人関係障害に関する3主徴の有無を基にした）は，それぞれの評点を以て判断された。

対象者60人中50人には，発達についての的確な情報提供ができる近親者がいて，かつその人が調査に関わることについて対象者の同意を確認す

ることもできた。28人は著者の面接を受け，34人は同じ質問からなる質問票への回答を返送してもらった。発達に関する評価において50人中10人では，両親が子どもの発達について，充分正確に想起できず，不完全なものであった。したがって，60人中40人の発達歴が利用可能であった。

結　果

非言語的表現の異常に関する評定の信頼性

3つの評定，つまり注視の異常，声の韻律，表情の豊かさは，非言語的表現の異常の複合スコアに対する主要な寄与因子であった。これら3変数の合計は複合スコアと高度に相関した（0.89）。したがって，複合スコアの信頼性は，こうした評点のそれぞれにおける信頼性を個々に検定することで調べられた。まず，1人の独立した評定者が，対象者14人の他者と会話中のビデオ記録（4人は目立って異常な注視があり，6人は中等度の異常があり，4人は正常）を見て，注視の異常の有無を評価した。対象者10人の顔の拡大像で表情の異常を評定した。次の評定者は言語療法士で，単純だが陳腐な散文の同じ一節を対象者10人が読んでいる録音から，韻律の異常（例えば，抑揚，リズム，速度，アクセントの異常）を評定した。

評価者と著者が，2つの別々な条件下で対象者を評定していることを考慮すると，2つの評定間の一致度は顕著で，注視で$r=0.81$，声の韻律で$r=0.65$，表情で$r=0.6$となった。

対象者と情報提供者間における人格評価の一致度

人格検査において最も厳しい検定法の1つは，まったく無関係な2人の情報提供者からの評価を比較することである（Crandall, 1976）。興味および人格に関する評価尺度の修正版が準備され，精神科診療録への親からの補遺（Parental Supplement to the Psychiatric Record）という構造化面接法の中に組み込まれた。ほとんどの項目は単純に第三者に適用されるようになっていたが，いくつか若干の修正を要した。例えば，「他の人があなたを悪く見ていますか」という質問は，「他の人が自分のことを悪く見ていると，彼は言いますか」と変えられた。人格に関する4項目は，表現し難い体験や信念（神秘体験，優格観念，異常体験，離人症）であるため，この方法では検査できなかった。

人格や興味に関するすべての質問項目に対する回答を解析した結果，親と対象者の報告の間には有意な相関関係が見られ（表1），幸いにも，意見の比較研究で得られたもの（Crandall, 1976）や，すでに公表された人格評価（Tyrer *et al*, 1979）ときわめて一致したものであり，この結果を支持していた。

発達評価の評定間信頼性

面接と質問票送付の双方が行なわれた12組の親において，質問票とその3～6ヵ月前に行なわれた面接結果とが一致しているかを，質問票法と回顧的評価法との信頼性の判定方法として調査した。質問票法の問題の1つは，評点が時に見過ごされることである。12組がすべて回答していたのは，そういうわけで，質問のわずか37％に過ぎず，11組ではさらに37％，さらに16％回答していたのは10組にすぎない。発達遅延の回顧的評点7項のうち6項，および発達偏倚の回顧的評点の35項は，この方法で信頼性があるとされた。こうした評点のみが，この解析で使用された。その平均一致度は$r=0.61$（遅延），$r=0.72$（偏倚）であった。

人格評価における主成分分析

段階的主成分分析（SPSS（Nie *et al*, 1975）を用いて）が，人格質問票の累積評点からの下位尺度スコアについて実行された。第1の主成分（表2）は，分散の21.9％を説明しており，第2主成分は16.8％，第3主成分は15.5％，第4は13.9％となっていた。

第1主成分は，WolffとChickの研究（1980）において成人となった分裂病質と分裂病質でない

表2　人格分析の主成分

因子	I	II	III	IV
非社会性	0.80	−0.13	0.10	0.06
情緒的な接触の乏しさ	0.64	0.20	0.44	0.12
異常な体験	0.60	0.03	0.04	0.16
猜疑性	0.21	0.77	−0.30	0.08
暗喩的な言葉	0.22	−0.79	−0.29	0.08
過敏性	0.05	0.02	0.83	0.06
柔軟性のなさ	0.36	0.01	0.17	−0.79
呪術的な思考	0.33	0.01	0.38	0.71

子どもとを有意に識別した人格因子5因子のうち3因子，すなわち孤立性（非社会性），情緒的な接触の乏しさ，異常な体験への傾倒（Wolff & Chickの研究での追跡的特徴に含まれている）がかなりの重みづけをされている。WolffとChickがあげた別の2因子，つまり暗喩的なコミュニケーションと柔軟性のなさも，この主成分に重みづけされており，そのために，分裂病質性人格障害の定義とよく一致する。猜疑性は，暗喩的なコミュニケーションの欠如と同じく，第2主成分で重みづけされた。第3主成分は過敏性が突出しており，第4主成分は思考の弛緩として説明されよう。

したがって，この因子研究では，エジンバラ・グループが分裂病質性人格と関連があったという特徴の組み合わせに関して，いくつかの確証を提供している。ただし，このデータには，この主成分や他の主成分からは説明できない分散がかなりあるが，これはサンプルの不均質性という点を考えると驚くにはあたらない。

さらなる解析で，WolffとChickがあげた分裂病質性人格の成分（非社会性，情緒的な接触の乏しさ，柔軟性のなさ，暗喩的なコミュニケーション，異常な体験。各項目は付録1を参照）を総合して〈分裂病質スコア〉とした。目立った下位尺度スコアは，その人格傾向の指標として考え，この方法で二分された人格項目のスコアは，DSM-III基準による〈分裂病質性人格障害〉（非社会性は〈賞賛や批判に対する無関心〉と同義とするよう修正して）および〈分裂病型人格障害〉の診断のために計算された。

人格障害評定を行なった対象者40人のうち37人は，DSM-IIIの分裂病型人格に見られる特徴をいくつか示していた。情緒的な接触の乏しさと非社会性を示すが，分裂病型人格障害の特徴を示さなかったのは3人だけであった。対象者40人のうち17人は，DSM-IIIの〈分裂病型人格障害〉と診断できた。

人格特徴と現在の自閉症の特徴との関連

非言語的表現の異常，話し言葉における構文と意味の異常，不器用さ，異常に〈特別な〉興味が，すべて自閉症，特にアスペルガー症候群と関連があるということで，本研究に含まれた。もし分裂病質性人格障害がアスペルガー症候群と同一であるなら，少なくとも，こうした変数は分裂病質スコアと相関するはずだと推論される。結果的には（表3），分裂病質スコアと，話し言葉および非言語的表現の両者の異常との間には相関があり，非言語的表現は，分裂病型人格障害の診断基準を満たす者においては異常の度合いが有意に高かった。非言語的コミュニケーションの異常，不器用さ，特別な興味のスコアとの間にも相関関係があったが，話し言葉の異常と非言語的表現の異常との間には相関を見なかった。

低い言語性IQと不器用さとの間の意外なほどに有意な関連は，右足でバランスをとることが特に困難であったり，言語性IQより動作性IQの方が優れていたり，CTスキャンや脳波上の異常が多い傾向があったり，通常の神経学的検査で微徴候があったごく一部の対象者に特徴的であった

表3　人格と自閉的特徴との相関（Kendall's r）

	異常な話し方	不器用さ	特別な興味	言語性IQ	動作性IQ	分裂病質スコア	DSM-III分裂病型人格障害診断
非言語的コミュニケーションの異常	0.17	0.30**	0.18*	−0.13	−0.11	0.32**	0.28*
異常な話し方		0.19	−0.11	−0.18*	−0.05	0.34**	0.25
不器用さ			0.13	−0.21*	−0.12	−0.04	−0.23
特別な興味				0.00	−0.04	0.18	0.28*
言語性IQ					0.50**	0.07	0.29*
動作性IQ						0.12	0.14
分裂病質スコア							0.49**

*P<0.05, **P<0.01

表4　脳損傷を示唆する因子の関連性

右足でのバランスの異常(秒)	非言語性コミュニケーション (n=52)	平均IQ 言語性 (n=51)	平均IQ 動作性 (n=51)	微徴候 (n=36)	百分率 発作歴 (n=48)	CT・脳波異常 (n=37)
10+ (n=31)	4.5**	104	95	11	4*	27
5-10 (n=13)	4.6**	87	84	25	18*	33
<5 (n=12)	7.6**	83	85	44	36*	67

*P<0.05, **P<0.01

（表4）．左利きまたは両手利きの人に有意に多いということはなく，平衡感覚の極端に乏しく幼児自閉症の既往歴を有する対象者はわずかに多かったが有意ではなく，彼らに話し言葉の誤りや常同性が高いという傾向も有意ではなかった．優位半球に異常のある対象者は，言語性IQの低さのせいで，このグループでの代表性は高すぎると言えそうである．

最も強力な概念上の特徴の1つは，自閉症とアスペルガー症候群は他の発達障害との関連があるが，人格障害にはそれがない，ということである．したがって，自閉的特徴，人格障害，および発達異常の間の関連性が検討された．

分裂病質スコアあるいは分裂病型人格の診断と記録に残っていたあらゆる発達異常との間に，有意な関連はなかった．自閉的特徴といくつかの発達異常との間には関連があった．大人としてそぐわない非言語的表現の異常と発達異常との関連は，成人期における他のいかなる自閉的特徴との関連よりも強かった．これは親の評定した，想像力・非言語的コミュニケーションおよび話し言葉の発達の偏り，児童期の無意味で常同的な動作，感覚に対する異常な興味，他者に対する反応の欠如，およびルーティンへの極端な執着の既往歴と有意に関連があった（表5）．成人期における非言語的表現の異常は，発達早期に子どもの異常を親が認識すること，および児童期にWingらのいう対人関係障害の3主徴が存在することとも関連があった．成人期における話し言葉の誤りも，より早期に障害に気づくことと関連し，幼児自閉症の診断とは強く関連していた．

非言語的表現の異常がほとんどない対象者は，全スコアを通して，分裂病質スコアを認めた．非言語的表現の異常が見られなかった対象者は6人であった．彼らの分裂病質スコアの平均（128，範囲は25～215）は，非言語的表現の異常の見られた30人の分裂病質スコアの平均（190.2，範囲は8～399）と比べて，有意に低くはなかった．

表5 子どもの異常と成人の異常との間の有意な関連[1] (Kendall's r)

発達異常	非言語的コミュニケーションの異常	不器用さ	話し方の異常	興味	DSM-III 分裂病型人格[2]	分裂病質
話し方の異常	++	―	―	++	―	―
非言語的コミュニケーションの異常		+	―	―	+	―	―
他者への反応の欠如	―	―	―	―	―	―
異常な感覚への興味	++	―	―	―	―	―
常同的な無意味な動作	+	++	―	―	―	―
ルーティンへのこだわり	++	++	+	―	―	―
想像力の欠如	+	―	―	++	―	―
低年齢での発病	+	―	+	―	―	―
Wingの児童期の3主徴[2]	+	―	―	―	―[3]	―
児童期のKanner症候群[2]	―	―	++	―	―[3]	―

1. 順位相関〔統計的有意性+:P<0.05, ++:P<0.01〕, 2. Mann-Whitney U-検定, 3. χ^2検定

考 察

　分裂病質性人格特性の新しい尺度について論じ，対象者自身の評点と彼らの片親または両親の評点とを比較することで妥当性を確認した。奇矯さと社会的孤立を見る様々な精神科患者の集団における評定の主成分分析によって，Wolffらのいう分裂病質性人格障害(Wolff & Barlow, 1979; Wolff & Chick, 1980)の特徴との関連性についてある程度確証が得られた。この成分に帰し得る分散のいくらかは，コミュニケーションの顕著な異常，特に非言語的表現の異常を示す異常な患者群にサンプルが偏っていることの反映かもしれない。

　この研究は，アスペルガー症候群あるいは〈自閉的人格障害〉(Asperger, 1944)に関する，もっと規模の大きな調査の一部をなしている。Wing (1981)はこの状態の臨床特徴について論じたが，その論点は未だに自閉症に関連する発達性障害とみなすべきか，分裂病質性人格障害の現れとみなすべきかというところにある (Wing, 1984)。

　エジンバラ・グループの定義する分裂病質性人格障害に最も近いのはDSM-IIIでは，恐らく分裂病型人格障害であろう。DSM-III-Rの診断基準は，DSM-IIIを修正したものであり——例えば，離人症が外されている——どちらかというと，エジンバラ・グループの診断基準に近いものとなっている。NagyとSzatmari (1986)は分裂病型人格障害の子どもの症例研究をしており，非言語的表現の異常がその中の多くの子どもで記録された。こうした異常はアスペルガー症候群の特徴である (Asperger, 1979; Wing, 1981)が，分裂病型人格障害の定義には含まれていない。この研究では，分裂病質性人格の特徴スコアとDSM-III基準による分裂病型人格障害の診断との間には強い関連があった。後者と非言語的表現の異常の数および重症度との間にも関連があり，NagyとSzatmari (1986)の知見を確認した。

　分裂病質スコアは，話し言葉の誤りと非言語的表現の異常の両方に相関しており，これはアスペルガー症候群が分裂病質性人格障害の現れであるとするエジンバラの見解と一致した。しかし，この研究では，その2つが同一ではないという2通りの確証を得た。第1に，その他の自閉症の特徴，例えば特別で異常な興味やいくつかの不器用さの指標などと関連があったのは，分裂病質スコアではなく，非言語的表現の異常である。第2に，これらの特徴はすべて，発達の異常と有意な相関があるが，分裂病質スコアと発達の異常とはまったく関連がないということである。これは，

アスペルガー症候群が人格障害とは区別されるものであることの強力な証拠となる。

今回の研究で検討したサンプルには，アスペルガー症候群のケースを採用する方向への偏りがあったので，分裂病質人格障害や分裂病型人格障害を代表しているとは言えない。したがって，アスペルガー症候群のケースがかなり少ない分裂病質性人格障害の患者群にこの結果を一般化することはできない（NagyとSzatmariの1986年の研究では，アスペルガー症候群の診断が実際より低く見積もられていたかもしれない）。しかし，この警告は，分裂病質性人格障害の特徴とアスペルガー症候群の特徴との関連性についての研究の妥当性を損なうものではない。

この研究では，分裂病質性人格障害がアスペルガー症候群スペクトルに含まれるものであり，分裂病質性人格障害の軽症例では不器用さや既往の発達の異常があまりに微細であったために検出できなかった，という可能性を除外できない。しかし，より重症な症例でならこれらの関連が明らかになり，それゆえに分裂病質性人格障害症状の数と重症度を基にしたスコアと，これらの異常の評点とに相関関係があるかもしれないとも考えられる。それは認められなかったので，分裂病質性人格とアスペルガー症候群との関連については，これに代わる説明が望まれる。

今回の知見と一致するひとつの可能性として，分裂病型人格障害は，早期の情動と対人関係の発達を制約する数々の状態や状況の最終共通経路であるというものである。そこで，出生時に発症する感情表現の障害は，分裂病型人格の形成にとって危険因子となる。なぜなら，それは，幼児が情動と対人関係の手がかりに応答することを損なうからである。想像するに，かなり例外的な親しか，これらの障害を乗り越えて，自分の子どもが他者に十分あたたかく接するように成長させることはできないだろう。平均的な親や，子どものさらに重度の障害と格闘している親ではうまくいかず，子どもは社会的に孤立し情緒的な接触が乏しいまま，大人になるのだろう。

分裂病質性人格障害と精神分裂病との関連は，分裂病質性人格障害とアスペルガー症候群との鑑別が，精神分裂病研究において重要なものとなる可能性があるということを意味する。もしそれらが同一のものであるなら，奇矯で社会的に孤立した人々はすべて，精神分裂病の危険性が高いということになる（Wing, 1984）。もしそうでないなら，アスペルガー症候群は精神分裂病との間に特別な関連はなく，躁うつ病と関連しているかもしれないので（Gillberg, 1985），アスペルガー症候群の人は，分裂病圏の疾患の家族研究や，分裂病高危険児の分裂病発症追跡研究から除外する必要があろう。

謝　辞

評定に協力してくれたSheila SalkeldとCathy Gilbert，統計解析などで支援してくれたBrian EverittとValerie Hillier（結果的に本論文中の記載に誤りがあっても彼らにはまったく責任はないが），およびオリジナルの評価尺度を私に利用可能にしてくれたJonathan Chickに深謝する。この研究は，私がMRC Training Fellowであったときに行なったものである。（大森　まゆ　訳）

付録1：評定尺度（評定項目のみ列挙）

感情表現尺度
　声の抑揚，速さ，アクセント
　表情
　動きと身振り
　身振りの頻度
　体全体の動き
　視線が合う
特別な興味
人格に関する質問
　非社会性
　情緒的な接触の乏しさ
　過敏性
　柔軟性のなさ
　猜疑性
　呪術的な思考
　錯覚
　暗喩的な会話

7 アスペルガー症候群:臨床知見

*Lorna Wing**

要点と解説 本論文の著者である Lorna Wing は,自閉症の研究者として我が国の関係者の間でも高名な人であるが,それ以上に優れた臨床児童精神科医でもある。また自身の娘が自閉症でもあることから,英国自閉症協会の副会長を長年つとめた。現在は同協会が設立運営している診断センターで臨床活動に携わるとともに,診断面接スケジュールを開発中である(これは DISCO という名で呼ばれ,つい最近完成した。2000 年早々からその使用法に関してトレーニングセミナーが開催される予定である)。

　Wing の視点はあくまで臨床的であり,目指すのは自閉症の人とその家族への支援サービスである。その基本姿勢が,臨床場面で遭遇する患者について先入観にとらわれない素直な観察を導き,すでに 1960 年代より典型的な自閉症だけでなく,自閉的特徴をいくつか持っている人にも支援サービスの対象者として注目してきた。その一方の極としては,重度精神遅滞の人の中に自閉的特徴を併せ持つ人が多くいるという指摘であり,もう一方の極は,高機能自閉症,特に Asperger が報告した自閉性精神病質への注目である。後者の関心の嚆矢となったのが本論文である。Wing 以前にも Asperger の報告を取り上げた英語論文はあるが(例えば,本論文中にも触れられている Van Krevelen や Wolff のもの),その後英語圏の研究者の関心を一気に引くきっかけとなったのが本論文である。そういう意味で画期的な論文であり本巻で取り上げることになった。

　本論文は,アスペルガー症候群について症例を呈示し,その臨床像,経過と予後,病因と病理,疫学,鑑別診断,分類,処遇と教育などを論じたものである。

　しかし本論文は,単に Asperger の報告を英語で紹介しただけのものではない。Wing の虚心坦懐な臨床観察から,Asperger の報告では触れられていない所見や,Asperger とは考えと異にする点についても報告している。前者は,正常乳幼児の特徴である喃語,身ぶり,動作,微笑,笑顔,そして最終的には話しことばによってコミュニケーションを図ろうとする強い欲求が欠けていることと,想像的なふり遊びがまったくできないか,できても 1,2 のテーマに限られ,変化工夫が見られず,同じ遊びを何度も繰り返すという点である。また後者としては,第 1 に,アスペルガーが始歩より初語の方が早いとしたのに対し,Wing の症例ではその半数弱で,始歩よりも初語は遅かったという。第 2 に,アスペルガーは,この症候群の人は,特定の分野では独創的で創造的な能力を持っており,知能は高いと信じていたが,それを立証する知能検査の結果を記載しておらず,Wing は,特殊な能力は主として機械的記憶力に基づくものであり,

---

*MRC Social Psychiatry Unit, Institute of Psychiatry, De Crespigny Park, Denmark Hill, London SE5 8AF, U.K.

Translated from "Wing, L. (1981). Asperger's syndrome: A clinical account. *Psychological Medicine, 11,* 115–129."

根本の意味についての理解力は低いと指摘している。

しかし自閉症とアスペルガー症候群は多くの共通点を持っており，両者は同一の異常性に基づく変種なのか，あるいは別種のものなのかについては，いまだに議論の決着を見ていない。Wing は今回の翻訳に当たって訳者に追記を送ってくれた。それを読めば分かるように，自閉症とアスペルガー症候群とは同じ障害スペクトラムに属し，両者の特徴は多分に重複しているというのが現在の彼女の考えである。近年，Wing は〈自閉性スペクトラム障害 Autistic Spectrum Disorders〉という名の下に，自閉的特徴を持つ状態を幅広く取り込むことを提唱している。それはなによりも同種の臨床支援サービスを必要とする人々がもれることのないようにという，彼女の優しさの科学的な表現なのであろう。

(門 眞一郎)

I はじめに

診断上の混乱を引き起こす異常な行動パターンは数々あるが，その1つにオーストリアの小児科医の Hans Asperger (1944, 1968, 1979) が最初に報告したものがある。このパターンを Asperger は〈自閉的精神病質 autistic psychopathy〉と命名したが，この精神病質という用語は学術的には人格の異常性を意味する。これは社会病質的な行動を伴う精神病質と一般には同義であるために，誤解のもととなった。そういうわけで，中立的な用語である〈アスペルガー症候群〉の方が好ましいし，本稿でもこれを採用する。

Asperger が 1944 年に初めてこのテーマで論文を発表した少し前に Kanner (1943) は，自ら早期幼児自閉症 early infantile autism と命名した症候群についての最初の論文を発表した。これら2つの病態は多くの共通点を持っており，両者は同一の異常性に基づく変種なのか，あるいは別種のものなのかについては，いまだに議論の決着を見ていない。

Kanner の業績は国際的に広く知れ渡っているが，Asperger の貢献はドイツ語圏の外ではあまり知られていない。英語圏でこのテーマについて発表された論文は，筆者の知る限り，Van Krevelen (1971)，Isaev と Kagan (1974)，Mnukhin と Isaev (1975)（ロシア語からの翻訳），Wing (1976)，Chick ら (1979)，Wolff と Barlow (1979)，Wolff と Chick (1980) だけである。さらに，Bosch の著書は，もともと 1962 年にドイツ語で出版され，その後英語に翻訳されたが，この中で Bosch は，自閉症とアスペルガー症候群とを比較して論じている (Bosch, 1962)。1977 年にスイスで発表されたアスペルガーの論文は英語版にもなっている (Asperger, 1979)。Robinson と Vitale (1954)，Adams (1973) は，アスペルガー症候群によく似た行動を呈する子どもについて臨床報告しているが，アスペルガー症候群には言及していない。

本稿では，アスペルガー症候群について説明し，症例を呈示し，鑑別診断と分類について考察する。本報告は，アスペルガーの説明に基づくもので，症例は 34 例，年齢範囲は 5 歳から 35 歳にまで及び，筆者が 1 人ひとり診察し診断を下した。うち 19 例の病歴と臨床像はほぼ典型的なものであり，15 例は診察時点では臨床像の多くを呈していたが，特徴的な初期発達歴のすべてがそろっていたわけではなかった（後述）。6 例はロンドン南東部のキャンバーウェル地区での早期児童期精神病疫学調査において診断したものである (Wing & Gould, 1979)。残りは，診断のために筆者に紹介されて来た人たちであり，11 例は家庭医を通して親から，2 例は校長から，15 例は別の精神科医からの紹介であった。以下の全般的な説明には最も典型的な病像のすべてを含めた。

しかし観察可能な行動パターンからしか診断できない精神医学的症候群の場合には必ず言えることだが，診断を下すために不可欠な病像はどれかを決めるのは難しい。個人差というものがあるし，以下に挙げた詳細な病像のすべてを備えている症例は稀だからである。

II 臨床像

筆者が診察した子どもや大人の病歴については付録を参照願いたい。本文中の括弧の中の数字は付録の症例番号である。

1. Asperger 自身によるアスペルガー症候群の説明

アスペルガー症候群は女性によりも男性にはるかに多いことに Asperger は注目していた。アスペルガー症候群は乳幼児期には決して発見できず，たいてい2歳以降にならないと発見できない，と Asperger は信じていた。以下の説明は Asperger の報告に基づくものである。

1) 話しことば

たいてい正常な子どもと同じ時期にことばを話し始めるが，歩き始めるのは遅いことがある。文法は遅かれ早かれ習得するが，代名詞を正しく使えないことがあり，第1人称を用いるべきところで第2人称や第3人称を用いることがある (No. 1)。話の内容は異常で，細部に拘泥する傾向があり，しばしばお気に入りの話題について長々と論じる (No. 2)。時に語句を常同的に延々と繰り返すこともある。独自の語を創り出すこともある。微妙な冗談は理解できないが，ことばでの簡単なユーモアは解することもある。

2) 話しことば以外のコミュニケーション

話しことば以外のコミュニケーションにも障害がある。怒りや悲しみのような強い情動以外には顔の表情にほとんど変化がない。声の抑揚は単調であったり，物憂げであったり，大げさであったりする。身ぶりは少ないか，そうでなければ大仰でぎこちなく，その際のことばにふさわしくない (No. 2)。他者の表情や身ぶりはうまく理解できず，アスペルガー症候群の人はことば以外のそのようなサインを誤解したり無視したりすることがある。ときには相手のことばの意味が分からなくて，相手の顔をしげしげと見つめることもある。

3) 対人交流

おそらく最も明瞭な特徴は，相互的な対人交流の障害である。これはそもそも対人関係から身を引きたいがためではない。対人行動のルールを理解しそれに従う能力に欠けるために出てくる問題である。こういったルールは書かれもしなければ説明されもしない。しかも複雑で絶えず変化する。そして会話や身ぶり，姿勢，動作，視線，衣服の選択，相手との距離，その他行動面での多くの側面に影響を及ぼすものである。一般の人々の間でもこの種のスキルの程度は様々であるが，アスペルガー症候群の人はその正常範囲を外れている。彼らの対人行動は愚直で風変わりである。自分の問題点に気づいている人もいるし，それを克服しようと努力する人もいるが，そのやり方は不適切であり，成功はおぼつかない。他者のニーズや人格に応じた近づき方や応対の仕方についての直観的な知識がない。批判されることに過敏で猜疑的になる人もいる。ごく少数ながらかなり不気味な反社会的行為をとったことのある者もおり，それはひょっとすると共感性がないためかもしれない。このことは本稿で挙げた症例のうち4名に当てはまる。その中の1人は化学物質の性質についての実験を行なって別の少年に怪我をさせている。

もっとよく見られる愚直な対人関係のよい例が，異性との関係の持ち方である。あるアスペルガー症候群の青年は，同年代の青年のほとんどの者がガールフレンドを持ち，そのうち結婚して子どもをもうけるということに気がついた。彼は，この点で普通でありたいと願ったが，自分の関心事を示し，世間で許されるやり方でパートナーの気を引くにはどうすればよいのかがまったく分か

らなかった。彼は，女の子に語りかける際のルールのリストを作ってくれるよう人に依頼したり，秘訣を書物の中で探そうとしたりした（No. 1）。性衝動が強い場合には，見知らぬ人や自分よりはるかに年齢の高い人や年齢の低い人に近づいて触ったりキスしたりすることもあり，その結果警察沙汰になることもある。あるいはこの問題を解決するために孤独の中に引きこもってしまうこともある。

4）反復的な活動と変化に対する抵抗

アスペルガー症候群の子どもは，物を回転させ，それが止まるまでじっと見入って喜び，しかもその程度が普通よりも甚だしいということがよくある。特定の物に強くこだわり，それがいつもの場所にないととても嫌がるという傾向もある。

5）協調動作

粗大運動はぎこちなく，うまく協調しない。姿勢や歩き方は奇妙である（No. 1）。アスペルガー症候群の人のほとんどが（前述の34症例の90％）が運動スキルを必要とするゲームが下手で，時には実行機能の問題が書字や描画の能力の障害をきたすことがある。身体や四肢の常同動作についてもAspergerは言及している。

6）スキルと興味

アスペルガー症候群の人は，最も典型的な場合には，障害ばかりではなく同時にある種のスキルも持っている。機械的な記憶に優れ，1，2の分野に強い興味を抱く。例えば，天文学，地理学，蒸気機関車の歴史，王室の系図，バスの時刻表，先史時代の恐竜，テレビの連続番組の登場人物などで，他のことにはまったく目もくれない。自分が選んだ分野に関して入手可能な情報すべてに心を奪われ，相手がそれに興味を示そうが示すまいが，それにはおかまいなしに延々としゃべりまくる。しかしその情報の意味についてはほとんど理解していない。チェスのように優れて機械的な記憶力を必要とするゲームにも秀でていることがあ

るし（No. 2），音楽の才能のある者もいる。筆者の症例の76％が，この種の特殊な興味の持ち主である。しかし，計算や読字のスキル，あるいは前述した書字のスキルに関して，特異的学習障害が認められる人もいる。

7）学校での経験

対人コミュニケーション障害とある種の特殊スキルとが併存すると，相当の変人という印象を人に与える。子どもは学校でひどくいじめられることがあり，そのため不安感や恐怖感を抱くことがある（No. 1とNo. 2）。学校で比較的うまくいっている場合には，風変わりな〈教授〉として扱われ，その非凡な才能を尊敬の眼で見られることもある（No. 4）。Aspergerは，そういう生徒について，不満足な学生という書き方をしている。なぜなら教師の指示や他の同級生の活動にはおかまいなしに自分の興味にのみ従って行動するからである（No. 3とNo. 4）。その結果，多くの者が自分は他の人とは違うことに，特に青年期に近づくにつれて気づく。そして，そのため，批判されることに過敏となる。彼らは精神的に脆く，情緒的に未熟であるという印象を与えるので，それを悲しく思う人もいれば，腹立たしく思う人もいる。

2．Aspergerの報告の修正

発達歴の付加的な項目で，Aspergerが言及しておらず，時に親への適切な質問から明らかになることに筆者は着目した。正常な場合に誕生後より見られるはずの，人との交わりに関心を示して喜ぶということが，生後1年間に見られなかった。喃語は量も質も貧弱であった。他者と関心を共有するために身の回りで起きている事態に人の注意を引くということはしなかった。歩くようになってからも，自分の玩具を親や来客者に見せようとして持ってくるということはなかった。総じて正常乳幼児の特徴である喃語，身ぶり，動作，微笑，笑顔，そして最終的には話しことばによってコミュニケーションを図ろうとする強い欲求が欠けている（No. 3）。

想像的なふり遊びはアスペルガー症候群の子どもの一部にはまったく見られなかったし，ふり遊びでも 1, 2 のテーマに限られ，変化工夫が見られず，同じ遊びを何度も繰り返す。遊びがとても精巧なものになる場合もあるが，反復する傾向が大で，相手がまったく同じパターンに従ってくれない限り，他児を誘い込むことはない。時には，この擬似的なふり遊びのテーマが大人になってからもこだわりとして続くことがあり，想像の世界の主要なテーマとなることがある（Bosch, 1962 の症例リチャード，L. の報告を参照のこと）。

さらに筆者が Asperger の報告に同意できない点が 2 つある。第 1 に，Asperger は，歩けるようになる前に話しことばの発達が始まると述べ，「言語との特別に密接な関係」と「とても複雑な言語スキル」に言及している。Van Krevelen (1971) は，この点を Kanner の早期幼児自閉症との鑑別点として重視している。すなわち，早期幼児自閉症の場合，たいてい歩行は正常に発達し，あるいは平均よりも早く歩き始めるが，話しことばは著しく遅れたり，まったく出なかったりする。しかし筆者のアスペルガー症候群の典型例ではその半数弱で，歩行は通常の時期に始まったが，ことばが出るのは遅かった。半数は正常に話したが，始歩が遅く，1 人は始歩も初語も正常であった。後には上手に文法に従い，語彙も豊富になるにもかかわらず，十分に時間をかけ注意深く観察すると，話の内容は貧弱で，多くは他の人の話や本の中の不適当な模倣であることが分かった (No. 3)。用いる言語は機械的に習得したものだという印象を受ける。長くて曖昧な語の意味が分かっていることもあるが，普段使われている意味ではない (No. 5)。会話に関して，ことば以外の風変わりな点については既に述べた。

第 2 に，Asperger は，この症候群の人は，彼らが選んだ分野では独創的で創造的な能力を持っていると述べている。もっと正しい言い方をすると，彼らの思考過程は狭く，細部や字義に拘泥するが，推論のつながりは論理的であると言えよう。彼らの考え方の特異な点は，所属する文化の常識的態度を受け入れる普通の人々なら考えそうにもないような話題を，自分の論理のつながりの出発点として選ぶという傾向から出てくるものである。たいていその結果は不適切なものとなるが，時たま問題への新しい洞察が授かることがある。さらにアスペルガー症候群の人の知能は高いと Asperger は信じていたが，それを立証するような標準化された知能検査の結果を記載していない。付録の症例から分かるように，特殊な能力は主として機械的記憶力に基づくものであり，根本の意味についての理解力は低い。アスペルガー症候群の人は常識を著しく欠いている。

ここで指摘しておくべきことは，筆者が取り上げた人たちは皆，精神科クリニックへの紹介を必要とするほど重い適応上の問題や，重畳する精神科疾患を抱えていたという点である。9 名は中等教育や高等教育を修了していた。そのうちの 3 名は雇用されており，3 名は失業中，残る 3 名はまだ就職していなかった。さらにアスペルガー症候群の特徴のすべてあるいは一部を持っており，自分の特殊なスキルをうまく活用して一般企業に就職していると報告された青年を数人，自閉症協会の会員の親を通して筆者は知っている。正確な人数を示したり，彼らを本稿の症例に含めたりすることは不適当であろう。なぜなら彼らの病歴や診断評価については筆者には分からないからである。そういうわけで，本稿で取り上げた症例は，おそらく障害の重い症例に偏っているであろう。

III 経過と予後

公表されている臨床報告は，子どもと青年に関してのものである。もっと後までの経過や予後についての研究は，筆者の知る限り存在しない。

Asperger が重視したのは，児童期青年期，あえて言えば早期成人期までは，成熟によるスキルの向上は別として，臨床像は変化しないということである。最大の特徴は，環境や教育による影響を受けないということであろう。Asperger は，社会的予後は概ね良好だと考えていたが，このこ

とは，ほとんどの者が特殊スキルを活用して就職できるほど良好な発達を遂げるということを意味する。Aspergerは，さらに，特殊な関心領域に特に高い能力を持っている一部の者は，例えば科学や数学といった分野で業績を上げることができるとも報告している。

Bosch（1962）が指摘しているように，正常知能または優秀知能の持ち主ではないが，アスペルガー症候群の特徴をすべて備えている人を発見することは可能である。このことは，本稿の症例では20％に該当する。もしこういう症例も同じ診断カテゴリーに属すると認められるならば，予後についてのAspergerのかなり楽観的な見解は，こういう症例を考慮に入れて修正しなければならない（付録 No. 5 J. G. の病歴を参照のこと）。

重畳して発病する精神科疾患によっても予後は影響を受ける。特に後期青年期や早期成人期には臨床的に診断可能な不安や種々の程度の抑うつを認めることがあるが，これは自分の障害や他者との違いに気づいて心痛を覚えることと関係しているようである（No. 2 と No. 3）。Wolff と Chick（1980）は，アスペルガー症候群の22名の追跡調査を行なって，典型的な精神分裂病と思われる1名と，精神分裂病の診断は一応下されているが診断の確実性は劣る1名を報告した。この22名のうち5名は，早期成人期までに自殺未遂をしていた。

筆者の症例には，診察時16歳以上だった者が18名いる。そのうち4名は感情病，4名はおそらく抑うつのためにますます奇妙で引きこもりがちとなり，1名は診断分類できなかったが幻覚妄想を伴う精神病，1名は緊張病性昏迷のエピソード，1名は奇怪な行動をとり暫定診断が精神分裂病，2名は奇怪な行動をとったが診断可能な精神科疾患は認められなかった。前述したうちの2名には自殺未遂歴があり，1名は自殺しようと考えていると語ったことがある。残りの者は，大人としての生活で求められることに対処する上で問題を生じたために紹介されてきた。

アスペルガー症候群では精神科疾患に罹患する危険性が高いようであるが，調査対象例の特性を考えると，前述の13名は，筆者が診察する以前に，重畳する精神障害のために成人精神医療サービスに紹介されていた。したがって筆者の対象例はかなり偏っている。Wolffの症例は，子どもの頃に紹介され，成人期まで追跡されているので，偏りは幾分少ないが，それでもやはり臨床例であり，一般母集団に基づくものではない。Asperger（1944）によると，自験例200例のうち精神分裂病を発症したのは1名のみであった。精神科疾患の真の有病率の計算は，アスペルガー症候群の人で精神医療サービスに紹介されていない者も含めての疫学調査によるしかない。

診断可能な精神障害が存在していない場合でも，青年期は困難な時期である。不完全な病識と増大する性意識がひどい心痛をもたらすことがあるし（No. 1），世間が容認しない行動をとらせてしまうこともある。小さな子どもの頃なら看過されるような奇行でも，青年になってからはひどく目立つのである。

最終的に達成される適応の程度は，使えるスキルの種類とレベル，さらに本人の気質に関係しているようである。アスペルガー症候群の人が社会的に自立するためには，身辺処理が上手にでき，賃労働で活用できる特殊な能力があり，性格的に柔軟であることが必要となる。

IV 病因と病理

Asperger（1944）は，この症候群は遺伝的に伝わると考えた。この特徴は家族内に生じる傾向があり，特にアスペルガー症候群の人の父親に見られやすいとAspergerは報告している。Van Krevelen（1971）は，多くの症例で本人よりも前の世代の人は知能がとても高かったと述べている。筆者の症例では，55％が専門職や管理職の父親を持っていたが，親の人格については計画的に調査していない。多くの症例で，筆者は母親にしか会っていない。面接の目的は，子どもの問題について話し合うことであり，親についての調査

ではなかった。（臨床的な印象や他の情報源からの情報により）暫定的な結論を引き出せる人だけを集めると，16人の父親のうち5人，24人の母親のうち2人にアスペルガー症候群に見られる行動に酷似した行動が認められるようであった。どの臨床的特徴も親の社会階層の高低や教育水準や人格とは無関係のようであった。

社会階層に関する知見の解釈は難しい。なぜなら，そのような問題に特別な関心を持っているクリニックへ紹介される症例は選ばれた群であり，高い社会階層と知的職業の方向へ大きく偏るからである。Schoplerら（1979）とWing（1980）によると，クリニックへ紹介された典型的な自閉症児の父親に同様の偏りが認められたが，同じ診断が下されていても選択度の低い群では偏りは認められなかった。親のパーソナリティに関する知見の扱いには注意を要する。なぜなら知見を得た方法に問題があり，比較対照群を欠いているからである。

出産前，周産期，出産後に病歴がある人，例えば生下時無酸素症により脳が障害された可能性のある人にアスペルガー症候群が認められることがある。筆者の症例では，約半数に当てはまる（No. 3, No. 4）。この行動パターンは器質的な脳機能障害によるとMnukhinとIsaev（1975）は考えた。

心理的な原因や異常な育児法が俎上にのせられた。特に親や兄弟姉妹が患者と同じ様に風変わりな場合に。しかし，そういう仮説を立証するような証拠は何もない。

一体こういった病因のどれが関係しているのかを確定するためには，一般母集団に基づく綿密な疫学調査が必要となる。

具体的な器質的病理は何も明らかになっていない。児童期には，身体の外観は必ずというわけではないが，たいてい正常である。青年期や成人期には，歩き方や姿勢，顔の表情が不適切なために奇妙な印象を与える。

一般に心理判定では，優れた機械的記憶力を要する検査の成績は良いが，抽象概念や時間的系列化に左右される検査の成績は良くない。視空間能力は様々で，検査得点は話しことばの表出に関する得点より著しく低い（No. 4）。心理検査の結果についての詳細は別論文に譲る。

V 疫　学

すでに述べたように，大規模で綿密な疫学調査はまだ行なわれていないので，アスペルガー症候群の正確な有病率は不明である。

WingとGould（1979）は，早期児童期精神病と重度精神遅滞の症例を確定するために，ロンドンのある地区で15歳未満の精神遅滞と身体障害の子ども全員を対象にして，スクリーニング調査を行なった。この調査では，2人の子どもに（15歳未満の10,000人当たり0.6人）アスペルガー症候群の特徴のほとんどを認めたが，知能検査では軽度精神遅滞であった。さらに4人（10,000人当たり1.1人）は幼少時には自閉症の診断を受けていてもおかしくなかったが，その後はアスペルガー症候群に似た状態となっていた。この地区には15歳未満の子どもが全部で35,000人いた。

WingとGouldは，軽度のアスペルガー症候群を発見する方法を用いなかったので，普通校に在籍し，教育・福祉・医療サービスを受けていない子どもは発見できなかった。前述した典型的なアスペルガー症候群の有病率は過小評価であることはほぼ確実である。

アスペルガー症候群は女児よりは男児に多いようである。当初アスペルガーは，男性にしか見られないと信じていたが，後にこの見解を修正した（私信）。WolffとBarlow（1979）は，この臨床像は女児にも見られると述べている。彼女たちの症例では男女比は9：1であった。筆者の症例では，かなり典型的なアスペルガー症候群の場合，男児15人，女児4人であり，アスペルガー症候群の特徴のすべてではないが，多くが認められる場合は，男児13人，女児2人であった。女児の場合，表面的には男児よりも社交的であるようだが，よく観察してみると双方向性の対人交流に関

VI 鑑別診断

異常行動のパターンからのみ確定可能で，しかもどの異常行動もその程度は様々であり得るような病態はすべてそうであるが，アスペルガー症候群の場合でも，境界線上にあり診断を下すのが困難な人がいる。この分野の経験のある人なら典型例は容易に識別できるが，実際にはアスペルガー症候群は正常範囲内の奇人変人や別種の臨床像へと連続的につながっている。基礎病理がもっと明確になるまでは，正確な境界線を引くことはできないと言わざるを得ない。診断は，完全な発達歴と現在の臨床像とに基づいて行なうべきであり，個々の項目の有無に基づいて行なうべきではない。

1. 人格の正常個人差

アスペルガー症候群の特徴は，いずれも様々な程度で正常人の間にも見出される。対人交流スキルのレベルや話しことば以外の対人的手がかりを読む能力は，人により異なる。同じく運動スキルに関しても個人差は大きい。大人として能力があり自立している多くの人が，夢中になって打ち込む特別な関心事を持っている。物の収集でも，例えば切手，古いガラス瓶，機関車のナンバープレートなどは世間でも納得してもらえる趣味である。Asperger (1979) は，自分が特別に関心を抱いている内的世界に引きこもる能力は，大なり小なり人間なら誰でも持っている能力であると指摘している。Asperger は，この能力は創造的な芸術家や科学者ならかなり高いはずだと言明した。アスペルガー症候群の人と複雑な内的世界を持っている正常人との間の違いは，後者が時には双方向性の対人交流を適切にこなすことができるのに対して，前者はそれができないことにある。さらに，正常人の場合，その人の内的世界がいかに凝ったものであっても，自らの社会経験から影響を受けるのに対して，アスペルガー症候群の人は外部世界での人づきあいの影響からは切り放されているようである。

多くの正常成人がとても優れた機械的記憶力を持っており，大人になっても直観像を保持している。細部に拘泥する話し方や物事を字義通りに受け取る傾向も正常人の間に見出すことができる。

世間にはアスペルガー症候群だと言える人がいるということはあり得る話である。なぜならそういう人は，アスペルガー症候群の特徴に関して正常連続体の最もアスペルガー症候群寄りの端の方に位置する人だからである。さらに，ある1つの特徴が非常に顕著で，それがその人の機能全体に影響を及ぼしてしまうこともある。Luria (1965) が報告した男性は，物事の視覚的記憶がとても生々しく，しかもとても持続性があるために，その意味を理解することがかえって妨げられてしまっている人で，アスペルガー症候群の人と同じ様な行動をとっていたようである。残念ながらLuria はその詳細については書き残していないので診断を下すことはできない。

たとえアスペルガー症候群が正常連続体の中へつながっているとしても，問題がとても甚だしくて，正常個人差ではなく明らかに病理的なものとして説明する方が妥当であると考えられるケースは少なくない。

2. 分裂病質パーソナリティ

共感性の欠如，固執性，奇妙なコミュニケーション，孤立的対人関係，過敏さなど，アスペルガー症候群の特徴は，分裂病質人格の定義の中にも見られる (Wolff & Chick, 1980 の総説を参照のこと)。Kretschmer (1925) は，いわゆる分裂病質成人の症例報告をいくつかまとめており，そのうちの1,2例はアスペルガー症候群にとてもよく似ているが，その詳細については報告していないので，確定診断を下すことはできない。例えば，ある青年は学校では友人がなく，対人交流は奇妙でぎこちなく，いつも話すことに問題を抱え，活動的なゲームにまったく参加できず，過敏で，家庭外ではとても惨めだった。彼は空想的な技術を

案出し，妹と一緒に手のこんだ想像世界を造り上げた。

アスペルガー症候群を分裂病質人格の1型として考えることは〈可能である〉ということには問題はない。問題は，そういう分類の仕方に価値があるかどうかである。この点については分類の箇所で論じることにする。

3. 精神分裂病

アスペルガー症候群の大人は，精神分裂病と診断されることがある。精神分裂病の鑑別診断については他で論じられている（J. K. Wing, 1978）。精神分裂病の定義を緩く考える人もいれば，厳しく考える人もいるという事実から，大きな問題が生じてくる。

引きこもりと会話障害のような特徴だけに基づく緩い定義を認めるなら，アスペルガー症候群を精神分裂病に含めることもおそらくあり得るだろう。分裂病質人格の場合と同様に，そうすることに何か利点があるのかどうかが問題となる。対人交流の乏しさと話しことばの異常性には多種多様な原因が存在するので，慢性分裂病や単純型分裂病という診断は，互いにほとんど共通点を持たない多様な病態を取り込んでしまう傾向がある。

アスペルガー症候群の人の話しことばをよく観察してみると，Bleuler（1911）が述べた思考途絶や思考飛躍との違いが明らかになる。アスペルガー症候群の場合，話しことばは緩慢なことがあり，問いに対しては無関係な返答や接線的な返答をすることがあるが，こういった問題は1つには理解力の低さによるのであり，また1つには，新しいアイデアを産み出すというのではなく，むしろ月並みな会話規則に固執する傾向があるためである。発語は，たとえ問いには無関係であったり，尋常ならざる観点に立つものであっても，常に論理的である。だから，ある青年は，慈善事業についての一般的な質問に対して，「不幸な人のためにする事業です。車椅子，竹馬，丸い靴を足のない人にあげます（訳注：足首から先がない人には丸い靴が合うというそれなりに論理的な考え

に基づく）」と答えた。精神分裂病の思考の漠然とした不鮮明さとアスペルガー症候群の具体的で細部に拘泥する考え方の間には違いがある。

精神分裂病という用語は，もっと厳密な使われ方もする。これは，Schneider（1971）のはでな第1級症状が現在あるいは過去に認められる場合にのみ限るとするものである。この場合，アスペルガー症候群の鑑別診断は，臨床像の正確な定義に基づく。精神分裂病が重畳して発症しない限り，考想化声，考想奪取，考想吹入，考想伝播などや，互いに話し合っている形の幻聴，自分の行為を批評する幻聴，意志・情動・行動が外部から支配される感じなどを，アスペルガー症候群の人は体験しない。青年 L. P.（付録 No. 2）は，そのような体験があるかと問われて，熟慮長考の末，「そのようなことは不可能であると確信する」と答えた。

臨床診察の際，アスペルガー症候群では抽象概念やなじみのない概念の理解に障害があるということに注意する必要がある。この障害が重度の人の場合，理解できない問いにはすべて「はい」で答える癖があることもあり，これは会話を早々に切り上げるための最も手っ取り早い方法である。他者のことばを採って繰り返す者もおり，それが精神科の入院患者のことばであったりすると，診断はさらに惑わされる。

4. その他の精神病性症候群

アスペルガー症候群の人には，批判されたりからかわれたりすることに過敏で一般化しすぎる傾向があるため，妄想型精神病と誤診されることがある。抽象理論や自分だけの想像世界にこだわっている人は幻覚妄想があるとみなされることがある。例えば，ある少年は，ある日バットマンがやってきて，自分を助手にして連れて行ってくれるのだと確信していた。どんなに合理的に説明をしても納得させられなかった。この種の信念は妄想と呼ばれることがあるが，むしろ〈過大評価された観念〉と言う方がよかろう。これには診断的に何ら特別な意味はない。なぜならそのような強固

な観念は，他の精神科疾患でも認められるからである。

重度の引きこもり，反響動作，奇妙な姿勢も見られることがある。時にこういった症状が強まることがあり，緊張病性の現象と考えられることがある。このような緊張病症状は（脳炎も含め）様々な疾患で出得るので，これだけで精神分裂病の指標とすべきではない。

5. 強迫神経症

反復的な関心や活動はアスペルガー症候群の特徴の1つである。強迫神経症の典型例の場合，患者には症状の不合理性が分かっており，反復行為をやめようと抵抗もするが，アスペルガー症候群の場合には，そういうことは認められない。アスペルガー症候群，強迫的人格，強迫性疾患，脳炎後強迫症との間の関係を研究してみるのも興味深い。

6. 感情病

アスペルガー症候群の沈黙・引きこもり・表情欠如は，抑うつ疾患を疑わせるかもしれない。見慣れた環境から離れた時の気後れや苦痛は，不安状態と診断される可能性があるし，かなり現実離れした誇大な想像世界について興奮して喋る場合には，軽躁状態を疑われるかもしれない。しかし臨床像が十分に明らかで，初期発達歴が分かれば，診断は明確になるはずである。

もっと難しい問題が生じるのは，感情病がアスペルガー症候群に重畳する場合である。そのような場合には，病歴と現在症とから2重診断を下さなければならない。

7. 早期児童期自閉症

Aspergerは，アスペルガー症候群とKannerの早期幼児自閉症との間には類似点が多いことを認めた。しかしAspergerは，両者は別物であると考えた。なぜなら自閉症は精神病性の過程であり，アスペルガー症候群は変化しない人格特性であるとAspergerは考えたからである。精神病性の過程も人格特性も実証的に明らかにされてはいないので，両者は互いに区別し得るものなのか否かについては，これ以上はほとんど言うことができない。

Van Krevelen (1971), WolffとBarlow (1979)は，Aspergerの説を支持し，アスペルガー症候群は自閉症とは区別すべきであるとした。これらの論文における識別的特徴についての説明には違いがあるが，論文を読んでの印象では，両者に若干の違いはあるものの，類似点の方が多い。違いは障害の程度から説明できよう。ただし前述の研究者たちは筆者の説には賛同しないであろう。すなわち自閉症の子どもは，少なくとも幼い頃には，他者に無関心であるが，アスペルガー症候群の子どもは人に対して受け身的であったり，一方的で不適切な近づき方をしたりする。前者はことばを喋らなかったり，遅れたり，異常であったりする。後者は，文法および語彙の点で申し分のないことばを習得するが（ただし，幼い頃には代名詞を逆に用いることがある），話の内容は対人状況にはそぐわず，複雑な意味を理解することに問題を抱えている。両者とも，話しことば以外のコミュニケーションにも重度の障害がある。自閉症の場合，幼い頃には，コミュニケーションのためにジェスチャーを使わないことがある。アスペルガー症候群の場合は，話しことばに伴うジェスチャーは不適切なものとなる傾向がある。両者ともに，声の抑揚が単調で風変わりなことが特徴的である。自閉症の子どもは，物や人に関して常同的で反復的な習慣（ルーティン）を身につける（例えば，特殊で抽象的なパターンで玩具や家の中の物を配置するとか，部屋の中にいる人には誰でも左足が右足の上になるように足を組むよう要求するなど）。一方，アスペルガー症候群の人は，数学的な抽象概念に没頭したり，特別に関心を持っていることについての事実を収集することに夢中になる。感覚入力に対する異常な反応，例えば無関心でいる，苦痛を覚える，夢中になるなどは，早期児童期自閉症の特徴であり，このことから，OrnitzとRitvo (1968)は，知覚の

非恒常性説を提唱し，Lovaas (1971) は注意の過剰選択説を唱えた。こういった特性は，障害が重度であることと，精神年齢が低いことと関係している。このことは，アスペルガー症候群に典型的であるとは言われていないし，知能指数が正常範囲内の年長の自閉症の場合にはほとんど見られない。

運動発達の面ではこの種の比較が成り立たない。典型的な場合，年少の自閉症の子どもは，高いところへ上がったり，バランスをとったりすることが上手である。他方，アスペルガー症候群の子どもは姿勢・歩行・ジェスチャーに関して協応動作が著しく下手である。このことでさえ，何ら有用な鑑別点にはならないかもしれない。なぜなら，幼少期には典型的な自閉症であった子どもでも，青年期までに運動面で不器用になり，外見的にずいぶん魅力と気品が乏しくなる傾向があるからである（自閉症と自閉症様状態における運動スキルについての考察は DeMyer, 1976, 1979 を参照のこと）。

Bosch (1962) は，アスペルガー症候群と自閉症とは同じ病態の変種であると考えた。Asperger と Van Krevelen (1971) は，両者を区別できると考えて幼少期の病歴の特徴を列挙したが，実際には区別が正当だと言えるほどには2群に分かれるものではないことを筆者は指摘した。付録 No. 6 の子どもがこの問題についてのよい例である（Everard, 1980 も参照のこと）。

VII 分　類

Asperger は，自分が報告した症候群は人格障害であり，他の人格異常とは区別できると考えた。ただし，それが早期児童期自閉症と似ていることは認めた。Wolff と Barlow (1979) は，これを分裂病質人格の名で分類すべきだとした。この考えの根拠として，Wolff と Chick (1980) は分裂病質の特徴についての文献を再検討した。先に論じたように，アスペルガー症候群を分裂病質人格に位置づけることは可能であり，この分野での今後の研究も興味深いものではあるが，当面は，実践面で有用な意義を持つとは思えない。Wolff と Chick は操作的に定義した5つの特徴を列挙し，分裂病質人格の中核的特徴としているが，この用語は一般に用いられるところでは，とても曖昧模糊としているため，アスペルガー症候群以外の臨床像も広範囲に取り込んでしまう。範囲を拡大するのではなく，幅広いカテゴリーから下位群を分離し，診断の精度を上げることを目指すべきである。さらに，分裂病質という用語は，もともと異常人格と精神分裂病との関係を強調するために選ばれたものである。精神分裂病は，アスペルガー症候群の人にも発症し得る。しかし，すでに論じたように，アスペルガー症候群と精神分裂病との間に特別なつながりを認めるような確たる証拠はない。いまだ立証されていないそのような仮説を診断名に持ち込むことは混乱のもとである。

人格の変種とする理由はあまりにも曖昧なため，その名の下にアスペルガー症候群を分類しても，原因・臨床像・病理・処遇に関する立証可能な仮説を導き出すことはできない。この問題に関するもっと限定的な，しかしもっと生産的な考え方は，これを認知と対人関係の発達のある面での障害の結果として考えることである。

前述のごとく，知能水準の高低に関係なく自閉症あるいは自閉症様状態の子どもを残らず発見するために，Wing と Gould (1979) は，ロンドンのある地区で精神遅滞や身体障害の子ども全員を対象に疫学調査を行なった。その結果，以下の仮説を立証した。早期児童期の発達に影響を及ぼすある種の問題は，一群にまとまる傾向がある。すなわち，双方向性の対人交流の欠如あるいはその障害，話しことばによるものもよらないものも含めて言語の理解と使用の欠如あるいはその障害，真に柔軟で想像的な活動の欠如あるいはその障害であり，これは対象範囲の狭い反復常同的な興味の形をとる。この3主徴の各々の程度は様々であり得るし，標準化された検査で測定される知能水準も様々である。

このひとまとまりの障害を持つ子ども全員の調査から，ごくわずかの者がAspergerの報告に似ており，何名かが典型的なカナー型自閉症であることが明らかになった。何名かは次に挙げる研究者の報告した症候群に暫定的に分類できた。すなわち，De Sanctis (1906, 1908)，Earl (1934)，Heller (Hulse, 1954を参照)，Mahler (1952)である。ただし，彼らが提唱した定義はあまり精密ではないので，確定診断を下すことは難しかった。残りの者は，これらのいわゆる症候群の2つ以上にまたがって臨床特徴を呈しており，どれか1つの診断カテゴリーに帰属させることができなかった。したがって，総括的であるが満足にはほど遠い早期児童期精神病という名でひとまとめにした。これらをここで関係あるものとして考える根拠は，重症度にかかわらず言語と対人関係の障害の3主徴が生じる病態は，すべて対人スキルと知的スキルの問題を同じように伴うという点である。さらに，3主徴がある人は，皆同様の構造化・組織化された教育法を必要とする。ただし，教育の目標とその達成は最小限の身辺処理から大学の学位まで様々であり，これは当人が持っているスキルに左右される。

この仮説は，主病因が共通していると言うものではない。きっとそうではないだろう。なぜなら，多種多様な遺伝的な原因や，出産前・出産時・出産後の原因により同じ臨床像が表に出るのだろう (Wing & Gould, 1979)。もっと考えられることは，3主徴を生じるあらゆる病態が，共通して脳の機能のある面での障害を持っているということである。その脳機能というのが，おそらく適切な対人交流，話しことばによるコミュニケーションと話しことばによらないコミュニケーション，想像力の発達に必要なのであろう。あり得ることとして，これらのことがすべて1つの根本的な生得的能力に関係しているということ，すなわち積極的に経験を求めその意味を理解する能力である (Ricks & Wing, 1975)。これに含まれることとして，他者をそれ以外の環境とは区別し，特別に重要な存在だと認識する生得的能力があろう。この基本的スキルが減弱したり欠如したりすると，発達に及ぼす影響は深刻なものとなろう。あらゆる早期児童期精神病がそうである。

臨床例のすべてを目的に応じて多種多様な方法で下位分類することができるが，今のところ病因による分類はできない。前述の研究者名をつけた症候群に基づく分類のどれよりも，知能水準 (Bartak & Rutter, 1976) や対人交流の障害の程度 (DeMyer, 1976; Wing & Gould, 1979) による下位分類の方が，教育および処遇に関して実践的な意義がある。

こういう知見に照らして，アスペルガー症候群を別種の実体とみなすことが正当化されるであろうか。このような障害の原因が分かるまでは，自閉症の特徴を示すが，文法的に話すことができ，対人的にも無関心ではない子どもや大人の問題を説明する際に，アスペルガー症候群という用語は有用である。親・教師・職場の上司たちは，このような人に戸惑う。自閉症の人はことばを喋らず，対人関係からはまったく引きこもっているものだと考えているので，自閉症という診断を信じることができないからである。アスペルガー症候群という診断名を用い，Aspergerの臨床報告を紹介することは，微妙だが重大な知的機能の障害があり，きめ細かい処遇と教育とを必要とする問題が現実に存在するのだということを関係者に納得させやすくなる。

最後に，精神分裂病とアスペルガー症候群・自閉症・その他類似の障害との関係を再検討する。両群は家族歴・児童期の発達・臨床像の点で異なるが，両群とも言語・対人交流・想像的活動に障害がある。発症時期と障害の特性とは異なるが，両群のその後の慢性的な欠陥状態に関しては類似性が認められる。自閉症と精神分裂病とがかつては混同されたことがあるのもうなずける。両群を別々の障害とする方向に事態は進展した。そして臨床実践においては，多くの難点に遭遇するけれども，診断精度を向上させ続けることが重要である。

VIII 処遇と教育

アスペルガー症候群の基礎障害に有効な治療法はまだ見つかっていないが,適切な処遇と教育により社会的不利を軽減することはできる。

アスペルガー症候群は子どもでも大人でも,言語と対人関係の障害の3主徴のあるすべての人と同じように,規則的で組織化された習慣(ルーティン)が存在する時に最も良い反応を示す。親および教師は,抽象的な言語の理解に微妙な問題を抱えていることを認識することが重要であり,そうすれば子どもが理解できる方法で子どもとコミュニケーションを持つことができる。反復的なことばと習慣的な動作は解消できるものではないが,時間と忍耐とがあれば,もっと有用で世間に受け入れられるようなものに変えていくことは可能である。行動変容技法は,思慮分別をもって用いれば,自閉症の子どもに役立てることができる。しかし,Asperger (1979) は,彼の表現を借りると「自分の自由を大切にする」ことが分かるほど賢いアスペルガー症候群の子どもへの行動変容技法の適用については,相当慎重な態度をとった。

教育は特に重要である。なぜなら教育により,特殊な関心と全般的な能力とが大人になってから自立できるほどに発達することがあるからである。完全に子ども自身の気の向くままにさせることと,指示に従わせることとの間で,教師は妥協点を見出さねばならない。教師はまたアスペルガー症候群の子どもが同級生から絶対にいじめられないようにしなければならない。アスペルガー症候群の子どもに特別に合う学校のタイプというのはない。普通学校でうまくやれる子どももいるし,様々な特殊学校での方がうまくやれる子どももいる。学業面での進歩は,子どもの障害の程度ばかりでなく,教師の理解とスキルにも左右される。

一般就職しているアスペルガー症候群の人のほとんどは,作業手順が規則的な仕事に従事している。また雇用主も理解があり,同僚は風変わりなところに寛容である。多くの場合,いろいろな困難にぶつかりながらも,雇用主に忍耐強く申し込む親が就職先を見つけ出していた。

適当な住居を見つけることも問題となる。親との同居は最も安易な解決策であるが,いつまでも続けられることではない。力になってくれる女性の家主のいる寮や下宿が最も普通の解決策となる。確実に部屋をきれいにし,衣服を定期的に替えるためには,機転のきく監督者が必要となる場合がある。

精神疾患の重畳は,もし生じるなら適切に治療しなくてはならない。不完全ながら自分の障害を認識している青年や若年成人の苦悩は,アスペルガー症候群をよく理解している人によるカウンセリングによってある程度軽くなることがある。そのようなカウンセリングは,主に説明し,再保証し,恐れや不安を話し合うことである。カウンセラーは,クライエントの理解力の限度内でカウンセリングができるよう簡単かつ具体的なアプローチをとらねばならない。精神分析は,複雑な象徴連合の解釈に基づくものであり,このような状態の場合には役に立たない。

親は,子どもが幼い頃には,子どもの奇妙な行動のためにたいてい混乱し悩んでいる。子どもに障害があることを理解し受けとめるためには,親は子どもの問題の特性について詳しい説明を受ける必要がある。

IX 付 録

症例

前述したように,以下の症例は精神医療サービスに紹介された人たちである。Asperger (1944) が報告した高機能の人たちの代表例にはならない。

症例1

これはアスペルガー症候群の典型例である。
K. N. 氏。28歳の時,神経質で内気という訴え

で精神科外来を初めて受診した。

　乳児期には，おとなしくて笑顔もよく出て，めったに泣かない子どもだった。乳母車の中で横たわったまま何時間も木に茂る葉を見て笑うことがよくあった。母親の記憶によると，Kは姉と違い，何かを指さして知らせるということをしなかった。歩くようになってもおとなしくて満足気であった。他児がKの玩具をとっても気にしなかった。歩行開始は遅れ，身辺処理スキルの獲得も遅かった。ただし，親が心配するほどの遅れではなかった。

　Kは1歳前後で喋り始めた。その頃は数語喋っていたが，車の衝突事故を目撃して驚き，以後ことばを喋らなくなった。再び喋るようになったのは3歳になってからであった。Kのことばの理解は正常であると両親は思っていた。文法の発達は良好であったが，4,5歳までは自分のことを言うのに第3人称を用いた。Kは決してコミュニケーションを持とうとはしなかった。大人になっても，知っていることでも質問された時にしか言わず，しかもできる限り簡単に答えた。顔の表情と身ぶりは乏しく，声の響きは単調であった。

　子どもの頃，Kは母親にべったりで，友だちはつくらず，学校ではたいそういじめられた。今でも内気で孤立した人であるが，人とつきあえるようになりたいとは思っている。

　Kには常同動作は見られなかったが，これまでずっと協応動作は苦手で，ゲームはとても下手である。腕を振らずに歩く。私立学校に通い，機械的記憶力が物を言う科目の成績は良かった。例えば歴史やラテン語である。しかし抽象観念の理解が必要になると成績はとたんに落ちた。短期間軍隊に入ったが，行進には参加させてもらえなかった。不器用で，しかるべき時にしかるべき事ができなかったからである。こういった風変わりさのゆえに除隊させられた。

　他者から変更を求められることにKは抵抗しなかったが，日々の習慣や自分の物の整理整頓に几帳面であったし，今もそうである。

　幼い頃から，玩具のバス・自動車・列車が好きで，大量に収集していたが，1つなくなってもすぐに気がついた。また工作キットでよく模型を作った。Kは，そういった玩具を使って，許される限り長い時間ひとりで遊んだ。他にふり遊びはせず，他児とは交わらなかった。交通手段への興味は今も続いている。余暇には，交通関係の記録本を読み，自動車や列車を見物し，仲間の鉄道マニアと一緒に列車を見るために遠出する。フィクションや，ノンフィクションでも交通関係以外のものには興味がない。

　Kは，定型的な事務仕事に長年雇われている。自分の仕事と趣味を楽しんではいるが，人づきあいが下手なことに気がついているので，そのことでとても悲しんでおり不安にもなっている。こういった問題への援助を求めて雑誌の人生相談の欄に何度も投稿している。自分で「内気」と表現している問題についてK自身心配になり，結局精神科医に助けを求めることになった。

　KのIQはWAIS（ウェクスラー成人知能尺度）で正常範囲の下の方であり，言語性IQと動作性IQはほぼ等しい。出来事の時間的な推移を理解する力を必要とする下位検査の成績が特に悪かった。

症例2

　2番目の症例の病歴も典型例であるが，成人期の初めに発症した重症の抑うつのために複雑になっている。

　L.P.氏は，自殺未遂のため24歳の時に精神科に入院した。予定日より4週間早く生まれ，生後1,2週目は哺乳困難であった。おとなしくて育てやすく，かなり反応に乏しい乳児で，めったに泣かなかった。運動スキルと身辺処理スキルとは獲得したが，後になって両親が気づいたことは，妹よりもこういったスキルの発達が遅かったということである。しかしその当時，両親は心配していなかった。Lはどこか変だという漠然とした予感が父親にはあったが，助言を求める気になるほどではなかった。

　Lは，3歳になるまで喋らなかったが，家族が

2カ国語を話すためだと考えられた。しかし就学までには，書物から採ってきたかのような細部に拘泥した難解な長文を喋っていた。ことばの奇妙な解釈をする傾向があった。例えば，誰かが「自立している（independent）」と言われたのを耳にして，Lはプールの深い方の端に（jump in at the deep end）いつも飛び込む人のことだと思った。Lには今なお冗談がまったく通じない。かつてはよく同じ質問を繰り返し延々としたものである。返ってくる答えにはお構いなしに。質問を繰り返す以外には，自分から会話に加わったり，会話の口火を切ったりはしなかった。

Lは児童期はずっとおとなしくて従順であった。自分から活動を始めることはめったになく，すべきことを指示されるのを待っていた。小さい頃，何もしない時はひとりで身体を前後に揺すっていた。想像的な遊びはまったくしなかった。普通学校に通ったが，他児とは交わらず，14歳頃までは友人ができなかった。その後Lは，仲間の1人2人について話すようになり，その人たちのことを友人だと言ったが，その後はつきあいがなくなった。学校ではいじめられ，学校時代を振り返って不幸な時代だったと言う。

Lは自分の物は整理整頓しておかねば気が済まず，毎日の習慣は正確に守らなければならないと常に注意を払っていた。

Lは粗大運動スキルを必要とするゲームや，手と目の協応を必要とする課題が下手であった。Lの姿勢と歩行はとても変わっていた。いくぶん当惑した顔つきだが，表情はめったに変わらない。Lは話す時に大きくて痙攣的で不適切なジェスチャーを用いる。彼が人に与える奇妙な印象は，流行遅れの服を好むことによりますますひどくなった。

Lの記憶力は優秀で，そのおかげで機械的に憶えることのできる科目の試験には合格できた。チェスが上手で，試合に参加することを楽しみにしている。本を読むのが上手で，物理と化学の本が好きであり，この分野に関しては膨大な量の事実を記憶している。特に時間について関心がある。腕時計を2つはめており，そのうちの1つはグリニッジ標準時に，もう1つはその土地の時刻に合わせている。両者が一致している土地ででもそうしている。

Lの最大の問題は，人づきあいが不器用なことである。例えば，Lは自分だけの特殊な話題について喋り続ける。聞き手はきわめて露骨にうんざりだという様子をしているにもかかわらず。客の前で不適切な，しばしばとても的外れの発言をし，幼稚で気が利かない人に見える。痛々しいほど自分の欠陥について気づいているが，対人相互交流に必要なスキルを獲得することができない。しかし親切で優しく，誰かが病んでいたり悲しんでいたりしたら，Lはきわめて同情的となり，その人の力になろうとして最善を尽くす。

卒業後より，書類整理の仕事に雇われており，寮で暮らしている。

Lの親は，Lが子どもの頃は精神科の援助は求めなかったが，青年期に達してからはLは精神医療サービスを利用している。最初は，性に関する悩みから焦燥状態になった。2度目は，職場の習慣がちょっと変化したために不安になり眠れなくなった。3度目は，再び職場の組織替えの可能性があるということから自殺未遂をして入院となった。入水自殺しようとしたが，失敗した。なぜならLは水泳が上手だったからである。そこでLは縊死しようとしたが，うまくいかなかった。このことについてLは，「問題は，私がとても実用的な人間ではないことです」と語った。入院時，Lはだらしのない格好で，とても悩み悲しんでいた。話しぶりは痛々しいほど緩慢で，句と句の間では長い間があいた。話しの中味はまとまっていたが，質問への返答では，Lは正しい情報を付け加える傾向があった。正確でその時の話題に関連はあるが，その場の状況には無関係である。例えば，父との関係について尋ねられて，Lは「父と私はうまくやっています。父は庭いじりの好きな男です」と答えた。

Lは自分が抱えている問題すべてについて自分を責めて，自分は面白くない人間で，誰にも好か

れず，自分自身の生活をうまくやっていくことができないと言った。人が自分について例えば「Lはバカだ」とか「Lは悪いヤツだ」，「Lは化学オタクだ」などと言っているのを耳にしたことがあるとLは言った。そのようなことはLがふと耳にした会話を誤解したものであり，Lがひとりの時には決して起こらなかったということが，注意深い質問とその後の観察とから明らかになった。初めの2回の入院では，紹介機関の診断は不安状態，3回目のそれは精神分裂病であった。最終診断は，不安と抑うつ（精神分裂病ではなく）の合併したアスペルガー症候群であった。

LはWAISでは平均範囲内の成績で，言語性IQの方が動作性IQよりいくぶん高かったが，これは主にLの語彙が豊富なためであった。

症例3

3人目の病歴は，乳幼児期から異常が認められた男の子の例である。

B. H. は10歳である。鉗子分娩で生まれ，出生後呼吸障害をきたし，チアノーゼとなって，2週間集中治療室に入院した。体が大きくて長時間身動きもせずじっと寝ているおとなしい乳児であった。ジェスチャーを使ったり，拍手したり，バイバイと手を振ったりしないので，母親は当初から心配していた。1つには難産だったためであり，また1つにはBの行動のゆえである。

11カ月時にBは質問に「はい」と適切に答えたと両親は確言した。14カ月の頃には流暢に，しかし理解不能の自分だけの「言語」を話し始めた。

Bは，はいはいしようとはしなかったが，17カ月時のある日，立ち上がって歩いた。はうようになったのはそれから後のことである。

3歳までは，自分だけの言語を喋り続けたが，その頃から聞いた単語を明瞭に模倣し始め，それから理解可能なことばが発達していった。Bの言語理解力は常に言語表出力より劣っていた。4歳までには字が読めるようになった。両親によると，Bに教えたりはしなかったので，おそらくテレビで憶えたのだろうとのことであった。5歳時には，読字力は9歳レベルであったが，理解力は低かった。

初期には，Bは静かで受け身的な子どもで，いかなる感情もほとんど表に出さなかった。規則的な習慣を好むようで，変化変更にはまったく応じなかった。Bはわがままではなかったし，厄介なことも引き起こさなかった。

Bには，年齢相応の想像的なふり遊びの発達が見られなかった。6歳の頃に，交通機関に夢中になり，その関係の本を片っ端から読みふけり，専門用語をすべて憶えてしまった。自動車・飛行機などに関する動作を繰り返したが，決して他児とは一緒にやらなかった。

Bは不器用で協応動作が下手なようで，ボタンかけや靴紐結びがうまくできず，高いところへ上がることを恐がった。

Bは養護学校に通っている。入学当初は他児に関心がなく，いつものこだわりに没頭し続けていた。教師が指示したらそれに従わねばならず，同級生と行動をともにしなければならないということに，Bはびっくり仰天したようであった。徐々に慣れ，積極的に人に近づきだしたが，そのやり方は愚直で不適切なものであった。どんなゲームでもそのルールに従うことが困難であった。

Bは細かいことに拘泥する話し方をし，住んでいる土地の方言とはかなり異なる方言を話す。例えば，靴下の穴のことを「編み目の一時的な欠損」と言った。Bの表現の多くはその例のようにテレビや本からの場違いの引用である。

Bは今では他の人からの批判に敏感であるが，対人交流のルールを学習することはできないようである。

7歳時にテストを受けたところ，12歳の語認識力を示し，動作性の課題では年齢相応の成績であったが，記憶再生と言語理解を必要とする課題では年齢をはるかに下回っていた。

症例4

アスペルガー症候群の次の例では，子どもの頃

に病気や心理的ストレスの既往があることと視覚障害があることから診断は難しい。

F. G. は26歳の未婚の女性である。妊娠・分娩は正常であったが，Fは病気や手術を何度も経験した。その中には3歳前の原因不明の硬膜下出血と斜視の矯正がある。Fは目がよく見えず，字を読んだり書いたりタイプしたりすることはできたが，目をすごく近づけなければならなかった。

Fは早くから流暢に喋り，語彙も豊富だった。両親は，Fが2歳半の時に眼の手術を受けるまでは正常に発達していると思っていた。その後Fは，何カ月も引きこもった。詳しいことはまったく分からないが，行動が著しく変化したと母親は確言した。対人交流に問題がありながら，Fのことばは明瞭なままで，語彙も豊富，文法も正しかった。Fはいつもあらゆる統計情報をはじめ，自分が聞いたり読んだりしたことは何でも素晴らしくよく記憶していた。Fは，次第に人づきあいがよくなり，3歳頃までには親や家族に関わろうとするようになった。しかし，他の子どもとはあまり交流しなかった。母の行動を少しは模倣したが，正常なふり遊びや対人的な遊びは発達しなかった。

幼い頃の主な関心事は描画であったが，その後，読書に変わった。着せ替え人形の収集もし，人形を列にして並べ，それが妨げられると我慢ならなかった。

Fは普通の総合中学校（コンプリヘンシブ・スクール）に通学した。歴史と地理が好きで，この科目に関することはすぐに憶えた。しかし興味のない科目，例えば数学は勉強しようとしなかったと教師は報告している。

Fは学校では受け入れられたが，変な子だと思われていた。会話の中に書物から長文の引用をしたし，しばしば場違いな発言もした。

Fは，実用的な課題がまったく苦手だった。両親がFのためにいろいろとしてやっていた。親に分かったことは，何かの課題をFにやらせようとすると，いったんは取りかかるのだが，じきにやめて自分の好きな活動，すなわちたいていは読書に向かってしまうことだった。

卒業後，タイピストとして就職した。綴りが抜群に正確で，複写タイピストとして優秀なことが分かった。Fは職場の人とは友だちにならなかった。4年後，仕事の重圧が増大した。Fは混乱し，対処不能となった。仕事をやめ，3年間にわたり失業状態となった。この間に不安焦燥感が強くなり，ひとりでは何もできなくなった。読書と事実の収集にあけくれている。少しでも邪魔されると，Fは子どもっぽい癇癪を爆発させやすい。

WAISでは，言語性IQはとても低く，軽度遅滞の範囲内であった。要素をまとめてひとつの全体に統合しなければならない課題が苦手であった。

症例5
これは，アスペルガー症候群の特徴を呈したが，精神遅滞であり，大人になっても自立できなかった若い男性の病歴である。

J. G. 氏は24歳で，精神遅滞の成人のための訓練センターに通っている。Jはおとなしくて反応の乏しい乳児であった。2歳の時に片言を喋り始めたが，2歳半までは上手に歩けなかった。最初はオウム返しで喋り，句を何度も繰り返し，発音は不明瞭であった。5歳半の時に，読みを習得し，いつも読みのテストでは成績が良かった。ただし理解の方は芳しくなかった。日常的ではない話や専門用語，例えば「航空学的な（aeronautical）」や「翼竜（pterodactyl）」のような語をたくさん知っていたが，日常的な語，例えば「昨日」という語に困惑していた。

Jは孤立してはいなかったが，優しくて受け身的で，じっと立ったまま他児を眺めていることが多く，仲間に入りたがったが，どうしてよいかが分からなかった。自分の家族にはとても愛情深かった。24歳になってもまだ対人交流ができないが，グループの受け身的なメンバーであることで喜んでいる。

Jは，歩行や姿勢がぎこちなく，手の器用さのテストでは動作緩慢である。Jの特別な関心事は

音楽と自動車である。小さな部品しか見せられなくても自動車の型を当てることができる。

Jは，精神遅滞児養護学校に通学した。教師はJのことを「自発性がまったくない」と評した。卒業後，Jは家の近くの成人訓練センターに所属し，そこで楽しくやっている。

17歳時のWAISの成績は，軽度遅滞と重度遅滞との境界上にあり，動作性よりも言語性の方がごくわずかまさっていた。読字年齢は，依然として他のどのスキルよりも優れていた。

症例6

以下の病歴は，当初は典型的自閉症であったが，後にアスペルガー症候群の特徴を呈した男児のものである。

C. B. は13歳。母は，Cの問題の始まりを，頭部に事故で打撲傷を負った生後6カ月の時点だとしている。この時以後，人からは孤立し，ほとんどの時間を，眼前にかざした手を複雑に動かして見入ることで過ごした。1歳時には往来する車に見入るようになったが，やはり人は無視した。5歳まで孤立した状態は続き，視線を合わせることも少なかった。運動発達は正常で，走ることができるようになるやいなや，手に何かを持って円を描いて走ることに何時間も費やすようになった。しかし，Cを止めようとすると，よく奇声をあげたものである。3歳の時にアルファベットを識別することができ始め，急速に描画スキルを獲得した。その後，Cは塩と胡椒の壺を描き，壺に書かれている名称の正確な模写を何度も何度も繰り返した。しばらくは，これが唯一の活動であった。その後，高圧線の鉄塔と高層ビルに夢中になり，あらゆる角度からそれを眺め，描くようになった。

4歳まで喋らなかったが，それから長い間単語のみで話していた。その後，句レベルでことばを反復するようになり，人称代名詞を逆用するようになった。Cには幼少の頃，常同動作がたくさん見られた。例えば，飛び跳ねる，腕をはばたく，円を描くように手を動かすなどである。

5歳以後，Cの話しことばと対人接触は著しく改善した。11歳まで養護学校に通った。学校では皆がCの奇妙で反復的な習慣に寛容であった。例えば，ある時，クラス全員と教師が腕時計をはめることをCは要求した。しかもその腕時計というのは，授業が始まる前にCが粘土でこしらえた腕時計であった。様々な問題を抱えていたにもかかわらず，Cは抜群の機械的記憶力を持ち，教わったことはすべて吸収し，質問されたら憶えている事実を〈逐語的に〉復唱することができた。Cは，11歳の時に普通の総合中学校（コンプリヘンシブ・スクール）に転入させられた。文法は正しく，語彙は豊富であったが，話すことは愚直で未熟で，ほとんど自分の特別な関心事に関係することであった。他の人の外見について失礼な発言をしないということを学習したが，依然として反復的な質問をよくした。Cは引きこもってはいないが，対人交流の不文律を理解することは難しいということが分かってからは，同年代の子どもよりも大人の仲間に入ることの方を好む。自分のことをCは，「自分にはスポーツマンシップがないのではないかと心配だ」と語った。Cは単純なジョークを喜んだが，微妙なユーモアは理解できなかった。Cは同級生によくいじめられる。

Cの主な関心事は，地図と道路標識である。Cは道順について並外れた記憶力を持っており，それをすぐに正確に描くことができた。手に入る材料なら何でも使って大きくて複雑で抽象的な形の物を作り，それをしっかり結合させることに大した発明の才を発揮する。ふり遊びをしたことはなかったが，玩具のパンダをとても可愛がり，慰めてもらいたい時には，それが人間の大人ででもあるかのように話しかける。

指先は器用であるが，大きな動作をする時はぎこちなく，運動協応も悪く，したがってスポーツやゲームのチームには決して入れてもらえなかった。

CはWISCでは平均知能で，動作性より言語性知能の方が高かった。機械的な学習を必要とする課題は上手であるが，抽象的なことの理解が悪

く，対人関係は愚直であることに，教師は大いに戸惑い心配している。Cは魅力的な子どもではあるが，日常生活上の危険なことに対して悲しくなるほど傷つきやすいということに教師たちは気づいている。

追　記

この論文を初めて発表して以来18年たつが，その間の臨床経験から明らかになったことは，自閉症とアスペルガー症候群とは同じ障害スペクトラムに属し，両者の特徴は多分に重複しているということである。以下の事実がその根拠となる。
1．多くの人が両方の特徴を合わせ持っている。
2．幼い頃は自閉症の特徴を持っていた子どもが，次第に変わっていき，青年期までにはアスペルガーが報告した臨床像を呈するようになることがある。
3．自閉性スペクトラム障害の人が2人以上いる拡大家族では，自閉症の人もいればアスペルガー症候群の人もおり，また両方の特徴が混ざっている人がいるといったことがある。
4．自閉性スペクトラム障害の1卵性双生児や1卵性の3つ子が，それぞれ別々の診断カテゴリーに属していることがある。
5．診断カテゴリーはどうあれ，スペクトラム全体にわたり，教育とケアの方法には同じ基本原則が当てはまる。

(1999.3.7　Lorna Wing)

(門　眞一郎　訳)

8 女児における分裂病質人格追跡調査，およびアスペルガー症候群との関連性

*Sula Wolff and Ralph J. McGuire**

要旨と解説 一般に，女児が精神病質やアスペルガー症候群を診断されることは男児より少ないとされている。Asperger (1944) は，児童期の自閉的精神病質はほとんど男児にのみ見られることに気づいていた。彼は，自閉的精神病質は「男性的な知性の極端な異型」ではないかと推測し，また女児では思春期以降にこれらの症候群が明らかになるのではないかと考えた。Lorna Wing (1981) は，アスペルガー症候群の臨床的な表現は女児では異なっており，より外向的であると示唆している。

今回の調査はこうした問題に，実証的研究の光を投げかけるものである。33名の「分裂病質」との診断がなされた女児に対して，カルテ調査が行なわれ，その他の診断で受診した対照群の女児との比較がなされた。このうち17名については，成人後も追跡され，面接が行なわれた。さらに，以前の研究での男児の分裂病質のデータとの比較が行なわれた。

結果として「分裂病質」の女児の児童期と成人期での特徴は，「分裂病質」の男児のそれと大変近いものであることが判明した。興味深いことは，児童期と成人期の両方で，女児では高率に反社会的行動が見られる点である。これには，受診に至るまでにバイアスがかかっている可能性も考えられる。

アスペルガー症候群，および女児の精神病質の両者とも，診断に関して不確かな面が多いと思われる。今回の調査では，臨床的に分裂病質人格障害と診断された女児の一群についてのデータが得られた点が重要であり，また追跡調査時にいくつかの誤診が明らかになっている点も興味深い。

人格障害の診断に関して，今日の操作的診断基準における諸概念についても議論されている。筆者らによれば，DSM-IVにおいてクラスターAを構成している人格障害の下位分類（分裂病質，分裂病型，妄想性人格障害）は，日常に信じられているほど明確なものではないされる。DSM-IIIにおいて，分裂病型人格障害が分裂病質人格障害から区別されたが，本論文の結果によれば，精神病質の子どもは後に分裂病型人格障害を示す率が高かった。子どもの症例でこうした概念を導入することの問題について考える上で，本論文は実証的見地から示唆に富む見解を示していると言えよう。

（久保田　泰考）

---

*University of Edinburgh Department of Psychiatry, Kennedy Tower, Royal Edinburgh Hospital. Morningside Park, Edinburgh EH10 5HF, U.K.

Translated from "Wolff, S. & McGuive, R.J. (1995). Schizoid personality in girls: A follow-up study-What are the links with Asperger's syndrome? *Journal of Child Psychology and Psychiatry*, 36, 793-817"

はじめに

症例の選択

1960年代，つまり DSM-III の人格障害のカテゴリーが用いられるより以前に，生活環境では説明できない持続的な対人的孤立と特有の行動を示す診断困難な子どもの症例について，筆頭著者は分裂病質人格という診断をつけはじめた。こうした子どもの特徴は，後に操作化された（Chick, 1978）。それらは孤立，共感の欠如，異常な感受性，精神的な硬直性，殊にパターンに対する興味，および異常なコミュニケーションであるが，その診断のためにこれら全てがそろっている必要はない。われわれの初期の追跡調査研究（Wolff & Chick, 1980）により，さらに1つの特徴が追加された。それは異常な幻想であり，分裂病質の男児の児童期と成人期で特徴的であった。

診断についての諸問題

明確にしておかねばならないのは，われわれが後に経過を追うことになる児童を同定し，診断することを始めたのは1960年代の初めであったということである。当時，分裂病質人格障害という用語は，いくつかの人格特徴の組み合わせに対して使われており，それは精神分裂病患者の生物学的近親者の一部に見られたり，病前性格であったり，あるいは分裂病患者自身の一部に見られるものであった。われわれの対象は，例えば Bleuler (1978) や Heston と Denney (1968) などによる古い文献，および分裂病質人格障害を広く定義している ICD-9（World Health Organization, 1978）に見られる分裂病質人格障害の記載に似ている。それらの記載は分裂病型人格障害が診断学的分類体系へ組み込まれる以前のものである（Wolff & Chick, 1980; Wolff, 1989; Wolff, 1995）。正否はともかく，われわれはわれわれの対象に対して行なった診断を，DSM-III（American Psychiatric Association, 1980）や DSM-III-R（American Psychiatric Association, 1987）や DSM-IV（American Psychiatric Association, 1994）および ICD-10（World Health Organization, 1992; 1991）といった診断学的分類体系の変遷に伴って変えることをしなかった。

その上，DSM-IV においてクラスター A を構成している人格障害の下位分類（分裂病質，分裂病型，妄想型人格障害）は，日常に信じられているほど明確なものではない。重い慢性精神分裂病の母親から生まれた子どもを，対照群から区別する人格についての診断は，分裂病質，分裂病型，そして妄想型人格障害である。コペンハーゲンの高リスク研究（Parnas et al., 1993）では，分裂病型人格障害は，高リスク児の成長後に最も多く下される診断であり，分裂病質人格障害はほとんど常に分裂病型人格障害と合併して見られる。この3つの人格障害のカテゴリーの関連性を示す証拠は，さらに精神分裂病患者の親族の間での分裂病関連の人格障害に関する統制された研究（Kendler et al., 1993）からも得られる。分裂病型人格は，精神分裂病と密接な関連性を示すが，妄想型人格もやはり精神分裂病と有意に関連する。分裂病質人格障害はきわめて稀であり，対照例と比べて精神分裂病患者の親族の方に多く見られるが，有意差を示すには至らない。加えて，分裂病型，および分裂病質人格障害の両方が，成人の精神分裂病患者の病前特徴（Foerster, Lewis, Owen & Murray, 1991; McCreadie, Connolly, Williamson, Atthawes & Tilak-Singh, 1994），および早期発症の精神分裂病の子どもの病前特徴（Werry, 1992）の中で突出している。

DSM-III において，分裂病型人格障害が分裂病質人格障害から区別され，Nagy と Szatmari (1986) によってこの診断を付けられた一群の子どもが，われわれの〈分裂病質〉の子どもときわめて似ていることが分かったことから，われわれの対象が DSM-III の成人の分裂病型人格障害の診断基準を満たすかどうかを調べた。男児に関して大多数でこのことが当てはまり（Wolff, Townshend, McGuire & Weeks, 1991），さらにわれわれが〈分裂病質〉とみなした対象は，男児も女

児も，ごくわずかではあるが，予想された以上に後に精神分裂病を発症したことが分かった(Wolff, 1992)。それゆえ，後からみれば〈分裂病型人格障害〉あるいは〈クラスターA人格障害〉という診断が，われわれの対象には適切であるかもしれないが，仮に同一の患者集団に対して名前を変更することになれば，いっそう混乱を引き起こすことにもなったであろう。

Aspergerの最初の論文（1944）を読んだとき，われわれの子どもの特徴と彼が記載した症候群の間には，きわめて多くの類似点があることを，われわれは認識するにいたった。

女児における分裂病質人格

筆頭著者が分裂病質と診断した子どもの中で，女児にこの診断を下すことにはさほど確信がなかった。診断に際して，時にはそれ以外の診断では理解しがたい臨床像の原因と本質についての多くの議論が必要であった(付録1)。

Asperger（1944, Frith, 1991も参照）が，児童期の自閉的精神病質はほとんど男児にのみ生じることを見出したことは指摘しておかねばならない。同様の障害は女児にも見られたが，それは脳炎後のケースばかりで，しかも症候群としては不完全であった。患者の何人かの母親もまたこの障害のいくつかの特徴を示したので，女児では思春期以降にこれらの症候群が明らかになるのではないかとAspergerは考えた。彼は，自閉的精神病質が「男性的な知性の極端な異型」ではないかと推測した。男児は女児に比べて，思考がより抽象的で論理的であると考えたからである。

Lorna Wing（1981）は，アスペルガー症候群の臨床的な表現は女児では異なっており，より外向的であると示唆した。われわれの印象でも，われわれの関わった分裂病質の女児は男児に比べてより外向的で，疎通性がよく，社交的である。

女児のアスペルガー症候群と精神病質の両方は，診断に関してはかなり不確かな面があると思われる。今回の調査で得られたデータは，追跡調査としていくつかの欠点があるにせよ，臨床的に分裂病質人格障害と診断された女児の一群についてのものであり，興味深いものであると考えられる。

児童期自閉症に関しては，女児はより重い障害を示し，しばしばその他の認知障害の家族歴が見られることが多い（Rutter & Schopler, 1989）。正常知能の自閉症は女児ではきわめて稀である(Lord & Schopler, 1987；Volkmar et al., 1993)が，自閉症で言語性IQが60以上の人々の中では，女児はそれほど重い障害を示さない(McLennan, Lord & Schopler, 1993)。このことは分裂病質人格障害にも当てはまるが，結果的に女児の状態を狭く診断する傾向が生じる。その理由は，1）比較的軽度の障害しかないケースでは，診断からもれる可能性があり，2）紹介される時点で選択を受けている可能性もある。というのも，これらの女児の分裂病質は，家庭環境に問題を抱えていることが多く，また患者自身の障害も重く，他の障害を合併する率も高いので，診断が惑わされるからである。

性差

数年にわたりわれわれが臨床的に関わった分裂病質の子どもの全集団は，男女比が3.4：1であった。集積した他の研究でもアスペルガー症候群や分裂病質人格障害，分裂病型人格障害の性比は，4.6：1であり，10：1から2.3：1までの幅が見られた（Wing, 1981；Tantam, 1988；Gillberg, 1989；Ehlers & Gillberg, 1993；Mouridsen, Rich & Isage, 1993；Szatmari et al., 1986；Szatmari, Bartolucci & Bremner, 1989）。興味深いことに，精神分裂病患者の親族で分裂病型人格の性差は記録されていない。

目　的

今回の研究には3つの目的がある。1）精神科へ紹介され分裂病質人格障害と診断された集団の臨床的な特徴を，対応させた他の患者集団の臨床的特徴と比較すること。2）分裂病質人格の女児

を分裂病質人格の男児と比較すること，さらに分裂病質の女児と対照群の女児との違いを，これまで分裂病質の男児を対照群の男児から区別するとされてきた特徴と比較すること。3）成人期における転帰を，分裂病質の男児と女児で比較すること。追跡調査は，特にわれわれが以前定義した分裂病質人格の特徴（Wolff & Chick, 1980）に焦点を合わせ，さらに分裂病型人格障害や境界型人格障害の存否，および全般的な心理社会的適応度に焦点を合わせて行なわれた。

児童期の分裂病質の女児

対象

24年にわたる臨床活動から，分裂病質人格と診断されたものは男児111名，女児35名にのぼった。このうち2人の女児は後に診断が不確実であると考えられたことから除かれた。男児での調査と同様に（Wolff, 1991），独立した立場の心理学者が，33名の分裂病質の女児それぞれに対応させるため，性別，受診年度，受診年齢，世帯主の職業階層，さらに可能なら知能指数の最高得点を考慮して，精神科のカルテから2人以上選び出した。研究のために最もマッチする対照例が選択された。対照群の女児のうちで知能検査を受けているものは男児と比べると少なかった。しかし，全体的に見て，男児の場合と同様に，分裂病質の女児と対照児の対応は満足のいくものであった（Wolff et al., 1991）（表1参照）。

誤診

われわれの最初の研究（Wolff & Click, 1980）でも見られたことだが，追跡調査によって，児童期の診断が誤りであった例がわずかながらあった（表2および付録2を参照）。それでも女児の児童期でのグループ分けは変更しなかった。だから児童期および成人期の臨床的特徴の分析が，示されうるはずの差異を少なく見積もることになるかもしれない。

方法

情報は男児に関して以前記述された（Wolff,

表1 児童期における分裂病質と正常対照群の女児33組の比較
（括弧内は男児32組のデータ）

	分裂病質	対照群
紹介時の平均月齢	120.3 (118.0)	112.1 (119.5)
標準偏差	35.2 (34.1)	31.2 (32.5)
範囲	42-197 (51-175)	60-180 (58-177)
受診期間(月)*	36.1 (47.1)	21.0 (16.0)
標準偏差	29.8 (33.3)	26.0 (24.8)
予想IQの平均†	103.4 (109.5)	101.3 (114.0)
標準偏差	16.6 (25.3)	17.1 (19.3)
範囲	71-141 (85-142)	72-143 (69-146)
テストされた人数	31 (31)	16 (25)
社会経済階層		
I, II, IIINM	12 (19)	12 (11)
IIIM, IV, V	17 (13)	15 (9)
専業主婦	－（－）	－（3）
雇用されず	4 (－)	3 (3)
不明	－（－）	3 (3)

*99カ月以上の期間は99カ月と数えた。
†予想IQの最高点を用いたのは一部の児童からしかWISCの結果が得られなかったためである。年少の児童はターマン・メリル尺度でのみテストされ，多くの対照群ではまったくテストされていなかった。

1991) のと同じようにして，女児のカルテから系統的に取り出された。これには，現在症および，人づきあいを避ける，引きこもりがち，あるいは社交的，不自然な幻想，特定の興味を示すパターン，特異的発達遅滞，学業全般の進み具合，排泄障害，行為障害，攻撃性や盗みなどその他すべての症状が含まれている。

周産期の障害，および両親からの分離について，さらに家庭の崩壊，同胞の数，両親の精神科的障害，特異的発達障害，および非行の家族歴についての評価がなされた。児童期全般の愛情不足，社会文化的な刺激不足，および児童期の過度のストレスについて全体的な判断がなされた。特殊教育，ソーシャルワーク，強制力を持つ法律機関との接触，児童精神科病棟への入院等を含めた，利用された種々の社会的サービスが記録された。

筆頭著者はすべてのケースの記録をまとめ，また評価もしており，児童の診断についてはよく知っていることから，独立した心理学者が，8人の分裂病質の女児と8人の対照児の記録を，いずれかは知らされないまま読み，評価した。評価の信頼度は加重カッパ法（Cohen, 1968）を用いて計算され，結果は特殊な興味のパターンの 0.0 （これは分裂病質の男児に比べて女児では稀であった）から 1.0 まで分布し，平均は 0.73 であった。児童期についての調査項目のほとんどは，評価者間で許容できる信頼度（加重カッパ>0.6）を示したが，以下の項目では信頼度は低かった。すなわち，引きこもり（0.47），脳機能障害の証拠（0.43），何らかの行為障害（0.50），母の精神科的疾患（0.58），児童期の全般的ストレス（0.50）である。

分裂病質の女児と対照児の間の差異についての統計的解析は，連続変数に関して対応させた組についてt検定が，離散変数に関してはMcNemar検定が用いられた。分裂病質の男児と女児の群間差については，離散値に対してはカイ2乗検定，連続値に対しては分散分析を用いて解析を行なった。

結果

分裂病質の男児と女児の間での社会経済的背景と IQ の違い

社会経済的背景に関して，分裂病質の女児では，分裂病質の男児と比較するとそれが上層に偏ってはいなかった。しかし，両群間で有意な差は見られなかった。児童期におけるIQでも，ことにWISCの言語性の尺度では分裂病質の女児は男児に比べて低い値であったが，やはり有意差はなかった（平均VIQ女児99.0に対して男児107.6，平均 PIQ 女児 98.5 に対して男児 105.0）。

主要な訴え

表2に示す通り，男児の場合と同様，分裂病質の女児は対照児に比べて純粋な情動障害を呈することは少なく，学習上の問題を示すことが多かった。行為障害は男児では分裂病質群，対照群とも同程度によく見られたが，女児では対照群に比して分裂病質群で多く見られた。しかし，その数はきわめて少なかった。

分裂病質の女児と対照群で対応させた組間での差異

(A) 分裂病質人格の特徴

〈ひとりぼっち〉という特徴に関して，分裂病質群の女児と対照群の間（t検定：4.84；p<0.001）では，男児の場合（t検定：5.80；p<0.001）と同様に有意差が見られ，普通ではない幻想という点でも，男児において示されたように（t検定：4.10；p<0.001），女児でも有意な差（t検定：3.59；p<0.01）が見られた。これに加えて，分裂病質の女児は対照群に比べて，より引きこもりがちであった(t検定：2.55；p<0.05)。男児ではこの点については差はなかった。特定の興味のパターンを示すという臨床的な特徴は，男児では対照群と分裂病質群を有意に区別するものであったが（t検定：6.43；p<0.001），女児では差は見られなかった。

(B) 特異的発達障害

男児の場合と同様に女児においても，対照群に

表2 分裂病質と対照群の女児における主要な訴えのカテゴリー(括弧内は男児)

	分裂病質	対照群
なし	－(－)	3(1)
行為障害	11(5)	3(5)
行為障害と感情障害の混合	6(6)	5(9)
情動障害	4(1)	10(10)
多動症候群	－(2)	－(2)
不登校	2(1)	2(1)
遺糞	1(1)	1(3)
遺尿	－(－)	6(1)
訴えとしての学業不振	5(6)	1(－)
分裂病質人格の特徴のみ	4*(10)	4*(1)
その他	－(－)	1(－)

*追跡調査により,対照群のうち1人は(Sula Wolffによって児童期には診察されていない)分裂病質人格が見逃されていたケースであることが後に判明し,分裂病質群の2人は正常人格であることが判明した(付録2を参照)。

比べて分裂病質群が特異的発達遅滞を示す比率が有意に高かった（t検定：4.04；p＜0.001）。言語や学習，運動の遅れが重いか複数みられたのは，対照群では1例であるのに対して，分裂病質群では33例のうち13例であった。3人の分裂病質の女児は早期児童期に選択緘黙を呈した（うち1人は重度の発達性失語を伴っていた）。32名の分裂病質の男児のうちでは，同じく3人が選択緘黙であった（他に1人が選択緘黙ではなかったが，重度の発達性失語であった）。しかしながら，男児の3例は早期児童期に自閉性の症状（視線を避ける，反響言語）を呈していたのに対して，女児では見られなかった。

(C) その他の症状

行為障害は，男児では分裂病質群と対照群において差が見られなかったのに対して，女児では対照群と比べ分裂病質群において有意に多く見られた（t検定：3.15；p＜0.01）。33名のうちで12名の分裂病質の女児に重い行為障害があった。つまり彼女らは法律違反で訴えられたり，頻回にわたる盗みや重い盗みに関わったり，きわめて攻撃的な振舞いのために退学となったり，他人を傷つけたり，あるいは重い放火を行なったりしていた。対照群ではこうしたケースは3例であった（男児では分裂病質群のうち9例，対照群のうち8例であった）。

(D) 背景要因

〈大脳機能障害を起こす可能性のある器質性疾患〉は，対照群と比べると分裂病質の男児で有意に多かったが，女児では差は見られなかった。〈何らかの周産期障害〉，〈大脳機能障害の証拠〉に関しても差は見られなかった。〈家庭の崩壊〉では男児でも女児でも分裂病質群と対照群間で差は見られなかったが，〈両親と家庭からの長期にわたる分離〉は，男児では両群で同じであったのに対し，女児では分裂病質群よりも対照群においてより多く見られた（t検定：2.24；p＜0.05）。

〈母および父の精神科的疾患〉は男児および女児のいずれも，分裂病質群と対照群において差は見られなかった。〈家族の非行歴〉は男児では分裂病質群よりも対照群においてより多かったが，女児では差はなかった。

〈家族の非行〉〈社会文化的な刺激不足〉，〈児童期のストレス〉および何らかの形での児童期における不足といったことについての全般的な評価は，男児では分裂病質群よりも対照群においてより高かったが，これは対照群における障害が分裂病質群に比べて，より環境因に関連することを示すと考えられる。対照的に女児では，分離体験は対照群において分裂病質群よりも多いのである

(E) 受けた社会的サービス

分裂病質の女児は対照群に比べて，単に評価と助言のみから特別な寄宿制学校への措置に至るまでの〈特殊教育サービス〉を受けることが有意に多かった（t 検定：3.35；p＜0.01）。男児ではそういった傾向が示されるに過ぎなかった。

〈法的強制力を持つ機関との接触〉（それには裁判所への呼び出しから，非行児のための全寮制学校への措置が含まれる）は男児，女児ともいずれの群でも差はなかった。ソーシャルワークサービス（指導監督から児童養護施設入所，里親委託，養子縁組までが含まれる）に関しても同様であった。しかし〈児童精神科病棟への入院〉は，男児では分裂病質群で対照群より有意に多いということはなかったが，女児では分裂病質群で有意に多く見られた（t 検定：2.73；p＜0.01）。男児での分裂病質群と対照群，女児での分裂病質群と対照群の間での相違は，対照群の女児が対照群の男児に比べて，特別な教育サービスを受ける率や精神科的入院の率が低いことによるものであった。

全般的に見ると，分裂病質の男児と女児の間では，症状と病歴に関する群間の差異で有意差に至ったものは 2 つしかなかった。すなわち女児は特定の興味のパターンを示すことがより少なかったし（カイ 2 乗検定 11.81；df＝1；p＜0.001），大脳機能障害を引き起こす恐れのある器質性疾患を示すことも少なかった。

追跡調査時の分裂病質の女児

対象者

女児に関しても，男児と同じような形で同時期に追跡調査を行なうこと，対照群の女児も同様に追跡調査すること，そして主な評価については盲検的に面接者が行なうことが当初は計画されていた。実際には男性に比べて女性の経過を追うことははるかに困難で時間がかかることから，これは不可能であることが判明した。その理由は 1 つには，保健局家庭医の記録を通じて患者を追跡するためには，姓の変化を調べねばならず，婚姻録にあたる必要が生じるのだが，その許可を得るためには長い時間がかかってしまう。もう 1 つの理由は女児のほうが，その後の人生で移動がはるかに多いことである。

男児では，分裂病質群とそれと対応させた対照群の一部（32 組）だけが追跡された。しかし分裂病質の女児は数が少なく（33），すべてを追跡することが試みられた。追跡が完了した時点では研究のための面接者をそろえることができなかったので，筆頭著者がほとんどの追跡面接を行なった。そこで対照群の女性に会うことは放棄した。その代わりに分裂病質の女児についてのデータは，可能な限り男児のデータと比較された。

女性の追跡と協力

33 名の分裂病質の女性の発端群のうち，2 名は調査が完了するまでに自殺した（そのうちの 1 人は当初調査に同意していたが，後に面接を拒否した）。（もう 1 人の女性は研究に参加した後で自殺した。）

3 名の女性は研究の開始以前に移住していた。4 名は追跡不能であった。（これらのうちで 3 名はまだ家庭医に登録していたが，地域からは離れていた。1 名はしばしば住所を変えており，おそらくロンドンに居住しているが，見つけられなかった）。残り 24 名のうちで 1 名はやはり住所をしばしば変えたが，面接には同意していた。しかし，約束の時間には家にいなかった。さらに，追跡された 24 名の若年女性のうち 6 名は研究に参加することを拒否した。実質的な拒否の割合は男児 25.6％ に対して 29％ であった。

面接を受けた 17 名の女性は群全体を代表しているといえるか

17 名の追跡調査を受けた分裂病質の女児のデータが，すべての児童期の調査項目について面接

を受けなかった16名の女児のデータと比較された。これらの群間で有意差が見られたのは3項目についてだけであった。すなわち面接を受けた女児のほうが長い期間受診しており（p<0.05），引きこもりが少なく（p<0.05），児童期の合併症が少なかった（p<0.05）（17名の追跡調査を受けた女児のうちで8名は学業不振か分裂病質の人格特徴だけを示すにとどまり，9名はその他の児童精神医学的症候群を示した。追跡調査されなかった女児では，それぞれ1名と15名であった）。年齢，IQ，症状，家族および社会的背景，そして受けたサービスについての評価全てで，群間で有意差は見られなかった。面接を受けた女性は，受けなかった女性よりも筆頭著者を当然よく知っていたし，引きこもりが少なく（おそらく隠しだてが少なく），精神科的にも問題が少ないという傾向があった。この点もまた，結果を正常性の方へ傾かせ，差異を目立たなくさせる偏りを生むかもしれない。

方法

2,3時間にわたる，半構造化調査面接についてはすでに報告がなされている（Wolff *et al.*, 1991）。それは3つの構成部分から成る。(1) 以前に使用された半構造化面接（Chick, 1978；Wolff & Chick, 1980）の修正版が用いられた。それは，系統的にあらかじめコード化された質問を用いて，仕事や対人関係および結婚と性的適応の状況，身体的および精神的健康状況，飲酒量，反社会的行動を調査する。さらに，われわれが先に規定した分裂病質人格の5つの主要な特徴を明らかにするために工夫された人格の機能を調べるための一連の質問がなされた。

評価は面接中になされるが，文章化された定義に基づいて行なわれた。これに加えて，それぞれの面接の終わりに，人格特徴，人格障害，精神科的疾患についての全般的な評価が，一定の用語集に基づいてなされた。16歳以降の強制力を伴う法的機関との接触は，スコットランド犯罪記録局からの資料によって，精神病院との接触は病院の記録の調査から確認された。これらは以前に記載された通りである（Wolff, 1992）。

(2) 分裂病型人格障害に対するバロン面接評価法（Baron, Asnis & Gruen, 1981；Baron, Gruen, Asnis & Kane, 1983）が用いられた。これはSADS生涯版とDSM-IIIの分裂病質人格障害に基づいた半構造化面接からなるものである。10の項目について評価がなされる。すなわち，錯覚，離人症，関係念慮，疑い深さ，魔術的思考，疎通性の障害，奇妙なコミュニケーション，社会的孤立，対人恐怖，そして一過性の妄想と幻覚である。いずれか4つの評価点が異常である場合には，DSM-IIIの分裂病型人格障害と同定され，さらに精神分裂病患者の生物学的近親者にはこれが多いことが分かっている。

(3) 境界例診断面接法（DIB；Gunderson, Kolb & Austin, 1981）が3番目の構成部分である。これを行なうことで，男性の予後調査において分裂病質と対照群が有意差をもって区別されることはないが，分裂病質の女性と男性の間で，女性が高い境界例評価点を示すことで区別がなされるのではないかと考えられた。

さらに，男性の場合と同様に，ミル・ヒル語彙検査とレイヴンズ・マトリックス検査が行なわれた。

1人の女児は，当時精神分裂病の欠陥状態で入院治療を受けていたが，引きこもりが強くすべての質問に答えることができなかった。

面接の評価はどれほど信頼性があるか？

以前使用した際の，主要な面接の信頼度の検定については，報告がなされている（Wolff *et al.*, 1991）。17の心理社会的項目についての加重カッパ値は良好であり，0.62から1.00まで分布し，平均は0.83であった。21の人格変数については加重カッパ値はそれほど良くなく，0.06から0.81まで分布し，平均は0.44であった。全体の加重カッパ値の平均は0.61であった。

面接を受けた若い女性に著者が分裂病質の特徴を偏って見出してしまうことがないということ

は，追跡調査時に盲検的な面接者によってなされた6名の女児についての〈分裂病質人格〉に関する評価と，残り11名の女児について著者が行なった評価とを比較した結果によってしか示されない。面接者は6名中5名を〈明らかに分裂病質〉とし，1名を〈分裂病質ではない〉としたのに対し，著者は11名中5名を〈明らかに分裂病質〉とし，5名を〈中程度に分裂病質，あるいは疑わしい〉とし，1名は〈分裂病質ではない〉とした。

統計

男児と女児の間で群間の比較が行なわれた。不連続値についてはカイ2乗検定が，連続値には一元配置の分散分析が用いられた。

結果

表3より，17名の分裂病質の女性は，受診時と追跡調査時において，男性と同じ平均年齢であったことが分かる。女性は平均で3年男性より後に受診しており，追跡調査も3年遅れて行なわれた。受診期間は両グループとも同一である。

職業階層は言語性IQと同様に，分裂病質の女性では男性より有意に低かった（表3を参照）。教育程度も同様に有意に低いものであった（表4）。半数以上の分裂病質の女児が，修了認定を得ないで学校を離れていた。分裂病質の男性の場合，その程度は3分の1であった。

追跡調査時における女性と男性の人格特徴

以前に分裂病質の男性と対照群で有意差を示したが，追跡調査では分裂病質の女性と男性で差を示さず，それゆえ分裂病質の女性が分裂病質の男性と多くの人格特徴を共有することを示す特徴は以下の通りである。過度な敏感さを持つとの自己

表3 分裂病質の女性と男性での追跡調査時の年齢，IQ，職業階層

	分裂病質の女性	分裂病質の男性
数	17	32
受診時の平均年齢	9歳9カ月	9歳10カ月
標準偏差(月)	36.7	34.0
範囲(月)	42–197	51–175
追跡調査時の平均年齢	27歳	27歳
標準偏差(月)	75.6	71.5
範囲	18–38歳	18–38歳
追跡調査時のミル・ヒル語彙検査(標準偏差)	96.6*(9.4)	106.4(11.7)
範囲	84–118	88–130
追跡調査時のレイヴンズ・マトリックス検査(標準偏差)	96.3(14.2)	101.2(16.5)
範囲	66–115	75–130
追跡調査時の職業階層		
非肉体労働	1†	13
肉体労働	9	10
雇用されず	7	9

*男女間で有意差あり。分散分析 $p<0.01$
†男女間の分布に有意差あり。カイ2乗 0.62, df 2, $p<0.05$

表4 分裂病質の女性(17)男性(32)の追跡調査時の最終学歴*

	女性	男性
学業の修了はなし	10	11
Oレベル，Aレベル，あるいはそれ以上のみ	6	6
専門，総合大学	1	15
(学位取得)	(0)	(3)

* $p<0.05$

評価, 学校で孤立していたと回顧的に行なう自己評価, 現在の社会への適合度, 他人との〈ふれあい〉についての自己評価,〈変わり者〉であるとの自己評価, 共感能力についての自己評価, 異常な幻想の報告, ついで過度の敏感性についての面接者の評価, 共感性の欠如, 疎通性のなさ, 視線の合わないこと, 異常な笑い, 異常な運動行為についての面接者の評価, さらに異常な思考過程の存在, 過剰な防衛あるいはそれの欠如, もっぱら特定の興味対象だけを追求すること（これは女性では「確実に, はっきりと」当てはまるのは 4/17 であったが, 男性では 13/32 であった）に関する面接者による評価。

しかしながら若年女性では「隠喩的な話し言葉」を使用すると評価されたものはおらず, この点では分裂病質の男性と有意に差が見られた ($p<0.05$)。

以前の調査において分裂病質男性と対照群を区別しなかった評価項目の中では, 強迫性の尺度が分裂病質の男性よりも女性のほうで低く, 社交範囲についての尺度によると女性は男性の分裂病質より社交的でないことが示された ($p<0.05$)。孤独を好むことは分裂病質の男女とも同等に見られ,「感情面での孤立」についての自己評価も両者を区別しなかった。

DSM-III の分裂病型人格障害と境界型人格障害

分裂病型人格障害のためのバロン面接評価法の尺度化得点は, 分裂病質女性では（平均 24.4, 標準偏差 12.7）分裂病質男性（平均 27.9, 標準偏差 20.5）と差異はなく, 対照群の男性（平均 9.4, 標準偏差 14.6）とは大きな差異が見られた。バロンの標準化された評価点（評価点 8 は DSM-III の分裂病型人格障害の診断を意味する）も, 分裂病質女性では（平均 12.3, 標準偏差 4.6）分裂病質男性（平均 9.8, 標準偏差 5.2）と差異はなく, 対照群の男性（平均 5.3, 標準偏差 3.9）とはやはり大きな差異が見られた。実際バロン面接評価法の質問に答えた分裂病質女性 16 名中 14 名 (87.5%) が, 8 以上の評価点を示しており, 分裂病質男性では 32 名中 24 名 (75%) であった。

バロンの尺度は分裂病質の男性と対照群を有意に区別したが, 分裂病質の男女を区別しなかった。それらの項目は, 関係念慮, 魔術的思考, 疎通性のなさ, 奇妙なコミュニケーション, および対人的孤立である。

DIB 評価点（標準化され尺度化されている）は分裂病質の女性と男性を区別しなかったが, 以前にも分裂病質の男性と対照群を区別しなかった。(DSM-III の境界型人格障害の診断がなされたのは男性 3/32 に対して女性では 2/17 であった。) DIB 下位尺度では, 精神病の尺度のみが分裂病質と対照群を区別したに過ぎない。この尺度の得点は分裂病質の男女とも大変似通っていた。しかしながら, 社会適応に関しては分裂病質の女性は尺度得点が有意に低かった ($p<0.05$)。以前の報告ではバロンの尺度, DIB の尺度とも, 全体の得点でも下位テストの得点でも, 性別による違いを示さなかった。

人格障害の全般的な診断

面接の終わりで, DSM-III の人格障害で最も当てはまるものと次に当てはまるものについての全般的な診断がなされた（表 5）。分裂病型人格障害は分裂病質の男性よりも女性において比較的多く診断されたが, 数は少なく有意差には至らなかった。

心理社会的適応

職業適応と職場人間関係についての評価は, 男性では対照群と分裂病質を区別することはなかったが, 女性でも同様であった。全体的な職業適応は男性の分裂病質では対照群に比べて有意に低かったが, 分裂病質の男女では有意差は見られなかった。

分裂病質の女児の 1 人は, 軽度の大脳障害の所見があり, のちに IQ の低下と精神分裂病の発症が見られ, ルドルフ・シュタイナー・コミュニティで生活していた。成人後に施設での生活を送っ

表5 人格障害診断（DSM-III）——最も合致するものと次に合致するもの（各人に対して2つの診断が可能）

	分裂病質女性	分裂病質男性	対照男性
数	17	32	32
人格障害なし	4	10	25
分裂病質人格障害	3	9	1
分裂病性人格障害	9	7	2
反社会性人格障害	3	6	4
回避性人格障害	1	6	1
境界性人格障害	2	3	1
依存性人格障害	1	1	—
受動，攻撃性人格障害	—	—	1
演技性，自己愛性，脅迫性，その他の人格障害	—	—	—

ていたのは，追跡調査された分裂病質と対照群の男性，および分裂病質の女性の中ではこの人だけであった。

男性に比べて女性のほうが追跡調査時にパートナーと生活しているか結婚していることが多かったが，有意差には至らなかった。分裂病質の若年男性では対照群と比べ，異性愛の関係が長続きすることは有意に少なかったが，分裂病質の若年女性では，分裂病質の男性に比べて，有意に異性と性的関係を持つことが多い傾向が見られた（男性17/32に対して女性14/17；p＜0.05）。

分裂病質の男女はともに同じ割合で精神科的障害の治療を受けており，対照群の男性に比べてその率は有意に高かった。精神分裂病が後に見られたのは分裂病質女性では2/17，分裂病質男性では2/32，対照群では32名中0名であった。自殺行為は分裂病質の男性に比べて分裂病質の女性で有意に多かったが（何らかの自殺行為は女性10/17，男性6/32；p＜0.05），この年齢層では予想された結果であった。しかし，自殺による死亡（3/33）は，われわれが調べた分裂病質の女児の発端者の方に男児（3/115）よりも多くみられ，この点は予想に反していた。しかし，その数はきわめて少ないものであった。対照群ではいずれの性でも自殺による死亡はなかった。

反社会的行動は，16歳以降に何らかの有罪となる行為を行なったものとすると，分裂病質の男女とも等しく見られたが（それぞれ5/17と8/32），総人口では女性は男性よりも犯罪を犯しにくい。［1984年でのイングランドとウェールズにおける，交通違反以外の違法行為の推定発生率は，16～26歳の男性で20.5％，女性では5％である（Home Office, 1989）］。過度の飲酒も分裂病質では男性同様に女性でも見られるが（それぞれ6/17と10/32），全人口でははるかに男性に多いことが知られている。さらに多くの女性が子どもの養育に問題をもっていた。面接した17名の女性のうち3名が子どもを養子に出したり里子に出していた。

考　察

分裂病質人格の性差

女児が分裂病質人格障害，アスペルガー症候群および，分裂病型人格障害と診断されることは，男児より少なく（Asperger, 1944；Gillberg, 1989；Nagy & Szatmari, 1986；Tantam, 1991；Wing, 1981），全体の性差は4.6：1であった。受診した子どもについての調査だけから，こうした障害の症状が女児では異なっているかどうかを明らかにはできない。

分裂病質の男児と女児の間で，児童期と追跡調査時の臨床像の類似性は，両性でこの病態が一貫していることを支持している。われわれが見出した両性の間での差は一部受診状況による人口産物であるかもしれない。高機能自閉症において見ら

れたように（McLennan et al., 1993），総人口ではこれらの障害が男児に比べて女児で目立たないとすれば，社会的な機能障害は女性では後年になって生じるのかもしれず，精神科に受診するほど状態の悪い分裂病質の女児は，分裂病質の男児に比べてもっと悪い環境に置かれているかもしれず，関連する素質的な問題や精神科的な障害をより多く抱えているかもしれない。

実際，受診年齢には性差は見られない。すなわち，たいていは中学生年齢である。しかしながら，分裂病質の男児とは対照的に，分裂病質の女児は，対照群の女児と同じくらいの悪い環境に曝されてきている。さらに，彼女らの知能は境界線にあり，追跡調査時の言語性IQは特にそうである。とはいえ，女児には著明な器質性障害があるとする所見はない。実際，分裂病質の男児と対照群を区別する器質性という1つの測度が，分裂病質の男児に女児より多く見られた。われわれが対象とした子どものほとんどが後に分裂病型人格障害の診断基準を満たしたという事実によると，最近のデンマークのハイリスク研究で，親が分裂病である子どもで後に分裂病型人格障害を呈するものは，後に精神分裂病を発症するものと同じく周産期障害の率が高くないという結果が報告されていること（Barr, Mednick, Machon & Cannon, 1991）は興味深い。

われわれが調査した分裂病質の女児は合併症，とくに行為障害を持ちやすく，発達障害を合併する率もその他の障害で受診した女児と比較すると高かった。

児童期の分裂病質人格の特徴

われわれが児童期の分裂病質人格を特徴づけると考えた3つの特徴，すなわち，共感性の欠如，過度の感受性，奇妙な形式のコミュニケーションを臨床記録から評価することはできなかった。というのもこうした点について，ことに対照群で系統的に記録がなされていなかったからである。その他の3つの中核的特徴のうちの2つ，すなわち，〈孤独さ〉と〈異常な幻想を持つ〉点は，分裂病質の男児と女児で，対照群と比べて有意に多かった。分裂病質の男児は対照群と比べて引きこもりが目立つことはなかったが，分裂病質の女児は臨床的印象に反して，しばしば引きこもりがちであった。3番目の特徴は，特別な興味のパターンの評価であるが，分裂病質の男児と対照群の間では大きな違いがあるのに対して，児童期における女児では差は見られなかった。このことはおそらく女児のIQが低いこと，全般的に知的な課題の追求が低いレベルにあることに帰されるであろう。もっとも分裂病質の男児では多くの低い平均能力の子どもでもこうした特徴が見られた。成人後でこうした興味を持つのは男性に比べて女性では少ないが，その差は有意には至らなかった。

特異的発達遅滞

言語，学習能力，運動スキルに関する特異的発達遅滞はしばしば〈自閉的精神病質〉と関連があるとAsperger（1944）は述べている。それらは男児の群間に比べて女児の分裂病質と対照群の間でより大きな違いが見られた。これは予想された通り，対照群の女児には特異的発達遅滞が稀であることが主な理由である。このことと一致して，分裂病質の女児はその他の女児より多くの特殊教育サービスを受けており，この差は男児では見られなかった。Szatmariら（1990）は高機能自閉症とアスペルガー症候群の子どもを比較した研究で，主に量的な差として記述しているが，アスペルガー症候群の本質的特徴の1つとしては早期の発達の遅れを強調した。その他の特徴としては社会的孤立と，他児との関わりの異常と，言語的および非言語的コミュニケーションの異常があげられている。

特異的発達障害については，男性に多く見られることが確証されているが，これが分裂病質障害にみられる性差を説明するかもしれないとも考えられる。もしそうであるなら，障害を持った女児は男児に比べて特異的発達遅滞を示す率が低いことが予想される。しかし，われわれの調査した対照群ではこうしたことは見られなかった。

言語発達遅滞は精神分裂病，および分裂病型の子どもで見られると記載されているが，早期児童期自閉症で見られるほど重いものではない (Baltaxe & Simmons, 1992)。われわれの分裂病質群では，男児1名と女児1名が早期の重い言語遅滞を示したが，最終的には解消した。Cantwellら (1989) や Bishop (1989) および Brook と Bowler (1993) らは，発達性失語あるいは，意味論的，語用論的言語障害を示す子どもは，自閉症やアスペルガー症候群の子どもとよく似た対人関係の障害および，認知障害を示すと指摘した。こうした早期の重い言語発達遅滞と関連した対人機能障害は，われわれが調査した子どもの障害と重なり合っていると考えられる。

興味深いことに，重い受容性言語発達障害を示した20人の男児の追跡研究において，Rutter と Mawhood (1991) は，高い比率で重い対人関係障害と，情動障害が見られると報告した。正常な友人関係は1/4にしか見られず，1/2は親密な異性愛あるいは同性愛の関係を持った経験がなかった。彼らは他人に対する感情が欠如しており，不安が高かった。著者らはこうした障害は既存の精神科的診断のいずれにも当てはまらず，また ICD-10 のアスペルガー症候群の基準にも当てはまらないとしているが，そこに示されている記載はわれわれの調査した対象群とある程度似通っている。さらに，20名の男児のうち2名と自閉的な特徴を有する同じような言語障害を示す5名の子どものうち1名が，後期青年期に症状のはっきりとした妄想型精神病を発症しており，この発症率は，われわれのグループでの精神分裂病の発症率にきわめて似ていた。

選択緘黙は，これまでの報告ではアスペルガー症候群で低い平均知能の子ども (Fine et al., 1991) とアスペルガー症候群の子どもの血縁者 (Gillberg, 1989) において見られたが，分裂病質の子ども65名の診療録を調査したところ男児3名と女児3名に見られた。これは一般母集団での発症率よりはるかに高く (Kolvin & Fundudis, 1981)，おそらく精神科受診歴のある子どもの中での発症率よりも高いであろう。このことは，選択緘黙の子どもでは分裂病質障害の診断が考慮される必要があることを示唆している。われわれが調査した分裂病質の子どものほとんどが後に分裂病型人格障害の診断基準を満たしたこと，および後に精神分裂病を発症する率は低いとは言え，対照群や一般母集団より高いこと (Wolff, 1991) を考えれば，選択緘黙は精神分裂病の前駆形態であるとする報告 (Eldar, Bleich, Apter & Tyanos, 1985) は不適切と言えない。

児童期における合併症

分裂病質の男児の半分，そして女児の2/3で，現在症から他の診断名をつけることができ，それは主には行為障害か混合性障害であった。われわれの調査では対照群と比較して，行為障害を示すものは女児では男児の2倍見られた。このことは特に女児の診断に混乱を来すかもしれない。Szatmariら (1989) は，アスペルガー症候群では合併症が多いが，自閉症ではそうではないと報告している。

女児の分裂病質人格の予後予測の妥当性

男児の場合と同様，児童期の分裂病質人格特質としてわれわれが定義した中心特徴は，成人してからの分裂病質の女児の特徴でもあった。追跡調査時の分裂病質の女性と男性の違いは，女性の社会階層が低く，言語性知能が低く，教育水準が低い点であった。このことは，男性と女性の間で，一般母集団における教育水準差によるとは考えにくい。なぜならこの傾向は，われわれの対象群では学業認定にも当てはまるからである。一般母集団では (Office of Population Censuses and Surveys, 1992)，あらゆる種類の学業認定を得ているのは男性よりも女性に多い。しかし，高度の学業認定や大学の学位を持つ女性は少ない。

追跡調査時にわれわれの調査した分裂病質の女児は，われわれが分裂病質人格の特質と定義した特徴の尺度で，分裂病質の男性と同じ得点であった。また分裂型人格に対するバロンの面接評価法

でも男性と同等に高い得点であった。彼女らは分裂病質の男性よりも社交的ではなかったが，一般母集団でもこの年代の女性は男性に比べて社会的に外に出ることは少なく，より制限された社会生活を送っていると言えるかもしれない。またコミュニケーションの異常についても男性より少なく，特定の興味を示すことも有意ではないものの少なかった。予想に反して，DIBでは男性より高い得点ではなかった。

追跡調査時での心理社会的問題

　この点について，われわれのデータに基づいて分裂病質男性と女性の比較を行なうことは問題である。女性の対照群がないからである。普通，女性は男性より早く結婚し，子どもを持つのも早く，労働生活も男性のものとは異なっている。にもかかわらず，ここで調査結果を示すのは臨床的に意義あると思われるからである。というのも，それはある児童精神科クリニックを受診した一連の分裂病質人格を持つ女児のグループのデータだからである。われわれのグループの結婚の状況，教育程度，職業階層と比較し得るような適当な一般統計数字は見出されなかった。

　17名の女性についての詳しい追跡調査データは，精神科的記録と犯罪記録の調査（Wolff, 1992）によって分裂病質の女性のコホート全体についてすでに確証されたことを再確認した。すなわち有罪になったり，精神病院での治療を受ける率は高かった。児童期および追跡調査時に，分裂病質の女児は，男児と同じくらいかそれ以上の反社会的行動を示したことは驚くべきことである。他の問題で受診した子どもの場合は，女児はたいてい反社会的行動を示すことが少ないからである。精神科的記録と犯罪記録の調査（Wolff, 1992）から分かったことだが，分裂病質の若年男性と女性が，平均年齢26.5歳で精神分裂病を発症する率と自殺によって死亡する率は低いとはいえ，同じ年齢の一般母集団で推定される率よりも高かった。個人的に追跡したグループの中では，分裂病質の女性17名中2名，男性32名中2名が精神分裂病を発症した。

アスペルガー症候群との関係

　われわれが以前に報告した患者は，出現率の性差を除いてアスペルガーの最初の記載にほとんどすべての点で似通っているように見えた。特にわれわれの子どものうち何人かは特別な才能に恵まれており（Wolff *et al.*, 1991），その心理社会的適応は加齢とともに改善し，後に職業面でもうまくいくものもあった。われわれの症例は，Wing（1981）やTantam（1988；1991）やGillberg（1989）らのアスペルガー症候群の症例と重なりがある。われわれのグループの成人後の心理社会的適応はTantamの症例よりもはるかに良く，このことはわれわれのグループがアスペルガー自身の症例により近いことを示唆している。われわれが追跡調査した49名のうち（男性32名，女性17名）施設に入所しているのは1名だけであり，3分の2は独立して生活しており，半数以上はそこそこうまく働いており，4分の1以上が27歳までに結婚した。Tantamの症例では，半数以上が施設に入所しており，60名のうち2名のみが独立して生活しており，働いているのは10分の1以下で，結婚しているのは60名のうち2名のみであった。

　われわれは，臨床的に見てアスペルガー症候群の診断を重症のケースに限るべきではないことが重要と考える。また臨床的な重要性からも研究の目的においても，われわれの〈分裂病質〉のグループは独立した臨床的なグループであると見なされるべきではないと考える。

　あらゆる診断分類は作業仮説であり，新たな知見の光のもとに変更される。ICD-10では，アスペルガー症候群の研究のための診断基準は次の4つである（WHO, 1993）。すなわち，(A) 生後3年間，表出性および受容性言語や知的能力の発達において，臨床的に有意な全般的遅れがなく，適応行動や周囲に向ける好奇心が正常であること。しかし，共通の特徴として運動面での発達の遅れがあり，運動の不器用さがある。(B) 自閉

症と同様の，相互関係における質的異常があること。(C) 並はずれて強い限定された興味，もしくは行動と関心と活動性の限定的あるいは反復的あるいは常同的なパターン。(D) 障害は広汎性発達障害の他の亜型や，単純型精神分裂病や，分裂病型障害によるものではない。ICD-10 の臨床的診断ガイドラインはこれと同じもので，分裂病型障害を別のものとしている。しかし特に児童期の分裂病質障害と自閉的精神病質をその診断に含まれるものとしている (WHO, 1992)。

われわれの症例は，一般的には基準 A, B, C には当てはまるのだが，2 例において (1 人は男児，1 人は女児) 重篤な発達性言語遅滞が見られる点でこれらの定義から外れる。加えて，われわれは言語遅滞を含めた特異的であるが広汎でない発達障害との関連を見出した。そして分裂病型人格障害がほとんどの症例で成人期に診断される。

自閉症と精神分裂病との関係

アスペルガー症候群と自閉症は連続的であると Wing (1991) と Gillberg (1990) は報告した。われわれの 32 人の男子のうち 3 名は早期児童期に何らかの自閉的特徴を示したが，完全な症状が揃うことはなかった。女児ではそのような例はなかった。

成人期には分裂病型人格障害がわれわれの症例の大多数で確実に診断できた [実際，Tantam らも患者の中に高率に分裂病型を見出している (Tantam, 1986)]。さらにわれわれのグループでは，発症率こそ少ないが，後に精神分裂病を発症したものが普通以上に見られた (Wolff, 1992)。Tantam (1991) のグループでも，精神分裂病と感情障害が予想以上に多く見られた。自閉症と精神分裂病では家族内出現に重なりがないにもかかわらず，児童期自閉症が前駆した早期発症の精神分裂病の症例が数例報告されている (Petty, Ornitz, Michelman & Zimmerman, 1984 ; Watkins, Asarnow & Tanguay, 1988 ; また Werry, 1992 も参照のこと)。分裂病型人格障害の遺伝的傾向が存在して，それは児童期には分裂病質障害あるいはアスペルガー症候群として現れるのであるが，この両方の病態を引き起こす必要な要因であるかもしれない。しかし，もっと重い病態が生じるためには，別の不可欠のしかし違った遺伝的あるいは環境要因の加わることが必要なのかもしれない。

診断分類へ向けての示唆

Ehlers と Gillberg (1993) は，最近，アスペルガー症候群のグループ (その臨床的記載はわれわれの患者の特徴と合致するものである) を，ICD-10 も含めた微妙に異なるが重なるところもある 3 つの診断基準を用いて診断している。ICD-10 での除外基準である言語発達と知的発達一般の遅れのないことを採用すれば，彼らの症例やわれわれの症例のうちの数例は除外されることになってしまうだろう。さらにわれわれとしては ICD の基準に異常な幻想を加え，分裂病型障害を除外基準とすることを止めるべきである。

要約と実際的な結論

(1) 〈分裂病質〉人格は，精神科を受診をした女児にみられるが男児より少なく，また合併する障害，殊に反社会的障害のためにいっそう診断が困難である。児童精神医学的な診療録の分析を比較すると，〈分裂病質〉の女児は男児と同じ特徴を持っているが，女児では特定の興味対象に過度にこだわることが見られなかった。正確な診断を行なうことが肝要であり，それによって子どもとその両親は理解され，しばしば必要となる特別のサービス特に教育面でのサービスを受けることができるようになる。

(2) 特異的発達障害が〈分裂病質〉の女児や男児に，よく見られるが，選択緘黙も予想以上に多く発症する。選択緘黙を呈するすべての子どもの発達と人格機能を評価する際には，このことを心にとめておく必要がある。

(3) 17 名の〈分裂病質〉の女児の追跡調査結果は，先に報告された 32 名の〈分裂病質〉の男児

の成人後の状態と以下の点で似ている。すなわち，孤立しており，共感性を欠き，感受性が高すぎ，異常な空想を持っており，特定の興味のパターンを示し，異常な思考過程を示す。しかし女性は若年男性と比べてコミュニケーションの異常は少ない。分裂病質の男児が後にそうなるように，若年女性のほとんどが分裂病型人格障害の診断基準を満たし，17名中2名は後に精神分裂病を発症した。

男児と同様に，女児の心理社会的な転帰はそこそこ良いものであったが，彼女らの能力水準は男児と比べると低く，このため，何人かの分裂病質の男性が示す高い職業的達成が彼女らには見られなかった。

(4)〈分裂病質〉の女児は，受診した他の女児と比べて，児童期には目立って反社会的であり，成人後も一般人口と比較して同じ傾向が見られた。触法行為を犯す女性，ことに受刑する女性は，男性に比べてはるかに障害が重いとしばしば言われる。そうした女性の多くは，たとえ他の精神障害が見られても，ここに記載された体質的に生じる人格障害による機能障害を持っている可能性を考慮すべきであるだろう。

(5)〈分裂病質〉人格症候群とアスペルガー症候群の間の明確な境界は，臨床遺伝研究を通じて解明せねばならないが，こうした診断名がつけられる一群の子どもの間で類似性があることの認識は，重要なことである。

謝　辞

この研究はスコットランド内務省，厚生省の協力のもとに行なわれた。スコットランドの The General Register Office には，結婚して改姓した調査対象者を追跡するのに協力していただいた。Louise Mountford には，信頼度の調査のために，児童期の診療録を評価してくれたことについて，Rosemary Townshend には，6名の追跡調査面接をしてもらったことについて，特に感謝したい。

付　録　1

当初診断困難であった症例（省略）

付　録　2

児童期に誤診された女児

<u>症例1：対照群に含まれていた分裂病質の女児</u>

このケースは著者が児童期に診ておらず，精神科の診療録の調査によって明らかになった。

この女児は15歳時にリストカットのため同僚のところを受診した。彼女は不幸で，孤立しており，友人もなく，学校を嫌い，劣等感に苛まれていた。しかし学校での彼女の振る舞いは「模範的」なものであった。運動場に立って，本を読んでいることもあった。彼女はすべての人を疑っており，校長には世界が自分と対立していると語っていた。

自宅では引きこもりがちだったが，すぐに喧嘩をしてしまい，兄弟や両親には攻撃的であった。しばしば徘徊し，どこへ行くのか誰にも言わなかった。眠るのは遅く，夜中ラジオをつけておくと言い張った。知らない人と会うと「伏し目がち」になった。家の回りを歩くときは一定の回数まわる傾向があり，テレビを見ているときも突然出ていき，また戻ってきた。まばたきするチックがあった。彼女はドイツ語を習っていてドイツ人のペンフレンドがいたが，父親は彼を苦しめてやろうと考えた，というのも父は戦争中ドイツでひどい外傷的な体験をしたからである。彼女には情熱的な興味の対象が2つあり，それはドイツと馬であって，定期的に牛乳配達人の馬を見に行っていた。実際，両親が彼女に馬小屋に行くことを許さなかった時に自殺企図があった。

彼女は3週間遅く生まれたが，出産時は問題なかった。話し始めたのは2歳になってからで，それも言語表出に乏しいものであった。彼女は5歳の時から友人がなく，最近は宗教的なテーマに関心を持つようになり，修道院に入りたがり，修道

女の僧衣を学校の裁縫の時間に作った。

　家庭内のストレスはかなりのものであった。というのは，かつては明るく健康であった父親は戦争から戻って以来，慢性的な不安に苛まれ，話をしたがらず，ひどい飲酒者となった。彼は後には自殺企図を何度も繰り返した。母親は彼と子どもの両方をかばわねばならなかった。

　患者のビネー式IQは101であり，最初の面接では，高いビルのてっぺんに住みたいと思う，そうすれば誰かがやってきても必ず分かるからと語った。彼女は父親には敵対的であり，それは彼がドイツ人を根深く憎んでいるためであった。

　早期発症の精神病の診断が考えられたが，彼女の問題は家庭内の緊張のためであるとされた。

　成人してからは，27歳の時に精神科の作業療法部門に最初に受診した。理由は結婚後5年たって「結婚生活に適応していない」ためであった。彼女は抑うつ的でリビドーを失い，希死念慮を抱いていた。彼女は結婚を後悔していて，人々とつきあうことができず，いろいろなものを読み，馬といるときが一番幸せだった。彼女は決まった仕事に就いていたがそれを嫌っており，また一方で8歳の時から空いた時間には馬小屋で働いていた。彼女は2頭の馬を所有していたが，そのうち1頭が死んだことが彼女の現在の病気の引き金となった。

　彼女は入院を拒み，診察予約をすっぽかし，誰も自分を救うことはできないと考え，「私はまだひどく落ち込んでいる…自分の心を現実から閉ざして，自分自身の私的世界へ入ることでそれを防ごうとしている…」と書いていた。その後の16年の間に何度も再入院があった。彼女は28歳の時に夫と別れ，毎週土曜日には生活協同組合の牛乳配達用の馬を訪れた（「馬達が寂しがるから」とそれを変えることはできなかった），規則的に働き，正確さの要求される仕事もうまくこなしたが，抑うつ的で不安なままで，自分は人生を無駄にしていると感じ，にもかかわらず精神科の治療を受ければ「自分の一部を失ってしまうかもしれない」と恐れていた。認知療法が試みられたが，挫折してしまい，次のように書いた。「私のことを我慢してくれてありがとう…私は自分のやり方に固執しすぎているんだと思います…」

　彼女の診察録によれば，彼女は「とても風変わり」で，ほとんど聞こえないような声で話し，視線を合わせることもなかったが，また「愛想がいい」ともあった。彼女は，人生は空虚だという感じであり，自分には将来もなく，他人に対する感情もわからないと繰り返し訴えた。時には一過性の転換症状があり，足が不自由になったり，しびれがあったり，視覚障害や，手を動かすことができなくなったりした。面接の間彼女はドアのそばに座ることがあり，「避難口の近くに座りたい」ということを示していた。彼女が言うには，「私の一部は変わろうとしているが，一部はそうではない」とのことだった。彼女は両親の死が彼女にとって逃げ口となるかもしれないと考えたが，「結局は私は自殺してしまう」とも考えていた。

　記録されていた診断はうつ病，異常な人格，および分裂病質人格障害であった。症例の記録から十分に診断基準を満たしたのは，DSM-III-Rの診断カテゴリーでは分裂病型人格障害のみであった。

症例2：児童期におそらく「分裂病質」と誤診され，追跡調査では人格障害が見られなかった女児

　この女児は5歳半で精神科に紹介された。彼女は不幸であり，友達を作ることができず，学校でよく争いごとを起こしていた。体操では積極的で，詩を創り，「風変わりな」絵を描いた。母親によれば主な問題は遺尿や遺糞の他，癇癪，落ち着きのなさ，拒絶症であった。母親は，恐れを知らず頑固で予想もつかないことをする娘に，拒絶されたと感じていた。彼女は2度毒物を飲用しており，「怪物」を見ることもあった。面接では彼女は「よそよそしく」，適切なはにかみを欠いており，ひどく冗漫で，不釣り合いな笑い方をした。

　出生と発育歴は正常であったが，協同運動は稚拙で，一過性の読みと算数の障害が学校の初期に

見られた。知能は正常であった。

　彼女の排泄障害は治療によって改善した。

　2度目の受診は彼女が7歳の時であった。彼女は縄とびの縄を近所の子どもの首にかけたと言われたためである。被害にあった子どもはその家庭に養子に入るのを待っているところであった。この時期には彼女は自分の後ろで他の女児が自分のことを話していると感じた。

　3度目は15歳の時で，学校で攻撃的になったためであったが，この受診は実現しなかった。この時彼女は学校で「脅迫されている」と感じていたと報告されている。

　母親は，患者が生まれた後うつ病を繰り返しており，父親は，子どもの問題を母親の過度の厳格さのせいだと思っていた。

　盲検的な面接者の調査による追跡調査では，この元患者は23歳になり，2人の子どもを持ち，幸せな結婚生活を送っていた。彼女は規則的にパートの仕事をしていた。分裂病質人格の特徴を示すことはなく，バロン評価面接法とDIB尺度の得点も正常であり，精神障害や人格障害の徴候をまったく示さなかった。しかし彼女は，自分自身に自信がなく，集中力にも欠け，いつも数を扱う仕事に困難を覚えるために，もっと高い訓練を受けることができないと言った。彼女は自分の能力が「封鎖されている」と感じた。

　彼女はこの研究に参加することを大変喜んだ。というのも子どもの時には，彼女はずっと誤解されていると感じていたからであった。彼女は自分の問題を，母親の懲罰的な傾向と学校での困難に対する反応と説明した。そして母親のそのような傾向は母自身の抑うつといらのためであると理解していた。彼女は子どもに対しては愛情を自由に表すことができたが，夫に対して感情面で応えることは，自分で望むほどにはできていないと感じていた。

（久保田　泰考　訳）

第Ⅰ部「アスペルガー症候群」の文献リスト

　第Ⅰ部「アスペルガー症候群」に関する重要論文として掲載された7論文は，引用文献に共通しているものが多く，読者の便利を考えてここに一括した。

　編集委員によって第1次推薦された50編の論文には＊印，1999年3月の編集委員会で選ばれた7編には＊＊印をつけた。

Adams, P. L. (1973) *Obsessive children : a sociopsychiatric study*. Butterworths : London.

American Psychiatric Association (1980). *Diagnostic and Statistical Manual of Mental Disorders(3rd Edition)*. Washington, DC : American Psychiatric Association.

American Psychiatric Association (1987). *Diagnostic and Statistical Manual of Mental Disorders(3 rd Edition revised)*. Washington, DC : American Psychiatric Association.

American Psychiatric Association (1994). *Diagnostic and Statistical Manual of Mental Disorders(4th Edition)*. Washington, DC : American Psychiatric Association.

＊＊Asperger, H. (1944) Die „Autistischen Psychopathen" im Kindesalter. *Archiv für Psychiatrie und Nervenkrankheiten, 117*, 76-136. (詫摩武元　訳 (1993). 小児期の自閉的精神病質. 児童青年精神医学とその近接領域, 34, 180-197, 282-301). (Reprinted English translation in U. Frith (1991). Atism and Asperger's Syndrome. Cambridge, Eng.: Cambridge University Press.)

Asperger, H. (1968). Zur differentialdiagnose des kindlichen Autismus. *Acta paedopsychiatrica, 35*, 136-145.

Asperger, H. (1979) Problems of infantile autism. *Communication, 13*, 45-52.

＊Bailey, A., Palferman, S., Heavey, L. & LeCouteur, A. (1998). Autism : The phenotype in relatives. *Journal of Autism and Developmental Disorders, 28*, 369-392.

Baltaxe, C. & Simmons, J. Q. (1992) A comparison of language issues in high functioning autism and related disorders with onset in childhood and adolescence. In E. Schopler & G. B. Mesibov (Eds), *High functioning individuals with autism* (pp. 201-225). NewYork : Plenum Press.

Baron, M., Asnis, L. & Gruen, R. (1981). The schedule for schizotypal personalities (SSP) : a diagnostic interview for schizotypal features. *Psychiatry Research, 4*. 213-228.

＊Baron-Cohen, S. & Hammer, J. (1997). Parents of children with Asperger syndrome : What is the cognitive phenotype? *Journal of Cognitive Neuroscience, 9*, 548-554.

Baron. M., Gruen, R., Ashis, L. & Kane, J. (1983). Familial relatedness of schizophrenia and schizotypal states. *American Journal of Psychiatry, 140*, 1437-1442.

Barr, C. E., Mednick, S. A, Machon, R. A & Cannon, T. D. (1991). Fetal neural development and adult schizophrenia. In C. Eggers (Ed.), *Schizophrenia and Youth : Etiology and Therapeutic Consequences* (pp. 52-65). Berlin : Springer.

Bartak, L. & Rutter, M. (1976). Differences between mentally retarded and normally intelligent autistic children. *Journal of Autism and Childhood Schizophrenia, 6*, 109-120.

Beery, K. D. (1982). *Revised administration, scoring, and teaching manual for the Developmental Test of Visual-Motor Integration*. Chicago, Ill : Follet Publications. Bemporad, J. R. (1979). Adult recollections of a formerly autistic child. *Journal of Autism and*

Developmental Disorders, 9, 179-197.

* Bemporad, J. R. (1979). Adult recollections of a formerly autistic child. *Journal of Autism and Developmental Disorders, 9*, 179-197.

Benton, A. L., Hamsher, K., Varney, N. R., & Spreen, O. (1983). *Contributions to neuropsychological assessment*. New York, NY : Oxford University Press.

* Bishop, D. V. M. (1989). Autism, Asperger's syndrome and semantic-pragmatic disorder : Where are the boundaries? *British Journal of Disorders of Communication, 24*, 107-121.

Bleuler, E. (1911) Translated (1950) as *Dementia Praecox or the Group of Schizophrenias* by J. Zinkin. New York : International University Press.

Bleuler, E. (1922). Das autistisch-undiszipliniertie Denken in der Medizin und seine Überwindung, 3. Aufl, Berlin, Springer.

Bleuler, E. (1924) Translated (1951) as *Textbook of Psychiatry* by A. Brill. New York : Dover Press.

Bleuler, E. (1930). Lehrbuch der Psychiatrie, 5. Aufl, Berlin, Springer.

Bleuler, M. (1978). *The schizophrenic disorders* (p. 434). New Haven and London. Yale University Press

Bosch, G. (1962), *Infantile autism* (trans. D. Jordan and I. Jordan). Springer-Verlag : New York. 1970.

Bowler, D. M. & Worley, K. (1994). Susceptibility to social influence in adults with Asperger's syndrome : A research note. *Journal of Child Psychology, 35*, 689-697.

* Bowman, E. P. (1988). Asperger's syndrome and autism : the case for a connection. *British Journal of Psychiatry, 152*, 377-382.

* Brook, S. L. & Bowler, D. M. (1992). Autism by another name? Semantic and pragmatic impairments in children. *Journal of Autism and Developmental Disorders, 22*. 61-81.

Burgoine, E., & Wing, L. (1983). Identical triplets with Asperger's Syndrome. *British Journal of Psychiatry, 143*, 261-265.

Cantor, S., Evans, J., Pearce, J. & Pezzot-Pearce, T. (1982) Childhood schizophrenia : present but not accounted for. *American Journal of Psychiatry, 139*. 758-762.

Cantwell, D. P., Baker, L., Rutter, M & Mawhood, L. (1989) Infantile autism and developmental receptive dysphasia : a comparative follow-up into middle childhood. *Journal of Autism and Developmental Disorders, 19*, 19-31.

Chick, J. (1978) *Schizoid Personality in Childhood : a Follow-up Study*. M Phil thesis, University of Edinburgh.

Chick. J., Waterhouse. L. & Wolff, S. (1979). Psychological construing in schizoid children grown up. *British Journal of Psychiatry, 135*, 425-430.

Cohen, J. (1968), Weighted kappa : nominal scale agreement with provision for scaled disagreement of partial credit. *Psychological Bulletin, 70*, 213-230.

Crandall, R. (1976) Validation of self-report measures using rating by others. *Sociological Methods and Research, 4*, 380-400.

Cummings, J. L. (1986). Subcortical dementia. *Britisch Journal of Psychiatry, 149*, 682-697.

* Dahlgren, S. O. & Trillingsgaard, A. (1996). Theory of mind in non-retarded children with autism and Asperger's syndrome. A research note. *Journal of Child Psychology and Psychiatry, 37*, 759-763.

Dawson, G. (1983). Lateralized brain dysfunction in autism. *Journal of Autism and Develop-*

mental Disorders, 13, 269-286.

* DeLong, G. R. & Dwyer, J. T. (1988). Correlation of family history with specific autistic subgroups : Asperger's syndrome and bipolar affective disease. *Journal of Autism and Developmental Disorders, 18*, 593-600.

DeMeyer, M. (1979). *Parents and Children in Autism.* Winston : Washington.

DeMyer, M. (1976). Motor, perceptual-motor and intellectual disabilities of autistic children. In *Early Childhood Autism* (Ed. L. Wing), pp. 169-196. Pergamon : Oxford.

De Sanctis, S. (1906). Sopra alcune varieta della demenza prococe. *Rivista Sperimentale de Freniatria e di Medicina Legale 32*, 141-165.

De Sanctis, S. (1908). Dementia praecocissima catatonica oder Katatonie des früheren Kindesalters? *Folia Neurobiologica, 2*, 9-12.

Di Simoni, F. (1977). *The token test for children.* Boston, MA : Teaching Resources.

Dick, O. L. (ed.) (1949) *Aubrey's Brief Lives.* Paperback edition (1962). Harmondsworth : Penguin.

Earl, C. J. C. (1934). The primitive catatonic psychosis of idiocy. *British Journal of Medical Psychology, 14*, 230-253.

* Ehlers, S. & Gillberg, C. (1993). The epidemiology of Asperger syndrome. A total population study. *Journal of Child Psychology and Psychiatry, 34*, 1327-1350.

* Ehlers, S., Nydén, A., Gillberg, C. Sandberg, A. D., Dahlgren, S. -O., Hjelmquist, E. & Odén, A. (1997). Asperger syndrome, autism and attention disorders : a comparative study of the cognitive profiles of 120 children. *Journal of Child Psychology and Psychiatry, 38*, 207-217.

* Eisenmajer, R., Prior, M., Leekam, S., Wing, L., Gould, J., Welham, M. & Ong, B. (1996). Comparison of clinical symptoms in autism and Asperger's disorder. *Journal of the American Academy of Child and Adolescent Psychiatry, 35*, 1523-1531.

Eldar, S., Bleich. A, Apter, A. & Tyanos, S. (1985), Elective mutism-an atypical antecedent of schizophrenia. *Journal of Adolescence, 8*, 289-292.

Everard, P. (1980). *Involuntary strangers.* John Clare Books : London.

Fairbairn, W. R. D. (1952) Endopsychic structure considered in terms of object relationships. In *An Object-Relations Theory of the Personality.* New York : Basic Books.

Fein, D., Waterhouse, L., Lucci, D., & Synder, D. (1985). Cognitive subtypes in developmentally disabled children. *Journal of Autism and Developmental Disorders, 15*, 77-95.

Foerster, A, Lewis, S. W., Owen, M. J. & Murray, R. M. (1991). Premorbid adjustment and personality in psychosis : effects of sex and diagnosis. *British Journal of Psychiatry, 158*, 1 7 1-1 76.

Frith, U. (Ed.) (1991). *Autism and Asperger Syndrome.* (pp. 37-92). Cambridge : Cambridge University Press.

* Ghaziuddin, M. & Butler, E. (1998). Clumsiness in autism and Asperger syndrome : a further report. *Journal of Intellectual Disability Research, 42*, 43-48.

* Ghaziuddin, M., Butler, E., Tsai, L. & Ghaziuddin, N. (1994). Is clumsiness a marker for Asperger syndrome? *Journal of Intellectual Disability Research,* 38, 519-527.

Ghaziuddin, M., Leininger, L. & Tsai, L. (1995). Thought disorder in Asperger syndrome : Comparison with high-functioning autism. *Journal of Autism and Developmental Disorders, 25*, 311-317.

Gillberg, C. (1985) Asperger's syndrome and recurrent psychosis-a case study. *Journal of Autism and Developmental Disorders, 15*, 389-398.

Gillberg, C. (1989). Asperger syndrome in 23 Swedish children. *Developmental Medicine and Child Neurology, 31*, 520-531.

Gillberg, C. (1990) Autism and persuasive developmental disorders. *Journal of Child Psychology and Psychiatry, 31*, 99-119.

* Gillberg, C. (1991). Clinical and neurobiological aspects of Asperger syndrome in six family studies. In U. Frith (Ed.), *Autism and Asperger Syndrome* (pp. 122-146). Cambridge: Cambridge University Press.

* Gillberg, C. & Gillberg, C. (1989). Asperger syndrome-some epidemiological considerations: A research note. *Journal of Child Psychology and Psychiatry, 30*, 631-638.

Gillberg, C., Persson, E., Grufman, M. & Themner, U. (1986) Psychiatric disorders in mildly and severely mentally retarded urban children and adolescents: epidemiological aspects. *British Journal of Psychiatry, 149*, 68-74.

Gillberg, C. & Steffenburg, S. (1987). Outcome and prognostic factors in infantile autism and similar conditions: A population-based study of 46 cases followed through puberty. *Journal of Autism and Developmental Disorders, 17*, 273-287.

Gillberg, C., Steffenburg, S. & Schaumann, H. (1991). Is autism more common now than ten years ago? *British Journal of Psychiatry, 158*, 403-409.

Grandall, R. (1976). Validation of Self-report measures using rating by others. *Sociological Methods and Research, 4*, 380-400.

Gunderson, J. G., Kolb, J. E. & Austin, V. (1981). The diagnostic interview for borderline patients. *American Journal of Psychiatry, 138*, 896-903.

Hamburger, F. (1939). *Die Neurosen des Kindesalters*. Wien u. Berlin, Urban u. Schwarzenberg.

* Happé, F., Ehlers, S., Fletcher, P., Frith, U., Johansson, M., Gillberg, C., Dolan, R., Frackowiak, R. & Frith, C. (1996). 'Theory of mind' in the brain. Evidence from a PET scan study of Asperger syndrome. *NeuroReport, 8*, 197-201.

Heaton, R. K. (1981). *A manual for the Wisconsin Card Sorting Test*. Odessa, FL: Psychological Assessment Resources.

Heinze, H. (1932). Freiwillig schweigende Kinder. *Zeitschrift für Kinderforschung, 40*, 235-256.

Heston, L. and Denney, D. (1968). Interaction between early life experience and biologlcal factors in schizophrenia. In D. Rosenthal and S. Kety (Eds.), *The transmission of schizophrenia* (pp. 363-376). Oxford: Pergarnon Press.

Hoffman, W. L., & Prior, M. R. (1982). Neuropsychological dimensions of autism in children. *Journal of Clinical Neuropsychology, 4*, 27-41.

Home Office (1989). *Statistical Bulletin*, Issue 32/89. Statistical Department, London: Home Office.

Hulse, W. C. (1954). Dementia infantilis. *Journal of Nervous and Mental Disease, 119*, 471-477.

* Hurlburt, R. T., Happé, F. & Frith, U. (1994). Sampling the form of inner experience in three adults with Asperger syndrome. *Psychological Medicine, 24*, 385-395.

Isaev, D. N. & Kagan, V. E. (1974). Autistic syndromes in children and adolescents. *Acta paedopsychiatrica, 40*, 182-190.

Jaensch, E. R. (1929). *Grundformen menschliches Seins*, Berlin, Elsner.

Jaensch, E. R. (1936). *Der Gegentypus*, Leipzig, Johann Ambrosius Barth.

Jastak, J. E., & Jastak, S. R. (1984). *Wide Range Achievement Test-Revised*. Willmington, DE : Jastak Assoc.

Journal of Autism and Developmental Disorders (1986) Convergence of learning disability, higher-level autism, and Asperger's syndrome (editorial). *Journal of Autism and Developmental Disorders, 15*, 359.

Jung, C. G. (1926). *Psychologische Typen*, Zürich u. Leipzig, Rascher.

Kanner, L. (1943). Autistic disturbances of affective contact. *Nervous Child., 2*, 217-250.

Kaufman, A. S., & Kaufman, N. L. (1983). *Kaufman Assessment Battery for Children*. Circle Pines, MN : American Guidance Service.

Kay, D. W. K., Cooper, A. F., Garside, R. F. & Roth, M. (1976). The differentiation of paranoid from affective psychoses by patient's pre-morbid characteristics. *British Journal of Psychiatry, 129*, 207-215.

Kendler, K. S. (1985) Diagnostic approaches to schizotypal personality disorder : a historical perspective. *Schizophrenia Bulletin, 11*, 538-553.

Kendler, K. S., McGuire, M., Gruenberg, A. M., O'Hare, A, Spellman, M & Walsh, D. (1993). The Roscommon Family Study : III. Schizophrenia-related personality disorders in relatives. *Archives of General Psychiatry, 59*, 781-788.

* Kerbeshian, J., Burd, L. & Fisher, W. (1990). Asperger's syndrome : to be or not to be? *British Journal of Psychiatry, 156*, 721-725.

Kimura, D. & Vanderwolf, C. H. (1970). The relation between hand preference and the performance of individual finger movements by left and right hands. *Brain, 93*, 769-774.

Kimura, D. & Archibald, Y. (1974). Motor functions of the left hemisphere. *Brain, 97*, 337-350.

Kinsey, A. C., Pomeroy, W. B. & Martin, C. E. (1948). *Sexual Function in the Human Male*. Philadelphia : Sanders.

Klages, L. (1936 a). *Grundlegung der Wissenschaft vom Ausdruck*, Leipzig, Johann Ambrosius Barth.（千谷七郎訳（1964）．表現学の基礎理論．勁草書房）

Klages, L. (1936 b). *Die Grundlagen der Charakterkunde*. Leipzig, Johann Ambrosius Barth.（千谷七郎，詫摩武元訳（1968）．性格学の基礎．第 7 版．岩波書店）

* Klin, A., Volkmar, F. R., Sparrow, S. S., Cicchetti, D. V., & Rourke, B. P. (1995). Validity and neuropsychological characterization of Asperger syndrome : convergence with nonverbal learning disabilities syndrome. *Journal of Child Psychology and Psychiatry, 36*, 1127-1140.

Knights, R. M., & Norwood, J. A. (1979). *Revised smoothed normative data on the Neuropsychological Test Battery for Children*. Ottawa, Ontario, Canada : Department of Psychology, Carleton University.

Kolvin, I. & Fundudis, T. (1981). Elective mute children : Psychological development and background factors. *Journal of Child Psychology and Psychiatry, 22*, 219-232.

Kretschmer, E. (1925). *Physique and character*. Kegan Paul, Trench and Trubner : London.

Kretschmer, E. (1928). *Körperbau und Charakter*. Berlin, Springer.

Kraepelin, E. (1919) Translated (1925) as *Dementia Praecox & Paraphrenia* by M. Barclay (ed. G. M. Robertson)., Edinburgh : E. & S. Livingstone.

Kretschmer, E. (1925). *Psysique and Character*. London : Kegan-Paul, Trench & Trubner.

**Kurita, H. (1997). A comparative study of Asperger syndrome with high-functioning atypical autism. *Psychiatry and Clinical Neurosciences, 51*, 67-70.

Kurita, H., Kita, M. & Miyake, Y. (1992). A comparative study of development and symptoms among disintegrative psychosis and infantile autism with and without speech loss. *Journal of Autism and Deveolopmental Disorders, 22*, 175-188.

Kurita, H., Miyake, Y. & Katsuno, K. (1989). Reliability and validity of the Childhood Autism Rating Scale-Tokyo Version (CARS-TV). *Journal of Autism and Deveolopmental Disorders, 19*, 389-396.

*Lincoln, A., Courchesne, E., Allen, M. Hanson, E. & Ene, M. (1998). Neurobiology of Asperger syndrome seven case studies and quantitative magnetic resonance imaging findings. In E. Schopler, G. B. Mesibov, & L. J. Kunce (Eds.). *Asperger syndrome or high-functioning autism?* (pp. 145-163).New York, Plenum.

Lord, C. & Schopler, E. (1987) Neurobiological implications of sex differences in autism. In E. Schopler and G. Mesibov (Eds). *Neurobiological issues in autism* (pp. 191-212). New York : Plenum Press.

Lovaas, O. I., Schreibman, L., Koegel, R. & Rehm, R. (1971). Selective responding by autistic children to multiple sensory input. *Journal of Abnormal Psychology, 77*, 211-222.

Luria, A. R. (1965). The Mind of a Mnemonist (trans. L. Solotaroff). Jonathan Cape : London. 1969.

Mahler, M. S. (1952). On child psychoses and schizophrenia : autistic and symbiotic infantile psychoses. *Psychoanalytic Study of the Child, 7*, 286-305.

Manjiviona, J. & Prior, M. (1995). Comparison of Asperger syndrome and high-functioning autistic children on a test of motor impairment. *Journal of Autism and Deveolopmental Disorders, 25*, 23-39.

Mawson, D., Grounds, A., & Tantam, D. (1985). Violence and Asperger's Syndrome. *British Journal of Psychiatry, 147*, 566-569.

Mayes, L., Volkmar, F., Hooks, M. & Cicchetti, D. (1993). Differentiating pervasive developmental disorder not otherwise specified from autism and language disorders. *Journal of Autism and Deveolopmental Disorders, 23*, 79-90.

McCreadie, R. G., Connolly, M. A., Williamson, D. J., Atthawes, R. W. B. and Tilak-Sing, D. (1994). The Nithsdale Schizophrenia Surveys XII.
'Neurodevelopmental' schizophrenia : A search for clincal correlates and putative aetiological factors. *British Journal of Psychiatry, 165*, 340-346.

McLennan, J. D., Lord C. Schopler, E. (1993). Sex differences in higher functioning people with autism. *Journal of Autism and Deveolopmental Disorders, 23*, 217-227.

*Miller, J. N. & Ozonoff, S. (1997). Did Asperger's cases have Asperger disorder? A research note. *Journal of Child Psychology and Psychiatry, 38*, 247-251.

Mnukhin, S. S. & Isaev, D. N. (1975). On the organic nature of some forms of schizoid or autistic psychopathy. *Journal of Autism and Childhood Schizophrenia, 5*, 99-108.

Mouridsen, S. E, Rich, B & Isager, T. (1993). Brief report : parental age in infantile autism, autistic-like conditions, and borderline childhood psychosis. *Journal of Autism and Developmental Disorders, 23*, 387-396.

Nagy, J. & Szatmari, P. (1986). A chart review of schizotypal personality disorders in children. *Journal of Autism and Developmental Disorders, 16*, 351-367.

Nie, N. H., Hull, C. H., Jenkins, J. G., Steinbrenner, K. & Bent, D. H. (1975). *Statistical Package for the Social Sciences (2nd edn)*. New York : McGraw-Hill.

* Nordin, V. & Gillberg, C. (1998). The long-term course of autistic disorders : update on follow-up studies. *Acta Psychiatrica Scandinavica, 97*, 99-108.

Office of Population Censuses and Surveys, Social Survey Division (1992). General Household Survey, Great Britain, 1990, London : H. M. S. O.

Ornitz, E. M. & Ritvo, E. R. (1968). Perceptual inconsistancy in early infantile autism. *Archives of General Psychiatry, 18*, 76-98.

* Ozonoff, S., Rogers, S. J., & Pennington, B. F. (1991). Asperger's syndrome : evidence of an empirical distinction from high-functioning autism. *Journal of Child Psychology and Psychiatry, 32*, 1107-1122.

Pajurkova, E. M., Orr, R. R., Rourke, B. P., & Finlayson, M. A. J. (1976). Children's Word Finding Test. *Perceptual and Motor Skills, 42*, 851-858.

Parnas, J., Cannon, T. D., Jacobsen, B., Schulsinger, H., Schulsinger, F. & Mednick, S. A. (1993). Lifetime DSM-III-R diagnostic outcomes in the offspring of schizophrenic mothers : results from the Copenhagen high-risk study. *Archives of General Psychiatry, 50*, 707-714.

Petty, L. K., Ornitz, E. M., Michelman, J. D. & Zimmerman E. G. (1984). Autistic children who become schizophrenic. *Archives of General Psychiatry, 41*, 129-135.

Pomeroy, J., & Friedman, C. A. (1987). Asperger's Syndrome : A clinical subtype of pervasive developmental Disorders. Paper presented at the 36 th Annual Meeting of the American Academy of Child & Adolescent Psychiatry, Los Angeles, CA.

* Pomeroy, J. C. (1998). Subtyping pervasive developmental disorder. In E. Schopler, G. B. Mesibov, & L. J. Kunce (Eds.), *Asperger syndrome or high-functioning autism?* (pp. 29-60). New York, Plenum.

Presly, A. S. & Walton, H. J. (1973). Dimensions of abnormal personality. *British Journal of Psychiatry, 122*, 269-276.

* Ramberg, C., Ehlers, S., Nydén, A., Johansson, M. & Gillberg, C. (1996). Language and pragmatic functions in school-age children on the autism spectrum. *European Journal of Disorders of Communication, 31*, 387-414.

Raven, J. C. (1956). *Standard Progressive Matrices, revision*. London : H. K. Lewis.

Raven, J. C. (1958). *Mill Hill Vocabulary Scales (2nd edn)*. London : H. K. Lewis.

Reich, W., Herjanic, B., Welner, Z., & Grandly, P. R. (1982). Development of a structured psychiatric interview for children. *Journal of Abnormal Child Psychology, 10*, 325-336.

Ricks, D. M. & Wing, L. (1975). Language, communication and the use of symbols in normal and autistic children. *Journal of Autism and Childhood Schizophrenia, 5*, 191-221.

Robinson, J. F. & Vitale, L. J. (1954). Children with circumscribed interest patterns. *American Journal of Psychiatry, 24*, 755-767.

Rourke, B. P. (1982). Central processing deficiencies in children. *Journal of Clinical Neuropsychology, 4*, 1-18.

Rumsey, J. M., Andreasen, N. & Rapaport, J. L. (1986). Thought, language, communication and affective flattening in autistic adults. *Archives of General Psychiatry, 43*, 771-777.

Rumsey, J. M., & Hamburger, S. D. (1988). Neuropsychological findings in high-functioning men with infantile autism, residual state. *Journal of Clinical and Experimental Neuropsychology, 10*, 201-221.

* Rumsey, J. M., Rapoport, J. L. & Sceery, W. R. (1985). Autistic children as adults : Psychiatric, social, and behavioral outcomes. *Journal of the American Academy of Child Psychiatry, 24*, 465-473.

Rutter, M. (1978). Diagnosis and definition of childhood autism. *Journal of Autism and Childhood Schizophrenia, 8*, 139-161.

Rutter, M. & Mawhood, L. (1991). The Long-term psychosocial sequaelae of specific developmental disorders of speech and language. In M. Rutter and P. Casaer (Eds), *Biological Risk Factors for Psychosocial Disorders*, (pp. 233-259). Cambridge : Cambridge University Press.

Rutter, M. & Schopler, E. (1989). Autism and pervasive developmenal disorders : concepts and diagnostic issues. *Journal of Autism and Developmental Disorders, 17*, 159-186.

* Ryan, R. M. (1992). Treatment-resistant chronic mental illness : Is it Asperger's syndrome? *Hospital and Community Psychiatry, 43*, 807-811.

Schneider, K. (1934). *Die psychopathischen Personlichkeiten*. Leipzig u. Wien, Deuticke.

Schneider, K. (1971). *Klinische Psychopathologie (9th edn)*. Thieme : Stuttgart.

Schopler, E. (1985). Convergence of learning disability, higher-level autism and Asperger's syndrome. *Journal of Autism and Deveolopmental Disorders, 15*, 359-360.

* Schopler, E. (1998). Premature Popularization of Asperger Syndrome. L. J. Kunce (Eds.), *Asperger Syndrome or High-Functioning Autism?* (pp. 385-399). New York : Plenum.

Schopler, E. Andrews, C. E. & Strupp, K. (1979). Do autistic children come from upper middle class parents? *Journal of Autism and Developmental Disorders, 9*, 139-152.

Schopler, E., Reichler, R. J., DeVellis, R. F. & Daly, K. (1980). Toward objective classification of childhood autism : Childhood Autism Rating Scale (CARS). *Journal of Autism and Deveolopmental Disorders, 10*, 91-103.

Schröder, P. (1931). *Kindliche Charaktere und ihre Abartigkeiten, mit erläuternden Beispielen von Heinze*, Breslau, F. Hirth.

Schröder, P. (1938). *Kinderpsychiatrie. Monatsschrift für Psychiatrie und Neurologie, 99*, 269-293.

* Scragg, P. & Shah, A. (1994). Prevalence of Asperger's syndrome in a secure hospital [see comments]. *British Journal of Psychiatry, 165*, 679-682.

Spitzer, R. L., Endicott, J. & Gibbon, M. (1979). Crossing the border into borderline personality and borderline schizophrenia : the development of criteria. *Archives of General Psychiatry, 37*, 17-24.

* Szatmari, P. (1998). Differential Diagnosis of Asperger Disorder. In E. Schopler, G. B. Mesibov, & L. J. Kunce (Eds.), *Asperger syndrome or High Functioning Autism?* (pp. 61-76). New York : Plenum.

* Szatmari, P., Archer, L., Fisman, S., Streiner, D. L., & Wilson, F. (1995). Asperger's syndrome and autism : differences in behavior, cognition, and adaptive functioning. *Journal of the American Academy of Child and Adolescent Psychiatry, 34*, 1662-1671.

* Szatmari, P., Bartolucci, G. & Bremner, R. (1989 a). A follow-up study of high-functioning autistic children. *Journal of Autism and Developmental Disorders, 19*, 213-225.

* Szatmari, P., Bartolucci, G. & Bremner, R. (1989 b). Asperger's syndrome and autism :

Comparison of early history and outcome. *Developmental Medicine and Child Neurology, 31*, 709-720.

Szatmari, P., Bartolucci, G., Finlayson, A., & Krames, L. (1986). A vote for Asperger's Syndrome. *Journal of Autism and Developmental Disorders, 16*, 515-517.

Szatmari, P., Bremner, R., & Nagy, J. (1989). Diagnostic criteria for Asperger's Syndrome: A review of clinical features. *Canadian Journal of Psychiatry, 34*, 559-560.

** Szatmari, P., Tuff, L., Finlayson, M. A. J., & Bartolucci, G. (1990). Asperger's syndrome and autism: Neurocognitive aspects. *Journal of the American Academy of Child and Adolescent Psychiatry, 29*, 130-136.

Takagi, H. (1994). *High Quality Analysis Libraries for Business and Academic Users, 4th version (Computer program)*. Kyoto: Gendaisugaku-sha (in Japanese).

Tantam, D. (1986). *Eccentricity and autism*. Unpublished Ph D thesis, University of London.

* Tantam, D. (1988 a). Annotation Asperger's syndrome. *Journal of Child Psychology and Psychiatry, 29*, 245-255.

** Tantam, D. (1988 b). Lifelong eccentricity and social isolation. I. Psychiatric, social, and forensic aspects. *British Journal of Psychiatry, 153*, 777-782.

** Tantam, D. (1988 c). Lifelong eccentricity and social isolation. II. Asperger's syndrome or schizoid personality disorder? *British Journal of Psychiatry, 153*, 783-791.

Tantam, D. (1991). Asperger's syndrome in adulthood. In: U. Frith (Ed), *Autism and Asperger Syndrome*, (pp. 147-183). Cambridge: Cambridge University Press.

* Tantam, D., Holmes, D. & Cordess, C. (1993). Nonverbal expression in autism of Asperger type. *Journal of Autism and Developmental Disorders, 23*, 111-133.

Tyrer, P., Alexander, M. S., Cicchetti, D., Cohen, M. S. & Remington, M. (1979). Reliability of a schedule for rating personality disorders. *British Journal of Psychiatry, 135*, 168-174.

Van Krevelen, D. A. (1963). On the relationship between early infantile autism and autistic psychopathy. *Acta Paedopsychiatr., 30*, 303-323.

Van Krevelen, D. A. (1971). Early infantile autism and autistic psychopathy. *Journal of Autism and Childhood Shizophrenia, 1*, 82-86.

Van Krevelen, D. A. & Kuipers, C. (1962). The psychopathology of autistic psychopathy. *Acta Paedopsychiatr., 29*, 22-31.

Vilensky, J. A., Damasio, A. R., & Maurer, R. G. (1981). Gait disturbances in patients with autistic behavior. *Archives of Neurology, 38*, 646-649.

* Volkmar, F. R. (1996). Childhood and adolescent psychosis: A review of the past 10 years. *Journal of the American Academy of Child and Adolescent Psychiatry, 35*, 843-851.

Volkmar, F. R., Cohen, D. J., Hoshino, Y., Rende, R. D. & Paul, R. (1988). Phenomenology and classification of the childhood Psychoses. *Psycholosical Medicine, 18*, 191-201.

* Volkmar, F. R., Klin, A., Schultz, R., Bronen, R., Marans, W. D., Sparrow, S. & Cohen, D. J. (1996). Asperger's syndrome. *Journal of the American Academy of Child and Adolescent Psychiatry, 35*, 118-123.

Volkmar, F. R., Paul, R., & Cohen, D. (1985). The use of Asperger's Syndrome. *Journal of Autism and Developmental Disorders, 15*, 437-439.

Volkmar, F. R., Szatmari. P. & Sparrow, S. S. (1993). Sex differences in pervasive developmental disorders. *Journal of Autism and Developmental Disorders, 23*, 579-591.

Watkins, J. M., Asarnow, R. F. & Tanguay, P. (1988). Symptom development in childhood onset schizophrenia. *Journal of Child Psychology and Psychiatry, 29*, 865-878.

Wechsler, D. (1974). *Wechsler Intelligence Scale for Children-Revised*. New York : Psychological Corp.

Wechsler, D. (1981). *Wechsler Adult Intelligence Scale-Revised*. New York : Psychological Corp.

Werry, J. S. (1992). Child and adolescent (early onset) schizophrenia : a review in the light of DSM-III-R. *Journal of Autism and Developmental Disorders, 22*, 601-624.

Wing, J. K. (1978). Clinical concepts of schizophrenia. In *Schizophrenia : towards a new synthesis* (ed. J. K. Wing), pp. 1-30. Academic Press : London.

Wing, J. K., Cooper, J. E. & Sartorius, N. (1974). *Description and Classification of Psychiatric Syndromes*. London : Cambridge University Press.

Wing, L. (1976). Diagnosis, clinical description and prognosis. *In Early childhood autism* (ed. L. Wing), pp. 15-48. Pergamon : Oxford.

Wing, L. (1980 a). Childhood autism and social class : a question of selection? *British Journal of Psychiatry, 137*, 410-417.

Wing, L. (1980 b). The MRC Handicap, Behaviour, & Skills (HBS) Schedule. *Acta Psychiatrica Scandinavica, 62*, (suppl. 285), 241-246.

** Wing, L. (1981 a). Asperger's syndrome : a clinical account. *Psychological Medicine, 11*, 115-129.

Wing, L. (1981 b). Sex ratios in early childfood autism and related conditions. *Psychiatry Research, 5*, 129-137.

Wing, L. (1984). Schizoid personality childhood (letter). *British Journal of Psychiatry, 45*, 444.

Wing, L. (1988). The continuum of autistic characteristics. *In Diagnosis and Assessment of Autism* (eds. E. Schopler & G. B. Mesibov). New York : Plenum.

Wing, L. (1991). The Relationship between Asperger's syndrome and Kanner's autism. In : U. Frith (Ed.) *Autism and Asperger Syndrome* (pp. 93-121)Cambridge : Cambridge University Press.

* Wing, L. & Gould J. (1979). Severe impairments of social interaction and associated abnormalities in children : epidemiology and classification. *Journal of Autism and Developmental Disorders, 9*, 11-29.

Wolff, S. (1989). Schizoid disorders of childhood and adolescence In : S. G. Last & M. Hersen (Eds). *Handbook of Child Psychiatric Diagnosis*, (pp. 209-232). New York : John Wiley.

* Wolff, S. (1991 a). 'Schizoid' personality in childhood and adult life. I : The vagaries of diagnostic labelling. *British Journal of Psychiatry, 159*, 615-620.

* Wolff, S. (1991 b). 'Schizoid' personality in childhood and adult life. III : The childhood picture. *British Journal of Psychiatry, 159*, 629-635.

Wolff, S. (1992). Psychiatric morbidity and criminality in "schizoid" children grown-up : A records survey. *European Child and Adolescent Psychiatry 1*, 214-221.

Wolff, S. (1995). *Loners : The Life Path of Unusual Children*. London : Routledge.

* Wolff, S. & Barlow, A. (1979). Schizoid personality in childhood : A comparative study of schizoid, autistic and normal children. *Journal of Child Psychology and Psychiatry, 20*, 29-46.

Wolff, S. & Chick, J. (1980). Schizoid personality in childhood : a controlled follow-up study.

　　　　Psychological Medicine, 10, 85-100.
* Wolff, S. & Cull, A. (1986). 'Schizoid' personality and antisocial conduct : a retrospective case note study. *Psychological Medicine, 16*, 677-687.
** Wolff, S. & McGuire, R. J. (1995). Schizoid personality in girls : A follw-up study-What are the links with Asperger's syndrome? *Journal of Child Psychology and Psychiatry, 36*, 793-817.
* Wolff. S., Townshend, R., McGuire, R. J. & Weeks, D. J. (1991). 'Schizoid' personality in childhood and adult life II : adult adjustment and the continuity with schizotypal personality disorder. *British Journal of Psychiatry, 159*, 620-629.
World Health Organization (1978). *Mental Disorders : Glossary and Guide to their Classification. In Accordance with the Ninth Revision of the International Classification of Diseases*. Geneva : WHO.
World Health Organization (1990). *ICD-10 Chapter V : Mental and Behavioural Disorders (including disorders of psychological development) : Diagnostic Criteria for Research (May 1990 draft for field trials)*. Geneva : World Health Organization.
World Health Organization (1992). *The ICD-10 Classification of Mental and Behavioural Disorders : Clinical Descriptions and Diagnostic Guidelines*. Geneva : World Health Organization.
World Health Organization (1993). *The ICD-10 Classification of Mental and Behavioural Disorders : Diagnostic Criteria for Research*. Geneva : World Health Organization.

第 II 部

自閉症と発達障害-1998

1998年の重要論文と掲載の選考経過

編集委員長　髙木　隆郎

遺　　伝

分子遺伝学　1998年もまた，遺伝に関する論文が最初から多くの委員の注目を集めた。その第1は，英国（MRC）のBailey, A., Rutterらを中心に，ドイツ，オランダ，フランス，デンマークの研究者からなる自閉症国際遺伝研究班(1)によるゲノム研究である。自閉症の負荷が多かったのは6つの染色体（No. 4, 7, 10, 16, 19, 22）で，とくに7qの一領域にリンケージしている証拠が有力だという。とりあえずのプライオリティ確保のための投稿という印象は拭えないが，こうした多遺伝子型の場合，将来どのような展開をみせるか期待されるところである。

　Folsteinら（2）は，自閉症が関与するいくつかの遺伝子を発見する戦略を論じ，Maestriniら（3）も自閉症が関与すると考えられる遺伝子の座（autism susceptibility loci）を同定する試みとして，多胎家族を用いたヒトのジェノムの系統的スクリーニングを行なっている。いずれもその方法論，技法などを論じ，解説しているもので，第1論文のような特定遺伝子座を推定する根拠となるものである。

家族研究からみた遺伝仮説　Szatmariら（4）の展望論文は，遺伝疫学と幅広い表現型を根拠として，自閉症スペクトルのいくつかの遺伝様式の仮説を提案している。たとえば，伝達の様式は単純なメンデル方式よりも複雑である，自閉症（AD）とその他の広範性発達障害（PDD）は同じ遺伝メカニズムを共有しているように思われる，自閉症の遺伝子は劣性変異の可能性が高い等々。つまり臨床的な表現型（phenotype）と分子遺伝学とを結びつけようとして記されたもので興味深く，いつもなら本論文が第1選択として掲載されたかもしれなかったが，1998年に関しては第1論文の国際研究に席をゆずらざるをえなかった。

染色体異常　脆弱X染色体（FraX）に関する論文は，Bailey, D. B. Jr.ら（5）（57例の男性FraX）とFeinsteinら（6）の2編があり，またGillberg（7）の論文は，これまで染色体異常の報告のあった症例で，かつDSM-III, III-R, IVあるいはICD-10の自閉症の診断基準に一致する50余例についての広範な文献的展望である。これらの症例報告をまとめると，No. 4, 14, 19を除くほとんどすべての染色体異常が何らかの関係をもち，とくにNo. 15の長腕や性染色体異常には報告が重複しているという。

臨床（家族）研究　Bailey, A.ら（8）は，親族の表現型について，重度から軽度まで，そしてたぶんパーソナリティの性向にまで拡大して遺伝要因を観察しようとした。また

Katesら（9）は，厳密に定義された自閉症に対して不一致の1組の1卵生双生児の神経解剖学的，神経認知学（神経心理学）的相違について報告している。

形　態　学

臨床病理　Bailey, A.ら（10）は，6例の自閉症を伴う精神遅滞の死後脳（4歳，23歳，27歳，24歳，20歳，24歳，いずれも男子）の病理組織を調べ，記載した後，生前症状との照合まで論じている。重要でかつ稀な論文であるので本巻に掲載することになった。

画像　Deb（11）は，自閉症の画像についてこれまでの所見を文献的に展望している。脳容積の異常，前頭葉と脳梁の構造的異常が認められており，さらに機能的画像の所見では，脳領野間あるいは半球間の代謝と血流のアンバランスと，前帯状回（anterior cingulate gyrus）の異常が強調されるという。

症　状　学

成人自閉症　Kobayashiら（12）は，Achenbach's Child Behavior Checklistを用い，187例の成人自閉症の行動特徴を記述した。

経過　Nordinら（13）は，長期（成人期まで）の追跡研究で，自閉症（AD）のうち自立できるものはごくわずかであったが，高機能自閉症（HFA）や，いわゆるアスペルガー症候群（AS）では自立できるまで改善したものが多いという。当然だが，知能やコミュニケーション能力が予後をきめる大きな要因となる。

Sigman, M.（14）－Emanuel Miller記念講義（1997）－は，自閉症の発達の過程で変化する部分と変化しない部分（連続する部分）があることを仮説として症状論を展開した。自閉症の場合，共同注視，表象遊び，他人の感情に対する反応性等の障害は一貫しており，こうした能力の初期のちょっとした変異が後期の言語や社会性の発達に大きく影響するという。本編も基本的な論文として掲載に採用された。

合併症　前巻でも論じたように，自閉症の病因論に関係して，医学的合併症を研究することが重要である。Bartonら（15）によれば，合併症例の診断をどれだけ厳密にするかによっても異なるが，厳密な診断の場合，自閉症の病因と関係ありと考えられる医学的合併症の有病率は10〜15％（あまり厳密でなくすると25〜37％）であるという。

Smalley（16）は，とくに結節硬化症と自閉症あるいは広範性発達障害（PPD）の関係を遺伝学的立場を軸に論じており，本論文も翻訳掲載の重要論文として選ばれた。

Ek（17）の論文も採用論文であるが，古くからいわれている未熟児網膜症と自閉症スペクトル障害との関係をあらためて調査し，27人の未熟児網膜症児のうち15例が自閉症であり，両者は強い結びつきがあるとしている。

Bolton ら (18) のもうひとつの論文は，これも本イヤーブックでこれまで（第3巻の古元を含めて）再三論じられたテーマに関連するが，自閉症と感情障害，その他の精神障害は，自閉症の家族に頻度が高いが，とくに家族に強迫性障害（OCD）があることは自閉症への易罹患性（underlying liability）の指標となりうるとまで論じている。

他の児童期精神病

児童分裂病 Jacobsen ら (19) は，児童期発症（12歳以下）の分裂病を NIMH が入手した文献によって展望し，現象学（診断），病前の発達，危険因子，治療，経過，神経心理，生物学的生理学的特徴，解剖学，生化学，遺伝学等あらゆる側面から光をあてた。稀な出現率の病態であるが関係論文が多数に記載されており，ぜひ採択して掲載すべしと Rutter 名誉教授，Schopler 教授ともに強い指摘があった。

Clark ら (20) と Mouridsen ら (21) の論文もいわゆる児童分裂病に関するものであるが，前者は Jacobsen らのものよりも年長の児童期青年期発症の分裂病について，後者は ICD-9 で disintegrative psychosis としてまとめられた，Heller の記述以降稀ながら存在を主張された幼年期発症の精神病についての北欧からの報告である。1960年から1984年までに434例にその診断を与えたというのは，われわれとしては少し多すぎる印象をもつ。診断基準または妥当性の問題に関係する。

神 経 心 理 学

ここ何年か，自閉症の本態に迫るには神経心理学がその方法論として優勢であることは一般に認めるところであろう。自閉症の認知障害について，さまざまな立場，角度から，興味ある実験が内外の雑誌に数多く発表されている。だがいわゆる心の理論（theory of mind）の時代は去りつつあるように思える。

自我概念と社会性の発達 そこで今年度は，Lee ら (27) の自閉症児（青年）の「自我概念」の発達に関する論文を1編のみとりあげた。というのも今年度は，単なる知覚・認知のテーマ，Boucher ら (22)，Leevers, H. J. (29)，Russell ら (31)，あるいは共同注視の関係で，Charman ら (23) や Leekam (28)，また Farrant ら (24) の記憶（Source Monitoring）という個々の認知領域をテーマにしたものよりも，大胆なことだが「社会性の障害」に挑戦した研究がいくつか目立ったからである。たとえば，Hobson (25) は自閉症児が知らない人に出会って目を合わせたり，笑ったり挨拶（hello and goodbye）することが不得意である事実について調べたし，Krantz ら (26) の研究も，結局は自然に社会的（対人的）交流することができないのが自閉症児の技能の基本障害であるという仮説に立って興味ある実験を行なっている。さらに Willemsen-Swinkels ら (32) は，相手の目をみる（gazing）優先性，早さを指標に高機能自閉症，低機能自閉症を比較することから対人関係の障害の原点を分析しようとした。結局はさきにあげた Lee ら (27)

の研究が社会性のテーマに関する論文を代表するとして，翻訳掲載はこの1編のみとし，残念ながら他を割愛した。もっとも上記の共同注視（23）や gazing（24,28）も社会性のテーマに属するといってよいのである。

　もちろん「心の理論」関係の論文がまったく推挙されなかったわけではない。Roth ら（30）と，Yirmiya ら（33）がそれである。が，今回はその名をあげるだけにとどめたい。

治　療

展望　Howlin（34）は，自閉症の心理的教育的治療について実地家向けの展望を記している。治療ばかりでなく，有病率や症状・経過についての導入部があるのは，何かの機会の教育講演で読まれた原稿であろう。治療は個々の症状（たとえば強迫的儀式的行動，コミュニケーション，社会性）などについて記してあり，優れて教科書的基本的な内容で理解しやすい論文である。それにもかかわらず，いかなる単一の治療法もすべての自閉症児，すべての家族に有効なものはないと結論づけている。しかし，1人ひとりのニーズに適した介入がなされるべきであり，諸問題の機能分析を含む治療的接近の評価が探求されなければならないとも言う。要するに今のところ治療法などまったくないのだが，早期発見，早期対応で，少しでも事態の深刻化を避ける，軽減する方法が模索されるべきであるという妥当な見解である。

行動療法　Charlop-Christy ら（35）は，自閉児のこだわり（強迫）の対象（たとえば玩具の電車）をそのままトークンの強化子として用いて治療しようという逆説的な方法を提案した。Gresham ら（36）は，NIH の包括的報告の中で，Lovaas らの早期の介入法（EIP：Early Intervention Project）が有効であることが記されていることに対し，多くの批判，疑問，否定的発言がなされたが，それを承知の上でやはり，このやり方を基本的に将来，改善，発展させていくのがよいと主張している。

家庭での治療　Lovaas らの積極的行動療法の有効性は認めるが，週40時間の治療室隔離の方法には抵抗も限界もある。そこで Sheinkopf ら（37）は，基本的には同じ方法論の行動療法的介入を家庭で両親を治療者として実施する方法を模索した。治療後のCA，IQ ののびは有意であり，また症状の重度も改善されたという。

　一方 Ozonoff ら（38）は，TEACCH 方式を家庭でやれるホーム・プログラム介入法を提案し，その有効性を説いている。わが国でこの方法がどれだけ実行しうるかの提言の意味をこめて，本論文を掲載することにした。

薬物療法　McDougle ら（39）によれば，近年わが国でも発売された非定型抗精神病薬リスペリドンが，成人自閉症の諸症状（反復行動，攻撃性，不安，抗うつ等々）に十分にコントロールされた研究で有効性が証明されたという。これまでも自閉症の本来症状，問題行動等々にいくつかの薬物が試され，有効無効さまざまな結果が報告されているが，本論

文は方法論の厳密さもあってか説得的である。Rutter 教授他3名の編集委員の推薦により採択された。これに附随して，Leventhal ら（40）のコメントがある。訳者にはこれをある程度念頭に入れて，翻訳していただくようにお願いした。

診　　断

自閉症および広範性発達障害の診断あるいは症状尺度化にふれた論文として，Mars ら（41），Pilowsky ら（42）の2編が候補として上がったが，支持は少なかった。

生物学的研究

動物モデル　Caston ら（43）は，モルモットの行動研究によって，自閉症のひとつの動物モデルを提案している。要旨は，ことさら小脳と大脳皮質に異常をもちしかも失調を伴わないモルモット（GS guinea-pig）が，常同性や特定音刺激に対する反応様式，社会性などに関してひとの自閉症と似た行動様式をとるという。これは自閉症の有用な動物モデルとなりうるという。興味深いがあまりにも唐突な報告である。

睡眠研究　Patzold ら（44）は，自閉児とアスペルガー症候群の子どもの睡眠の特徴と日中の行動との関係を親の記録，質問紙をもとに調べた。これらの子どもの睡眠パターンは，量的にも質的にも非自閉児に比べて異なっており，これが日中の行動に影響するところがあるのでないかという示唆に富む研究である。注目点が面白い。

疫　　学

疫学として今年は，オスロー大学グループ Sponheim ら（45）の1論文のみが候補としてとりあげられた。結論として3〜14歳のノルウェーの人口で ICD-10 の研究者用の基準を用いて児童期自閉症の最小有病率を4〜5例/1000人と算出している。

アスペルガー症候群

本巻の特集テーマであるが，1998年に刊行された論文として9篇が推挙されたが，第1部には頁数的に1編も掲載される余裕がなかったので，ここに集めた。

展望　だがとりわけ注目されたのは，Volkmar ら（46）イエール大学組の総説であった。まず，Asperger のオリジナルな記載をも念頭に，この遺伝性の高い病態の疾病論的妥当性を論じ，その他の PDD スペクトル障害との関係は今後の問題として残るという。とくに Asperger が記載した父親の特有なパーソナリティと遺伝の問題が，放置されたままだというのは鋭い指摘である。

疾病論　Pomeroy, J. (47) は，広範性発達障害（PDD）の亜群の症候論と診断の妥当性を検証するうち，自閉的精神病質＋（AS），児童期の精神病質障害（DSM-Ⅲ），自閉症（AD）スペクトル，分裂病質スペクトル，後期発症（10歳以降）（精神）障害のスペクトル等を分析整理し，その関係をまとめて図式化してしまうことになった。結論的としてADもASもPDDの亜群として定義される臨床的に十分な根拠があるとする。

鑑別診断　Szatmari, P. (48) は，他のPDDからASを鑑別診断することの可能性について説明している。現在の（多分DSM-Ⅳ；ICD-10）のASの診断基準は十分とはいえない。現在のASの診断は標準的な精神医学的面接により，加えれば不器用さのテストとかヴァインランドの社会性テストなどを補うことで一通りは鑑別できるのだが，厳密にいえば，その疾病の病理や予後（転帰），さらには治療への反応などが考慮されなければ，真に正しいものとはならず，それは将来の問題である。

　Ghaziuddinら（49）によれば，不器用さ（clumsiness）がアスペルガー症候群の一特徴のように考えられている傾向があるが，他の自閉症と比較してその真偽を検証した。Bruininks-Oseretskyテストを用いて運動機能，協調機能等を測定したところ，統制された状況では自閉症に比べて障害の程度は大きくなかった。むしろ，一番障害されているのは自閉症で，次に分類不能の広範性発達障害，アスペルガー症候群の順に障害は軽くなるが，後2者の差は有意な程度ではなかった。不器用さあるいはこのテストに影響を与えると考えられる諸条件が考慮されている。

神経生物学　Lincolnら（50）も，アスペルガー症候群（AS）の疾病論を念頭に，ウェクスラーの知能尺度とMRIの2, 3の計測値を自閉症児（AD）と比較した。これまでに報告されたウェクスラーのVIQ，PIQの値はAD，ASともに研究者によりさまざまであるが，これに著者らの7例の詳細な検査結果を加えると，ADでVIQに相対的障害が示されるが，ASではVIQに（PIQにも）障害の証拠はない。またMRIでは，結局のところ先行研究にもある小脳虫部の面積に注目し，自己例7例でAD＜統制群＜ASの結果を得たという。一方脳梁は，後部がADでは薄く，反対に前部はASがADよりも大きい。つまりこれらの証拠から，ADとASが疾病学的に別のものであることを示唆している。

まとめ　Schopler (51) のPremature Population of Asperger Syndromeは，掲載してもよいほどの面白い読みものである。ASと高機能自閉症（HFA）はKannerの記載した自閉症（AD）と同じ疾患か別の疾患かという議論について，戦後のいわゆる児童分裂病ないし幼児期精神病の定義あいまいな症例報告の時代から今日にいたるまで，小児期の発達障害を操作的に定義して分類することはそう容易なことではないと警告を与えている。専門的な論文にASをタイトルとした論文は増え，それによって一般人も気楽にASの語を用いる（ASをHFAと別のものと考える）傾向ができてしまった。とくに「文化的に」ヨーロッパでその傾向が強い。しかし，このことはますます未解決な混乱を強めることになったという。

両者を分ける実証的研究は乏しく，また治療上も両者は何ら区別する意味はない。AS のラベルを未熟なまま使用することが，自閉症の理解や治療に今日まいっそうネガティブな結果を招いてしまったとまで記している。

ちなみにこの Schopler 論文（51）を含めて，Lincoln ら（50），Pomeroy（47），Szatmari, P.（48）はすべて E. Schopler, G. B. Mesibov & L. J. Kunce(Eds.). (1998). Asperger Syndrome or High-Functioning Autism? New York : Plenum. の構成章であることを断っておかなければならないが，この Schopler 論文には，各章の執筆者たちが，AS と HFA をはっきり別のものであるか，区別しうるかと考えているかどうか，表としてまとめてあるので下に引用して，この編集委員長の記述を終える。

本書の各章の著者の見解――高機能自閉症とアスペルガー症候群は別のものか？

著者	章	別ではない	どちらともいえない	別である
Wing	2	×		
Pomeroy	3			×
Szatmari	4		×	
Gillberg & Ehlers	5	×		
Volkmar & Klin	6			×
Wolff	7		×	
Lincoln et al.	8		×	
Gray	9	×		
Twachtman-Cullen	10	×		
Kunce & Mesibov	11		×	
Ozonoff	12	×		
McDougle	13		×	
Hooper & Bundy	14		×	
Schopler	20	×		
		6	6	2

Schopler, E. (1998). Premature Population of Asperger Syndrome.
上記書，第20章，393頁の表20-1より引用。

編集委員により推薦された論文リスト

遺　伝

分子遺伝学

1) International Molecular Genetic Study of Autism Consortium. (1998). A full genome screen for autism with evidence for linkage to a region on chromosome 7 q. *Human Molecular Genetics, 7*, 571-578.

2) Folstein, S. E., Bisson, E., Santangelo, S. L. & Piven, J. (1998). Finding specific genes that cause autism: A combination of approaches will be needed to maximize power. *Journal of Autism and Developmental Disorders, 28*, 439-445.

3) Maestrini, E., Marlow, A. J., Weeks, D. E. & Monaco, A. P. (1998). Molecular genetic investigations of autism. Journal of Autism and Developmental Disorders, 28, 427-437.

家族研究からみた遺伝仮説

4) Szatmari, P., Jones, M. B., Zwaigenbaum, L. & MacLean, J. E. (1998). Genetics of autism: Overview and new directions. *Journal of Autism and Developmental Disorders, 28*, 351-368.

染色体異常

5) Bailey, D. B. Jr., Mesibov, G. B., Hatton, D. D., Clark, R. D., Roberts, J. E. & Mayhew, L. (1998). Autistic behavior in young boys with fragile X syndrome. *Journal of Autism and Developmental Disorders, 28*, 499-508.

6) Feinstein, C. & Reiss, A. L. (1998). Autism: The point of view from fragile X studies. *Journal of Autism and Developmetnal Disorders, 28*, 393-405.

7) Gillberg, C. (1998). Chromosomal disorders and autism. *Journal of Autism and Developmental Disorders, 28*, 415-426.

臨床(家族)研究

8) Bailey, A., Palferman, S., Heavey, L. & Le Couteur, A. (1998). Autism: The phenotype in relatives. *Journal of Autism and Developmental Disorders, 28*, 369-392.

9) Kates, W. R., Mostofsky, S. H., Zimmerman, A. W., Mazzocco, M. M. M., Landa, R., Warsofsky, I. S., Kaufmann, W. E. & Reiss, A. L. (1998). Neuroanatomical and neurocognitive differences in a pair of monozygous twins discordant for strictly defined autism. *Annals of Neurology, 43*, 782-791.

形　態　学

臨床病理

10) Bailey, A., Luthert, P., Dean, A., Harding, B., Janota, I., Montgomery, M., Rutter, M. & Lantos, P. (1998). A clinicopathological study of autism. *Brain, 121*, 889-905.

画像

11) Deb, S. & Thompson, B. (1998). Neuroimaging in autism. *British Journal of Psychiatry, 173*, 299-302.

症 状 学

成人自閉症

12) Kobayashi, R. & Murata, T. (1998). Behavioral chaacteristics of 187 young adults with autism. *Psychiatry and Clinical Neurosciences, 52*, 383-390.

経過

13) Nordin, V. & Gillberg, C. (1998). The long-term course of autistic disorders: update on follow-up studies. *Acta Psychiatrica Scandinavica, 97*, 99-108.

14) Sigman, M. (1998). (The emanuel miller memorial lecture 1997) Change and continuity in the development of children with autism. *Journal of Child Psychology and Psychiatry, 39*, 817-827.

合併症

15) Barton, M. & Volkmar, F. (1998). How commonly are known medical conditions associated with autism? *Journal of Autism and Developmental Disorders, 28*, 273-278.

16) Smalley, S. L. (1998). Autism and tuberous sclerosis. *Journal of Autism and Developmental Disorders, 28*, 407-414.

17) Ek, U., Fernell, E., Jacobson, L. & Gillberg, C. (1998). Relation between blindness due to retinopathy of prematurity and autistic spectrum disorders: A population-based study. *Developmental Medicine & Child Neurology, 40*, 297-301.

18) Bolton, P. F., Pickles, A., Murphy, M. & Rutter, M. (1998). Autism, affective and other psychiatric disorders: patterns of familial aggregation. *Psychological Medicine, 28*, 385-395.

他の児童期精神病

児童分裂病

19) Jacobsen, L. K. & Rapoport, J. L. (1998). Research update: Childhood-onset schizophrenia: Implications of clinical and neurobiological research. *Journal of Child Psychology and Psychiatry, 39*, 101-113.

20) Clark, A. F. & Lewis, S. W. (1998). Practitioner review: Treatment of schizophrenia in childhood and adolescence. *Journal of Child Psychology and Psychiatry, 39*, 1071-1081.

21) Mouridsen, S. E., Rich, B. & Isager, T. (1998). Validity of childhood disintegrative psychosis. General findings of a long-term follow-up study. *British Journal of Psychiatry, 172*, 263-267.

神経心理学

自我概念と社会性の発達

22) Boucher, J., Lewis, V. & Collis, G. (1998). Familiar face and voice matching and recognition in children with autism. *Journal of Child Psychology and Psychiatry, 39*, 171-181.

23) Charman, T. (1998). Specifying the nature and course of the joint attention impairment in autism in the preschool years. *Autism, 2*, 61-79.

24) Farrant, A., Blades, M. & Boucher, J. (1998). Source monitoring by children with autism. *Journal of Autism and Developmental Disorders, 28*, 43-50.

25) Hobson, R. P. & Lee, A. (1998). Hello and goodbye : A study of social engagement in autism. *Journal of Autism and Developmental Disorders, 28*, 117-127.

26) Krantz, P. J. & McClannahan, L. E. (1998). Social interaction skills for children with autism : A script-fading procedure for beginning readers. *Journal of Applied Behavior Analysis, 31*, 191-202.

27) Lee, A. & Hobson, R. P. (1998). On developing self-concepts : A controlled study of children and adolescents with autism. *Journal of Child Psychology and Psychiatry, 39*, 1131-1144.

28) Leekam, S. R., Hunnisett, E. & Moore, C. (1998). Targets and cues : Gaze-following in children with autism. *Journal of Child Psychology and Psychiatry, 39*, 951-962.

29) Leevers, H. J. & Harris, P. L. (1998). Drawing impossible entities : A measure of the imagination in children with autism, children with learning disabilities, and normal 4-year-olds. *Journal of Child Psychology and Psychiatry, 39*, 399-410.

30) Roth, D. & Leslie, A. M. (1998). Solving belief problems : toward a task analysis. *Cognition, 66*, 1-31.

31) Russell, J. & Jarrold, C. (1998). Error-correction problems in autism : Evidence for a monitoring impairment? *Journal of Autism and Developmental Disorders, 28*, 177-188.

32) Willemsen-Swinkels, S. H. N., Buitelaar, J. K., Weijnen, F. G. & van Engeland, H. (1998). Timing of social gaze behavior in children with a pervasive developmental disorder. *Journal of Autism and Developmental Disorders, 28*, 199-210.

33) Yirmiya, N., Erel, O., Shaked, M. & Solomonica-Levi, D. (1998). Meta-analyses comparing theory of mind abilities of individuals with autism, individuals with mental retardation, and normally developing individuals. *Psychological Bulletin, 124*, 283-307.

治　療

展望

34) Howlin, P. (1998). Practitioner review : Psychological and educational treatments for autism. *Journal of Child Psychology and Psychiatry, 39*, 307-322.

行動療法

35) Charlop-Christy, M. H. & Haymes, L. K. (1998). Using objects of obsession as token reinforcers for children with autism. *Journal of Autism and Developmental Disorders, 28*, 189-198.

36) Gresham, F. M. & MacMillan, D. L. (1998). Early intervention project : Can its claims be substantiated and its effects replicated? *Journal of Autism and Developmental Disorders, 28*, 5-14.

家庭での治療

37) Sheinkopf, S. J. & Siegel, B. (1998). Home-based behavioral treatment of young children with

autism. *Journal of Autism and Developmental Disorders, 28*, 15-23.

38) Ozonoff, S. & Cathcart, K. (1998). Effectiveness of a home program intervention for young children with autism. *Journal of Autism and Developmental Disorders, 28*, 25-32.

薬物療法

39) McDougle, C. J., Holmes, J. P., Carlson, D. C., Pelton, G. H., Cohen, D. J. & Price, L. H. (1998). A double-blind, placebo-controlled study of risperidone in adults with autistic disorder and other pervasive developmental disorders. *Archives of General Psychiatry, 55*, 633-641.

40) Leventhal, B. L., Cook, E. H. Jr. & Lord, C. (1998). Commentary : The irony of autism. *Archives of General Psychiatry, 55*, 643-644.

診　断

41) Mars, A. E., Mauk, J. E. & Dowrick, P. W. (1998). Symptoms of pervasive developmental disorders as observed in prediagnostic home videos of infants and toddlers. *The Journal of Pediatrics, 132*, 500-504.

42) Pilowsky, T., Yirmiya, N., Shulman, C. & Dover, R. (1998). The Autism diagnostic interview-revised and the childhood autism Rating scale : Differences between diagnostic systems and Comparison between genders. *Journal of Autism and Developmental Disorders, 28*, 143-152.

生物学的研究

動物モデル

43) Caston, J., Yon, E., Mellier, D., Godfrey, H. P., Delhaye-Bouchaud, N. & Mariani, J. (1998). An animal model of autism : Behavioural studies in the GS guinea-pig. *European Jounral of Neuroscience, 10*, 2677-2684.

睡眠研究

44) Patzold L. M., Richdale, A. L. & Tonge, B. J. (1998). An investigation into sleep characteristics of children with autism and Asperger's Disorder. *Journal of Paediatrics and Child Health, 34*, 528-533.

疫　学

45) Sponheim, E. & Skjeldal, O. (1998). Autism and related disorders : Epidemiological findings in a Norwegian study using ICD-10 diagnostic criteria. *Journal of Autism and Developmental Disorders, 28*, 217-227.

アスペルガー症候群

展望

46) Volkmar, F. R., Klin, A. & Pauls, D. (1998). Nosological and genetic aspects of Asperger Syndrome. *Journal of Autism and Developmental Disorders, 28*, 457-463.

疾病論

47) Pomeroy, J. C. (1998). Subtyping pervasive developmental disorder. In E. Schopler, G. B. Mesibov & L. J. Kunce (Eds.), *Asperger Syndrome or High-Functioning Autism?* (pp. 29-60). New York, Plenum.

鑑別診断

48) Szatmari, P. (1998). Differential Diagnosis of Asperger Disorder. In E. Schopler, G. B. Mesibov & L. J. Kunce (Eds.), *Asperger Syndrome or High-Functioning Autism?* (pp. 61-76). New York : Plenum.

49) Ghaziuddin, M. & Butler, E. (1998). Clumsiness in autism and Asperger syndrome : a further report. *Journal of Intellectual Disability Research, 42*, 43-48.

神経生物学

50) Lincoln, A., Courchesne, E., Allen, M. Hanson, E. & Ene, M. (1998). Neurobiology of Asperger syndrome : seven case studies and quantitative magnetic resonance imaging findings. In E. Schopler, G. B. Mesibov & L. J. Kunce (Eds.). *Asperger Syndrome or High-Functioning Autism?* (pp. 145-163). New York, Plenum.

まとめ

51) Schopler, E. (1998). Premature Popularization of Asperger Syndrome. In E. Schopler, G.B. Mesibov. & L. J. Kunce (Eds.), *Asperger Syndrome or High-Functioning Autism?* (pp. 385-399). New York : Plenum.

9 全ゲノム解析で明らかになった自閉症と7番染色体長腕の連鎖

International Molecular Genetic Study of Autism Consortium[*]

要旨と解説 自閉症は，対人的相互交流とコミュニケーションの機能障害，限定された常同的な興味・活動パターンを特徴とする。発達障害は3歳以前に明らかとなり，発症にはおそらく複数の感受性遺伝子が関与すると思われる根拠がある。

自閉症のように遺伝子産物や生化学的情報が不明な疾患の関連遺伝子を突き止めようとする場合，現在の分子遺伝学ではいわゆる逆行遺伝学（reverse genetics）という手法が応用される。これは疾患遺伝子の位置情報を先に明らかにして，その後種々の方法で遺伝子に到達しようとするものである。この研究は，その戦略を用いる最初のステップとして行なわれた連鎖解析である。国際共同研究グループが確認した87の罹患同胞対と12の罹患非同胞親族対の全99家系を対象に，自閉症の感受性遺伝子について2段階のゲノムサーチが行なわれた。ここで用いられた罹患同胞対法 affected sibpair methodと呼ばれる連鎖解析法は，疾患に罹患している2人以上の同胞とその両親から

---

[*] (http://www.well.ox.ac.uk/~maestrin/iat.html)

UK. MRC Child Psychiatry Unit, Institute of Psychiatry, London: Anthony Bailey, Amaia Hervas, Nicola Matthews, Sarah Palferman, Simon Wallace, Anne Aubin, Janine Michelotti, Catherine Wainhouse, Katerina Papanikolaou and Michael Rutter; Wellcome Trust Centre for Human Genetics, University of Oxford: Elena Maestrini, Angela Marlow, Daniel E. Weeks (University of Pittsburgh), Janine Lamb, Clyde Francks, Georgina Kearsley, Pat Scudder and Anthony P. Monaco; Newcomen Centre, Guy's Hospital, London: Gillian Baird, Anthony Cox and Helen Cockerill; Fleming Nuffield Unit, Newcastle: Ann Le Couteur, Tom Berney, Hayley Cooper and Tom Kelly; Booth Hall Children's Hospital, Manchester: Jonathan Green, Jane Whittaker and Anne Gilchrist; Developmental Psychiatry Section, University of Cambridge Clinical School: Patrick Bolton and Anne Schönewald; South East Thames Regional Genetics Centre, Guy's Hospital, London: Michael Daker, Caroline Ogilvie, Zoe Docherty and Zandra Deans; Europian Centre for Collection of Animal Cell Cultures, Salisbury: Bryan Bolton and Ros Packer.
Germany. J.W. Goethe-Universität, Frankfurt: Fritz Poustka, Dorothea Rühl, Gabriele Schmötzer and Sven Bölte; Division of Molecular Genome Analysis, Deutsches Krebsforschungszentrum: Sabine M Klauck, Anja Spieler and Annemarie Poustka.
The Netherlands. AZU, Department of Child and Adolescent Psychiatry, Utrecht: Herman Van Engeland, Chantal Kemner, Maretha De Jonge and Ineke den Hartog.
USA. Department of Psychiatry, University of Chicago: Catherine Lord, Edwin Cook, Bennett Leventhal, Fred Volkmar, David Pauls, Ami Klin and Susan Smalley.
France. Centre d'Etudes et de Recherches en Psychopathologie (CERRP), Université de Toulouse le Mirail, CHU de Toulouse, Toulouse: Eric Fombonne, Bernadette Rogé, Maite Tauber, Evelyne Arti-Vartayan and Jeanne Fremolle-Kruck.
Denmark. National Centre for Autism: Lennart Pederson, Demetrious Haracopos and Karen Brondum-Nielsen; Technical University of Denmark: Rodney Cotterill.

Translated from "International Molecular Genetic Study of Autism Consortium. (1998). A full genome screen for autism with evidence for linkage to a region on chromosome 7q. *Human Molecular Genetics, 7*, 571-578."

なる家系を多数集め，ある遺伝マーカーのある遺伝子型 genotype が，そのマーカーと疾患遺伝子が連鎖していないと仮定したときに比べて家系内でどれだけ有意に偏って罹患者に伝達されているかを調べるものである。この方法は，遺伝形式や浸透率などの変数を必要としないノンパラメトリック解析であるため，自閉症のように多因子遺伝が想定される疾患には適すると考えられている。その結果，6つの染色体（4番，7番，10番，16番，19番，22番）上の領域で多点最大ロッド値 multipoint maximum lod score（MLS）が1を越えることが確認された。

その中でも，56のUKの罹患同胞家系だけを対象としたとき，7番染色体長腕上のD7S530とD7S684という2つのマーカー近傍で最高のMLS 3.55が得られ，すべての87の罹患同胞対を対象にしたときMLS 2.53が得られた。16番染色体短腕の末端近傍がそれに続き，UK家系だけを対象にしたときMLS 1.97，全家系でMLS 1.51であった。何をもって〈有意な〉あるいは〈示唆的な〉連鎖と判断するかの基準については現在でも多くの議論があり結論は出ていないが，この研究は自閉症についての初めての大規模で組織だった連鎖研究であり，少なくとも現時点では上記の部位に自閉症に関連する遺伝子が存在する可能性が最も高いと理解して差しつかえなかろう。さらに特筆すべきことは，この研究の一部にアスペルガー症候群や自閉症の診断基準を完全には満たさない広汎性発達障害の症例が含まれていることである。このことは今後の自閉症周辺疾患の診断基準や病因研究に少なからず影響を与えるものとして議論の的となるのではないだろうか。いずれにしてもこの研究結果は自閉症を引き起こす遺伝子の同定に向けての重要なステップであるに違いないが，その妥当性の確立のためにはさらなる研究が必要である。

なお，この研究が行なわれるに至った経過や解析理論を分かりやすく解説した論文として Maestrini, E., Marlow, A.J., Weeks, D.E. et al. (1998). Molecular genetic investigations of autism. *Journal of Autism and Developmental Disorders, 28*, 427-437 が，また，自閉症の遺伝学的研究を行なう上での問題点や工夫についての総説として Folstein, S.E., Bisoon, E., Santangelo, S.L. et al. (1998). Finding specific genes that cause autism : A combination of approaches will be needed to maximize power. *Journal of Autism and Developmental Disorders, 28*, 439-445 がある。　　　　　　（辻田　高宏）

はじめに

自閉症―典型的広汎性発達障害 prototypical Pervasive Developmental Disorder (PDD)―は10,000人あたり4人の集団有病率であり，対人的相互交流とコミュニケーションの機能障害，限定された常同的な興味・活動パターン，3歳以前に発達障害が存在することを特徴とする（World Health Organization 1992; Bailey et al., 1996; Cohen et al., 1997)。2卵性双生児に対し1卵性双生児での一致率が高いこと（Bailey et al., 1995; Steffenburg et al., 1989）や，一般の集団有病率に比べ特発性症例の同胞の危険率が75倍であること［$\lambda s=75$：同胞再発率3％を一般集団有病率0.0004で割ったもの（Bolton et al., 1994)］から，自閉症においては強い遺伝的要因が指摘されている。行動表現型は，他のPDDsにまで拡大可能であり（Bailey et al., 1995; Bolton et al., 1994），遺伝的な発症しやすさにはおそらくゲノム上の複数の部位が関与している（Pickles et al., 1995）。疾患の神経生化学的基

盤が不明であり有力な候補遺伝子もないことから，感受性遺伝子同定のための全ゲノム解析が行なわれた。

結　果

　罹患親族対を含む99家系を同定するために厳密な基準が用いられた。それぞれの組の少なくとも1人が3つの行動領域（対人的相互交流の質的機能障害；コミュニケーションの質的な機能障害；限定された常同的な興味・活動パターン）でAutism Diagnostic Interview (ADI) のアルゴリズム基準を満たし，3歳までに発達障害があり，言語の遅れが認められた。これらの症例は症例型1と分類された。自閉症の双生児研究や家系研究は，遺伝的傾向がアスペルガー症候群［自閉症と同種の異常を特徴とするが言語や認知面の発達上全般的な遅れがないもの（World Health Organization, 1992）］や他のPDDsにまで及ぶことを示している。一般集団における自閉症者の比率は低いことから（Bailey et al., 1996；Cohen et al., 1997），片方の発端者がアスペルガー症候群やPDDであるような親族対を含めても極端な遺伝的異質性は生じないと考えられる。アスペルガー症候群やPDD，あるいは（たとえADIアルゴリズム基準を満たすものでも）言語の遅れを伴わない自閉症や，これらの臨床診断のいずれかが下されていてもADIアルゴリズムの行動領域の1つの閾値を1点下回る症例は，症例型2と分類された。自閉症の臨床診断基準とADIアルゴリズム基準を満たすが，明らかに最重度の発達遅滞を伴う症例も，症例型2とされた。

　遺伝子型が調べられた99家系はすべて白人であり，イギリス66家系，ドイツ11家系，オランダ10家系，アメリカ5家系，フランス5家系，デンマーク2家系であった。結果的に，最終の解析ではイギリスの大きなサブグループは1つの国から得られた最も大きな集団であるので，別個に扱われた。99の罹患親族ペアの詳細は表1に示している。イギリスの66家系のうち62家系では，標準的な方法で罹患者双方の染色体核型が調べられ，残り4家系では片方だけが調べられた。イギリスの全66家系について少なくとも罹患者の1人はDNA解析を用いてFragile Xの検査が

表1　対象となった家系の詳細

親族ペアの分類	第1段階		第2段階		合計	
	UK	All	UK	All	UK	All
2名同胞家系	25	36	30	49	55	85
3名同胞家系	0	0	1	2	1	2
その他の同胞ペア家系	1	3	9	9	10	12
罹患者総数	201					
親族ペアの構成						
症例型1/症例型1	43					
症例型1/症例型2	56					
親族ペアの性						
男性/男性	71					
男性/女性	24					
女性/女性	4					
発端者の年齢（平均±標準偏差）	10.5±6.5					
	ADIアルゴリズム領域得点の平均					
	症例型1	症例型2				
対人交流	24.1±4.7	20.4±5.7				
コミュニケーション	16.9±4.3	14.9±4.4				
常同反復行動	6.7±2.3	5.7±2.9				
ヴァインランド適応行動尺度得点	46.2±18.6	52.3±20.8				

なされた。全99家系のうち，87家系では少なくとも1人の染色体核型が調べられ，98家系では少なくとも1人はFragile Xの検査がなされた。結果として染色体異常やFragile Xは見つからなかった。

第1段階のゲノムスクリーンとして，39家系について316のマイクロサテライトマーカーを用いてタイピングが行なわれた。このマーカーにはReedら（1994）のインデックスセットのほか大きなギャップを埋めるための62のマーカーが加えられた。2点間および多点最大ロッド値 maximum lod score（MLS）が計算された後，関心部位の38マーカーが加えられ，第1段階では総数354マーカーでタイピングされた。その結果，62のマーカーで（2点間または多点）MLS>0.5が得られた。第1段階ではX染色体ではただ1つのマーカー（DXS 996）しかMLS>0.5とならなかったが，男性で自閉症の発症率が高いという事実があることから（Bailey et al., 1996 ; Cohen et al., 1997），第2段階ではX染色体を網羅するマーカーが含められた。対象となる家系が少ないので，第2段階を〈レプリケーション〉データセットとして扱わず，第1段階と第2段階のデータを同時に解析した。

図1は，ASPEXプログラム（Hauser et al., 1996 ; Hinds et al., 1996）を用いて第1段階と第2段階を連結した多点解析の結果である。ASPEXプログラムは同胞対家系のみしか解析できないため，同胞対と共にその他の親族対も解析できるGenehunterプログラム [GH（Kruglyak et al., 1996）] も利用した。MLSが1.0以上の単点およびそれぞれの部位の多点解析の結果は表2に示した。87の同胞対家系ではHallmayerら（1996）の結果に矛盾しないような$\lambda s = 2.5$の基準で全ゲノムの32％が除外され，この基準ではX染色体全体が除外された。単点解析の大部分の結果は多点解析カーブと矛盾していない。しかし，最も高い単点MLS [SPLINKを用いてHolman's 'possible triangle'（Holman, 1993）を越えて最大値となるD2S1351での2.14] は多点解析ではかなり低く，これは隣接するマーカーで同じ遺伝子型をもつ可能性が低いためと考えられる。この部位は付加モデルを加えASPEXを用いるとMLS 0.65となり，MAPMAKER/SIBS（Kruglyak et al., 1995）を用いるとどうにか'possible triangle'を越えてMLSは0.79に達する。同様に，14番染色体の3つのマーカーは単点解析で1.0以上のMLSであるが（表2），この部位は多点解析カーブでは（ASPEX付加モデルで）どうにか0.99に達するのみであり，MAPMAKER/SIBSを使うと'possible triangle'を越えてMLS 1.48の最大値をとる。

ASPEXを用いて，イギリスまたは全家系のいずれかで多点MLS>1となるような部位が6つの染色体（4番，7番，10番，16番，19番，22番）で確認された（図1，表2）。D7S530からD7S684までの7番染色体長腕上が最も顕著な領域であり，全家系で多点MLS 2.53（GH P=0.0022）およびイギリス家系だけのサブセットでもMLS 3.55（GH P=0.00057）であった。イギリス家系でのD7S530からD7S684までの推定される共有確率 sharing probabilities（$z_0=0.05$, $z_1=0.50$, $z_2=0.45$）をもとにすると，この部位は$\lambda s 5.0$に相当する効果をもっている。次に顕著であった領域は，16番染色体短腕上のD16S407およびD16S3114の近くであり，多点MLSは全家系で1.51（GH P=0.0054），イギリス家系で1.97（GH P=0.0126）であった。イギリス家系におけるD16S407とD16S3114の間の推定される共有確率（$z_0=0.09$, $z_1=0.50$, $z_2=$

図1 それぞれの染色体についての多点マップ。優性変異が存在しないというモデル下で，ASPEXを用いて作成した。実線は最大ロッド値を，点線は$\lambda s=2.5$としたときの除外部分を示す。87の全罹患同胞対家系のデータは赤（MLS All）で，56のUKの罹患同胞対からなるサブセットのデータは青（MLS UK）で示した。ゲノムスクリーンに用いたマーカーの位置は，もし第1段階のタイピングにのみ使用したものであれば青の三角で，第1および第2段階のタイピングで使用したものであれば緑の三角で表示した。

9 全ゲノム解析で明らかになった自閉症と7番染色体長腕の連鎖

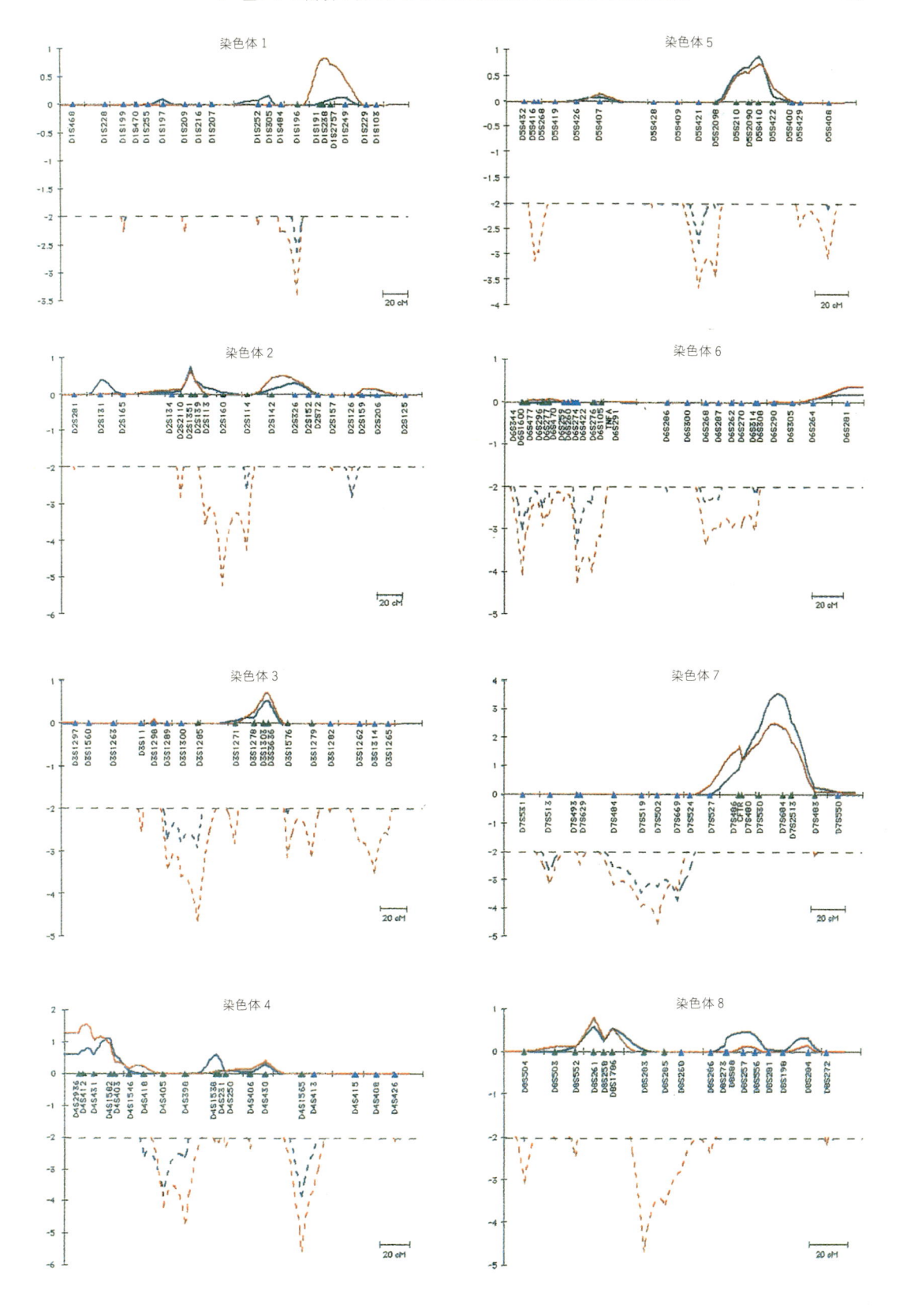

第Ⅱ部　自閉症と発達障害 -1998

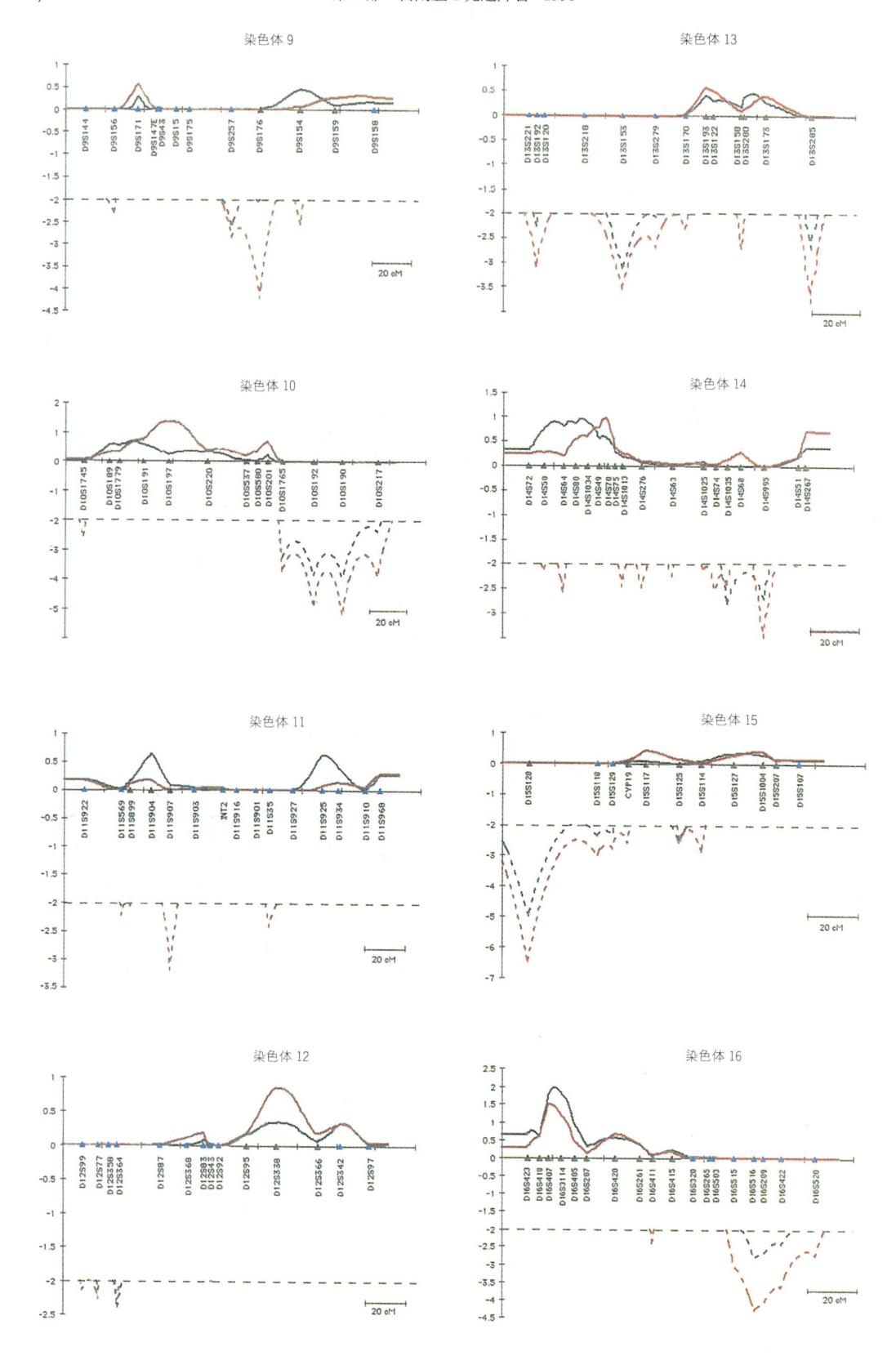

9 全ゲノム解析で明らかになった自閉症と7番染色体長腕の連鎖

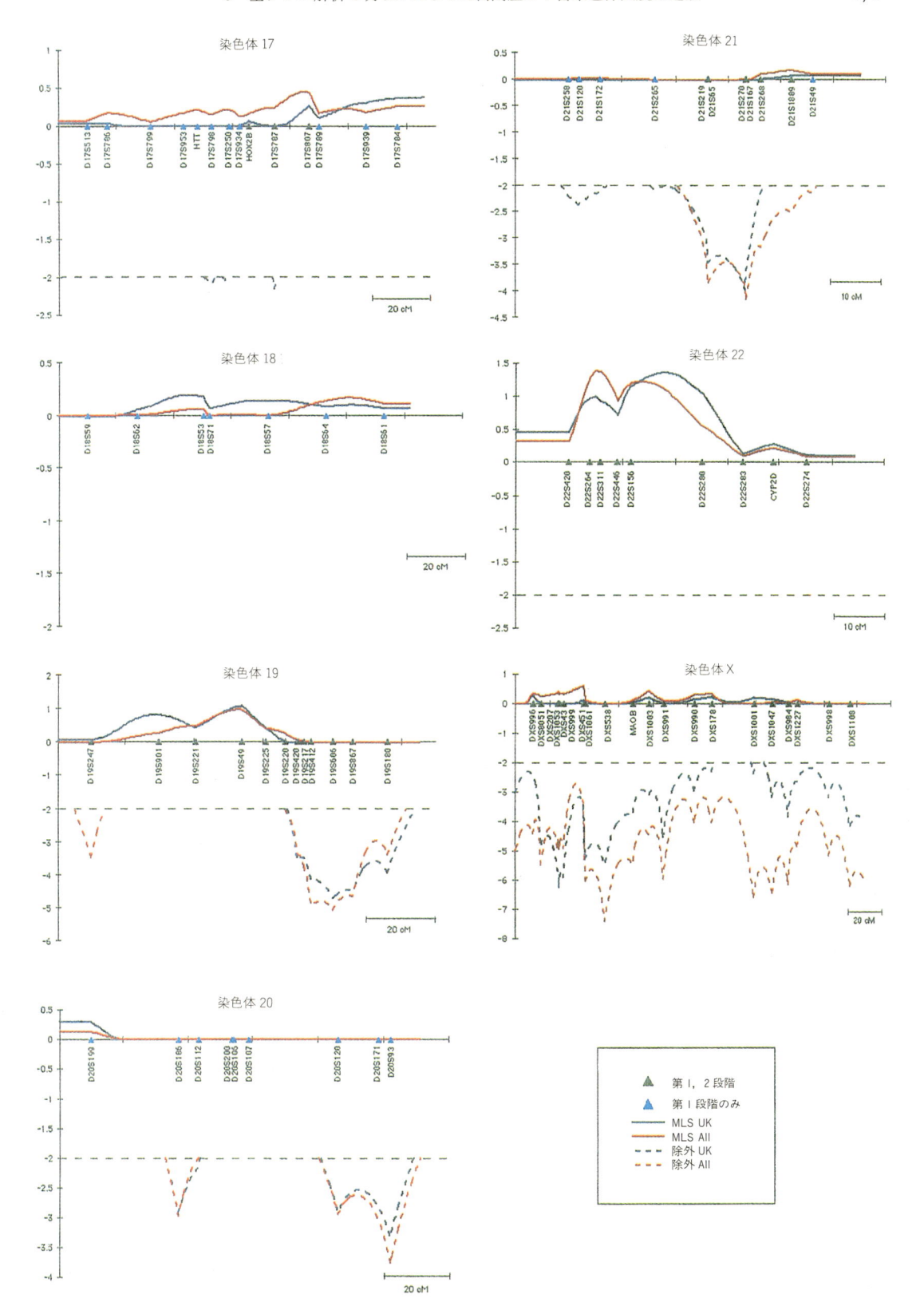

表2 全家系かあるいは UK の全家系からなるサブセットで SPLINK プログラムを用いて単点 MLS＞1 となる部位，それぞれの領域での GH の最小 P 値，最大同祖性共有率および ASPEX で算出される多点 MLS

Marker	Position cM	SPLINK MLS	SPLINK P-value	ALL GH P-values	% Sharing	ASPEX MLS	Position cM	SPLINK MLS	SPLINK P-value	UK GH P-values	% Sharing	ASPEX MLS
PEAK 2	103.0			0.0356	56.4	0.65	103.0			0.0361	58.6	0.76
D2S1351	103.0	2.14	0.0015					2.36	0.0009			
D2S142	166.3	1.33	0.0109					0.32	0.1560			
D3S1303	138.4	1.06	0.0220					0.63	0.0675			
PEAK 3	141.2			0.1237	57.6	0.73	141.2			0.1853	58.7	0.55
D4S2936	0.0	1.52	0.0070					0.76	0.0470			
D4S412	3.0	1.33	0.0111					0.73	0.0510			
PEAK 4	4.8			0.0036	60.7	1.55	21.0			0.0155	61.6	1.10
CFTR	125.5	1.36	0.0101					0.87	0.0358			
D7S480	127.2	1.70	0.0045					0.99	0.0263			
D7S530	136.4	1.30	0.0121					2.87	0.0003			
PEAK 7	144.7			0.0022	64.0	2.53	146.3			0.0006	70.1	3.55
D7S684	149.6	2.26	0.0011					2.58	0.0005			
D7S2513	154.1	1.00	0.0251					1.89	0.0028			
PEAK 8	35.0			0.0339	57.4	0.79	35.0			0.0420	58.4	0.61
D8S1786	44.1	1.43	0.0087					1.86	0.0030			
D10S197	50.5	1.55	0.0065					0.45	0.1101			
PEAK 10	51.9			0.0087	60.7	1.36	30.3			0.0577	60.5	0.69
D10S201	105.9	1.25	0.0135					0.76	0.0467			
D12S338	113.3	1.05	0.0221					0.46	0.1027			
PEAK 12	113.9			0.0303	58.8	0.86	113.9			0.1722	57.3	0.36
PEAK 13	85.0			0.0317	56.3	0.59	103.4			0.1084	58.5	0.46
D13S193	85.0	1.52	0.0066					1.05	0.0218			
D14S80	20.6	2.32	0.0010					2.06	0.0019			
D14S1034	25.3	1.22	0.0146					1.39	0.0094			
PEAK 14	32.2			0.0365	57.6	0.99	22.9			0.0318	60.0	0.97
D14S70	32.9	0.99	0.0261					0.66	0.0623			
D16S407	16.7	1.28	0.0128					1.08	0.0208			
PEAK 16	17.3			0.0054	59.4	1.51	19.3			0.0126	65.9	1.97
D16S3114	21.8	1.05	0.0228					1.12	0.0190			
PEAK 19	48.2			0.0324	59.2	0.99	49.0			0.0304	61.1	1.11
D19S49	49.0	1.16	0.0164					1.45	0.0080			
D22S264	4.0	1.30	0.0121					0.71	0.0547			
PEAK 22	5.0			0.0073	59.7	1.39	17.5			0.0226	63.7	1.36
D22S280	25.0	0.92	0.0310					1.36	0.0103			

部位は，短腕末端から長腕末端までの cM 単位におけるおおよその相対的部位。ピーク（それぞれの部位での最高 MLS）部位が GH と ASPEX でわずかに違うときには，ASPEX での部位を表示した。

0.41) をもとにすると，部位特異的な λs は 2.8 である。イギリス以外の 31 家系では前述の 7 番および 16 番染色体のいずれの領域においても同祖的共有性 IBD sharing の上昇は認められなかったが，これは集団の遺伝的異質性のためかもしれないし，または単にサンプル数が少ないためかもしれない。いずれの領域においてもマーカーがあまりに離れている（5-10 cM）ので，連鎖不平衡の証拠はない。次に顕著な領域は全家系で MLS 1.55 (GH P＝0.0036)，イギリス家系で MLS 1.1 (GH P＝0.0155)，およびイギリス以外の家系で MLS 0.7 となる 4 番染色体であった。

考　察

300 以上の転写物が 7 番染色体長腕上にマップされており（Schuler et al., 1996），脳内では以下のものを含む候補遺伝子が発現している。すなわち，G protein‐coupled peptide receptor (GPR 37)，protein tyrosine phosphatase receptor type ζ polypeptide (PTPRZ 1)，ephrin tyrosine kinase receptor (EPHB 6)，muscarinic acetylcholine receptor M 2，pleiotrophin (PTN)，neural precursor cell expressed developmentally down-regulated 2 (NEDD 2/ICH 1/CASP 2)，glitamate receptor

metabotropic 8（GRM 8），similar to potassium cannel EAG, similar to synaptophysin, similar to 5'AMP-activated protein kinase γ chain などである。16番染色体短腕の末端領域には結節性硬化症遺伝子（TSC）がマップされているが，他のマーカーについては整理されていない。(Stanford Human Genome Center RH map, http://www-shgc.stnford.edu)。しかし，臨床的診察でこの研究の自閉症的発端者から結節性硬化症患者は除外されている。

まとめとして，自閉症での初めての全ゲノムスキャンで複数の興味ある部位が明らかになった。そのうちの1つは最も大きな親族対家系でMLS 3.55に達した。現在，孤発例を含めたさらなる家系でこの知見が再現されるかについて調査中である。詳細なマッピング，連鎖不平衡の調査，この部位での候補遺伝子解析が進行中である。

対象と方法

家系

臨床医からなる国際研究グループが，自分たちの臨床症例の他，健康管理の専門家，特殊学校，各国の自閉症協会メンバーへの郵送での問い合わせなどにより，複数の自閉症患者を含む可能性のある家系を同定した。最初のスクリーニングで4歳以下の症例や，診断基準を満たしそうにないもの，過去または現在において何らかの病因が明らかな疾患に罹っているもの，発端者の両者が明らかに最重度の精神遅滞をもつ家系は除外された。その後，可能性のある178の多発家系について臨床評価が行なわれた。両親に対しADI（Lord et al., 1994）とヴァインランド適応行動尺度（Sparrow et al., 1984）が適用され，産科的記録および既往歴が調査された。発端者となる可能性のある者は，自閉症診断観察尺度［ADOS（Lord et al., 1989)］またはその後の改訂版を用いて評価された。精神機能評価データは現在測定中である。結節性硬化症を除外するため，候補症例に対する身体診察には母斑症に対する注意深い観察が含められた。全患者および第1度親族の可能な者から採血を行なった。1つの家系内で罹患者双方に対し核型検査が行なわれ，かつ片方にFragile Xについての分子遺伝学的検査が行なわれていた場合には，以前の結果が採用された。この研究は研究協力機関の倫理委員会の承認を得ている。

遺伝子型のタイピング

採血後，Nucleon kitを用いてゲノムDNAが抽出された。加えて，末梢血白血球からリンパ芽球セルラインが作成されたが，これはDNAの再入手源となる。採血できなかった15症例では，頬粘膜からDNAが採取された。遺伝子型は蛍光半自動法を用いて行なわれた（Reed et al., 1994）。ポリメラーゼ連鎖反応（PCR）は，ゲノムDNA 40 ng, 10 mM Tris pH 8.3, 50 mM KCl, 1-3 mM $MgCl_2$, 200 μM dNTPs, それぞれのプライマー 0.2 μM，および 0.25 U の Taq ポリメラーゼを加え，総量15 μlに調整し，96穴のマイクロタイタープレート内で行なわれた。MJ Research thermocycler を用い，94℃ 30秒，50〜66℃ 30秒，72℃ 30秒で35サイクルで反応させた。PCR産物は蓄積され，ABI 373 A sequencing machine と GENESCAN/GENOTYPER software（Applied Biosystems）を用いてタイピングされた。マーカーの非メンデル遺伝性チェックとアレルサイズの全数への換算には GAS package（version 2, 1993-1995, A Young, Oxford University）を用いた。すべての遺伝子型および表現型のデータを蓄積するために Genbase（version 2, 0.5, J.-M. Sebaoun and M. Lathrop）を用い，統計解析に必要なファイルを作成した。

ゲノムスクリーンは，平均マーカー間距離10 cMで平均ヘテロ接合体率0.77であるような354のマイクロサテライトマーカーを用いて行なわれた。その配列や遺伝的距離はGénéthon map（Dib et al., 1996）や他の報告されたマップ（Davies et al., 1994 ; Cooperative Human Linkage Center, 1994) から得られた。挿入したマーカー地図の正確さは，マーカーデータからのマーカー間遺伝的距離を算出することでチェックした。

統計解析

単純な遺伝子型除去に基づく簡単なエラー検出に加えて，過剰な組み換えを持つような染色体についてはSIMWALK2 (Sobel et al., 1995 ; Weeks et al., 1995 ; Sobel et al., 1996) を利用してハプロタイプが同定された。まず最初にSPLINKを用いて第1段階のデータが解析され，2点間MLSが算出されたが，これは'possible triangle' の制限下で最大値をとった (Holmans, 1993)。最終解析は1つの染色体上の全マーカー部位からの情報を同時に使ってASPEX (Hauser et al., 1996 ; Hinds et al., 1996) を用いて行なわれた。両プログラムともインプットしたデータからマーカーアレル頻度を見積る最大尤度法を用いた。しかし，この研究では95％の家系で両親の遺伝子型が決定されているので，この結果はマーカーアレル頻度の非特異性には比較的感度が鈍いはずである。ASPEXは，それぞれの染色体にそって除外地図を計算するとともに，λsを越えて最大となるような多点MLSを算出する。除外地図は想定上の（固定した）λs値の機能を持ち，ここでのそれは2.5が採用された。すべてのASPEX多点解析は（優性変異が存在しないという）付加モデル下で行なわれた。そのため，もし罹患同胞での同祖的iアレルの共有確率がz_iであるとすると，$z_0=0.25/\lambda s, z_1=0.50, z_2=0.50-z_0$ となる。2番と14番染色体上の領域では付加モデル下の単点スコアと多点スコアが矛盾しているので，多点解析はMAPMAKER/SIBS (Kruglyak et al, 1995) を用いて possible triangle を越える最大値が算出された。ASPEXやSPLINKは同胞対のみを対象とするので，ノンパラメトリックZ-ペア解析にはGenehunter (Kruglyak et al., 1996) が用いられた。こうすることで12の非同胞家系を加えることが可能となった。3人の罹患者をもつ3家系では，考えられるすべてのペアで解析が行なわれた。Genehunter解析では，SPLINKにより算出されたマーカーアレル頻度の最大尤値が利用された。7番および16番染色体上の関心領域では，計13マーカーについて，ASPEXプログラムで実施されたのと同様に伝達不平衡テスト (Terwilliger et al., 1992 ; Spielman et al., 1993) を用いて連鎖不平衡が調査された。

何をもって〈有意な〉あるいは〈示唆的な〉連鎖の適切な根拠とするかについてはこれまでに多くの議論があるが (Lander et al., 1995 ; Sawcer et al., 1997 ; Thomson, 1994 ; Witte et al., 1996)，ここではそのような結果のラベルづけを差し控える Elston ら (1997) の提案に従った。GenehunterによるP値はかなり控えめであることが知られており (Kruglyak et al., 1996 ; Davis et al., 1997)，この研究結果の有用性を低く評価するかもしれない。

謝　辞

われわれは，この研究に協力してくれた対象者およびその家族，対象者の確認に協力してくれた専門家や自閉症協会に感謝したい。管理上の援助をしてくれたDavid Clark, Deborah Gomer, Helen Smithにも感謝したい。この研究は，UK Medical Research Council, The Wellcome Trust, Deutsche Forschungsgemeinschaft, The Janusz Korczack Foundation, NIMH, The Northern and Yorkshire Regional Research and Development Project, Danish Medical Research Council, France-Telecom, NICHDおよびBIOMEDの援助を得て行なわれた。

(辻田　高宏　訳)

文　献

Bailey A., Le Couteur, A., Gottesman, I., Bolton P., Simonoff, E., Yuzuda, E. & Rutter M. (1995). Autism as a strongly genetic disorder: evidence from a British twin study. *Psychological Medicine, 25*, 63-77.

Bailey, A., Phillips, W. & Rutter, M. (1996). Autism: towards an integration of clinical, genetic, neropsychological, and nerobiological perspectives. *Journal of Child Psychology and Psychiatry, 37*, 89-126.

Bolton, P., Macdonald, H., Pickles, A., Rios, P., Goode, S., Crowson, M., Bailey, A. & Rutter M. (1994). A case-control family history study of autism. *Journal of Child Psychology and Psychiatry*, 35, 877-900.

Cohen, D.J. & Volkmar, F. (eds.) (1997). *Handbook of Autism and Pervasive Developmental Disorders,* 2 nd edn. Wiley, New York.

Cooperative Human Linkage Center (1994). A comprehensive human linkage map with centimorgan density. *Science, 265*, 2049-2054.

Davies, J.L., Kawaguchi, Y., Bennett, S.T., Copeman, J.B., Cordell, H.J., Pritchard, L.E., Reed, P.W., Gough, S.C.L., Jenkins, S.C., Palmer, S.M., Balfour, K.M., Rowe, B. R., Farrall, M., Barnett, A.H., Bain, S.C. & Todd, J.A. (1994). A genome-wide search for human type 1 diabetes susceptibility genes. *Nature*, 371, 130-136.

Davis, S. & Weeks, E.E. (1997). Comparison of nonparametric statistics for detection of linkage in nuclear families: single-marker evaluation. *American Journal of Human Genetics, 61*, 1431-1444.

Dib, C., Faure, S., Fizames, C., Samson, D., Drouot, N., Vignal, A., Milasseau, P., Marc, S., Hazan, J., Seboun, E., Lathrop, M., Gyapay, G., Morissette, J. & Weissenbach, J. (1996). The Genethon human genetic linkage map. *Nature, 380*, 152-154.

Elston, R.C. (1997). 1996 William Allan Award Address. Algorithms and interferences: the challenge of multifactorical diseases. *American Journal of Human Genetics, 60*, 255-262.

Hallmayer, J., Hebert, J.M., Spiker, D., Lotspeich, L., MacMahon, W.M., Peterses, P.B., Nicholas, P., Pingree, C., Lin, A.A., Cavalli-Sforza, L.L., Risch, N. & Ciaranello, R.D. (1996). Autism and the X chromosome. *Archives of General Psychiatry, 53*, 985-989.

Hauser, E.R., Boehnke, M., Guo, S.W. & Risch, N. (1996). Affected-sib-pair interval mapping and exclusion for complex genetic traits: sampling considerations *Genetic Epidemiology, 13*, 117-137.

Hinds, D. & Risch, N. (1996). The ASPEX package: affected sib-pair mapping. ftp://lahmed. stanford. edu/pub/aspex.

Holmans, P. (1993) Asymptotic properties of affected-sib-pair linkage analysis. *American Journal of Human Genetics, 52*, 362-374.

Kruglyak, L. & Lander, E.S. (1995) Complete multipoint sib-pair analysis of qualitative and quantitative traits. *American of Journal Human Genetics, 57*, 439-454.

Kruglyal, L., Daly, M.J., Reeve-Daly, M.P. & Lander, E.S. (1996). Parametric and nonparametric linkage analysis: a unified multipoint approach. *American of Journal Human Genetics, 58*, 1347-1363.

Lander, E. & Kruglyak, L. (1995). Genetic dissection of complex traits: guidelines for interpreting and reporting linkage results. *Nature Genetics, 11*, 241-247.

Lord, C., Rutter, M., Good, S., Heemsbergen, J., Jordan, H., Mawhood, L. & Schopler, E. (1989). Autism diagnostic observation schedule: a standardized obsevation of communicative and social behaviour. *Journal of Autism and Developmental Disorders, 19*, 185-212

Lord, C., Rutter, M. & Le Couteur, A. (1994). Autism Diagnostic Interview-Revised: a revised version of a diagnostic interview for caregivers of individuals with possible pervasive developmental disorders. *Journal of Autism and Developmental Disorders, 24*, 659-685.

Pickles. A., Bolton, P., Macdonald, H., Bailey, A., Le Couteur, A., Sim, C.-H. & Rutter, M. (1995). Latent-class analysis of recurrence risks for complex phenotypes with selection and measuremnt error: a twin and family history study of autism. *American Journal of Human Genetics, 57*, 717-726.

Reed, P.W., Davies, J.L., Copeman, J.B., Bennett, S.T., Palmer, S.M., Prithchard, L.E. Gough, S.C.L., Kawaguchi, Y., Cordell, H.J., Balfour, K.M., Jenkins, S.C., Powell, E.E., Vignal, A. & Todd, J.A. (1994). Chromosome-specific microsatellite sets for fluorescence-based, semi-automated genome mapping. *Nature Genetics, 7*, 390-395.

Schuler, G.D., Boguski, M.S., Stewart, E.A., Stein, L.D., Gyapay, G., Rice, K., White, R.E., Rodriguez-Tome, P., Aggarwal, A., Bajorek, E., Birren, B.B., Butler, A., Castle, A.B., Chiannikulchai, N., Chu, A., Clee, C., Cowles, S., Day, P.J., Dibling, T., Drouot, N., Dunham, L., Duprat, S., East, C., Edwards, C., Fan, J.-B., Fang N., Fizames, C., Garrett, C., Green L., Hadley, D., Harris, M., Harrison, P., Brady, S., Hicks, A., Holloway, E., Hui, L., Hussain, S., Luois-Dit-Sully, c., Ma, J., MacGilvary, A., Mader, C., Maratukulam, A., Matise, T.C., McKusick, K.B., Morissette, J., Mungall, A., Muselet, H.C., Nusbaum, C., Page, D.C., Peck, A., Perkins, S., Piercy, M., Qin, F., Quackenbush, J., Ranby, S., Reif, T., Rozen, S., Sanders, C., She, X., Silva, J., Slonim, D.K., Soderlund, C., Sum, W. -L., Tabar, P., Thangarajah, T., Vega-Czarny, N., Vollrath, D., Voyticky, S., Wilmer, T., Wu, X., Adams, M.D., Auffray, C., Walter, N.A.R., Branson, R., Dehekia, A., Goodfellow, P.N., Houlgatte, R., Hudson Jr, J.R., Ide S.E., Iorio, K.R., Lee, W.Y., Seki, N., Nagase, T., Ishikawa, K., Nomura, N., Phllips, C., Polymeropoulos, M.H., Schmitt, K., Berry, R., Swanson, K., Torres, R., Venter, J.C., Sikela, J.M., Beckmann, J.S., Weissenbach, J., Myers, R.M., Cox, D.R., James., M.R., Bentley, D., Deloukas, P., Lander, E. S. & Hudson T.J. (1996). A gene map of the human genome. *Science, 274*, 540-546.

Sawcer, S., Jones, H.B., Judge, D., Visser, F., Compston, A., Goodfellow, P.N. & Clayton, D. (1997). Empirical genomewide significance levels established by whole genome simulations. *Genetic Epidemiology, 14*, 223-927.

Sobel, E., Lange, K., O'Connell, J.R. and Weeks, D.E. (1995). In: Speed, T.P. & Waterman, M.S. (eds.), *Genetic mapping and DNA sequencing: IMA and Volumes in Mathematics and its Applications*. Springer-Verlag, New York.

Sobel, E. & Lange, K. (1996). Descent graphs in pedigree analysis: applications to haplotyping, location scores, and marker-sharing statistics. *American Journal of Human Genetics, 58*, 1323-1337.

Sparrow, S.S., Balla, D. & Cicchtti, D.V. (1984). *Vineland Adaptive Behavior Scales*. American Guidance Service, Inc., Circle Pines, MN.

Spielman, R.S., McGinnnis, R.E. & Ewens, W. J. (1993). Transmission test for linkage disequilibrium: the insulin gene region and insulin-dependent diabetes mellitus (IDDM). *American Journal of Human Genetics, 52*, 506-516.

Steffenburg, S., Gillberg, C., Hellgren, L., Andersson, L., Gillberg L., Jacobsson, G. & Bohman, M. (1989). A twin study of autism in Denmark, Finland, Iceland, Norway and Sweden. *Journal of Child Psychology and Psychiatry, 30*, 405-416.

Terwilliger, J.D. & Ott, J. (1992). A haplotype-based 'haplotype relative risk' approach to detecting allelic associations. *Human Heredity, 42*, 337-346.

Thomson, G. (1994). Identifying complex disease genes: progress and paradigms. *Nature Genetics, 8*, 108-110.

Weeks, D.E., Sobel. E., O'Connel, J.R. & Lange, K. (1995). Computer programs for multilocus haplotyping of general pedigrees. *American Journal of Human Genetics, 56*, 1506-1507.

Witte, J.S., Elston, R.C. & Schork, N.J. (1996). Genetic dissection of complex traits. *Nature Genetics, 12*, 355-358.

World Health Organization (1992). *The ICD-10 Classification of Mental and Behavioral Disorders: Clinical Descriptions and Diagnostic Guidelines*. World Health Organization, Geneva.

10 自閉症の臨床病理学的研究

A. Bailey[1], P. Luthert[2]*, A. Dean[2], B. Harding[3],
I. Janota[2], M. Montgomery[2]*, M. Rutter[1] and P. Lantos[2]

要旨と解説 自閉症は何らかの脳の器質的な異常によって生じると考えられてはいるが，今までに自閉症に特有の脳の病理学的所見は見出されていない。脳のCTやMRIなどによる，多くの研究が発表されており，それぞれの研究は何らかの異常性を指摘はするものの，各研究間で矛盾した結果となっている。また本論文で触れられているように，死後脳の研究もいくつか行なわれているが，それらの間で一貫した所見は得られていない。

　本論文は，今までの死後脳の研究の展望に加えて，著者らが経験した6例の自閉症の剖検による脳病理学的研究の報告である。著者らは，それぞれの症例で何らかの異常が見出されたという。大脳皮質や白質，あるいは脳幹特にオリーブ核あるいは小脳において，形態の異常や細胞の密度の増加あるいは解体，また異所性の細胞の存在が認められたという。

　しかし，これらの結果から，自閉症の脳病理所見が確認されたという結論は導き出せない。1つの理由は，各症例に一貫するような病理所見がないことである。もう1つは，各症例が精神遅滞を合併しているため，脳の病理所見が精神遅滞の反映である可能性のあることである。さらに著者らも指摘しているように，脳幹や小脳の異常が自閉症の認知障害とどのように結びつくのかは謎といわねばならない。やはり，自閉症の脳形態学的あるいは細胞組織学的異常はいまだに確定されていないというべきであろう。

　本研究を含めた今までの画像研究や死後脳研究から，かくして自閉症に特有の脳の形態学的異常は見出されていないのであるが，むしろ自閉症に特有の脳病理は見出し得ないと考えるべきなのではないだろうか。つまり今までの方法論による検索では見出せないレベルの異常を考えるべきなのではないだろうか。

　いずれにしても，本論文は対照例をおいた研究であり，また現時点での自閉症の脳病理研究の最も詳細な研究であり，一読に値する論文である。　　　　　　（石坂 好樹）

はじめに

　自閉症は相互的な対人関係やコミュニケーションの障害および行動や興味の限定されたパターンを特徴とする重い発達障害であり，3歳までに発症する (World Health Organization, 1992)。中核の障害は子ども1万人に約4人の割合でみられ，女子より男子に多く，男女比は4：1である。この症候群はLeo Kannerによって初めて記述された。彼はこの病気の子どもの知能は正常であると考えた。そして何十年もの間この障害は心因性

---

[1]MRC Child Psychiatry Unit, and [2]Department of Neuropathology, The Institute of Psychiatry and [3]Department of Histopathology, Instinte of Child Health, London, U.K.

Translated from "A. Bailey, P. Luthert, A. Dean, B. Harding, I. Janota, M. Montgomery, M. Rutter & P. Lantos (1998). A clinicopathological study of autism. *Brain, 121*, 889-905."

のものだと考えられていた。この障害の脳の器質的基盤の根拠となった第1の知見は，患者の4分の3に精神遅滞があり(Lockyer & Rutter, 1969)，そして少なくとも4分の1にてんかんが発症するという事実である(Rutter, 1970 ; Gillberg & Stefenburg, 1987)。その後自閉症は脳損傷による異常であり，その原因は身体的疾患もしくは周産期障害であるとしばしば考えられてきた。より最近になって自閉症の症例のごく一部だけが精神遅滞の病因と関連があると認められており，その最もよくみられるものとして結節硬化症や脆弱X症がある(Rutter et al., 1994)。特発性の症例の大多数は強い特定の遺伝的影響を基盤にして発生することが，双子や家族の研究の所見によって示唆された(Baily et al., 1996)。したがって，自閉症は特定の病的過程の重い表現型であるように思われる。

脳の多くの領域が自閉症の発生に関連しているとされてきたが，この障害の神経学的基盤は未知のままである。自閉症は比較的最近に記載された稀な疾患であり，死後解剖による研究はわずかしかない。Darby(1976)は多様な33症例を検討したが，それらに一貫してみられる異常は発見できなかった。Williamsら(1980)が報告した4症例のうち2症例は，関連疾患があり(フェニルケトン尿症，レット症候群)，2つの特発例のうち1症例では，中前脳回で錐体細胞樹状棘の密度が減じておりそして，小脳のプルキンエ細胞の数が減少していた。Colemanら(1985)は，1症例と2例の対照例でいくつかの大脳皮質領域の細胞数を計測した。一貫性のある差異はみられなかったが，神経膠において自閉症の脳の方で対照例の2つの脳よりも神経細胞比が小さかった。この症例の最近の脳幹研究(Rodier et al., 1996)によって，顔面神経核と上オリーブ核での低形成が明らかになった。Ritvoら(1986)は自閉症の4例と対照群の4例の脳でプルキンエ細胞の密度を測定し，自閉症の脳で有意に数が少ないことを報告した（大脳半球と脳幹での組織病理学的所見は報告されてない）。自閉症と考えられた最重度の精神遅滞の2症例が報告されている(Hof et al., 1991 ; Guerin et al., 1996)。

BaumanとKemperの6つの脳の研究が，今までのところ最も包括的な自閉症の剖検研究である(Kemper & Bauman, 1993)。すべての症例でプルキンエ細胞の密度が減じていた，しかしその程度はさまざまであった(Bauman, 1991)。それらのうち4例でプルキンエ細胞の密度はいくつかの領域で，50～95％減少していた(Arin et al., 1991)。これらの症例のうち3例ではてんかんの既往歴があり(Kemper & Bauman, 1993)，そのことが関連していると考えられた。2つの脳で小脳の顆粒細胞の密度もまた減少していた。小脳核の神経細胞が2人の子どもの脳で拡大し，そして3人の成人の脳で大きさも数も減少していた(Kemper & Bauman, 1993)。歯状核が1つの脳で歪んでいた(Bauman & Kemper, 1985)。下オリーブ神経細胞は保存されていた。それらは若年者では拡大し，成人では異常に小さかった。5つの脳で下オリーブ神経細胞は脳回の周囲に群をなす傾向がみられた。

前脳において，異常なまでに小さく，密集した神経細胞が海馬，鉤状回，乳頭体，中隔核そして扁桃のすべての領域にみられた(Kemper & Bauman, 1993)。海馬の神経細胞の数は6つの症例の最初の1つに関してだけ公表された(Bauman & Kemper, 1985)。海馬の錐体細胞の大きさは，2つの症例のCA1とCA4の領域で測られており，CA4の神経細胞だけが対照群の脳のものより有意に小さかった(Raymond et al., 1989)。一貫してみられた大脳皮質の異常は，前帯状回領域においてだけであった。

神経病理学的異常は小脳や側頭内側の構造にほぼ限られており，この領域と自閉症の関連の可能性は，大いに関心をもたれた。神経膠細胞の過形成または逆行性のオリーブ細胞の喪失のいずれもがないのに，プルキンエ細胞の密度が減少しているので，この小脳の異常は妊娠30週までに発生するとBaumanとKemperは論じた(1985)。自閉症の症例と対照群のMRIによる研究(Courchesne et al., 1988)によって，小脳虫部小葉Ⅵ―Ⅶでは発育不全がみられ，Ⅰ―Ⅴにはみられないということが分かった。剖検や神経画像の所見を基にして小脳での発達異常が自閉症における最も一貫してみられる神経解剖学的障害であり，このような異常がいくつかの異なる経路によって特徴的な症状をもたらすということをCourchesneのグループが論じた(Courchesne et al., 1994)。にもかかわらず，限局した虫部の異常は同様の画像研究によって追認されなかった(Bailey & Cox, 1996をみよ)。気脳写法によって視覚化された側頭角の拡大(Hauser et al., 1975)が，自閉症候群の根底に側頭内側の異常があるという仮説を支持するために引用されてきた(Bauman & Kemper, 1985 ; DeLong, 1992 ; Kemper & Bauman, 1993 ; Bachevalier, 1994)。側頭角拡大の所見は追認されていない。そして海馬後部のMRIによる唯一の量的研究によっても，自閉症と対照群の間にいかなる差異も認められなかった(Saitoh et al., 1995)。

小脳や内側側頭葉に焦点を合わせるようになったのは，他の領域での剖検による異常の証拠が限られていたためであった。しかし，自閉症はてんかん，EEGの異常それに精神遅滞と関係があるため，自閉症と新皮質との関連の可能性が提起されてきた(Minshew, 1991)。本研究の主な目標は，神経病理学的な異常が以前考えられていたより広範なものであるかどうかを決定し，そして以前の観察結果を評価することであった。本研究の最初の4例の脳の重量は以前報告した(Bailey et al., 1993)。

方　法

症例

6人の自閉症者から剖検の脳組織が得られた。自閉症の診断と治療を専門にしている臨床家と接触をもち，そしていくつかの国内あるいは国際的な自閉症協会の出版物に広告を出してもらった。UKの病理学者にもこの研究の情報が告げられた。これらの手段によって剖検の脳組織が2つの症例(1と3)から，そして1991年から死去された4人の脳全体が得られた。加えて，実際の細胞組織はないが，剖検の所見がさらに14の症例で利用可能であった。

診断評価

この研究に含まれた6症例のうち5症例の親が，信頼性や妥当性が知られている自閉症診断面接(ADI)を使って面接された(Le Couteur et al., 1989)。自閉症の診断アルゴリズムは，ICD-10の診断基準に基づいたものではあるが，ADIによって集められた情報を使って完成した。症例3は著者の1人(M.R.)が成人期に再調査したデータである。というのは彼が1970年代に死去しており両親と接触を持てなかったからである。

臨床的詳細

6人の患者は全員男子であり，存命中に自閉症であると診断されていた。症例1，2，4，5そして6は自閉症のためのADIのアルゴリズムの基準に合致する。関連する医学的な情報や精神測定の所見は下に記されている。症例の病歴は付録に書かれている。匿名性を保存するために死亡した状況の詳細は割愛した。

症例1，4歳

体重3630gで妊娠41週で生まれた。周産期や新生児期に脳の損傷の既往はなかった。頭囲は生下時に10パーセンタイル，9カ月で25パーセンタイル，22カ月で50パーセンタイルより大きい方に偏位していた。生下時より左の斜視がみられた。9カ月で知的遅れと低緊張に対して助言が求められた。9カ月で自力で座り，24カ月ではい，29カ月にはゆっくり歩きまわった。グリフィス尺度による発達年齢（月）は24カ月の時点で：運動は11カ月；対人関係は18.5カ月；ことばの理解と話しことばは11.5カ月；目と手による協調運動は19カ月そして動作は16カ月であった。30.5カ月での評価は：運動が16.5カ月；対人関

係が20.5カ月；ことばの理解と話しことばが16.5カ月；目と手による協調運動が19カ月そして動作が17.5カ月だった。詳細にわたる生化学的検索，染色体分析そして頭部レントゲン撮影では正常だった。小児科医が死ぬ2,3週前に彼を診た。彼は上手に走れたが，腕をばたばたと動かしそして対人的に孤立していた。

症例2，23歳

42週のとき誘発分娩で生まれ，体重は3230gであった：周産期と新生児期に脳の損傷の既往はなかった。頭囲は2歳7カ月で51.5cmだった（75パーセンタイルより大きい方に偏位していた）。3歳6カ月で，頭囲は54cmだった（97パーセンタイルより偏位していた）。腰椎穿刺とEEGは正常だった。激しい自傷が重大な管理上の問題であり，それには指の一部の切断や肛門の裂傷が含まれていた。薬物療法が，彼の過剰な行動や困難なふるまいを制御するために行なわれた。その薬物はフルペンチキソール，クロルプロマジン，クロルフェラニン，アミトリプチリン，リチウム，カルバマゼピンそしてベンゾジアゼピンであった。てんかんのはっきりした証拠はなかったが，死ぬ6カ月前までに，患者は意識消失を伴った転倒が2回あった。

症例3，27歳

妊娠38週で生まれ，体重は2610gだった。周産期と新生児期に脳の損傷の既往はなかった。彼は11カ月で座り，18カ月で立ち，そして25カ月までは歩かなかった。6歳時に彼は右側頭部に陥没骨折を被った。彼は13歳時に2回の発作があり，その時に頭が右に偏位した，そして18歳時には全般性の発作がおよそ月に1回起こるようになった。彼はフェニトイン，フェノバルビタール，カルバマゼピンを処方されていた。彼は16歳の時にはいくつかのIQ検査を受けており，そして空間的な項目で一番いい成績を上げていた。彼のIQは43だった。ヴァインランドが尺度によると，彼の対人関係年齢は1.35歳だった。

症例4，24歳

満期産で体重は3820gだった。周産期と新生児期に脳の損傷の既往はなかった。頭囲は6歳10カ月で57cmだった（97パーセンタイルより大きい方に偏位していた）。6歳時のEEGは不整でかつ徐波だった。19歳の時に初めて大発作が起こった。EEGでは散発的に小さな異常しか認められなかった。彼の発作は持続し，制御するのが難しく，発作前には攻撃的な行動がみられた。バルプロ酸ナトリウム，プリミドン，ラモトリジンそしてクロバザムによって治療されていた。

症例5，20歳

満期産で生まれ，体重は3840gだった。母親は妊娠の最初の16週間にプロゲステロン剤を服用していた。周産期と新生児期に脳の損傷の既往はなかった。11歳の時に最初の大発作が起こった。これらの発作はほぼ毎週，主に夜や目ざめる時に起こった。EEGは主に徐波からなり，汎発性の棘徐波複合もみられた。彼は最初はバルプロ酸ナトリウムで治療された。その後カルバマゼピンに変更され，次にビガブリチムが加えられた。10歳の時のグリフィス尺度による彼の精神年齢の評点は（単位は月で），運動が46, 対人関係が38，ことばの理解と話しことばが22，目と手の協調運動が31.5そして動作は52だった。

症例6，24歳

頭が大きいために，妊娠39週に鉗子分娩で出生した（頭囲の記録はない）。彼の体重は3600gだった。周産期と新生児期に脳の損傷の既往はなかった。児童期に熱性痙攣発作が4回あり，引き続いて無熱性の発作が4回あった。22歳時の痙攣発作の1つは失立発作であったかもしれない。彼は7歳と8歳の間リタリンを処方されていたが，抗痙攣薬を服用したことはなかった。

対照群

形態計測の研究のために，症例2, 4, 5そして

6のための対照例として，男性例が精神医学研究所の利用可能な症例から選ばれた。神経細胞数に影響を与える可能性がある疾患を併発している時には，対照例として選ばなかった。症例3の対照例は神経学研究所から得られた。しかし小脳は利用可能ではなかった。症例1の対照例としてふさわしい男性例が子ども健康研究所ではみつからなかったので，年齢が対応する女性の組織が使われた。2つの対照群の脳の重さは記録されていなかった。

脳全体の組織処理（症例2，4，5そして6）

脳はそのままで重量を測られ，そして脳幹と小脳は分離されそして重量を測られた。一方の大脳半球（左側または右側が，無作為で選ばれた）はそのまま固定され，まだ組織学的検査はされていなかった。もう一方の大脳半球は新しいうちにスライスされ，組織の保存が適切な場合は短期固定し，凝固防止を施し電子顕微鏡でみるために塊片が取り去られた。残った組織は10％塩化ホルマリン緩衝剤で固定され，そして塊片は続いてパラフィン固定され，通常の着色を施して検査された。可能な場合は，それらの大脳半球，海馬そして小脳が，同様に処理された年齢と性別が対応する対照例と組織学的に比較された。

神経膠繊維酸性タンパク（GFAP；DAKO, 1：1600）と燐酸化された神経繊維（RT；Courtesy of BH Anderton, 1：100）の免疫組織学研究が，色原体としてジアミノベンジジンを使ったアビジンービオチンの複合体方法（DAKO）で行なわれた。

形態計測研究

主観的な評価の補足として，限られた範囲で形態計測が行なわれた。3つの領域で神経細胞の計数が行なわれた：（ⅰ）脳梁のレベルの上前頭回の内側面；（ⅱ）海馬のCA1，CA3そしてCA4の亜領域（外側膝状体にできる限り近く）；そして（ⅲ）小脳半球の上側面でのプルキンエ細胞層である。

14μmまでの厚さの切片がクレゾールバイオレットで着色されて，40倍の対物レンズで検査された（接眼レンズは10倍）。古典的な形態学の基準を基に神経細胞が同定された。新皮質での数として，方形の接眼レンズの格子線によって区切られた連続する領域が，軟膜から白質まで計数された。境界領域に近接する2つの境界（禁じられた線）のどちらかに核が存在する神経細胞は除外された。はっきり焦点の合った核の輪郭によって区分された核の中点が存在する場合，神経細胞は区画の厚さのなかにあると考えられた（Everall et al., 1991）。×100の油浸対物レンズを，区画の頂上から底まで焦点を移動させ顕微鏡台の動いた距離をマイクロケーターで測定することによって，切片の厚さを測った。領域の大きさと区画の厚さの積が参照容積となる。

海馬では，CA1，CA3そしてCA4領域が，40倍にして上記に記述されたように計数された。核のあるプルキンエ細胞の数が数えられ，そして計数されたプルキンエ細胞層の長さがIBASの2000コントロン映像分析器を使って測られた。この長さと区画の厚さの積が参照領域である。プルキンエ細胞の数はゆえにプルキンエ細胞層での領域単位毎の数として表された。

白質での神経細胞は，尾状核の頭部の高さで上前頭溝深部へ，外側膝状核の高さで上側頭溝深部へ計数された。7μmの厚さでヘマトキシリンとエオジンで染色した重ならない16区画が400倍率で計数された。この場合も神経細胞は古典的形態学的基準をもとにして同定された。

結　果

症例1～6の神経組織の剖検および組織病理学的所見

症例1，4歳

脳は大きく重さは1525gだった（正常範囲は1250～1350g）。脳幹と小脳の重量は不釣り合いに軽く145gだった（表1）。大脳皮質の脳回のパターンは異常で，大きすぎる過剰な脳回のある

表1　6人の精神遅滞の自閉症男性の脳の重さ

症例	年齢(歳)	脳重(kg)	正常範囲*(kg)	脳幹と小脳の重さ(kg)	脳幹と小脳に対する脳全体の重さの割合
1	4	1.53	1.25-1.35	0.15	10.2：1
2	23	1.60	1.39-1.49	0.19	7.6：1
3	27	1.45	1.39-1.49	0.21	7.6：1
4	24	1.81	1.39-1.49	0.22	8.2：1
5	20	1.41	1.39-1.49	0.21	6.6：1
6	24	1.82	1.39-1.49	0.23	7.9：1

*正常範囲は平均±2.5標準偏差とした（Dekaban & Sadowsky, 1978）。

側頭葉と上方向きの海馬を伴っていた（図1）。前方には明瞭な中隔腔があるが後方には中隔が完全に欠落していた。外側脳室の外側角は異常に鋭角だった。延髄は大きいが錐体は相対的に小さかった。上小脳虫部の溝が若干広がっていた。下オリーブは連続的なリボンを成していなかった（図2）。内側副オリーブの明らかな重複があり，そして多様で小さく両側にある異所性の神経細胞の集まりがオリーブの外側と下小脳脚に存在していた。異常な管が橋被蓋の両側に存在していた（図3）。中脳は著しく小さく，中脳水道辺縁の灰白質と縫線核は不釣り合いに大きかった。

　虫部のプルキンエ細胞の30～40％の核周囲部と樹状突起は明確で，円形または卵形の好酸性封入体を含有し（細胞毎に平均で2個だが6個までの範囲で含有），それらはルクソールの色あせしない青とクレゾールのバイオレットで染色されて直径7μmにも及んだ（図4）。封入体は小脳半球では頻度が低く，そして他の場所ではみられなかった。封入体は卵形か円形でそして均質な中間の電子密度であることが，電子顕微鏡によって確かめられた（図5）。限界膜は同定できなかった。歯状リボンは不連続で，大きな発達した神経細胞で構成された皮質下の異所性灰白質の部分があった。

　上前頭回での薄層のパターンは異常な向きに向いた錐体細胞の群れにより少し不規則になっていたが，特に5層において際立っていた（図6）。大きさ，形態または神経繊維の発現において普通でない神経細胞はなかった。前頭葉には灰白-白質の区別がぼんやりしている領域があり，そして

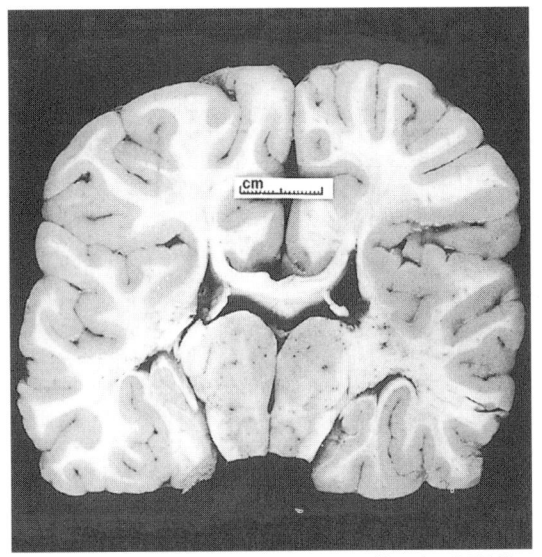

図1　症例1：冠状切片には大きく，回旋の多い側頭葉に上に向いた海馬と異常な側脳室が示されている。

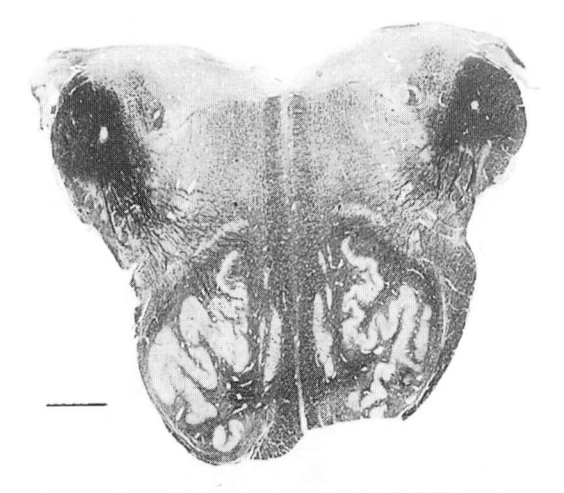

図2　症例1：延髄。下オリーブは異常な輪郭を示す。ニューロンの束が不規則でばらばらになっている。（ルクソール固定青とクレゾール紫：棒は2.5mmを示す）

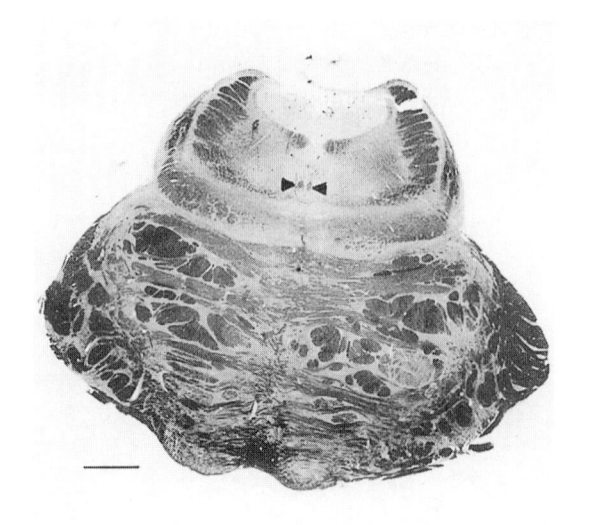

図3　症例1：橋。異常な管（矢印の先）は橋被蓋の正中線に近接して両側にみられる。（ルクソール固定青とクレゾール紫：棒は3.0 mmを示す）

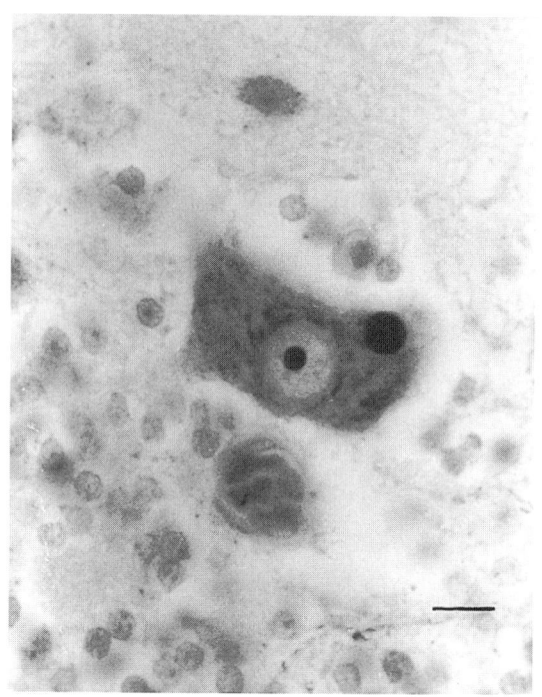

図4　症例1：小脳。プルキンエ細胞は丸く，暗く染色した細胞質封入体を含有している。（ルクソール固定青とクレゾール紫：棒は10 μmを示す）

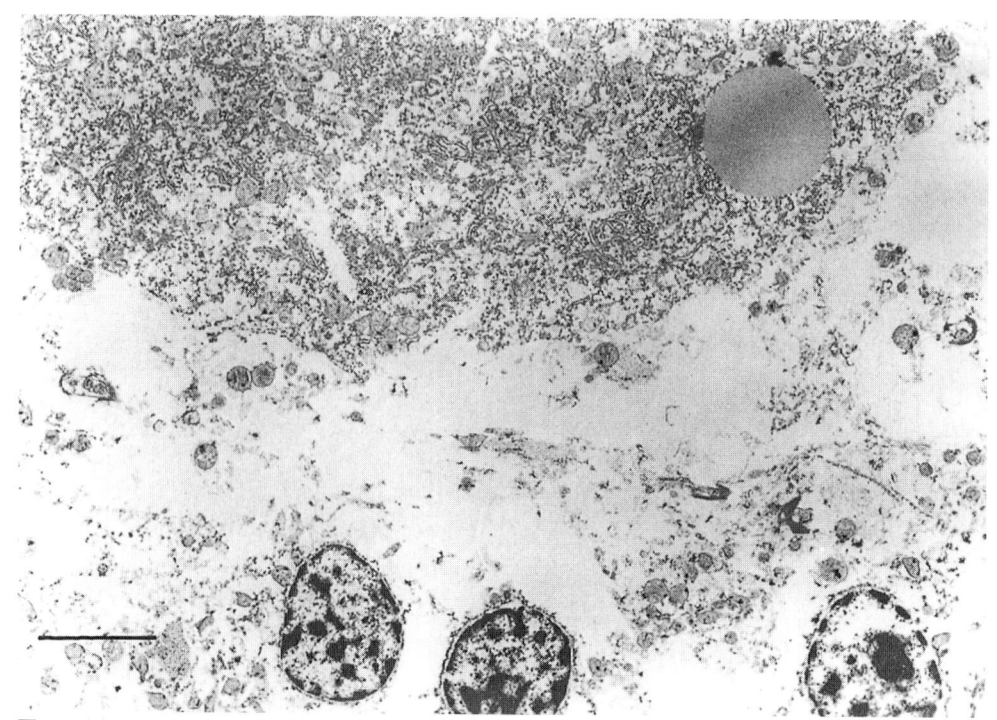

図5　症例1：小脳。図上部のプルキンエ細胞は，右側に境界のはっきりした，均質で電子透過度は中等度の封入体を含有している。図下部の3つの顆粒細胞の神経単位に注意せよ（電子顕微鏡写真：棒は5 μmを示す）

白質に異所性灰白質の部分や孤立した成熟神経細胞がたくさんあった。軟膜下それに側頭葉と前頭葉の白質に若干の神経膠があった。海馬の構造と深部灰白質ははっきりとしなかった。

症例2，23歳

脳の重さは1600gで，大きくてわずかに腫れていた，しかしヘルニアはなかった。小脳虫部または半球に萎縮はみられなかった。オリーブ下リボンは正常の形をしていたが，両側オリーブの外側に異所性の神経細胞の集まりがあった。脳幹に近接した下小脳脚にもまた異所性の神経細胞の集まりがあった。中脳-橋交差での水道下端の横断面領域は非常に小さかった（0.2 mm²）。小脳ではプルキンエ細胞の数は減少しており，虫部より半球部でより顕著であった。しかし空のバスケットはみられなかった。ベルグマン神経膠においてGFAPが増加していた。頭頂部，前頭部そして帯状回部の皮質が右の大脳半球で肥厚しており，上，中側頭回の皮質でも同様だった。その皮質も非常に細胞が多かった。逆転した錐体細胞のいくつかを含む前頭部皮質の1層で小さな神経細胞の数が増していた（図7）。これらは形態と神経繊維の発現は正常だった。脳梁は薄く，膝のすぐ後ろで厚さは2.5 mmであった。神経細胞の密度は海馬で増しているようであった。深部の灰白核は目立たなかった。電子顕微鏡により前頭部の皮質には保存状態のよい適度な組織があるのが明らかになった。シナプス，ミトコンドリア，リソゾームまたは他の細胞小器官には異常がないことが認められた。

症例3，27歳

脳の重さは1450gだった。黒質は青白くみえた。延髄において視床線条は肥大化しそして弓形核は通常より大きいようだった（図8）。黒質には神経細胞が適度な密度でみられた。下内側オリーブリボンの下端に両側性の裂け目があり，そして帯状の異所性神経細胞がオリーブの周辺にあった。小脳においてプルキンエ細胞の数が広い範囲

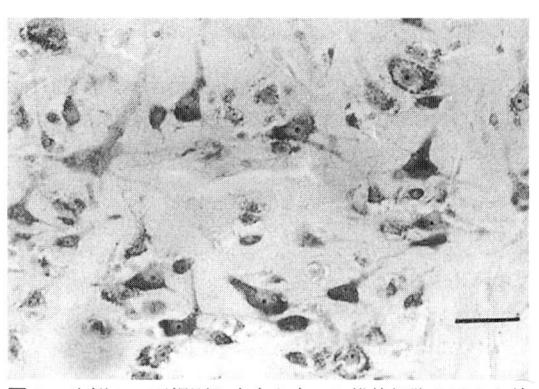

図6　症例1：不規則な方向を向いた錐体細胞を示す上前頭回の第5層。図上部は軟膜のすぐ近くである。（ルクソール固定青とクレゾール紫：棒は40μmを示す）

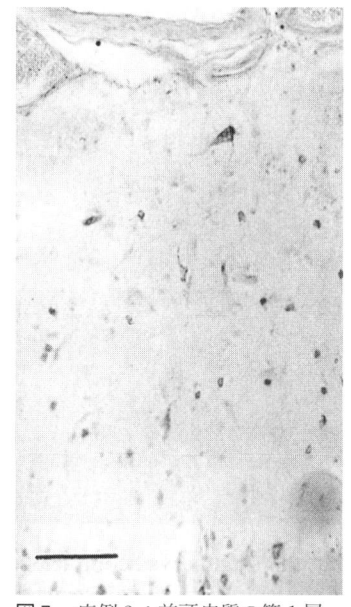

図7　症例2：前頭皮質の第1層。神経細胞の数の増加と，特に軟膜表面（上部）のすぐ下の方向を誤った錐体細胞。I層とII層の接合部のすぐ上にある棒は100μm。（ルクソール固定青とクレゾール紫）

でまだらに減少してた（虫部より半球部で顕著だった）。バーグマン神経膠は過剰であった。歯状リボンは不連続だった。

大脳半球において，神経細胞の密度は高いようであり，前頭部皮質における層状のパターンで若干焦点性の乱れがあった。神経細胞の集まりが前部前頭部皮質の白質の深部に横たわっていた。眼

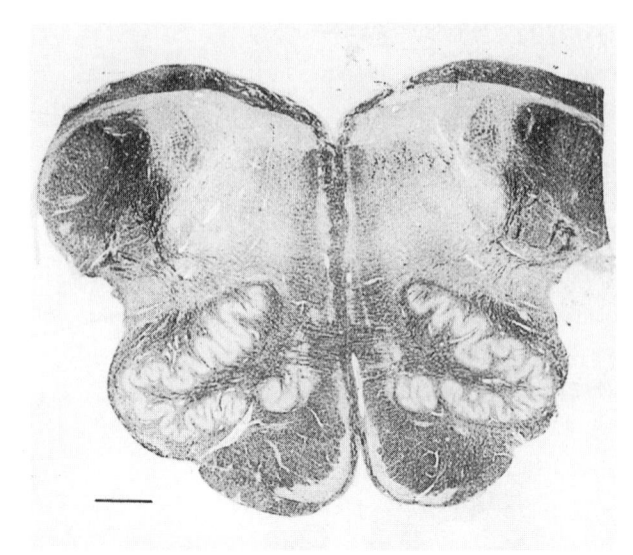

図8 症例3：延髄。視床線条は肥大し、そして弓状核は普通より大きいようである。図2の異常な下オリーブの外形と正常な外形を比較せよ。（ルクソール固定青とクレゾール紫：棒は250 μmを示す）

窩前頭回の1つの分子層に神経膠の小さい焦点があった。後頭葉に皮質の全体的な肥厚と下のいくつかの白質の全体的な肥厚を含む大きな病変が、舌状回の2つの脳回にわたってまだらに広がっており、その神経細胞は大きな反応性の星状細胞に取って代わられていた。両方の病変は古い頭部外傷に一致してみられた。海馬の神経細胞の密度は全てのCA領域で増しているようだった。

症例4，24歳

脳は非常に大きくて重さは1805gだった。膨張やヘルニアはなかった。脳回のパターンは正常だった。小脳虫部や半球に萎縮はなかった。脳は触れると軟らかく死後に増殖したたくさんの細菌を含んでいた。しかし神経細胞の形態はおおむねよく保存されていた。下小脳脚に神経細胞の小さな集まりがあった。小脳におけるプルキンエ細胞の数はすべての領域で減少しているようだった。しかし空のバスケットはみられなかった。右の大脳半球に軟膜下神経膠があった。主な皮質域で皮質は肥厚しているようであり、前頭回と帯状回で神経細胞の密度が増加しているようであった。対照的に、肥厚した上側頭回では神経細胞の密度が

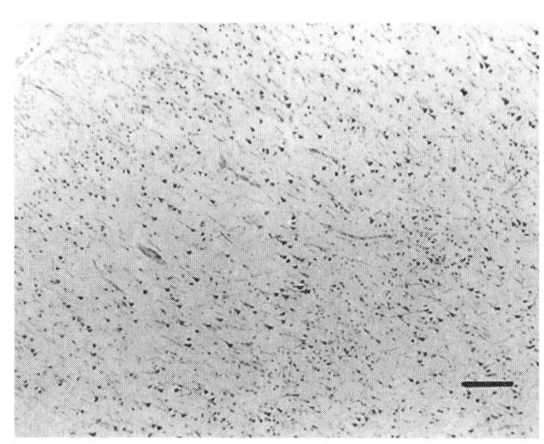

図9 症例4：上側頭回。神経細胞の配列は不規則で第3層で特にそうである。図左側上部隅の軟膜表面に注意せよ。（ルクソール固定青とクレゾール紫：棒は250 μmを示す）

減少しているようであり、そこでは層のパターンが解体していた（図9）。海馬と深部灰白質からの切片には異常は見出せなかった。

症例5，20歳

脳の重さは1405gであり、脳回のパターンは正常だった。髄質はやや平板化し錐体は互いの境界がはっきりしなかった（図10）。小脳虫部や半

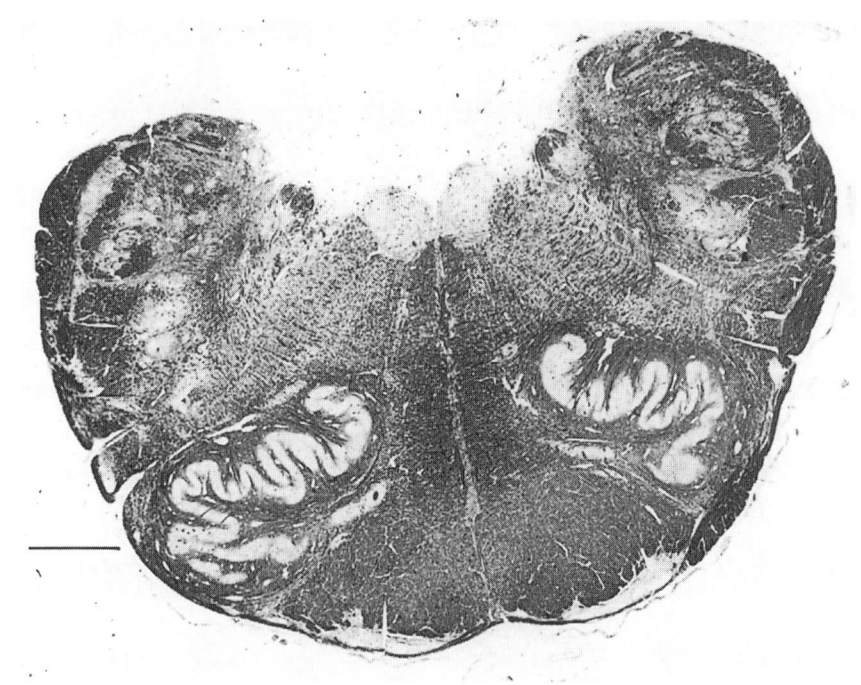

図10　症例5：延髄。わずかに平板化し錐体は境界不鮮明。（ルクソール固定青とクレゾール紫：拡大棒は2 mmを示す）

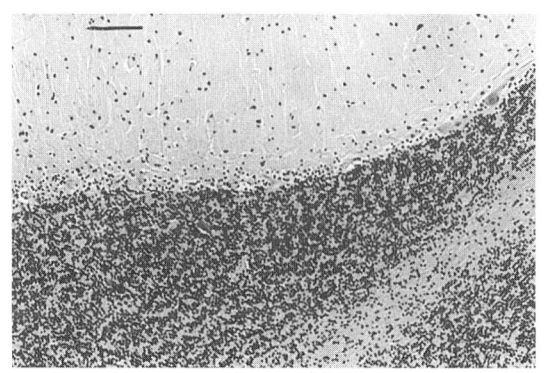

図11　症例5：小脳半球。プルキンエ細胞数の減少とベルグマン神経膠の若干の増加がみられる。（ヘマトキシリン・エオジン：棒は100 μmを示す）

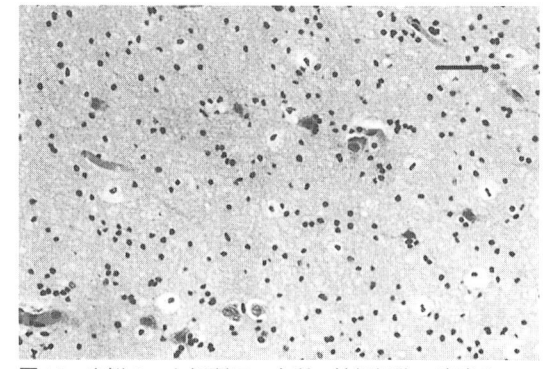

図12　症例5：上側頭回の白質。神経細胞の密度はこの領域では40/mm²である（ヘマトキシリン・エオジニン：棒は50 μmを示す）

球に萎縮はみられなかった。組織学的にみて，外側弓状核と外側弓状繊維が顕著にみられた。下オリーブリボンは中断し両側で薄く不均質だった。小脳では虫部と半球でプルキンエ細胞の密度が広汎に減少していた（図11）。ベルグマン神経膠ではわずかに増加があり分子層で着色されたGFAPでは中等度まだら状に増加していた。左の大脳半球では軟膜炎によるまだらな脈管周囲のリンパ球の集まり，灰白質では広汎な毛細管の充血がみられた。上側頭回の白質では成熟した神経細胞がちりぢりに多数認められた（図12）。軟膜帯と島皮質の分子層にはたくさんのアミロイド体があった。線条と内側被膜は小数のリンパ球の集まりを含んでいた。海馬と海馬傍回ははっきりしなかった。

症例6，24歳

　脳は非常に大きく，膨張しており重さは1820gだった，しかしヘルニアはなかった。脳回のパターンは正常だった。延髄は完全には取り除かれていなかった。小脳虫部と半球に萎縮はみられなかった。組織学的に浮腫があるという証拠はみられなかった。青斑の神経細胞はゆるやかに集まり，黒質の神経細胞の数はわずかに減少していた。小脳では虫部と半球でプルキンエ細胞の数が中等度に減少していた。そしてベルグマン神経膠のGFAPはまだらに中等度増加していた。しかも細胞数に明らかな増加はなかった。右の大脳半球では，白質に神経細胞があり，そして深部白質動脈にはまだらにリンパ球の集まりがみられた。基底神経節ははっきりしなかった。凍結保存片から採取された海馬の切片にははっきりとした異常はみられなかった。

　神経病理学的所見（大脳皮質とその下にある白質，脳幹と小脳における）は表2〜4に要約されている。

　（この原稿を校正している間に精神遅滞のある自閉症で悪液質となった41歳の女の脳と脊髄が研究のために利用することができるようになった。彼女はADIによる自閉症の診断基準に合致していた。脳の重さは1233gだった。ある高さで下オリーブの部分的重複があった。プルキンエ細胞は深部分子層に存在するものもあり，不規則な配列をしていた。ベルグマン神経膠は数が多すぎ，分子層ではアミロイド体が過剰だった。右の大脳半球の分子層では多極性の神経細胞の数が過剰に存在した。扁桃核は丸くぎっしりつまっていたり，成熟した大きな神経細胞の細長い集合を含んでおり，あるものは場違いと思われる有髄繊維の中にあった）

形態計測

　正常な対照群の中では，前頭部皮質と海馬の亜領域の神経細胞の数にかなりの幅があった。しかしプルキンエ細胞の数にはより一貫性があった。自閉症の人々の脳における前頭部の計数による幅は対照群のそれと似ていた。だが，重症のてんかんをもっていた症例5の数は対照群より少なかった（表5）。異なる海馬の亜領域にわたって神経細胞数は自閉症と対照群の間で，一貫した差異はみられなかった。だが症例3ではすべてのCA領域で対照と比べ数が増加していた（表6）。プルキンエ細胞の数は成人の自閉症症例で対照群より一貫して少なかった（表7）。精神医学研究所の対照症例と自閉症症例の間の神経細胞の密度に関する統計的比較（Mann-Whitney U, Wilcoxon等級合計テスト）により明らかになったのは，プルキンエ細胞の密度においてのみ有意差があったということだった（exactP=0.02）。自閉症の脳における白質神経細胞の密度は，系統的に計数された領域において目立ったものはなかった（資料は示されていない）。

組織が研究のために利用できなかった症例の剖検所見

　組織はないが剖検所見が，自閉症の臨床診断を満たす14人で利用できた。脳の重さは4人の若い男性成人（1530, 1450, 1400 そして 1300g），1人の若い女性成人（1400g）そして1人の16歳の女性（1330g）で記録された。11人の脳は肉眼的には正常だと報告されている。乳児期に髄膜炎の既往がある1症例で，髄膜が肥厚し付着がみられた。16歳の少女の脳では皮質リボンは期待されるものより狭く，そして皮質下の白質は総じて減少していた。黒質はかなり色が薄くなっていた。顕微鏡的には，皮質には神経細胞がよく詰まっていると記述されていた。他の脳では顕微鏡的報告で利用できるものはなかった。

考　察

　この研究で同定された神経病理はすでに先に報告されたものより広範囲にわたっている。所見に含まれるものとして，脳の大きさと，大脳皮質と脳幹そして小脳の発達的異常がある。ある症例では二次的な病理もあった。海馬で神経細胞の密度

表2 大脳皮質と下の白質における病理学的所見

症例	皮質発育不全	白質	その他
1	異常な方向に向いた錐体細胞の集まりを有する上前頭回での若干不規則な層配列。白質と第6層の境界はあまりはっきりしない。	異所性灰白質の数多くの断片や単独ニューロンの数の増加。	
2	皮質は厚くニューロンの密度を増している。前頭皮質の第1層におけるニューロンは増加しており，逆さの錐体細胞を含有している。		
3	前頭皮質におけるニューロンの密度の増加と層配列の若干の局所的な障害。	前部前頭皮質の深部白質深くの神経細胞の断片，単独ニューロンの数の増加。	前頭皮質における神経膠症の小さく浅い病巣。一方の後頭葉において皮質の厚さ全体を含有する広い範囲の神経膠症。
4	前頭皮質と帯状回において皮質が厚く，そしてニューロンの密度が増加している。上側頭回での層配列は無秩序である。	軟膜下神経膠症	
5		上側頭回における単独神経単位の数の増加。	軟膜下帯と島皮質の分子層内のたくさんのアミロイド体。
6		白質神経単位の数の増加	

表3 脳幹における病理学的所見

症例	オリーブの形成異常	ニューロンの異所性	その他
1	内側副オリーブの明らかな重複のある形成異常のオリーブ	オリーブの外側と下小脳脚でのニューロンの両側の集まり	小さな錐体を有する大きな延髄。両側での異所性橋路。小さな中脳
2		オリーブ外側のニューロンの両側の集まり。一方の下小脳脚でのニューロンの集まり	異常に小さな水道
3	下内側オリーブの下端での両側性の破損	オリーブ外側でのニューロンの両側の帯状の集まり	髄条の過形成と拡大した弓状核
4		下小脳脚でのニューロンの小さな集まり	広く分散した青斑
5	下オリーブの前方部での両側性の破損		前後方向にわずかに平板化した髄質。錐体をはっきりと区分けしない溝。顕著な外側弓状核と外側弓状線維
6	利用できない適切な切片		ゆるやかに集った青斑のニューロン

表4 小脳での病理学的所見

症例	プルキンエ細胞	その他
1	虫部と半球におけるプルキンエ細胞の細胞質封入体	歯状リボンでの破損斑状の皮質下の異所性灰白質
2	プルキンエ細胞数の減少とベルグマン神経膠でのGFAPにおける増加	
3	プルキンエ細胞数の斑状減少とベルグマン神経膠の増殖	歯状リボンでの破損
4	プルキンエ細胞の減少	
5	プルキンエ細胞数の減少,ベルグマン神経膠の領域の増殖と着色したGFAPでの中等度の斑状増加	
6	プルキンエ細胞数の減少とベルグマン神経膠でのGFAPにおける中等度の斑状増加	

表5 上前頭回におけるニューロンの密度($10^{-2} \times n/mm^3$)

症例	自閉症群			対照群		
	年齢(歳)	脳(kg)	数	年齢(歳)	脳(kg)	数
2	22	1.60	330	20	NA	259
4	24	1.81	194	24	1.50	311
5	20	1.40	144	40	1.47	180
6	24	1.82	216	43	1.52	226
IOP平均[†]			(221)*			(244)
3	27	1.45	365	35	NA	342
1	4	1.53	336	4	1.18[‡]	373
				6	1.23[‡]	395

NA=利用できない。[†]括弧内の数字は精神医学研究所の症例の平均値。[‡]女性。*直接法 P=0.56,マン・ホイットニーのU検定,ウィルコクソンの順位和検定,の平均である。

表6 海馬のCAI・CA3・CA4領域における神経単位の密度($10^{-2} \times n/mm^3$)

症例	自閉症群				対照群			
	年齢(歳)	CA1	CA3	CA4	年齢(歳)	CA1	CA3	CA4
2	22	231	156	104	20	167	164	92
4	24	239	168	103	24	145	236	99
5	20	189	208	98	26	186	229	149
					40	197	266	145
					43	216	231	93
IOP平均[†]		(220)*	(177)*	(102)(*)		(182)	(225)	(116)
3	27	334	247	154	35	215	180	124
1	4	306	279	306	4	298	322	279
					6	212	237	162

[†]括弧内の数字は精神医学研究所の症例の平均値。*直接法 P=0.10 と(*)p=0.56,マン・ホイットニーのU検定,ウィルコクソンの順位和検定。

表7 小脳のプルキンエ細胞層のプルキンエ細胞の密度(n/mm³)

症例	自閉症群		対照群	
	年齢(歳)	数(n/mm^2)	年齢(歳)	数(n/mm^2)
2	22	169	20	220
4	24	196	26	241
5	20	128	40	220
6	24	160	43	268
IOP平均†		(163)*		(237)
3‡	27	131		
1	4	251	4	231

† Figures in brackets are averages for Institute of Psychiatry processed cases.(若い男性対照例で同じ処理を施された小脳組織が利用できなかった)。*直接法 P＝0.02, マン・ホイットニーのU検定, ウィルコクソンの順位和検定。

が一貫して増加しているという主張は再現されなかった。先の所見との不一致が誤診によるとは考えられない。生存中にわれわれが診察できたのは1例のみであったが (症例3), すべての症例は自閉症の臨床診断を受けていた。さらに診察録が死後再検討され, 親がADI (Le Couteur et al., 1989) を使って面接された。それにもかかわらず, この研究の症例はすべて精神遅滞をもっていたので, より能力のある人に対してこれらの所見が妥当性を有するかは疑問である。自閉症の異質性は症例1によって強調される。この症例では初期運動障害が激しく, 奇形が顕著でそしてプルキンエ細胞に封入体が存在する点できわだっていた。

4つの脳は目立った浮腫の証拠がほとんどなく大きかった。2症例では児童期に大頭症であった。症例1では側頭葉が拡大し脳回が多かった, しかし他の症例では脳回の異常はなかった。何例かの脳幹で, そして1例の脳梁で肉眼的にわかる異常発達がみられた。

大脳半球, 皮質そして小脳で顕微鏡的な病理があった。皮質の発達の異常が個々の症例でみられた。皮質の肥厚, 神経細胞の密度の増加, 分子層での神経細胞, 神経細胞の解体, 灰白質-白質の境のあいまいさ, 異所性の神経細胞そして白質における単独の神経細胞の焦点化した集まりの増加である (表2)。脳幹において (表3), 3つの脳で下オリーブが奇形であり, オリーブの複合体と関係する異所性の神経細胞がさらに2例でみられた。オリーブの形成異常が弓条核の拡大と関係しているものが2例あった。1つの脳では青斑のわずかな異常もみられた。プルキンエ細胞の密度は全成人症例で減少していた, しかし封入体は症例1でのみみられた。2つの症例で小脳での軽度の発達異常があった。

海馬の神経細胞の密度は2症例で比較的高いようだった。しかし症例3にのみ (表6), すべてのCAの亜領域で密度が増しているという証拠があった。精神医学研究所で処理された症例が対照群と比較して細胞の密度において統計上有意な増加を示したという証拠はなかった (表6)。しかし, 標本抽出と症例数は限られていた。海馬ではどの症例にも硬化症や他の病理はみられなかった。扁桃の精査は神経化学のための組織抽出に限りがあったが, ごく最近の症例は別として, 異常は同定されなかった。

いくつかの脳では後天的な病理の証拠もあった。ベルグマン神経膠は3例で数が増しておりそして, GFAPへの着色も増加していた, しかし空のバスケットはみられなかった (普通鞘に被われているプルキンエ細胞の核周体がなくバスケット細胞の軸索の集まりが存在することは, 一般的に後天的にプルキンエ細胞の消失の証拠であると判断される)。大脳の軟膜下神経膠は2症例で観察された。症例5の島皮質でアミロイド体の数が増

加していた（そしてごく最近に確認された症例の小脳の分子層においてもそうであった）。症例3の皮質神経膠症における2つの領域は，おそらく児童期に被った頭部損傷の結果によるものだった。

先行研究との比較

先行の所見と比較してもっとも著しい違いは，6つの脳のうちの4つが非常に大きく重かったことだ。研究に利用できなかった症例の間では，巨大脳症はまれであったにもかかわらずである。脳の重さはRitvoら(1986)やKemperとBauman(1993)によって報告されなかった。しかし，後者の方ではそれらは12歳未満のほとんどの症例で期待値より明らかに100～200g重かった。しかし成人症例の大半では期待値より100～200g軽かった（Bauman, 1996）。Darbyの文献展望(1976)による症例の1つは，重い脳を持ち，重さは5歳で1550gだった（その展望の症例11）。Williamsら(1980)によって記述された特発性の2症例のうちの1つの脳は，重さが1520gあり（彼らの症例1），もう1つは重さが1430gだった（彼らの症例3）。そしてColemanら(1985)によって記述された女性は，脳の重さが1380gだった（Rodier et al., 1996）。非常に小さい脳を有する自閉症の人の報告が2つあった。1例は大脳縫線の早期閉鎖と重症の自傷を伴っていた(Hof et al., 1991)。もう1例も最重度の精神遅滞であり身体障害もあった（Guerin et al., 1996）。自閉症と脳の重さの増加との関連は自閉症を伴わない精神遅滞の症例の多くで小頭症の所見があるのと対照をなす（Cole et al., 1994の例を参照）。

自閉症の人に一定の割合で脳が大きくなることへの証拠がいくつかある。3つのMRIによる研究は，児童と成人の症例で脳容量が増加していることを見い出した。Filipekら(1992)は自閉症の児童が正常対照および発達的言語障害そして自閉症でない精神遅滞と比較して，脳容積が増加していると報告した。Pivenら(1995, 1996)は正常対照と比較して自閉症の青年と成人の脳の総容量が増加しているのを見出した。自閉症の人の頭囲が増加しているのがいくつかの異なる文献に記されてきた（Hauser et al., 1975 ; Bolton et al., 1994 ; Bailey et al., 1995, Woodhouse et al., 1996 ; Lainhart et al., 1997）。巨大脳症の所見（脳の重さが平均値より2.5 SD以上）を示すこれらの知見を総合すると，自閉症の成人と児童の一部で脳の大きさが増加する傾向があることと一致することを示唆している。

先行の研究では皮質の発育障害は顕著ではなかった。それらはKemperとBauman(1993)によって強調されなかった。ただ例外として前部帯状回皮質が一貫して粗くて薄層化に乏しく，そしてそれが細胞の凝集密度の増加と関係していた（Kemper, 1988）。多小膠細胞が2つの剖検症例でみられた（Ritvo et al., 1986 ; Kemper, 1988）。そしていくつかのMRI研究によって，患者の一部にであるが，皮質の発達異常が観察された（Gaffney & Tsai, 1987 ; Piven et al., 1990 ; Schifter et al., 1994）。

この研究では顕著な小脳萎縮症や明らかな顆粒細胞消失はなかった。歯状核とオリーブでの神経細胞の大きさは目立ったものではないようだった。そしてオリーブ細胞が脳回の周囲に集まるという傾向もみられなかった。顔面核の範囲はまだ評定されていない。しかし，以前に報告されていない脳幹の発達障害があるという明らかな証拠があった（表3）。自閉症の脳幹のMRI所見はかなり矛盾したものてあるが，おそらく方法論的な差異や関連する構造が小さいことを反映するのであろう。

考えられうる機構

一次的な巨大脳症は細胞数の増加と細胞の大きさの増加と関係あるであろう。前頭部皮質神経細胞の密度は3症例で増していたようであった。いくつかの領域では皮質は肥厚していた。しかしこれは方法を確定した形態計測においては明らかではない。対照群において皮質の神経細胞の密度の変位の幅が広いこと，そして皮質の神経細胞の消失はてんかんによる二次的なものである可能性に

よって，現在の結論は制限されたものとなる。それにもかかわらず，巨大脳症の脳で実質的な神経細胞密度が減少するという証拠はなく，このことは細胞の総数の増加が脳の拡大に寄与していることを示唆している。増大した細胞の反復性と傷害した発達細胞の死の両方によって神経細胞の過剰がもたらされるのかもしれない。計画された細胞死は哺乳類の出生直後の大脳皮質によく証明されている。しかしまたそれは，ネズミ科の胎児の大脳皮質の増殖している領域に影響を及ぼすし，弱い程度であれ有糸分裂後の領域にも影響を及ぼす（Blaschke et al., 1996）。

異なる皮質の発育不全の損傷は単独であるいは組み合わせで生じた。しかし巨大神経細胞，神経細胞配列の異常あるいは神経繊維の異常発現の証拠はみられなかった。白質での神経細胞の焦点化した増加がみられたが（表2と図12），方法を確定した形態計測では全体に及ぶ増加は明らかにならなかった。異なるパターンの発育不全が同時に起こるというのは一般的ではない（Prayson & Estes, 1995）。その所見は皮質神経細胞の増殖，移動そして計画された細胞死が存在するであろうことを示唆している（Rorke, 1994；Mischel et al., 1995）。

神経細胞の異常な移動，そしておそらく細胞数の制御異常が脳幹と小脳でも発見された。しかし，皮質と脳幹の所見の基礎に共通の機構があるかどうかは不確かである。それにもかかわらずオリーブの異常が孤立して起こるのは稀であり，異所発生は皮質の発育異常とたいてい関係しており，特に巨大脳症，脳回肥厚症そして脳回欠損症のときがそうである（Harding & Copp, 1997）。オリーブの発達は一次性前小脳性感覚上皮からの長距離の移動を含むが，それは弓状核や原始橋を形成する細胞の源泉でもある（Essick, 1912）。歯状核を形成する細胞は菱形唇の上部から発生する。下オリーブ神経細胞が脳回の周囲に集まる傾向は同定されなかった。しかしKemperとBauman(1993)の観察は，ここで観察された異常と関連しているであろう。Coffin-Siris症候群の症例において（DeBassio et al., 1985），オリーブの神経細胞の周辺への集合は異所性のオリーブ神経細胞の島，大きな内側副オリーブ，非常に大きな弓状核そして歯状核の高さの小脳白質における異所性の神経細胞と関係して起こった。

これまでは，発達異常が口嘴脳幹の構造にも影響を及ぼすという証拠は限られたものであった。症例1で異所性の橋管が同定され，そして症例6で青斑が若干解体していた。KemperとBauman(1993)はある脳で青斑核と背側縫線核が解体し，他の症例で，橋の中央に配置された神経細胞が対照に比べて明らかに密集して詰まりそして大きいのを観察した（Kemper, 1988）。

プルキンエ細胞の密度が減少しているのは剖検の研究で比較的一貫して観察される。しかしこの研究のいくつかの症例において，葉の広がったものが多くプルキンエ細胞と一緒に存在していた。髄質の発達異常の頻度が，プルキンエ細胞の所見が発達の基礎を有するという仮説を間接的に支持している。KemperとBauman(1993)は，神経膠細胞の過形成や退行性のオリーブ細胞の消失がない場合，プルキンエ細胞の密度の減少は妊娠30週あるいはそれ以前に起こる消失を指摘すると論じた。それにもかかわらず，プルキンエ細胞の消失が実質的には発達の初期にのみ起こるとすると，小脳皮質の発達が明らかに正常であるのは少し謎めいている。プルキンエ細胞は小脳の正常な発達において中心的な役割を果たしており，ネズミ科の外側顆粒層では細胞増殖を制御している（Feddersen et al., 1992；Smeyne et al., 1995）。有糸分裂後の外側顆粒層細胞は移動し内側顆粒層（IGL）を形成し，それは人の場合に出生5〜6カ月前から出生後4〜5カ月まで厚みが増す（Raaf & Kernohan, 1944）。妊娠32週までは非常に薄いのである（Friede, 1973）。したがって，妊娠32週以前のプルキンエ細胞のいかなる実質的な消失も，小脳の葉の発育不全と関係しているといえるかもしれない。この研究でみられたわずかのまだらな神経膠細胞の過形成はプルキンエ細胞の消失が出生後である可能性を傍証している。

おそらく癲癇と関連しているであろう（しかし，今までのところ，空のバスケットは見出されていない）。オリーブ神経膠症は観察されていないが，オリーブ細胞の中等度消失は同定が難しいかもしれない。というのは細胞は普通密度はかなりの幅を示し，そして比較的離れて存在するからである（Brodal, 1940）。この研究で唯1人の子どもにみられたプルキンエ細胞の封入体は，事態の複雑さを増した。このような封入体は以前報告されたことはなく，そしてそれらの病因は分からない。プルキンエ細胞の密度はこの症例では目立ったものではなかった。しかし封入体をもった細胞が完全に消失してしまういかなる先例も知らない。

要するに，発達的神経病理は大脳辺縁系，小脳（Kemper & Bauman, 1993），または菱脳の一部（Rodier et al., 1996）に限局しなかった。神経細胞の移動に異常があるという証拠はあるが，神経細胞の数，生存そして方向付けに影響を及ぼす他の要素も重要なようである。脳が大きくなることの病理学的基礎に関するさらなる研究が明らかに必要である。もちろん，ある発達的病理は離れた場での発育異常の結果かもしれないし，より根本的な障害の付帯現象であるかもしれない。自閉症の素因となる遺伝子を同定することは，これらの関係を明確にする助けになるかもしれない。異常発現の時期に関して，1つの発達的出来事がこれらの所見を導くと結論づけるのは時期尚早であるかもしれない。それにもかかわらず，発達の異常は時にオリーブ細胞の移動の時期までに始まっており，それは3カ月目の終わりまでに起こるのである。

症状との関係

神経病理による発達的認知行動障害の説明はあてにならない。というのは脳機能は障害されていないかもしれず，成人における異常局所に基づいた推論が当を得たものでないかもしれないからである。自閉症の全症例に共通する単独の病理は，今までのところ1つも同定されていない。もちろん，自閉症は複雑な行動障害で，このレベルの分析で特異性を期待するのは行き過ぎかもしれない。

皮質の発育異常と巨大脳症の所見は，大脳の機能不全がある種の認知行動障害の基礎をなし，そしててんかんの実質的な病理をもたらすかもしれないことを示唆している。しかし，神経病理学的所見の一貫性のなさは，それらが皮質の発達や構成の異常の不十分な標識であることを示唆している。脳幹の異常は神経学的異常の原因になるかもしれないが（Rodier et al., 1996），それらは直接高度な認知障害を導くわけではないようである。しかしおそらくより重症な人は両タイプの障害が発生しうる。この研究で海馬の一貫した異常は同定されず，さらに扁桃，内側中壁核，乳頭体そして関連する構造物の精査はまだ行なわれていない。扁桃の関与の可能性は大いにある。しかし皮質や脳幹の発達異常の証拠により，すべての自閉症の症状が内側側頭や関連する構造から発生すると論じる必要はなくなった。小脳の異常と症状との関係は（もしあるとしても）不確実なままである。小脳の発達異常は疾患過程の標識であるかもしれないが，小脳の機能不全がはっきりと立証されるまで，行動に対する影響は仮説のままである。要するに，この研究で分かったのは，自閉症の根底を成すらしいはっきりと限局された病理が存在しないということである。そのかわり，異なるが関連している神経の発達障害の組み合わせが，特徴的な症状およびそれに関連する精神遅滞とてんかんを生じる可能性が考えられる。

謝　辞

この研究に助力していただいた全ての親や専門家の方々に深く感謝する。the MRC London Degenerative Brain Bank の Andrew Chadwick と Nigel Cairns の専門的な援助；および Linda Wilkinson, Marion Gosden, それと Deborah Gomer の秘書としての助けに感謝したい。

付　録

症例の病歴

症例 1

赤ん坊の時に彼は食欲がなく，抱かれることが嫌いだった。7.5カ月の時に臨床聴力検査は失敗したが，両親は彼が静かな音を聴取でき，振動に敏感であるのを知っていた。粗大運動の制御がずっと困難であり，不器用で咀嚼しなかった。2歳で支えられて立つことができたが，その場所から移動できなかった。音声はいくつか出せたが，話せなかった。しばしば金切り声を上げ，特に反響がある場合はそうだった。自分の名前や話しかけに対して振り返ることがなく，視線を追ったり指さしたりしなかった。時に簡単な指示には従えた。特に前後の脈絡が限定されている場合がそうだった。真似したり模写することはなかったが，時に本の中の絵を指し示すことがあった。幼児期にはずっと抱かれるのを嫌い，かかえ上げられると時に尿を漏らした。人々に興味を示さず，両親が飛び跳ねて手を振る場合のみ彼らを見るだけだった。人々の部分に注目するようであり，両親の表情よりも彼等の眼鏡やイヤリングに興味をもっていた。特にバックルとジッパーに興味をもっていた。牛乳瓶のふたやクリップといった小さい物を見つけることができたが，周りにある大きな物には無頓着だった。傷ついても慰めを求めることがなかった。両親や他の子ども達を嚙み，そしてそれが引き起こす大騒ぎを楽しんでいるようだった。彼は益々破壊的で活動過多になっていった。機械的な物に興味を示し，小さな物を細かく調べたり操作することに 1 日の多くの時間を費やしていた。その時の彼の微妙な協同運動は障害されていないようであったが，実際はほとんど微妙な運動スキルは獲得していなかった。鍵の束をいじるのが好きで，よく錠穴に差し入れられるか試みていた。まわっているこまを見るのを楽しみ，何時間も輪を回していた。またテレビ番組の最後の表示を観るのが好きだった。あかりのスイッチを繰り返し押した。しばしば腕をばたつかせてあえいだ。特に興奮した場合はそうだった。これに伴ってつま先で立って体を揺さぶった。天井を見て体を回転するのが好きで，回転木馬に乗るのも楽しんだ。生後 1 年の間，脚を一緒にこすり両手を体の中線で固くにぎっていた。大きくなって手を自分の顔にお決まりの型で近付けるのに没頭していた。自分の指や爪をしゃぶり，頭をばんと打ち，陰茎を引っ張った。痛みに好奇心をそそられたようである。衝撃を得るために繰り返しむき出しのコンセントにふれたり，かみそりで自分を切りつけた。自傷した場合時々泣き叫んだが，温度には鈍感な様子であった。異食症であり，水遊び場の水を病気になるまで飲むことがあった。

症例 2

彼は 7 カ月で座り 1 年で立った。2 歳までに排泄の失敗はなくなったが，6 カ月後には 2 度目の夜尿となった。親は 24 カ月の時点で心配するようになった。発語が遅れ，机の上に座りレコードを回す癖が出現したからである。発語前に喃語がなく，18 カ月の時点で階段を昇る時に「1，2，3」と繰り返していたが，7 歳まで他のことばを発しなかった。高音域の聴力消失があったが，話しことばの獲得を妨げるほどのものとは思われていなかった。彼はお菓子の紙のさらさらする音を聞き分けることができたが，声や人々に反応しなかった。鼻歌で旋律を唄うことができ，お気に入りのレコードもあった。コミュニケーションのために模倣したり指さしをしたりジェスチャーを使うことがなかった。子どもの時は母親の手を取って自分の欲しい物に彼女を導いた。後に少し語彙を獲得したが，せき立てられた場合のみ話をした。ほとんどの時間話さなかった。たいてい 1 語で返事していたが，「行ってしまえ」とか「ママがほしい」といったいくつかの指示句は知っていた。構音は不正確であった。小さな子どもの時は簡単な指示さえも理解していなかったが，これは集中的な訓練により改善した。反響言語はなかった。小さい子どもの時は視線を合わすのを避けていた。しかしこれは 11 歳の時までに教えられた。両親に注意を払わず，両親が不在でも頓着しなかった。他の子どもを避け，対人的な交渉を始めず，傷ついたり動揺した時にも慰めを求めたり反応したりしなかった。6 歳まで泣かず，限られた範囲の不適切な表情表出しかしなかった。子どもの時はふり遊びをしなかった。ぶらんこに乗ったり，つまらないものをいじったり（母親はそれらのものを持ち運ばなければなら

なかった），まわっているこまを見たり，あるいは軟かい物体やひもきれをいじるのに多くの時間を費やしていた。形に強く，簡単なジグソーパジルをさかさまで完成させた。小さな物を操作するのが好きで，人々がなくしたものを見つけるのが得意であった。生活はある面習慣化されていた。家で家具の位置が変化するのを嫌った。たいてい1つ1つ元の場所に戻すのだった。母親といっしょでないと床に就かなかった。大きくなった時，散歩と母親の訪問（彼が施設で生活している時）は，決まりきった型で行なわれなければならなかった。揺れることを伴った多くの手癖を有しており，しばしば自分の手を眺め，止められると狼狽した。回転したり飛び跳ねるのが好きで，音楽が演奏されるとお決まりの踊りをした。緊張する場面では体を震わせた。対人的な抑制が効かず，大人になってから他の入所者をいきなり攻撃することがあった。9歳までいくつかの異なる教育施設に参加したが，その時から14歳まで自閉症児のための寄宿学校に移った。それから長期滞在型の病院に移され，そこに死ぬまでいた。

症例3

乳児期に，彼は近寄りにくく超然としていた。「いや」という単語以外ことばを発しなかった。ある種の音を発し，犬の吠え声など周囲の音を真似た。簡単な指示は理解できた。彼が付きまとっていた母親は彼の要求を予想できた。他の子どもから孤立しており一緒に遊ぼうとしなかった。ピンや針といった小さな物を一列に並べるのが好きだった。子どもの時には見知らぬ人に対しても見境なく人なつこかったが，大人になると他の人が近づくと怒った。児童期には食べ物に関して頑固な好き嫌いがあり，同じ場所に座り同じスプーンを使わなければならなかった。テーブル掛けが曲がっていることも気にいらなかった。マッチ，ピン，ナイフそれにバスの券を集めた。かみそりの刃を粉々にして口の中に入れておくのを楽しんだ。音楽も楽しんだ。後にはひも，糸それに靴ひもに執着し，それらを目の前でひらひらさせ時には食べた。大きくなってから袖口をじっと見つめ，それで自分の顔をはじいた。興奮すると常同的な姿勢や行動を示した。指をはじき，肘から先の手をひらひらさせた。時々つま先で歩いた。若い時はいつも活動的であり，手をねじり頭をピシャリと打っていた。成人期には異常に不活発だった。痛みに対して無反応で，時々自分の髪をかきむしっていた。7歳の時に寄宿施設に入所した。

症例4

彼は6カ月で座り16カ月で歩いた。18カ月の時点で両親は心配しだした。母親や彼女の活動に興味を示さず，さまよう傾向があり，食事させるためには起こす必要があったからである。36カ月で初めてヨーグルトという単語を発した。その後いくつかの単語を得たが，これらの単語は5歳から12歳までの間使用されなかった。コミュニケーションのために指さしをせず身ぶりも使わず，また話さなかった。いくつかの単語を反響的に発し「コーヒー1杯下さい」や「靴ひもを結んで」といったいくつかの常同句を獲得した。他人に去って欲しい時に「さようなら」というのだった。ほとんどの話しことばは食べ物の要求に関係していたが，発音は明晰でなかった。1つの命令は理解できたが2つだと駄目だった。音楽が好きで旋律を口ずさみ，歌を歌い，歌の中で抜けていることばを埋めることができた。周りの人々を無視し，親が不在なのに無頓着で，人々が近づき過ぎるのを嫌った。しかし，乱暴を楽しむことができた。身体的な必要性や慰めのために対人的接触をすることはなかった。しかし大人になって時々両親に触れた。対人的に抑制が効かず，不適切に笑うことがあった。2歳と3歳の間には櫛を持ち出し，そして火かきを目の前で車のワイパーのように振った。同じように，棒きれや針金をいじりまわした。また物を火の中に入れ，それが燃えるのを見ているのが好きだった。品物を並べ，ジグソーパズルを楽しんだ。ベルベット，花びら，そして葉を触っていた。目の前で手と指を使った複雑な常同的行動をおこなったが，その時は硬い表情をしていた。16歳まで床を飛び回り，激しく体を揺らし，4つのソファーを壊した。型どおりの事をし，変化を嫌った。母親が脚を組まないこと，扉がしっかりと締っていないこと，そして新しい衣服が我慢できなかった。物が動かされていると気付いた。子どもの時は活動し過ぎで平衡感覚が良かった。2年以上の経過を経て自転車の乗り方を教わったが，球蹴りはできなかった。

大きくなって，物を嚙むようになり，煙草の吸いさしを見ると通り過ぎることができず，拾い上げ食べてしまうのだった．狼狽すると自分の指の腹を咬み，時々頭を激しく打った．冷たさや痛みに対して鈍感だった．

症例5

彼の両親は14カ月の時彼の言語発達が普通でないのを心配した．4カ月で音に反応せず，後に指さしに対して反応しなかった．最初のことばは10カ月で得られたが，数週間使われた後出なくなり，その後新しく覚えたことばも同様だった．8カ月で座り，16カ月で歩き，22カ月で初めて診断を受けた．というのも彼が手を挙げながら歩いたからである．たいてい声に反応せず，難聴を疑われた．少数の単語を言うことはできたが，日常的には話さず，ことばはたいてい食べ物や飲み物と関係していた．彼は少ない語彙をコミュニケーションのために使わず，またそのために身ぶりや指さしをしたり，視線を合わせなかった．想像的な遊びまたは模倣遊びがなく好奇心もほとんどなかった．大人になって，100程度の単語を言うことができ，いくつかの記号を知っており，そしていくつかの単語は理解できた．両親はまた児童期に，予測できない活動性過多な行動や，危険を認識できないことを心配した．排泄の自立は10歳の時までできなかった．子どもの時は手をもち上げられても挙げず，他人を直接見つめず，また問いなおすことができなかった．他人に対する反応は予測できず，両親に挨拶したり，物をみせたり注意を引くことができなかった．表情は制限され，しかもしばしば不適切だった．比較的痛みに鈍感で他人に安寧を与えなかった．小さい子どもの時，情がなく，そして大人になってさえ対人的に抑制を欠いていた．子ども仲間の関係がなかったが，成人期には入所者達と愛着を形成できた．好奇心に欠け，子どもの時おもちゃの車の扉や車輪で遊び，そして砂や小石の手触りを楽しんだ．てんとう虫シリーズの本に心奪われ，すべての地方仕入れ業者を知っていた．本を運び，1人になるとその角をはじいてならした．カセットで話を繰り返し聞くのを楽しんでいた．走ったり興奮すると手をバタバタさせ，そして閉所で堂々めぐりして歩いていた．児童期に咀嚼が未発達で，しばしばほとんどの物をこぼしながら，嚙むかもぐもぐした．

症例6

両親は24カ月の時に話しことばの遅れのため助言を求めた．発語前の喃語はなかった．最初の単語は10カ月で取得されたが，数は10より少なく，コミュニケーションのために使用されず，4歳までに消失してしまった．音を対人的な場面で使用せず，身ぶりや指さしもなく，活動をまねることがなかった．彼はたいてい声に反応しなかったが，ある種の家庭内の音に対して手で耳を塞いだ．限られた数の対人的な身ぶりを憶え，単語を理解し，大人になって5つか6つのサインを持っていた．児童期に両親をあまり認識せず，そして挨拶したり，物を見せたり，または共有することがなかった．孤立しており慰めを求めて人に近よることはなかった．視線を合わせても急にそらし，表情は時に不適切で，動きも少なかった．問いなおしをせず，分離不安がなかった．見知らぬ人に用心することはできたが，対人的な抑制も効かなかった．他の子どもに興味を示さなかったが，時に追っかけられたり両親と活発な遊びを楽しんだ．想像的な遊びはしなかった．活動過多な子どもだった．紙をちぎり，後には自分の耳に草をぴたぴた当てるのを楽しんだ．いつも何かひらひらするものを持っていたが，それを見るのは興味なかった．両親は彼が過度に儀式化しないように努力した．彼は水にこだわり，学校の並んでいる便所の水を流すのを繰り返した．半分だけしかないものは何でも空にしてしまい，ひびの入った窓は壊さなければ気が済まず，ほつれなどのある服の糸は片っ端から解いてしまうのだった．ほとんどの物の匂いを嗅ぎ，14歳の時からは物に強迫的に触らずにはいられなかった．彼は時折歩いている間に手をパタパタさせ，時に中等度の自傷をすることがあった．

(高橋 元 訳)

文　献

Arin, D.M., Bauman, M.L. & Kemper, T.L. (1991). The distribution of Purkinje cell loss in the cerebellum in autism. *Neurology, 41* Suppl 1, 307.

Bachevalier, J. (1994). Medial temporal lobe structures and autism : a review of clinical and experimental findings. *Neuropsychologia, 32*, 627-648.

Bailey, A. & Cox, T. (1996). Neuroimaging in child and developmental psychiatry In S.Lewis & J.P. Higgins (Eds.), *Brain imaging in psychiatry*, Blackwell Scientific, Oxford, 301-315.

Bailey, A., Luthert, P., Le Couteur, A., Rutter, M. & Harding, B. (1993). Autism and megalencephaly. *Lancet, 341*, 1225-6.

Bailey, A., Le Couteur, A., Gottesman, I., Bolton, P., Simonoff, E., Yuzda, E. & Rutter, M. (1995). Autism as a strongly genetic disorder : evidence from a British twin study. *Psychological Medicine, 25*, 63-77.

Bailey, A., Phillips, W. & Rutter, M. (1996). Autism : towards an integration of clinical, genetic, neuropsychological, and neurobiological perspectives. *Journal of Child Psychology and Psychiatry, 37*, 89-126.

Bauman, M.L. (1991). Microscopic neuroanatomic abnomarities in autism. *Pediatrics, 87*, 5Pt 2, 791-796.

Bauman, M.L. (1996). Neuroanatomic observations of the brain in pervasive developmental disorders. *Jaurnal of Autism and Developmental Disorders, 26*, 199-203.

Bauman, M.L. & Kemper, T.L. (1985). Histoanatomic observations of the brain in early infantile autism. *Neurology, 35*, 866-874.

Blaschke, A., Staley, K. & Chun, J. (1996). Widespread programmed cell death in proriferative and postmiotic regions of the fetal cerebral cortex. *Development, 122*, 1165-1174.

Bolton, P., Macdonald, H., Pickles, A., Rios, P., Goode, S., Crowson, M., Bailey, A. & Rutter, M. (1994). A case-control family history study of autism. *Journal of Child Psychology and Psychiatry, 35*, 877-900.

Brodal, A. (1940). Modification of Gudden method for study of cerebral localization. *Archives of Neurology anal Psychiatry, 43*, 46-58.

Cole, G., Neal, J.W., Frazer, W.I. & Cowie, V.A. (1994). Autopsy findings in patients with mental handicap. *Journal of Intellectual Disability Research, 38*, 9-26.

Coleman, P.D., Romano, J., Lapham, L. & Simon, W. (1985). Cell counts in cerebral cortex of an autistic patient. *Journal of Autism and Developmental Disorders, 15*, 245-255.

Courchesne, E., Yeung-Courchesne, R., Press, G.A., Hesselink, J.R. & Jernigan, T.L. (1988). Hypoplasia of cerebellar vermal lobules VI and VII in autism. *New England Journal of Medicine, 318*, 1349-1354.

Courchesne, C., Townsend, J. & Saitoh, O. (1994, 1995). The brain in infantile autism : posterior fossa structures are abnormal. *Neurology, 44*, 214-223. Comment in : *Neurology, 44*, 203-208. Comment in : *Neurology, 45*, 398-402.

Darby, J.K. (1976). Neuropathologic aspects of psychosis in children. *Journal of Autism and Childhood Schizophrenia, 6*, 339-352.

DeBassio, W.A., Kemper, T.L. & Knoefel, J.E. (1985). Coffin-Siris syndrome : neuropathologic findings. *Annals of Neurology, 42*, 350-353.

Dekaban, A.S. & Sadowsky, D. (1978). Changes in brain weights during the span of human life : relation of brain weights to body heights and body weights. *Annals of Neurology, 4*, 345-356.

DeLong, G.R. (1992). Autism, amnesia, hippocampus, and learning. *Neuroscience and Biobehavioral Reviews, 16*, 63-70.

Essick, C.R. (1912). The development of the nuclei pontis and the nucleus arcuatus in man. *American Journal of Anatomy, 25*-54.

Everall, I.P., Luthert, P.J. & Lantos, P.L. (1991). Neuronal loss in the frontal cortex in HIV infection. *Lancet, 337*, 1119-1121. Comment in : *Lancet, 338*, 129-130.

Fedderson, R.M., Ehlenfeldt, R., Yunis, W.S., Clark, H.B. & Orr, H.T. (1992). Disrupted cerebellar cortical development and progressive degeneration of Purkinje cells in SV 40 T antigen transgenic mice. *Neuron, 9*, 955-966.

Filipek, P.A., Richelme, C., Kennedy, D.N., Rademacher, J., Pitcher, D.A., Zidel, S. & Caviness, V.S. (1992). Morphometric analysis of the brain in developmental language disorders and autism[abstract]. *Annals of Neurology, 32*, 475.

Friede, R.L. (1973). Dating the development of human cerebellum. *Acta Neuropathologica (Berl), 23*, 48-57.

Gaffiney, G.R. & Tsai, L.Y. (1987). Magnetic resonance imaging of high level autism. *Journal of Autism and Devolopmental Disorders, 17*, 433-438.

Gillberg, C. & Steffenburg, S. (1987). Outcome and prognostic factors in infantile autism and similar conditions : a population-based study of 46 cases followed through puberty. *Journal of Autism and Devolopmental Disorders, 17*, 273-287.

Guerin, P., Lyon, G., Barthelemy, C., Sostak, E., Chevrollier, V., Garreau, B. & Lelord, G. (1996). Neuropathological study of a case of autistic syndrome with severe mental retardation. *Developmental Medicine and Child Neurology, 38*, 203-211.

Harding, B. & Copp, A.J. (1997). Malformations. In D.I. Graham & P.L. Lantos (eds.), *Greenfield's neuropathology. 6th ed*, (pp. 397-533). London : Arnold.

Hauser, S., DeLong, G.R. & Rosman, N.P. (1975). Pneumographic findings in the infantile autism syndrome : a correlation with temporal lobe disease. *Brain, 98*, 363-388.

Hoff, P.R., Knabe, R., Bovier, P. & Bouras, C. (1991). Neuropathological observations in a case of autism presenting with self-injury behavior. *Acta Neuropathologica (Berl), 82*, 321-326.

Kanner, L. (1943). Autistic disturbances of affective contact (1943). *Nervous Child, 2*, 217-250.

Kemper, T.L. (1988). Neuroanatomic studies of dyslexia and autism. In J.W. Swann & A. Messer (eds.), *Disorders of the developing nervous system : changing views on their origins, diagnoses and treatments.* (pp. 125-154). New York : Alan R. Liss.

Kemper, T.L. & Bauman, M.L. (1993). The contribution of neuropathologic studies to the understanding of autism. *Neurologic Clinics, 11*, 175-187.

Lainhart, J.E., Piven, J., Wzorek, M., Landa, R., Santangelo, S.L., Coon, H. & Folstein, S.E. (1997). Macrocephaly in children and adults with autism. *Journal of the American Academy of Child and Adolescent Psychiatry, 36*, 282-290.

Le Couteur, A., Rutter, M., Lord, C., Rios, P., Robertson, S., Holdgrafer, M. & McLennan, J. (1989). Autism diagnostic interview : a standardized investigatior-based instrument.

Journal of Autism and Devolopmental Disorders, 19, 363-387.

Lockyer, L. & Rutter, M. (1969). A five-to fifteen-year follow-up study of infantile psychosis. *British Journal of Psychiatry, 115*, 865-882.

Minshew, N.J. (1991). Indices of neural function in autism: clinical and biological implications. *Pediatrics, 87*, 774-780.

Mischel, P.S., Nguyen, L.P. & Vinters, H.V. (1995). Cerebral cortical dysplasia associated with pediatric epilepsy. Review of neuropathologic features and proposal for a grading system. *Journal of Neuropathology and Experimental Neurology, 54*, 137-153.

Piven, J., Berthier, M.L., Starkstein, S.E., Nehme, E., Pealson, G. & Folstein, S. (1990). Magnetic resonance imaging evidence for a defect of cerebral cortical development in autism. *American Journal of Psychiatry, 147*, 734-739.

Piven, J., Arndt, S., Bailey, J., Havercamp, S., Andreasen, N. & Palmer, P. (1995). An MRI study of brain size in autism. *American Journal of Psychiatry, 152*, 1145-1149.

Piven, J., Arndt, S., Bailey, J. & Andreasen, N. (1996). Regional brain enlargement in autism: a magnetic resonance imaging study. *Journal of the American Academy of Child and Adolescent Psychiatry, 35*, 530-536.

Prayson, R.A. & Estes, M.L. (1995). Cortical dysplasia: a histopathologic study of 52 cases of partial lobectomy in patients with epilepsy. *Human Pathology, 26*, 493-500.

Raaf, J. & Kernohan, J.W. (1944). A study of the external granular layer in the cerebellum. *American Journal of Anatomy, 75*, 151-172.

Raymond, G., Bauman, M. & Kemper, T. (1989). The hippocampus in autism: Golgi analysis. *Annals of Neurology, 26*, 483-484.

Ritvo, E.R., Freeman, B.J., Scheibel, A.B., Duong, T., Robinson, H., Guthrie, D. & Ritvo, A. (1986). Lower Purkinje cell counts in the cerebellar of four autistic subjects: initial findings of the UCLA-NSAC Autopy Research Report. *American Journal of Psychiatry, 143*, 862-866.

Rodier, P.M., Ingram, J.L., Tisdale, B., Nelson, S. & Romano, J. (1996). Embryological origin for autism: developmental anomalies of the cranial nerve motor nuclei. *Journal of Comparetive Neurology, 370*, 247-261.

Porke, L.B. (1994). A perspective: the role of disordered genetic control of neurogenesis in the pathogenesis of migration disorders. *Journal of Neuropathology and Experimental Neurology, 53*, 105-117.

Rutter, M. (1970). Autistic children. Infancy to adulthood. *Seminars in Psychiatry, 2*, 435-450.

Rutter, M., Bailey, A., Bolton, P. & Le Couteur, A. (1994). Autism and known medical conditions: myth and substance. *Journal of Child Psychology and Psychiatry, 35*, 311-322.

Saitoh, O., Courchesne, E., Egaas, B., Lincoln, A.J. & Schreibman, L. (1995). Cross-sectional area of the posterior hippocampus in autistic patients with cerebellar and corpus callosum abnormalities. *Neurology, 45*, 317-324.

Schifter, T., Hoffman, J.M., Hatten, H.P. Jr, Hanson, M.W., Coleman, R.E. & DeLong, G.R. (1994). Neuroimaging in infantile autism. *Journal of Child Neurology, 9*, 155-161.

Smeyne, R.J., Chu, T., Lewin, A., Bian, F.S.-Crisman, S., Kunsch, C., Lira, S. A. & Oberdick, J. (1995). Local control of granule cell generation by cerebellar Purkinje cells. *Molecular and Cellular Neurosciences, 6*, 230-251.

Williams, R.S., Hauser, S.L., Purpura, D.P., DeLong, G.R. & Swisher, C.M. (1980). Autism and mental retardation: neuropathologic studies performed in four retarded persons with autistic behavior. *Archives of Neurology, 37*, 749-753.

Woodhouse, W., Bailey, A., Rutter, M., Bolton, P., Baird, G. & Le Couteur, A. (1996). Head circumference in autism and other pervasive developmental disorders. *Journal of Child Psychology and Psychiatry, 37*, 665-671.

World Health Organization. *ICD-10 classification of mental and behavioural disorders: clinical descriptions and diagnostic guidelines.* Geneva: World Health Organization, 1992.

11 エマニュエル・ミラー記念講演 1997
自閉症児の発達における変化と連続性

*Marian Sigman**

要旨と解説 本論文は Sigman が 1997 年のエマニュエル・ミラー(Emanuel Miller)記念講演で話した内容をもとにしている。ここでは，彼らが 70 名の自閉症児と 93 名のダウン症児と 59 名のさまざまな発達遅滞児と 108 名の正常に発達している子どもを対象として行なった研究 (Sigman & Ruskin, 印刷中)を中心に，自閉症児の対人能力や言語能力の発達についてまとめている。彼らは，3 つの発達のアプローチを用いており，それぞれの研究成果について記している。

1) 自閉症児における対人能力の障害の同定

精神年齢をマッチさせた正常の子どもの行動と自閉症児の行動を比較することによって，障害を同定している。自閉症児は，言語に障害を持つだけでなく，非言語的なコミュニケーションと表象遊びも障害されている。共同注視を用いたり，象徴的な遊びをすることが少ない。このことは，言語能力と相関していた。また，他者が強い感情を示していても，その表情に関心を示すことが少ない。

2) 自閉症の診断と症状の安定性

自閉症の診断や能力の障害が，発達過程を経て変化するかどうかを見ている。Sigman らは，年少時に自閉症と診断された子どもたちを，約 8 〜 9 年後に追跡調査を行なった。診断はほとんど変わらず，ほとんどの子どもは障害の徴候のすべてをずっと持ち続けた。グループとしては，自閉症児は他の子どもたちよりも非言語的なコミュニケーションと他者への感情への反応が少ないままであった。個人では，非言語的なコミュニケーションが多く，苦痛を示した大人に対してより関心と共感を見せた子どもは，8 〜 9 歳になってもそうあり続けた。しかし，何人かの知能検査の得点と言語能力は大きく変化した。最も重要なことに，年少の自閉症児の約 3 分の 1 は知能の得点が有意に上昇し，年長時にはもはや精神遅滞とは考えられなかった。

3) 後の能力の予測因子の同定

知能検査の得点と言語能力が上昇した自閉症児とそうでない自閉症児はどこに差があるのだろうか。Sigman らは，年少時の対人能力を後の言語能力の予測因子であるとしている。知能検査の得点が上昇した自閉症児は，より多くの非言語性コミュニケーションと機能的な遊びを行なっていた。

前対人行動と仲間との交流行動はまた早期の特徴によって予測できる。よりコミュニケーションがとれ，共感的な子どもは他者を助ける傾向があり，学童中期により仲間と対人交流行動を行なう。これらのコミュニケーションと遊びと共感性の早期の個人差

---

*Department of Psychiatry, UCLA School of Medicine, Los Angeles, California 90024-1759, U.S.A.

Translated from "Sigman, M.(1998). The Emanuel Miller Memorial Lecture 1997, Change and continuity in the development of children with autism. *Journal of Child Psychology and Psychiatry, 39*, 6, 817-827."

は，子どもの早期の知能水準に影響しない。しかし，明らかに知能と言語能力は対人能力や対人交流に影響している。したがって，これらの知見は後期の発達を予測するには早期に獲得できたスキルが重要であることを示している。

上記の結果は，自閉症児の発達過程の評価と介入の標的の決定に際して重要である。著者らは，初期に獲得したコミュニケーションや表現のスキルが，自閉症児のより後期の言語能力や対人能力に影響し，このことは早期の介入はこれらの重要な前駆症状の改善を標的とするべきであること，さらに，学童期中期の自閉症児の言語と対人機能の発達がしばしば見落とされており，現在の通例よりも長い期間にわたって介入を続ける必要があることを提起している。

(疋田　貴俊)

はじめに

児童における精神病理の研究はさまざまな概念化やモデルに基づき行なわれてきたが，その多くは成人の精神病理の理論や知識から導かれている。成人の精神病理のモデルを用いることによって学ぶべきことは多い。しかし，究極的には児童の精神病理の発現とその結果は，児童期を通して生じる系統的な発達の変化の視点から，捉えられなければならない。全生涯を視野において成人の病気を理解することは有用であるが，発達の視点は児童期の精神病理を理解するために必要不可欠である。この論文において，わたしは自閉症研究への発達の視点の応用を説明しようと思う。発達の各段階はそれぞれ特徴的で，介入を計画する際に別個に考慮すべき事柄もあるが，この論文で強調したいテーマは，初期の発達は後期の発達に大いなる影響を与えるということである。

児童期の精神病理における発達の視点は，3つの異なるアプローチを含む (Sigman & Capps, 1997; Sroufe & Rutter, 1984)。まず，ある特定の診断を受けた子どもの行動と精神年齢をマッチさせた正常の子どもの行動を比較し，その病気が引き起こした正常な発達からの逸脱の仕方を同定する。第2に，ある特定の病気の子どもに見られる特徴の安定性あるいは不安定性を，同じ診断を受けた子どものいくつかの異なる年齢群を比較することによって，またはその特徴が見られる個人の集団の中の相対的な位置を経時的にグラフ化することによって，記述する。第3のアプローチは，ある特徴をもつ一群の子どもの中である子どもを序列化することが，後年に測定された，異なるしかし理論的に関連のある特徴を有する一部の子どもの中で，その子どもの序列をどれだけ決定づけるかを研究することによって，特徴や能力の前駆形態を特定することである。これらのアプローチはすべて，児童期の疾患の過程を評価し，介入の重要な標的を同定するために不可欠である。

Hermelin と O'Connor (1970) の基礎的な研究以来，発達の視点を用いた自閉症児の研究は急速に発展した。Neil O'Connor と Beate Hermelin の例にならって，自閉症児の認知機能と対人機能が発達年齢をマッチさせた対照群と比較された。この研究は自閉症児の強さと弱さを描く上でとても重要であるが，この方法では疾患の過程は十分に描写されなかった。

この論文の目標は，われわれが3つの発達のアプローチを用いて自閉症児の対人能力について学んだことを要約することである。この議論の多くは，70名の自閉症児と93名のダウン症児と59名のさまざまな発達遅滞児と108名の正常に発達している子どもを公募し，1歳から5歳の間に研究された結果に基づいている(Sigman & Ruskin, 印刷中)。これらの子どものほとんどは1年後に再評価され，64％は8年から12年後に観察された。観察は研究室，学校の教室，学校の運動場で行なわれた。

対人能力に焦点を置いているのは，子どもの生活経験を形づくるのに重要だからである。さらに，対人能力は発達障害者の研究や介入の領域としては軽視されてきた。この論文で強調したいテーマは，初期に獲得したコミュニケーションや表象のスキルが自閉症児のより後期の言語能力や対人能力に影響するということであり，このことは早期の介入はこれらの重要な前駆症状の改善を標的とするべきであることを示唆している。同時に，学童期中期の自閉症児の言語と対人機能の発達がしばしば見落とされている証拠があり，現在の通例よりも長い期間にわたって介入を続ける必要があることを示唆したい。

自閉症児における対人能力の要素の障害と強度

この論文の〈はじめに〉で議論したように，発達精神病理の重要なアプローチは，臨床的な疾患をもつ子どもの研究を進めるために，正常な発達についての知識を用いることである。Rutter (1978)が20年前に影響力のある論文で指摘したように，自閉症の主要な症候の1つに言語獲得の著しい障害があり，したがって自閉症患者の約半分しかコミュニケーション可能な言語が発達しない。生産的な言語を持つ自閉症患者さえも，韻律と語用は重度に障害されているようだ。正常発達する子どもの言語獲得についての研究は，コミュニケーションと表象の獲得が言語獲得にとって重要な必要条件であることを示している(Bruner & Sherwood, 1983)。したがって，自閉症児が言語にそのような障害を持っている事実は，彼らの非言語的なコミュニケーションと表象遊びも同様に障害されているだろうと示唆する。

非言語的なコミュニケーションと表象遊び

非言語的なコミュニケーションと表象遊びの研究はこの仮説を確かなものとしている。仮説は，実験者と構造的な相互作用をしている間の子どもたちの行動を撮影し，3つの互いに独立したカテゴリー（共同注視，要求，対人的相互作用）の頻度をコードすることによって検証された(Bruner & Sherwood, 1983; Seibert et al., 1982)。共同注視のカテゴリーは注意を共有することを目標とした対象物や出来事へ子どもと実験者の注意が協調することからなる。

要求のカテゴリーは，対象物を得たり出来事を再現する際に助けを求めるために，対象物や出来事に注意を向けさせるために用いられた行動からなる。対人的相互作用の行動は，実験者から関心や身体の接触を引き出したり，対象物を互いにやりとりすることからなる。共同注視へ適切に反応する子どもの能力も独立した指標とされる。自閉症児は，ダウン症児やさまざまな発達遅滞児や正常発達児よりも，共同注視のうながしを自分の方から始めたり，それに反応したりすることが少ない(Loveland & Landry, 1986; Mundy et al., 1986)。一方，対象物を要求することも，発達遅滞児や正常発達児よりも，自閉症児でやや少ないが，その差は共同注視で見られた差よりは小さい(Sigman & Ruskin, 印刷中)。この状況では対人交流のうながしを始めたり，反応するのは，自閉症児と発達遅滞児，正常発達児では同じくらいであった。

加えて，自閉症児は一般的に非構造的な遊びの状況下で，マッチさせた対照群よりも対象物を機能的に，また象徴的に用いることが少ない(Riguet et al., 1981; Sigman & Ungerer, 1984a; Wing et al., 1977)。機能的な遊びは対象物を慣習的に用いるが，実物ではなくおもちゃを用いる。象徴的な遊びは，子どもがある物を他の物の代用としたり，実際には存在しない物をあるかのように振舞ったり，人形や他の物に心があると見なすことで，機能的な遊びとは区別される。自閉症児の遊びは彼らの行動が大人によって構造化されると改善を見せるが(Lewis & Boucher, 1988)，この状況下でも，自閉症児は精神年齢と言語年齢をマッチさせたダウン症児や発達遅滞児や正常発達児よりも，象徴的遊びに参加することが少ない(Baron-Cohen, 1987; Sigman & Ruskin, 印刷中)。

共同注視の障害は特に重要であろう。われわれの研究でのすべての子どもたちで，共同注視を始めたり，共同注視のうながしに反応した頻度は言語スキルと相関した。また，共同注視と言語の結びつきは，正常児で証明されているが(Bates et al., 1979)，それはまた自閉症児においても見られた。

言語能力はまた，子どものすべての群で表象遊びと相関があった。共同注視と表象遊びのスキルは有意に相関し，ともにわれわれの研究では言語能力と相関があることから，これらのスキルのどちらが特に言語との相関に責任があるのだろうとの疑問があがった。一連の階層回帰が，2つの共同注視の変数（開始と反応）を1ブロック，2つの遊びの変数（異なる機能的なふるまいと象徴的なふるまいの回数）を1ブロックに入れ，言語年齢を発達の目安として計算された(Sigman & Ruskin, 印刷中)。共同注視と表象遊びのスキルの両方とも，それらが始められる順序に関係なく有意に階層回帰に関与し，言語スコアの分散の62％を説明できた。

他者の表情表出への反応

表象遊びが自閉症児で障害されているのは，象徴の能力の障害のためだけでなく，彼らの対人的な孤立によるものかもしれない。子どもの想像遊びのテーマのほとんどは感情のこもった対人的相互作用に向けられる。ふりをするためには，子どもは他者の行動と相互作用を観察する必要がある。ちょうど脚本家やコメディアンが対人交流に敏感でなければならないように。同様に，自閉症児は他者に関心がないために，共同注視のうながしを開始したり，それに反応しないのかもしれない。

他の子どもとは対照的に，自閉症児は他人が中立の気分であっても，指をおもちゃのハンマーでたたいたり，ひざをテーブルの端にぶつけた後で痛がっていても，小さな動くロボットを見て怖がったり面白がっていても，電話をかけるふりをしているときに困ったり怒っていても，その人を見ることが少ない(Corona et al., 1998；Dissanayake et al., 1996；Sigman et al., 1992)。自閉症児はまた，痛がっている実験者に同情したり心配することが少ない。相手がよく知らない大人であっても，よく知った保護者であっても，同じパターンが観察される。高機能自閉症児に実験者が財布をなくした話をして，それに対する言葉での反応を見た研究によると，自閉症児は発達遅滞の対照群よりも同情が見られなかった(Loveland & Tunali, 1991)。

この他者の感情への反応の欠如の説明として，自閉症児の他者の感情表出を識別する能力に限界があることが考えられる。しかし，われわれの研究において自閉症の子どもたちは，実験者が中立な感情を示すときよりも苦痛を示すときにより関心を示し，またより同情しているように見えたことから，感情を識別しているようであった。もう1つの仮説は，他人の感情が過剰に刺激的すぎるために，自閉症者は反応しないというものである。膝を打った後に苦痛を示す実験者に対する，年少の自閉症児行動と心拍数の反応を調べた最近の研究では，自閉症児の心拍数は反応前と比べて有意な変化を示さなかった(Corona et al., 1998)。それに対して，同じ精神年齢と暦年齢であるさまざまな発達遅滞児は反応前に対して心拍数の減少を示し，その結果心臓も含めた反応があることが明示された。自閉症児も発達遅滞児も，状況によって刺激を受けると期待されるような心拍数の反応前と比べた上昇は見られなかった。

したがって，自閉症児は単に他者の反応に関心が少ないように見える。共同注視と表象遊びの障害はこの関心の欠如に由来するかもしれない。あるいは逆に，彼らが他者に無関心であるのは，生来，注意と感情の共有の基礎となるメカニズムに障害があるため(Hobson, 1993)，あるいはメタ表象の理解に障害があるため(Baron-Cohen et al., 1985；Leslie, 1987)かもしれない。あるいは，関連する情報の処理により広範な障害があるために，他者の反応の重要性を理解できないのかもし

れない(Davies et al., 1994)。

要約

　この展望の目的は，われわれが正常発達児についての研究論文から重要であると認識している対人能力の領域において，自閉症児と精神年齢をマッチさせた対照群を比較した結果を要約することであった。これらの研究は対人能力のすべての領域において障害を同定している。自閉症児は他者と注意を共有したり，象徴的な遊びにおいて対人的状況を表象したり，他者が強い感情を示しているときでさえ表情に関心を持ったりすることが少ない。言語能力のある患者で他者と自己の理解について調べられているが，この理解は対照と比べて限定されている(Yirmiya et al., 1992)。同時に，障害が小さい領域もある。たとえば，自閉症児が対象物や人の助けを求めることは他の子どもたちとほぼ同じくらいであり，大人が彼らの行動を構造化するように助けると，対人的相互作用や象徴的な遊びは改善される。

自閉症群の発達の安定性

　発達過程の研究の2番目のアプローチは，診断グループと子ども個人の両方における特徴の経時的な安定性を決定することである。多くの子どもたちは，代償的なスキルを獲得したり，環境の要求が変化し，以前の限界はそれほどハンディキャップでなくなったりして，困難を克服するかもしれない。逆に，新しい発達段階が子どもの能力にストレスを与えて，もはや学校や家庭環境の要求に十分に対処できず，困難が増悪するかもしれない。経時的な研究は明らかに個人の安定性を研究するための唯一の方法である。グループの安定性という意味では，経時的な研究は異なる年齢の子どもの横断的な研究よりも好まれる。後者は子どもの異なるグループからなるためである。本論文のこの章では，私は自閉症児の，診断，知能，非言語性及び言語性コミュニケーションスキル，表象遊び，そして他者の感情への反応の安定性を論じたい。自閉症児の発達過程の経時的な研究は少ないため，議論のほとんどは私自身の経時的な研究を基にしている(Sigman & Ruskin, 印刷中)。

自閉症児の診断の安定性

　どれくらい自閉症と診断された子どもが一生を通じて病気であり続けるかは，重要な問題である。何人かの研究者たちが早期児童期に自閉症児の一群を調べ，彼らを青年期前期あるいは後期まで追跡している(Cantwell et al., 1989；Chung et al., 1990；DeMyer et al., 1973；Eisenberg, 1956；Gillberg & Steffenburg, 1987；Kanner, 1971；Lord & Schopler, 1989b；Lotter, 1978, Venter et al., 1992)。同じ臨床家（あるいは臨床家グループ）によって2回にわたってなされた診断，あるいは生活適応度を「良い」から「非常に悪い」まで分類した全体的分類シェーマによると(Lotter, 1978)，これらの研究においてほとんどの自閉症者は，青年期においても児童期と同様重度に障害されたままであった。これらの研究をひとまとめにすると，大人の自閉症者のうち10～15％は転帰がよく，15～25％はまあまあ，15～25％は転帰が悪く，30～50％は非常に悪いと報告している。

　これらの研究はほとんどの自閉症者の生活適応度が年を経ても改善されないことを示しているが，長年にわたっての自閉症診断や特定の症状の安定性を研究しているものはほとんどない。診断の安定性の研究が少ないのは，最近まで臨床家がさまざまな診断基準を用いて診断してきたためである。診断体系が公式化され流布された後でさえも，標準化された面接と観察が欠けていたために，診断されたグループの間の比較ができなかった。児童期自閉症評価スケール(Childhood Autism Rating Scale：Schopler et al., 1986)や自閉症行動チェックリスト(Autism Behaviour Checklist：Krug et al., 1980)のような観察による測定法は，それほど広くは用いられなかった。さらに，これらの体系は年少の子どもの診断に適切なものであり，多くのより年長者，特に精神遅

滞のない自閉症者には適用できない。最近開発された自閉症診断面接法(Autism Diagnostic Interview: LeCouteur et al., 1989)や自閉症診断観察計画(Autism Diagnostic Observation Schedule: Lord et al., 1989)は，知的発達や暦年齢の発達の全領域にわたって自閉症を診断できるように工夫されており，診断と症状の安定性の研究が促進されるだろう。

われわれの最近の経時的な追跡調査では，もともと3歳から5歳時に自閉症と診断された70人の子どもたちのうち51人に，さまざまな手段を用いて再診断することができた。自閉症診断面接法改定版(Autism Diagnostic Interview-Revised: Lord et al., 1994)が，もともとの診断の約8～9年後に，親に対してなされた(Sigman & Ruskin, 印刷中)。標準化された診断観察法は施行されなかった。われわれの追跡調査が始まった時点で，対象者全員に適用できるものがなかったからである。自閉症診断面接法は当の個人が診断基準にかつて合致していたかどうかだけでなく，現在も基準を満たしているかどうかを決定することができるように工夫されている。対象者の51人のうち50人が〈かつて〉基準を満たしていた（1人が1つの基準で1点足らなかった）。この50人の子どもたちのうち45人が〈現在〉も診断基準を満たした。1人が1つの基準で1点足りなかった。そして，現在の診断基準を満たさなかった5人全員は重い障害を持ち続けていた。

この結果は，3歳から5歳の間に自閉症と診断された子どものほとんどが，後期児童期や青年期にすべての自閉症の症状を持ち続けることを示した。すべての子どもたちが少なくともある期間にわたって早期の介入プログラムに参加した事実があるにも関わらず，自閉症の症状に変化がなかったのである。この調査の明らかな限界は，追跡診断が単に親の面接によったことにある。いくつかの事例では，親がすでに亡くなっていたり，ほとんど会っていない子どもの情報を思い出さねばならなかった。加えて，標準化された診断情報は初診時は対象者の一部にしか利用できず，初診時と追跡調査時の両方で同じ診断方法が用いられていなかった。さらに，初診時に相対的に厳しい診断基準が用いられたため，結果は古典的な型の自閉症の子どもにしか一般化できないかもしれない。診断のあいまいな子どもでは連続性が乏しいかもしれない。

自閉症という診断が変わらなくても，その症状の性質は時とともに変化するかもしれない。1例として，いくつかの横断的な研究は，年長の子どもは年少の子どもよりも常同行動が少なく，このことは特に高機能自閉症児に当てはまることを示唆している。しかし，自閉症の大人の研究の1つは高率に常同行動がみられると記載しており，高機能の対象者の何人かは公共でのこれらの行動を抑えたり，ごまかしたりしていた(Rumsey et al., 1985)。子どもが話すようになれば，ことばがないという症状はぎこちなさや韻律のなさや代名詞の反転（たとえば，〈私〉の代わりに〈あなた〉や〈彼女〉や〈彼〉と言う）などの特徴を持つ言語症状に置き換わるかもしれない。子どもの発達とともに症状にどれだけの変化が現れるかを決定するために，同じ症状を測定した生涯にわたる経時的な研究が必要である。

自閉症児の知能検査の得点の安定性

自閉症児に関わるものにとって第2の重要な問題は，検査された知能水準が年齢を加えるにつれて変わるかどうかである。自閉症者の約75～80％は精神遅滞であり，彼らの得点は言語性スキルと動作性スキルを評価する一般的な知能検査の平均より2標準偏差以下である。より高い得点の自閉症者は，低い得点の自閉症者よりも相互的対人関係を持ち，全年齢でより自立した機能を持つ。

まず最初に，年少の自閉症児の知能検査をする際に彼らの注意を維持させたり，彼らの反応を評価することが難しいので，正確に施行することができるかどうかが問題となる。この問題をはっきりさせるために，3歳から5歳の子どものグループで，1年間隔の反復信頼性を求めた(Sigman

& Ruskin, 印刷中)。スタンフォード・ビネー知能検査で評価するのに十分なスキルを持った少数の子どもたちを除いて, 子どもたちのほとんどはCattell発達尺度で検査された。1年間隔検査-再検査信頼性は自閉症児と発達遅滞児で同等であり, それぞれ $r(21)=0.62$ と $r(28)=0.66$ であった。これらはダウン症児と正常発達児, それぞれ $r(42)=0.76$ と $r(21)=0.75$ よりも, やや低かった。研究者や臨床家の中には, 自閉症児の知能の評価は難しいという印象を持っている人もいる。しかし, この結果は検査-再検査信頼性がグループ間でそれほど違いのないことを示している。

知能の長期間の安定性は3方法で測定されている。第1に, 異なる年齢間での知能検査(IQ)の得点に相関があるかどうかで安定性を調べている。第2に, 自閉症児のIQの平均得点の変化を, ほぼ同じ期間にわたって追跡した他の疾患の子どものIQの平均得点の変化と比較している。第3に, 診断グループ間の個々の変化の度合いを比較している。

自閉症児は特に言語発達に問題があるために, しばしば言語能力よりも動作能力の測定で高い得点を得ている。動作性IQ, 言語性IQ, 総合IQのどれを測定に用いるか, またそれを使い続けるかは, 研究者によってまちまちである。しかし, 動作性IQと言語性IQあるいは下位項目を比較した研究は, どの結果も似たようであった(Freeman et al., 1985; Lockyer & Rutter, 1969; Lord & Schopler, 1989 a,b)。

これらの研究の結果は, 相関による測定では, 自閉症児のIQの得点の安定性は正常発達児や行動障害児, 精神遅滞児群と比べてほぼ同等に高いことが示唆された(DeMeyer et al., 1974; Freeman et al., 1985; Lockyer & Rutter, 1969; Lord & Schopler, 1989 a, b; Mittler et al., 1966)。われわれの経時的な研究(Sigman & Ruskin, 印刷中)では, 安定性は以前の研究で報告された値(rの範囲は0.58から0.79)よりも若干低かった($r=0.44$)。おそらくわれわれの研究ではより初診年齢が低かったためと思われる。Lordと Schopler(1989 a)は, より年少の年齢から追跡した子どもでは, 安定性は低いことを示している。加えて, われわれの研究は以前の研究のいくつかよりも追跡期間が長かった。このことも全体の安定性がより低いことの説明となるだろう。

他の研究で見られたのと同様に, 自閉症群や発達遅滞児群では平均IQ得点の変化はほとんどなかった。自閉症と発達遅滞をもつ子どもでは, 平均IQ得点は2,3点下がっただけであった。グループ平均の安定性とは対照的に, 個々の自閉症児をみると知能検査の得点は大きな変化を示した。約半数の自閉症児(43人中22人)と発達遅滞児(32人中14人)の知能検査の得点は大幅に上昇したのに対し, 残り半数は下落した。知能検査の得点が上昇した子どもを見ると, 自閉症児で22.38点, 発達遅滞児で17.21点平均が上がった。知能検査の得点が下落した子どもを見ると, 両グループともに平均23点下がっていた。

この研究で最も希望の持てる結果は, 初診時には検査結果が精神遅滞の範囲であった自閉症児のうち, 驚くべき人数が約8〜9年後の追跡調査時にその範囲よりも高い得点を得ていたことであった。すなわち, 発達尺度で精神遅滞の範囲の得点(IQ 70以下)であった11人の自閉症児が, 追跡調査時のIQ検査では境界線から平均値の範囲(IQ 70以上)であった。たった1名の自閉症児がIQ検査で70以上から70以下へ得点を下げた。発達遅滞のグループでは言語遅滞があるが精神遅滞でないものが何人かいたが, 精神遅滞となった人数($N=4$)とそうでなくなった人数($N=5$)が同等であった。われわれの自閉症児のグループでの知的機能の改善は, 以前の研究で見られたものより大きかった。LordとSchopler(1989 a)は同等の年齢の対象者で, 同じように大きなIQ得点の変化を報告しており, 対象者の35%が軽い発達遅滞から遅滞のない状態へ移行していた。

自閉症児のコミュニケーションスキルの安定性
非言語的コミュニケーション

非言語性コミュニケーションスキルの安定度を

決定するために，当初行なわれた評価方法の改訂版を追跡調査時の子どもに用いた。活動とおもちゃを年長児により適切なものとするように，早期対人コミュニケーション尺度(Seibert et al., 1982)を少し改訂した。これを行なったのは，われわれの追跡研究の予備的研究では，子どもたちが年少のときに用いた手段のいくつかが，年長児となった対象者には幼稚すぎることに気づいたからであった。さらに，子どもたちにより成熟した行動パターンをとるように勧めている親や保護者たちにとって，幼児向けのおもちゃはしばしば不快なものであった。検査時の状態はビデオに撮られ，子どもの非言語的な反応は以前になされたのと同じ方法でコード化された。われわれは対人的相互作用の開始や反応を導き出したり，コード化しようとはしなかった。共同注視の開始と要求と共同注視のうながしへの反応の頻度をコード化することに限定し，パーセンテージ点数として記録した。

手順の変化のため，得点の平均の違いも，個々の違いも経時的には比較できなかった。しかし，グループ間の差の安定性と，個々の行動の安定性は評価できた。グループ間の比較の結果は子どもたちが年少のときの結果と同様であった。すなわち，共同注視の開始と要求と共同注視のうながしへの反応の頻度において，グループ間に有意差が存在した。自閉症児はダウン症児や発達遅滞児よりも，共同注視のうながしの開始が少なく，物を要求したり物を得るために助けを要求することが少なかった。また，自閉症児は発達遅滞児よりも，共同注視のうながしに反応しなかったが，ダウン症児とは違いがなかった。したがって，自閉症児は追跡調査時では，初診時よりも行動の制御の点でいくぶん障害が多く，共同注視のうながしへの反応能力では障害がいくぶん少なかった。

個人の安定性という意味で，自閉症児と発達遅滞児が共同注視を開始した頻度は調査した2つの時点間で，有意に相関していた。しかし，このことは行動制御の開始や共同注視への反応の頻度では当てはまらなかった。自閉症児間ではグループと個人レベルの両方で，非言語的なコミュニケーション行動は安定性があった。

言語スキル

言語スキルの評価方法は，知能と非言語性コミュニケーションスキルの場合のように，経時的に変わった。子どもたちの大半は両方の年齢の時点で，Reynell尺度で検査されたが，子どもの何人かは言語能力が十分に改善されたために，より進んだ言語評価を必要とした。しかし，すべての言語尺度は年齢によって標準化されており，両時点でのすべての子どもの言語年齢を評価できた。

経時的な変化という意味では，正常発達児で期待されるよりもずっと小さい幅であるが，すべてのグループで平均言語年齢は増加を示した。初診時の約8〜9年後の追跡調査時では，平均言語年齢は自閉症児で28カ月，ダウン症児で23カ月，発達遅滞児で36カ月の増加を見せた。時系列での言語スキルの増加を比較すると，発達遅滞児が示した増加量が他の2グループよりも有意に多かった。

初診時と追跡調査時の言語年齢の間の相関が3グループで計算された。予想通り，初期の言語年齢は後期の言語年齢を予想するものであった。初診時の暦年齢を共変数とした相関はそれぞれ，自閉症児で$r(39)=0.56$，ダウン症児で$r(59)=0.49$，発達遅滞児で$r(29)=0.71$であった。

LordとSchopler(1989b)は，言語理解の開始の基準を2歳児に相当する受容性言語年齢として定義し，自閉症児の言語スキルの連続性を測定した。LordとSchopperと同じ基準を用いて，われわれは自閉症児の23％が初診時と追跡調査時で2歳レベルの言語理解を示し，56％は初診時にはこのレベルの言語を理解しなかったが，追跡調査時には理解をし，23％が言語的な表示の理解において2歳レベルに達しなかったことを見出した。われわれの研究では，Cattell発達尺度あるいはスタンフォード・ビネー検査で測定した初診時の知能に関する限り，この言語理解レベルに達した自閉症児と言語理解に至らなかった自閉症

児とで差がなかった。したがって、自閉症児において初期の知能評価は後期の言語スキルを予想するものではなかった。

対照的に、経時的な知能の改善は、著しい言語スキルの増加と関連していた。知能の得点が精神遅滞範囲を脱した11人の子どもたちのうち1人だけが、研究開始時に2歳レベル以上の受容性言語能力であったが、結局は全員が6～9歳児に相当する受容性言語能力を持つまでに発達した。これらの11人の子どもたちは平均で66カ月の言語年齢の増加を見せたのに対し、精神遅滞範囲の機能にとどまった子どもたちでは11カ月の増加であった。

自閉症児の表象遊びの安定性

正常発達児では、1人でのふり遊びは集団での遊びに置き換わる。追跡調査で見られる精神年齢では、正常発達児は劇の役割を演じるといった複雑な対人ゲームを組み立てる。われわれの意図は学校の運動場でのふり遊びを評価することであった。それが実験者との構造化された状況で行なうよりも適切に思えたからであった。実際、発達遅滞児の中で仲間とのふり遊びに時間を多く費やす人は誰もいなかった。このことは学校の運動場に使えるおもちゃがないことによるかもしれないが、正常発達児は助けがなくてもふり遊びを行なう。表象遊びに関する追跡データがなかったため、表象遊びの障害の集団での安定性とそのような遊びをする個人の傾向の安定性は調べられなかった。

自閉症児の他者の苦痛に対する反応の安定性

実験者の苦痛に対する子どもたちの反応が、初診時に用いたものを改訂した手順を用いて観察された。初診時では小さなハンマーで指をたたいたのに対し、実験者は膝を机に打ち付けたふりをし、大声で叫び、30秒間顔の表情と体の動きで痛みのあるふりをした。その後、実験者は子どもに膝が良くなったと安心させ、10秒間中間的な感情を示した。子どもと実験者の言動はビデオに記録された。

子どもたちは年少時よりも年長の時に、実験者の顔を長い時間見た。しかし、自閉症児は年少時と同じように、実験者の顔を見続けた時間の割合は他のグループの子どもたちよりも小さかった。これは実際、実験者から体を離そうとした時間の割合がグループ間で違わなかったため、回避と呼べない。自閉症児は他の2つのグループよりも関心を持つことが少なかったと評価された。自閉症児は見ることは少なかったが、顔の表情は興味がないと評価されなかった。したがって、自閉症児はいくらかは実験者の苦痛に惹かれているが、実験者の顔を見たのは少なく、関心がないように見えた。

初診時に用いたものと同じような行動コード化システムで、実験者が苦痛を示している間に実験者を見続けた時間と共感の得点は、追跡時の自閉症児に対する苦痛への共感の得点を予想するものであった(Dissanayake et al., 1996)。この相関は初診時の精神年齢を共変数としても有意であった。他の発達障害のグループでは他人の感情への反応に安定性はなかった。したがって、3～5歳児に感情的に反応を示した自閉症児は、その後も反応が見られた。

要約

結局、自閉症児の発達においてかなりの安定性が見られた。診断はほとんど変わらず、ほとんどの子どもは障害の徴候のすべてをずっと持ち続けた。グループとしては、自閉症児は他の子どもたちよりも非言語的なコミュニケーションと他者の感情への反応が少ないままであった。個人では、非言語的なコミュニケーションが多く、苦痛を示した大人に対してより関心と共感を見せた子どもは、8～9歳になってもそうあり続けた。しかし、何人かの知能検査の得点と言語能力は大きく変化した。最も重要なことに、年少の自閉症児の約3分の1は知能の得点が有意に上昇し、年長時にはもはや精神遅滞とは考えられなかった。この論文の次章では、言語と知能の得点増加の前兆を将来

の前社会的な行動と仲間との関係の予測因子とともに考察しよう。

後の能力や性格の予測因子としての非言語的コミュニケーションと遊び

言語の短期および長期の獲得の予測

非言語性コミュニケーションと表象遊びのスキルが経時的な言語獲得を予測するという仮説には，強力な理論的かつ経験的支持がある。共同行動の手順の把握が子どもの最初の文法形式の把握の前兆となるという仮説を当てはめると，共同注視をより多く行なった子どもが言語を形成する構造をより多くもつだろう。BrunerとSherwood(1983)が指摘したように，多くの前言語的なコミュニケーションが共同注視の対象に焦点を定め，共同の話題-論評構造という形態でこの焦点化を精巧にするために費やされている。さらに，子どもは新しい単語の意味を素早く把握するために，共同注視を利用する(Baldwin, 1991 ; Tomasello, 1995)。したがって，これらの前言語的な活動に参加していた自閉症児は，コミュニケーションの相互活動に参加しなかった自閉症児には不可能なやり方で言語のコミュニケーションを学ぶことが期待されるだろう。

同様に，遊びの間に機能的かつ象徴的な方法で物を使った自閉症児は，物を振ったり積み重ねたりするだけの自閉症児には損なわれているように見える概念的な物の理解を示す。ふり遊びと言語はともに表象能力とおそらくメタ表象能力を必要とする(Leslie, 1987 ; Piaget, 1954)。遊びにおける機能的及び象徴的な物の使い方は，言語の理解と使用に必要な概念的な理解の初期の指標である。

これらの理論的な考え方と正常発達児でコミュニケーションと遊びのスキルが言語能力の前駆であるという証拠から，上述したように，自閉症児の言語スキルが彼らの非言語性コミュニケーションおよびふり遊びと関連したことは驚くに当たらなかった。実際，対人相互作用の開始の頻度を除くすべての非言語性コミュニケーション行動は，子どものその後の人生過程における言語スキルの獲得の予測因子であった（遊びの行動はすべて違っていた）。8〜9年後の長期間での言語スキルの獲得は他人の共同注視のうながしに対する反応とさまざまな機能的な遊び活動の使用によって予測された。したがって，早期の非言語性コミュニケーションと表象遊びは，言語の獲得だけでなく，言語スキルの強化にも不可欠かもしれない(Sigman & Ruskin, 印刷中)。

知能の得点の長期変化の予測

上述のように，自閉症児のうち11人が初診時には精神遅滞の範囲であった知能検査の得点が，追跡調査時には精神遅滞の範囲でなくなっていた。これらの子どもたちと精神遅滞の範囲のままであった子どもたちの非言語性コミュニケーションと遊び行動を比較してみると，前者は共同注視のための他人のうながしにより反応を示し，より要求をし，多くの機能的な遊びをした。初診時の知能検査の得点は統計的に差がなかったときでさえ，非言語性コミュニケーション行動は2グループで違いがあった。

前対人行動，対人理解，対人関係の予測

前対人行動は子どもたちが成長するにつれ，子どもの関係性にとって重要である。他者と協調したり，助けを必要とする他者を助けたり，他者と共有したりすることのない子どもは友達を作ったり，仲間との交流を保つことがない。自閉症児の前対人行動のほとんどの研究は，介入を通じての特定の前対人行動の増加に焦点を置いている(Egan *et al.*, 1993 ; Redefer & Goodman, 1993)。自閉症児と発達遅滞児の前対人行動を比較した研究は非常に少ない。われわれの経時的な研究では，軽食が出された間に実験者がトレイを小テーブルに置くスペースを探すのを手伝ったり，実験者の手の届かないところにある食べ物を取り分けたりすることが，自閉症児では他の発達障害児よりも少なかった。

一部の自閉症児では，他者の要求が理解できないために，前対人行動が限られているかもしれない。われわれはこの研究において自閉症児の対人理解を評価することを期待していた。しかし，追跡調査時に，対人状況の理解に関する質問に返答することができるだけの十分な言語能力をもっていた自閉症児はたった15人だけであった。この対象者から得られたデータは，現時点では解析されていない。

初期の関心や他者とのコミュニケーションスキルや他者の感情への反応は後期の前対人行動にとって重要であるように思われるが，実際その通りであった。初診時により対人交流を開始し，対人交流や共同注視へのうながしに反応した自閉症児は，これらのコミュニケーション行動が少なかった自閉症児よりも実験者を助けようとした。さらに，学童期以前により共感的と評価された自閉症児は，共感性が少なかった自閉症児よりも，学童期中期に実験者との軽食の際に前対人行動をより多く示した。

年少自閉症児が示した，非言語性コミュニケーションやふり遊びや他者の感情への反応の困難さを考えると，彼らの他者との関係性は障害されているだろうと予想される。逸話的な証拠はこれを支持するようだが，自閉症児の対人関係についての研究は不足している。必ずしも妥当とは限らない逸話的な臨床証拠をもとに，われわれが判断をしがちなのは重大な手抜かりである。自閉症児が他者と愛着を形成することができることを示すはっきりとした症例がある。長年，文献上では自閉症児はそのような愛着を形成することができないという主張がなされてきた(Cohen et al., 1987)。しかし，経験的な証拠はこの主張に矛盾する。いくつかの研究が，年少の自閉症児が保護者を安全な基地として使い，保護者が彼らを慣れない部屋に置き去りにすると，時に困惑し，保護者との再会時にはほとんど必ず，言語的接触あるいは身体接触の増加が見られることを示している(Dissanayake & Crossley, 1997; Rogers et al., 1991; Shapiro et al., 1987; Sigman & Mundy, 1989; Sigman & Ungerer, 1984 b)。集団としての自閉症児の反応は，同等の精神年齢および暦年齢にある他の発達遅滞児の反応と変わらない。もっとも，同じ精神年齢の正常発達児，すなわちより年少であり，そのため分離の経験が少ない子どもたちの反応とは異なっている。さらに，いくらか改訂された見慣れない状況(strange situation)の手法を用い採点すると，一定の割合の自閉症児は保護者にしっかりとした愛着を示すと判定されている(Capps et al., 1994; Rogers et al., 1991; Shapiro et al., 1987)。自閉症児の愛着と他の子どもの愛着が全く同じであると主張する者はいないだろうが，臨床的な文脈で当然のこととされていることをはっきりさせるために，経験的な証拠が必要であった。

自閉症児の仲間との交流は，他の関係よりはいくぶん多く研究されている。発達障害児は学校で遊ぶ時間の大部分を1人で費やしていることが観察されている(Guralnick & Groom, 1985; Strain, 1995)。Hauckら(1995)は，仲間と交流を開始した回数が自閉症児は言語でマッチさせた発達遅滞児よりもかなり少なかったと報告した。自閉症児はあいさつをしたり情報を与える傾向があったのに対し，発達遅滞児は遊びに加わったり，情報を求めた。StoneとCaro-Martinez(1990)による研究では，自閉症児は学校での構造化されていない状況で1時間あたり3，4回ほどしか自発的にコミュニケーションしなかった。

われわれの追跡調査研究では，12歳前後の自閉症児が運動場と教室で非構造化された状況と構造的な状況の両方で観察された(Sigman & Ruskin, 印刷中)。自閉症児は発達遅滞児とダウン症児の対照群よりも1人で多くの時間を費やし，仲間との対人交流の時間が少なかった。このことは自閉症児が高機能であっても当てはまった。高機能な自閉症児は，同等の言語年齢であったさまざまな障害の子どもたちのグループよりも，対人関係において孤立していた。自閉症児の対人関係における孤立は，他の子どもたちよりも対人交流のうながしが少なく，彼らに向けられたうながしを

より多く拒絶したという点で，独特のように思える。彼らに向けられた対人交流のうながしの数は同等で，彼らのうながしは他の子どもたちと同じように受け入れられたという点で，自閉症児が他の子どもたちよりも拒絶されていたわけではなかった。したがって，自閉症児はわれわれが望んだほど対人的ではなく，われわれが恐れたほど対人的に拒絶されていたわけではなかった。

これらの学校での観察で最も目立つことは，教室と運動場の両方で，発達障害児と教師と助手のすべてが対人交流を開始するのが少なかった点である。子どもたちがお互いに交流を開始したのは時間で測ると約1〜4%で，大人が交流を開始したのは時間で測ると約5〜6%であった。このことは教室では理解しうるが，運動場でさえも子どもは子ども同士や大人たちから非常に孤立しているように見えた。

自閉症児の対人活動の水準は学校環境と彼ら自身の性格の関数であった。登校日に正常発達児と何らかの接触があった自閉症児は，接触がなかった自閉症児よりもより対人活動をした。さらに，子どもが実験室での軽食の際に実験者を助けたり，実験者が膝をぶつけたときに心配した度合いは，仲間とのかかわり行動と相関した。最後に，非言語性コミュニケーションや表象遊びおよび情緒的反応の初期の水準は，学校での仲間とのかかわり行動量の予測因子であった。仲間との対人交流の量は，初期の知能検査の得点が統計的に差がないときでさえも，前学童期の自閉症児が共同注視を開始し，機能的な遊びを用いた頻度と同様に，彼らの共感性の度合いによっても予測できた。

要約

自閉症児は共同注視と遊びのスキルと同様に他者の感情への反応も障害されているが，その特性には個人差がある。今まで検討したように，これらの個人差が後期の発達への因果関係をもっている。非言語的な部分でより全般的にコミュニケーションがとれる子どもは，短期間により多くの言語スキルを獲得するし，他者の視線を追うことができる子どもは，長期にわたって言語を獲得し続ける。前対人行動と仲間との交流行動はまた早期の特徴によって予測できる。よりコミュニケーションがとれ，共感的な子どもは他者を助ける傾向があり，学童中期により仲間と対人交流行動を行なう。これらのコミュニケーションと遊びと共感性の早期の個人差は，子どもの早期の知能水準に影響しない。しかし，明らかに知能と言語能力は対人能力や対人交流に影響している。したがって，これらの知見は後期の発達を予測するには早期に獲得できたスキルが重要であることを示している。

自閉症児とダウン症児の結果パターンの違い

われわれの研究ではダウン症児の結果パターンは大変異なっている。ダウン症児もまた言語発達に重大な問題を抱えている(Fowler, 1995; Miller & Chapman, 1984)。もっとも，自閉症児にみられる機能的な言葉の欠如の割合は非常に小さい。しかし，ダウン症児は精神年齢をマッチさせた発達遅滞児や正常発達児と比較しても，非言語性コミュニケーションや表象遊びや他者の感情への反応に障害を示さない。ダウン症児は正常発達児よりも物を要求したり助けを求めたりすることは少ないが，これは発達障害児すべてに当てはまることである。驚くことに，初診時ではダウン症児は発達遅滞児よりも，実験者の苦痛に共感を示すことが幾分少ない傾向であったが，この違いはその後なくなった。ダウン症児は他の発達遅滞児と同様に，前対人行動や仲間との交流を行なった。

安定性という意味では，ダウン症児は非言語性コミュニケーション行動と他人の苦痛への反応において，個々の安定性を示さなかった。さらに，ダウン症児は多くの研究で記されている(Piper et al., 1986; Rauh et al., 1991; Wishart & Duffy, 1990)知能検査得点の大幅な下落と言語獲得の水準低下を示した。この結果は個人の非言語

性コミュニケーションと遊びのスキルの障害によるものであり得ない。これらの機能は言語スキルと密接に相関するが，自閉症児と発達遅滞児の場合と比較すると，それほど分散の多くの部分を説明していない。また，それらは言語スキルの長期間での獲得を予想しない。前学童期に実験者との対人交流を開始する子どもは，小学校の仲間とも交流を開始するということから，ダウン症児の発達にはいくらか連続性がある。現時点で，われわれはダウン症児の言語獲得の予測因子を同定していない。

自閉症児とダウン症児の予測因子のパターンの違いは，それぞれのグループの持つ言語の問題の重篤度の違いによるものかもしれない。ダウン症児はわれわれの追跡調査時には，低機能の自閉症児の多くと同程度の言語困難を抱えていなかった。言語年齢が30カ月以下であった割合は，自閉症児（45％）がダウン症児（25％）を上回った。したがって，ダウン症児は言語理解や会話をするための基礎能力を獲得するのに必要なコミュニケーションと表象遊びのスキルを持っているようだ。このことは非言語性コミュニケーションと遊びのスキルは，進んだ言語スキルの獲得にとっての必要条件であるが十分条件ではなく，ダウン症児は他の何らかの障害により言語発達にハンディキャップを背負っていることを示唆している。1つの可能性として，ダウン症児で見られる限られた短期聴覚記憶（Wang & Bellugi, 1994）が，言語発達の問題に関与しているかもしれない。

研究と臨床上の意義

自閉症児の初期と後期の達成能力の間の結びつきを考えると，これらの初期の達成能力の源を同定することは重要である。子どものこれらの特性と，非言語性コミュニケーションと遊びのスキルの発達を促す環境を決定することは，自閉症児の生活の質を改善することを目標とした介入を計画する際に有用だろう。この理由のため，UCLAの同僚と私は現在，1年間のコースで，発達における共同注視とふり遊びの獲得と相関する家と学校の環境の特性を研究し始めている。われわれの研究と関連して，Connie Kasariと彼の学生たちは，他者との共同注視できる能力を高めることを目指した実験的介入を実施している。この2つのアプローチで，われわれは自閉症児の早期のコミュニケーションと表現の能力を変える最も効果的な方法を同定することを目指している。もちろん，自閉症児のこれらの機能は変えられないかもしれない。1960年代や1970年代に，保存の理解を加速することを目指した研究が示したように（Piaget, 1964），子どもたちにまったく違った方法で考えることを教えるのは不可能かもしれない。しかし，経験に基づく研究なしでは，これらのシステムでの自閉症児の可塑性の度合いを知る方法はない。

早期の介入が発達障害児の生活を改善する際の唯一の出発点ではない。学童期中期の対人能力の発達により焦点を置く必要がある。たとえば，学校の運動場は，自閉症児を含めた発達障害児が遊びの相互活動を始め，維持するスキルを獲得するのを助けるすばらしい場所のように思える。しかし，いくつかの例外を除いて，われわれが運動場で観察した教師と助手たちは仲間との活動を促す努力を見せなかった。これは，これらの子どもたちにとって対人能力がもつ重要性を見落とし，学校を単に学業スキルを学ぶ場所と見なす傾向があるためかもしれない。学校での経験が与える機会は，対人学習を成し遂げるために必要である。さらに，自閉症児とその兄弟との相互作用を観察すると（Knott et al., 1995），他の対人関係も促されるべきであると示唆される。加えて，集中的な言語介入は前学童期を越えて続けられる必要がある。低機能の自閉症児とダウン症児の両方に見られる，最初の成長期後に見られる言語発達の停滞期は，学童期中期にしばしば起こる言語介入の中断によるものかもしれない。

最後に，非言語性コミュニケーションと表象遊びと感情の反応の障害に関するわれわれの理解は拡げられる必要がある。われわれはこれらの困難

の初期の形を正確に指摘する必要がある。そして早期診断のためのプロジェクト(Baron-Cohen et al., 1996 ; Charman et al., 1997 ; Osterling & Dawson, 1994)はこの方向に進みつつある。これと一致して，対人反応と思考に伴う脳の活動の領域に関する情報が必要である。機能的磁気共鳴技術の利用は，これらの並行過程の研究を促進するだろう。そのような研究はまた，表象能力と対人能力の正常な発達過程に関する正しい認識を広め，子どもの精神病理を理解する発達的な展望の重要性を高めるだろう。

（疋田 貴俊　訳）

文　献

Baldwin, D.A. (1991). Infants' contribution to the achievement of joint reference. *Child Development, 62*, 875-890.

Baron-Cohen, S. (1987). Autism and symbolic play. *British Journal of Developmental Psychology, 5*, 139-148.

Baron-Cohen, S., Cox, A., Baird, G., Sweetenham, J., Nightingale, N., Morgan, K., Drew, A. & Charman, T. (1996). Psychological markers in the detection of autism in infancy in a large population. *British Journal of Psychiatry, 168*, 158-163.

Baron-Cohen, S., Leslie, A.M. & Frith, U. (1985). Does the autistic child have a "theory of mind"? *Cognition, 21*, 37-46.

Bates, E., Bretherton, I., Carlson, V., Carpen, K. & Marcia, R. (1979). Next steps : Follow-up study and some pilot reserch. In E. Bates(Ed.), *The emergence of symbols : Cognition and communication in infancy* (pp. 271-314). New York : Academic Press.

Bruner, J. & Sherwood, V., (1983). Thought, language, and intersection in infancy. In J.D. Call, E. Galenson, & R.L. Tyson(Eds.), *Frontiers of infant psychiatry* (pp. 38-52). New York : Basic Books.

Cantwell, D.P., Baker, L., Rutter, M. & Mawhood, L. (1989). Infantile autism and developmental receptive dysphasia : A comparative follow-up into middle childhood. *Journal of Child Psychology and Psychiatry, 19*, 19-33.

Capps, L., Sigman, M. & Mundy, P. (1994). Attachment security in children with autism. *Development and Psychopathology, 6*, 249-261.

Carr, J. (1988). Six weeks to twenty-one years old : A longitudinal study of children with Down syndrome and their families. *Journal of Child Psychology and Psychiatry, 29*, 407-431.

Charman, T., Swettenham, J., Baron-Cohen, S., Cox, A., Baird, G. & Drew, A. (1997). Infants with autism : An investigation of empathy, pretend play, joint attention, and imitation. *Developmental Psychology, 33*, 781-789.

Chung, S.Y., Luk, S.L. & Lee, W.H. (1990). A follow-up study of infantile autism in Hong Kong. *Journal of Autism and Developmental Disorders, 20*, 221-232.

Cohen, D.J., Paul, M.R. & Volkmar, F.R. (1987). Issues in the classification of pervasive developmental disorders and other conditions. In D.J. Cohen, A.M. Donnelan, & M.R. Paul(Eds.), *Handbook of autism and pervasive developmental disorders* (pp. 221-243). New York : Wiley.

Corona, R., Dissanayake, C., Arbelle, S., Wellington, P. & Sigman, M. (1998). Is affect aversive to young children with autism : Behavioral and cardiac responses to experimenter distress. *Child Development, 69*, 1494-1502.

Davies, S., Bishop, D., Manstead, A.S.R. & Tantam, D. (1994). Face perception in children with autism and Asperger's syndrome. *Journal of Child Psychology and Psychiatry, 35*, 1033-1057.

DeMyer, M., Barton, S., Alpern, G., Kimberlin, C., Allen, J., Yang, E. & Steele, R. (1974). The measured intelligence of autistic children. *Journal of Autism and Childhood Schizophrenia, 4*, 42-60.

DeMyer, M.K., Barton, S., DeMyer, W.E., Norton, J.A., Allen, J. & Steel, R. (1973). Prognosis in autism : A follow-up study. *Journal of Autism and Childhood Schizophrenia, 3*, 199-245.

Dissanayake, C. & Crossley, S. (1997). Proximity and sociable behaviors in autism : Evidence for attachment. *Journal of Child Psychology and Psychiatry, 38*, 149-156.

Dissanayake, C., Sigman, M. & Kasari, C. (1996). Long-term stability of individual differences in the emotional responsiveness of children with autism. *Journal of Child Psychology and Psychiatry, 37*, 461-467.

Egan, P.J., Zlomke, L.C. & Bush, B.R. (1993). Utilizing functional assessment, behavioral consultation, and videotape review of treatment to reduce aggression : A case study. *Special Services in the Schools, 7*, 27-37.

Eisenberg, L. (1956). The autistic child in adolescence. *American Journal of Psychiatry, 112*, 607-612.

Fowler, A.E. (1995). Linguistic variability in persons with Down syndrome : Reserch and implications. In L. Nadel & D. Rosenthal(Eds.), *Down syndrome : Living and learning in the community* (pp. 121-131). New York : Wiley-Liss.

Fowler, A.E., Gelman, R. & Gleitman, L.R. (1994). The course of language learning in children with Down syndrome. In H. Tager-Flusberg(Ed.), *Constraints on language learning : Studies of atypical children* (pp. 91-140). Hillsdale, NJ : Lawrence Erlbaum.

Freeman, B.J., Ritvo, E.R., Needleman, R. & Yokota, A. (1985). The stability of cognitive and linguistic parameters in autism : A five-year prospective study. *Journal of the American Academy of Child Psychiatry, 24*, 459-464.

Gillberg, C. & Steffenburg, S. (1987). Outcome and prognostic factors in infantile autism and similar conditions : A populatoin-based study of 46 cases followed through puberty. *Journal of Autism and Developmental Disorders, 17*, 273-288.

Guralnick, M.J. & Groom, J.M. (1985). Correlates of peer-related social competence of developmentally delayed preschool children. *American Journal of Mental Deficiency, 90*, 140-150.

Hauck, M., Fein, D., Waterhouse, L. & Feinsten, C. (1995). Social initiations by autistic children to adults and other children. *Journal of Autism and Developmental Disorders, 25*, 579-595.

Hermelin, B. & O'Connor, N. (1970). *Psychological experiments with autistic children.* New York : Pergamon Press.

Hobson, R.P. (1993). *Autism and the development of mind.* Hove, U.K. : Lawrence Erlbaum.

Kanner, L. (1971). Follow-up study of 11 autistic children originally reported in 1943. *Journal of Autism and Childhood Schizophrenia, 1*, 119-145.

Knott, F., Lewis, C. & Williams, T. (1995). Sibling interaction in children with learning disabilities: A comparison of autism and Down's syndrome. *Journal of Child Psychology and Psychiatry, 36*, 965-975.

Krug, D.A., Arick, J.R. & Almond, P.J. (1980). *Autism screening instrument for education planning.* Portland, OR: AISEP Educational Company.

LeCouteur, A., Rutter, M., Lord, C., Rios, P., Robertson, S., Holdrafer, M. & McLennan, J. (1989). Autism diagnostic interview: A standardized investigator-based instrument. *Journal of Autism and Development Disorders, 19*, 363-387.

Leslie, A.M. (1987). Pretense and representation: The origins of "theory of mind". *Psychological Review, 94*, 412-426.

Lewis, V. & Boucher, J. (1988). Spontaneous, instructed and elicited play in relatively able autistic children. *British Journal of Developmental Psychology, 6*, 325-339.

Lockyer, L. & Rutter, M. (1969). A five-to-fifteen year follow-up study of infantile psychosis. III. Psychological aspects. *British Journal of Psychiatry, 115*, 865-882.

Lord, C., Rutter, M. & LeCouteur, A. (1994). Autism Diagnostic Instrument-Revised: A revised version of a diagnostic interview for caregivers of individuals with possible pervasive developmental disorders. *Journal of Autism and Developmental Disorders, 24*, 659-685.

Lord, C., Rutter, M., Susan, G., Heemsbergen, J., Jordan, H., Mawhood, L. & Shopler, E. (1989). Autism diagnostic observation schedule: A standardized observation of communicative and social behavior. *Journal of Autism and Developmental Disorders, 19*, 185-209.

Lord, C. & Schopler, E. (1989 a). The role of age at assessment, development level, and test in the stability of intelligence scores in young autistic children. *Journal of Autism and Developmental Disorders, 19*, 483-499.

Lord, C. & Schopler, E. (1989 b). Stability of assesssment results of autistic and non-autistic language-impaired children from preschool years to early school age. *Journal of Child Psychology and Psychiatry, 30*, 575-590.

Lotter, V. (1978). Follow-up studies. In M. Rutter & E. Schopler(Eds.), *Autism: A reappraisal of concepts and treatment* (pp. 475-495). New York: Plenum Press.

Loveland, K.A. & Landry, S. (1986). Joint attention and language in autism and developmental language delay. *Journal of Autism and Developmental Disorders, 16*, 355-349.

Loveland, K.A. & Tunali, B. (1991). Social scripts for conversational interactions in autism and Down syndrome. *Journal of Autism and Developmental Disorders, 21*, 177-186.

Miller, J.F. & Chapman, R.S. (1984). Disorders of communication: Investigating the development of language of mentally retarded children. *American Journal of Mental Deficiency, 88*, 536-545.

Mittler, P., Gilles, S. & Jukes, E. (1966). Prognosis in psychotic children: Report of a follow-up study. *Mental Deficiency, 10*, 73-83.

Mundy, P., Sigman, M., Ungerer, J. & Sherman, T. (1986). Defining the social deficits of autism: The contribution of nonverbal communication measures. *Journal of Child Psychology and Psychiatry, 27*, 657-669.

Osterling, J. & Dawson, G. (1994). Early recognition of children with autism: A study of first birthday home videotapes. *Journal of Autism and Developmental Disorders, 24*, 247-257.

Piaget, J. (1954). *The construction of reality in the child*. New York : Basic Books.

Piaget, J. (1964). Development and learning. In R.E. Ripple & V.N. Rockcastle(Eds.), *Piaget rediscoverd* (pp. 7-20). Cambridge, MA : Harvard University Press.

Piper, M.C., Gendron, M. & Mazer, B. (1986). Developmental profile of Down's syndrome infants receiving early intervention. *Child : Care, Health and Development, 12*, 183-194.

Rauh, H., Rudinger, G., Bowman, T.G., Berry, P., Gunn, P.V. & Hayes, A. (1991). The development of Down's syndrome children. In M.D. Lamb & H. Keller(Eds.), *Infant development : Perspectives from German-speaking countries* (pp. 320-355). Hillsdale, NJ : Lawrence Erlbaum.

Redefer, L.A. & Goodman, J.F. (1993). Pet-facilitated therapy with autistic children. *Journal of Autism and Developmental Disabilities, 19*, 461-467.

Riguet, C.B., Taylor, N.D., Benroya, S. & Klein, L.S. (1981). Symbolic play in autistic, Down's, and normal children of equivalent mental age. *Journal of Autism and Developmental Disorders, 11*, 439-448.

Rogers, S.J., Ozonoff, S. & Maslin-Cole, C. (1991). A comparative study of attachment behavior in young children with autism or other psychiatric disorders. *Journal of the American Academy of Child and Adolescent Psychiatry, 30*, 483-488.

Rumsey, J.M., Rapoport, M.D. & Sceery, W.R. (1985). Autistic children as adults : Psychiatric, social, and behavioral outcomes. *Journal of the American Academy of Child Psychiatry, 24*, 465-473.

Rutter, M. (1978). Diagnosis and definition of childhood autism. In M. Rutter & E. Schopler (Eds.), *Autism : A reappraisal of concepts and treatment* (pp. 1-27). New York : Plenum.

Schopler, E., Reichler, R.J. & Renner, B.R. (1986). *The childhood autism rating scale*. New York : Irvington Publishers.

Seibert, J., Hogan, A.J. & Mundy, P. (1982). Assessing interactional competencies : The early social communication scales. *Infant Mental Health Journal, 3*, 244-258.

Shapiro, T., Sherman, M., Calamari, G. & Koch, D. (1987). Attachment in autism and other developmental disorders. *Journal of the American Academy of Child and Adolescent Psychiatry, 26*, 485-590.

Sigman, M. & Capps, L. (1997). *Children with autism : A development perspective*. Cambridge, MA : Harvard University Press.

Sigman, M., Kasari, C., Kwon, J. & Yirmiya, N. (1992). Responses to the negative emotions of others by autistic, mentally retarded, and normal children. *Child Development, 63*, 796-807.

Sigman, M. & Mundy, P. (1989). Social attachments in autistic children. *Journal of the American Academy of Child and Adolescent Psychiatry, 28*, 74-81.

Sigman, M. & Ruskin, E. (印刷中). *Social competence in children with autism, Down syndrome, and other developmental delays : A longitudinal study*. Monograph of the Society for Research in Child Development. Chicago, IL : University of Chicago Press.

Sigman, M. & Ungerer, J.A. (1984 a). Cognitive and language skills in autistic, mentally retarded, and normal children. *Developmental Psychology, 20*, 293-302.

Sigman, M. & Ungerer, J.A. (1984 b). Attachment behaviors in autistic children. *Journal of Autism and Developmental Disorders, 14*, 231-244.

Stone, W.L. & Caro-Martinez, L.M. (1990). Naturalistic observations of spontaneous communication in autistic children. *Journal of Autism and Developmental Disorders, 20*, 437-453.

Strain, P.S. (1995). Social and nonsocial determinants of acceptability in handicapped preschool children. *Topics in Early Childhood Special Education, 4*, 47-58.

Tomasello, M. (1995). Joint attention as social cognition. In C. Moore & P. Dunham (Eds.), *Joint attention: Its origins and role in development* (pp. 103-130). Hillsdale, NJ: Lawrence Erlbaum.

Venter, A., Lord, C. & Schopler, E. (1992). A follow-up study of high-functioning autistic children. *Journal of Child Psychology and Psychiatry, 33*, 489-507.

Wang, P. & Bellugi, U. (1994). Evidence from two genetic syndromes for a dissociation between verbal and visual-spatial short-term memory. *Journal of Clinical and Experimental Neuropsychology, 16*, 317-322.

Wing, L., Gould, L., Yeates, S.R. & Brierly, L.M. (1977). Symbolic play in severely mentally retarded and autistic children. *Journal of Child Psychology and Psychiatry, 18*, 167-178.

Wishart, J.G. & Duffy, L. (1990). Instability of performance on cognitive tests in infants and young children with Down's syndrome. *British Journal of Educational Psychology, 60*, 10-22.

Yirmiya, N., Sigman, M., Kasari, C. & Mundy, P. (1992). Empathy and cognition in high-functioning children with autism. *Child Development, 63*, 150-160.

12 自閉症と結節性硬化症

*Susan L. Smalley**

要旨と解説 結節性硬化症（tuberous sclerosis；TSC）と自閉症に関し，すでに多くの合併例の報告がなされており，また，てんかん研究者による調査でも TSC に伴われやすい点頭てんかんに自閉症の合併の多いことが明らかにされていた。このような背景から，著者は TSC など遺伝特性が明らかな疾患に合併した自閉症を追求することにより，その基盤にある病態が明らかになるのではないかと考え研究を行なった。著者らによりすでに報告された業績を中心に，多数の関連文献の分析を行ない，種々の視点から考察した総説である。

過去の報告の分析から以下に記述する重要な知見が得られた。1）TSC における自閉症の頻度は 25％で，自閉症／広汎性発達障害(PDD)の診断基準を充した症例は 40〜45％である。2）自閉症症例中の TSC の頻度は 1〜4％で，けいれんを伴う自閉症に限ればおそらく 8〜14％に上昇すると思われる。3）精神遅滞とけいれん，特に点頭てんかんは自閉症／PDD 発症の重要な危険因子であるが，これらの発症に十分な条件でもなければ必要な条件でもない。4）自閉症と TSC の関連性の基盤にあるメカニズムはまだ解明されていないが，臨床像と画像検査の研究により，自閉症の発症はけいれんや精神遅滞による 2 次的な影響によるものではなく，異常な TSC 遺伝子の直接の影響であることが示唆される。5）もし，TSC 遺伝子の突然変異が自閉症発症に決定的な脳の領域の神経組織における神経発達の臨界期に起きたなら，自閉症／PDD が発現すると思われる。

（眞田 敏，大竹 喜久）

はじめに

自閉症は行動面から定義された症候群で，対人関係，コミュニケーションにおける広汎な障害および常同行動の存在によって特徴づけられる。Kanner（1943）は自閉症についての最初の記載のなかで本症における生物学的基盤を示唆しているが，その後の大がかりな研究にもかかわらず，いまだ自閉症の生物学的指標は見つかっていない。しかし，家族や双生児の研究から自閉症の発症に複数の遺伝子の関与が強く疑われている（Bailey et al., 1996；Smalley et al., 1998）。脆弱X症候群や結節性硬化症などの遺伝特性が明らかな症例における自閉症や広汎性発達障害(pervasive developmental disorders；PDD)の研究は，自閉症の生物学的基盤を明らかにし，また同時に特定遺伝性症候群に合併する可能性のある行

---

*Department of Psychiatry, University of California-Los Angels-School of Medicine, 760 Westwood Plaza, Los Angels, California 90024, U.S.A.

Translated from "Smalley, S.L. (1998). Autism and tuberous sclerosis. *Journal of Autism and Developmental Disorders, 28,* 5, 407-414."

動障害に関するわれわれの理解を向上させるものと思われる。この総説において自閉症と結節性硬化症の関連の程度と，これら2疾患の合併の背後にある想定可能なメカニズムを取り上げる。

結節性硬化症（tuberous sclerosis；TSC）は稀ではない神経皮膚症候群で，眼，皮膚，心臓，腎臓など多くの臓器において良性腫瘍，過誤腫，非増殖性病変や過誤組織などを形成する異常な組織増殖によって特徴づけられる（Gomez, 1988）。TSCの有病率は1/6,000と推測されている（Osborne et al., 1991）。TSCは常染色体優性遺伝であり，表現型は突然変異を示すが不完全浸透は稀である（Gomez, 1988）。TSCの90％以上の症例に中枢神経系の病変が認められ，疾患特異的病変（皮質結節と脳質上衣下小結節），けいれんおよび精神遅滞が伴われるが，伴われないこともある。TSCにはしばしば自閉症，注意欠陥多動性障害，攻撃性や不安などの行動および精神障害が合併する（Hunt, 1983；Hunt & Dennis, 1987；Smalley, et al., 1994；Smalley et al., 1992）。

結節性硬化症は遺伝子異質性を認める。TSCにおける連鎖研究で2つの遺伝子，すなわち染色体9q34（Fryer et al., 1987）に位置するTSC1と，染色体16p13（Kandt et al., 1992）に位置するTSC2が同定されている。TSC家系の中で，約半数がTSC1に基づくもので，残り半数がTSC2に基づく（Janssen et al., 1994）。約3分の2の症例がこれら2つの遺伝子のいずれかの新生突然変異として発症する。TSC2遺伝子は1993年に同定され，GTPase活性タンパク（GAP）として働くとされているツベリン（tuberin）というタンパクの遺伝暗号を有することが明らかにされた（European Chromosome 16 Tuberous Sclerosis Consortium, 1993）。TSC1遺伝子の研究はTSCの研究者の国際的な努力により最近完結した（Slegtenhorst et al., 1997）。TSC1遺伝子による産生物はhamartinと呼ばれているが，その機能についてはいまだ解明されていない。しかし，TSC1遺伝子はある酵母菌（S. pombe）タンパクといくつかの連鎖の相同性を示しており，進化的に保存された真核細胞の成長調節の経路に関与しているかもしれない（van Slegtenhorst et al., 1997）。

TSC2は5.5kbの転写の遺伝暗号を有しており，ヒト，マウス，ラットなどの組織で広く認められ，rap1GAPを調節することが知られているGTPase活性タンパク（GAPs）と連鎖の相同性を一部有している（European TSC Consortium, 1993；Weinecke et al., 1997）。rap1GAPはDNA合成を誘発し得るタンパクであり，それゆえツベリンが神経遊走，分化および発達またはそれらのいずれかに重要な役割を演じていることが推測される。Xiao, Shoarinejad, Jin, GolemisおよびYeung（1997）により，TSC2の中の1つの領域が同定されたが，その部分はGAP相同領域の隣接部にあり，GTPase rab5の活性型と結合するとされているサイトゾル因子のrabaptin-5と関連する。ツベリンは生体内でrab5 GAPとして働き，細胞内取込みの際rab5-GTP活性に対し負の調節を行なうことが示された。これらのデータは，さらにツベリンが細胞の成長と分化に重要なGTPases（GTPase活性の負の調節機能を有する）の点滅状態を決定するタンパク群の1種であるGAPタンパクとして機能するという仮説を支持する。ツベリン機能の崩壊がどのように過誤腫，過誤組織，および新生物を発生させるのかは未解明である。

GeistとGutmann（1995）は，ヒト，ラットおよびマウスのツベリンを研究し，3種類の種を通じてかなりの部分の連鎖の類似性を認めたが，このことはツベリンが全哺乳類に高度に保存されていることを示唆する。ツベリンは至る所に存在するが，ラットの脳内では例外的に海馬，嗅神経核，小脳のプルキンエ細胞および顆粒細胞や脊髄の後索や前角細胞などに多く存在する。さらに，ツベリンは発達過程で受胎E13日とE15日に脊髄と前脳に，また受胎E15日から生後14日までの間，小脳を形成する後脳において増加する。その他の組織におけるツベリンのレベルは小脳と脊

髄の 1/5 以下である。

　数系統の研究から，ツベリンと hamartin は腫瘍抑制因子として働くことが示唆されている。第 1 に，TSC に伴われた過誤種や単独に発生した腫瘍において TSC 2 の異型接合性が失われていることが報告された（Green et al., 1995；Green & Yates, 1993）。Henske ら（1995）は TSC に伴う血管筋脂肪種や突発性の同腫瘍における異型接合性の喪失を報告している。TSC の病変部において，異型接合性の喪失が TSC 1 と TSC 2 共に認められ（Carbonara et al., 1994；Green et al., 1994；van Slegtenhorst et al., 1997），TSC 1 および TSC 2 が腫瘍抑制遺伝子として働いていることが示唆される。第 2 に，遺伝性の癌の Eker ラットモデルにおいて，TSC 2 に腫瘍抑制作用のあることが明らかにされている。これらの動物は TSC 2 の生殖細胞系の突然変異を引き継ぎ，腫瘍はしばしば異型接合性の喪失を示している（Kobayashi et al., 1995；Yeung et al., 1994）。

　TSC 1 遺伝子の産生物は最近同定されたばかりであり，その機能はほとんど明らかにされていない。しかし，臨床的に TSC 1 家系の所見は TSC 2 家系のそれと同様であり（Halley, 1996），また異型接合性の喪失が両座位共に見られるので，これらの遺伝子が成長および分化またはそのいずれかにおける共通の生化学的経路に何らかの働きのあることが示唆される。

　自閉症は，結節性硬化症に稀ではない行動的特徴である。TSC における自閉症の頻度は 17〜68％と推定されている（Bolton & Griffiths, 1997；Gillberg et al., 1994；Gonzalez et al., 1994；Gutierrez et al., 1998；Hunt & Shepherd, 1993；Smalley et al., 1992）。この数値の大きな開きは，TSC の同定方法の違いや自閉症の診断方法の違いによるものと思われる。

　TSC における自閉症に関する系統的研究に先だって，TSC と自閉症の合併例に関する症例報告が多く登場した。文献展望でわれわれは，これら症例報告に基づく自閉症や自閉症様状態の累計症例の比率を 36％と推定した（Smalley et al., 1992）。Hunt（1983）は TSC の行動特性を系統的に調査し，90 例の TSC に合併した自閉症の詳細な追跡調査を行なった（Hunt & Dennis, 1987）。結節性硬化症協会を通じて確認され郵送された質問に答えた 90 例の TSC のうち，45 例（50 %）が 5 歳時に Rutter の診断基準を充していた。90 例中 69 例に点頭てんかんの既往があり，これらの症例の 58 ％が自閉症の診断基準を充していた。この率は Riikonen と Amnell（1981）による TSC を伴わない 192 例の点頭てんかん症例中の自閉症の比率（12.9 %）より有意に高かった。Riikonen と Simmell（1990）は点頭てんかんの調査研究の中で，24 例の点頭てんかんを伴う TSC 症例の内 17 ％が自閉症を伴っていたと記載している。これらの先駆的研究がわれわれに自閉症と TSC の関係を検討することを促した。

　信頼性の高い構造化された面接法，すなわち自閉症診断面接法 Autism Diagnostic Interview（ADI；Le Couteur et al., 1989）および観察評価法 Observational Assessment（ADOS；Lord et al., 1989）を用いた最初の自閉症と TSC の研究の中で，われわれは 13 例（8 例の発端者と 5 例の発症した親族）の TSC 中 39 ％に自閉症の合併を認めた（Smalley et al., 1992）。次にわれわれは症例を増し，28 例の TSC 発端者（血縁者を含まず）において，改訂版自閉症診断面接法，ADI-R（Lord et al., 1994）と ADOS を用いて自閉症の診断を行ない，28.3 ％に自閉症，43 ％に自閉症または PDD の合併を認めた。Gonzalez ら（1993）はメキシコで，DSM-III 診断基準による 27 例の診療施設に受診した TSC の検討を行ない，同様に 25.9 ％の自閉症合併率を報告している。Bolton と Griffiths（1997）は 19 例の受診した TSC の内 4 例（22 %）が ICD-10 の診断基準による自閉症に，9 例（47 %）が非定型自閉症であったと報告している。

　最近の受診例による TSC 中の自閉症の率（22〜29 %）は，スコットランド西部の系統的な TSC の疫学調査（Hunt & Shepherd, 1993）の成

績と同等である。この地域において同定された21例のTSC症例において、13項目尺度中7尺度以上と規定した場合、自閉症が23.8%、自閉症またはPDDが42.9%であった。一方、Gillbergら（1994）はスウェーデン西部の疫学調査で同定されたTSC中、61%が自閉症で、86%が自閉症または自閉症様であったと報告している。この研究は両親の構造化された面接、DSM-III-R診断基準および臨床的評価に基づいている。しかし、彼らのTSC症例の75%がIQ値85以下であり、自閉症/PDDが高率であったのは彼らのサンプルに知的障害の程度が大きかったためかもしれない。さらに、彼らのTSC症例で合併していた精神障害は、自閉症、自閉症様またはアスペルガー症候群のいずれかであった。すなわち精神病理を伴わなかった症例は4例のみであったが、自閉症またはPDD以外の精神障害の症例はなかった。この所見は他の研究者ら（Bolton & Griffiths, 1997；Hunt, 1993；Hunt & Denis, 1987；Hunt & Shepherd, 1993；Smalley et al., 1992）による、注意欠陥障害、抑うつ、不安、攻撃性などの精神および行動障害が自閉症/PDDを伴っていないTSC（しばしば合併するが）にしばしば合併するという観察結果と対照的であった。自閉症/PDD以外の行動または精神障害を伴ったTSC症例がなかったことは、彼らの自閉症/PDDの診断の幅が他の研究者のものよりも幾分広いか、または彼らのTSC症例が他の臨床および疫学研究（Bolton & Griffiths, 1997；Gonzales et al., 1993；Gutierrez et al., 1998；Hunt & Shepherd, 1993）のTSC症例とは幾分異なっていることを示唆している。スウェーデンの研究における高い率を除けば、3つの受診例による研究（Bolton & Griffiths, 1997；Gonzales et al., 1993；Gutierrez et al., 1998）と1つの疫学研究（Hunt & Shepherd, 1993）による自閉症の頻度は約25%であり、自閉症またはPDD（非定型自閉症を含む）は約44%である。

自閉症症例中のTSCの頻度は文献調査で1〜3%と推定されている（Smalley et al., 1992）。GillbergとColeman（1992）はGillbergがスウェーデン西部で同定した全自閉症の4%の罹患率であったと報告している。自閉症中のTSCの比率の確定が困難な理由の1つは、行動障害の診断がしばしば器質障害の診断のために行なわれず、自閉症を伴ったTSC症例が自閉症の疫学研究に含まれないために、この疾患を少なく見積もってしまうことである。さらに、最近まで自閉症の疫学や臨床研究でTSCは正確に評価されず、評価は主に診療録に基づいてなされていたため、真の有病率を過小評価することになったと思われる。

けいれんを伴う自閉症におけるTSCの頻度は、自閉症全般における頻度（1〜4%）より有意に高い。けいれんはTSCの多くの症例に認められ、臨床症例の90%以上に見られる（Curatolo, 1990；Gomez, 1988）。RiikonenとAmnell（1981）は点頭てんかん192例中24例に自閉症を認めた。これら24例のうち2例がTSCであり、合併率は8%であった。自閉症とけいれんに関する系統的研究で、Gillberg（1991）はけいれんを伴う自閉症または自閉症様の症例66例中9例（14%）にTSCを認めており、けいれんを伴う自閉症またはPDDの一群では、TSCは稀ではない遺伝性疾患であることが示唆される。

TSCにおける自閉症の頻度と自閉症におけるTSCの頻度は、これら2疾患の重要な関連性を示唆する。TSCの有病率（1/6,000）と自閉症の有病率（1/2,000）の疫学的推計に基づくと、2疾患の合併率は予測される偶然の発生率（1/12,000,000）より有意に高い。

このTSCと自閉症の合併のメカニズムについてはまだほとんど解明されていない。研究はまだ行動面、精神遅滞やけいれんなどの合併症や神経画像検査の段階までである。分子生物学的研究が数施設において行なわれているのみである。自閉症とTSCの合併に関して以下の3つの仮説が考えられる。

1. 神経組織発生の初期段階でのTSC遺伝子の機能崩壊が、自閉症またはPDDの責任領

域の異常発達につながる。
2. 自閉症の基盤にある責任遺伝子が TSC 遺伝子と連鎖不均衡状態にある。
3. けいれん，精神遅滞や脳の特定部位における皮質結節の発生などの TSC 遺伝子の2次的影響が，脳の異常を惹起し自閉症や PDD が発症する。

 2つの疾患が関連する基盤メカニズムの仮説のいずれが妥当であるかは，分子レベルの診断が確立していない現状では困難である。TSC 2遺伝子はかなり大きく（41エクソン），また遺伝子には多くの種類の突然変異（点変異，欠失など）があり，TSC の突然変異の分子的探索を困難にしている（Halley, 1996；Wilson et al., 1996）。さらに，最近になってやっと TSC 1遺伝子が同定されたところであり，この遺伝子の突然変異の分子スクリーニングはいまだ行なわれていない。しかし，臨床的研究や家系の研究，さらに画像診断などのデータが蓄積されてきており，これらのデータは TSC と自閉症の関連性の基盤にあるメカニズムを認識する手がかりになっている。

TSC と自閉症の臨床所見

 TSC の有病率に男女差はなく，中枢神経症状にも性差は認められない（Gomez, 1988）。同様に TSC における自閉症の頻度にも男女差は認められない。Gonzalez ら（1993）は，彼らの TSC の臨床例から男性5例，女性2例の計7例の自閉症を確認している。Gutierrez ら（1998）は彼らの研究で男性6例，女性6例の計12例の TSC に合併した自閉症／PDD 症例を見つけている。Gillberg ら（1994）によって同定された24例の TSC の自閉症／PDD 症例は11例が男性，13例が女性であった。Hunt と Shepherd（1993）が TSC の疫学研究で同定した9例の TSC の自閉症／PDD 症例は3例が男性，6例が女性であった。これら5つの研究を累計すると，25例が男性，27例が女性であり（男女比0.92/1）TSC における自閉症のリスクに性差はないことを示している。このデータは仮説2よりも仮説1および仮説3をより支持するものである。なぜなら，仮説2（自閉症の疾患感受性遺伝子が TSC 遺伝子と極めて近接する）では，もし遺伝子が男女比4：1である一般自閉症のものと同一なら，TSC 症例における自閉症／PDD において高い男女比が予測されるからである。

 自閉症と PDD は知的障害と強く関連している。2つの疫学研究（Gillberg et al., 1994；Hunt & Shepherd, 1993）と3つの受診例の研究（Bolton & Griffiths, 1997；Gonzales et al., 1993；Gutierrez et al., 1998）を累計すると，精神遅滞を伴った TSC 症例における自閉症は44/54例（76％），精神遅滞のない TSC 症例では9/37例（24％）であった。仮説3では，精神遅滞や CNS 侵襲（けいれんや CNS 異常）が存在するときのみ自閉症／PDD が予測されることになる。自閉症の発症に CNS 侵襲が必須かどうかは未解明であり，臨床的知見だけで仮説1と3を区別することは困難である。しかしながら，TSC における自閉症／PDD の合併は精神遅滞の存在で完全に説明することができない。その例として，Gillberg と共同研究者ら（1994）による TSC 症例における自閉症／PDD の7/24例（29％）が全検査 IQ 70以上（3例は85以上）であったことが挙げられる。われわれは，拡張した TSC 2連鎖の一家系に数例の精神遅滞のない PDD が発症していること（Smalley et al., 1994）や，自閉症／PDD を合併する TSC 症例の2/12例（17％）が全検査 IQ 70以上であることを確認した（Guttierez et al., 1998）。Bolton と Griffiths（1997）は行動の神経解剖学的対応物を調べた研究で，TSC 中2/9例（22％）に精神遅滞を伴わない自閉症／PDD を認めている。Hunt と Derinis（1987）および Hunt と Shepherd（1993）さらに Gonzalez ら（1993）は，精神遅滞を伴わない自閉症／PDD を認めていない。精神遅滞のない TSC 症例に自閉症／PDD が存在することは，精神遅滞が自閉症／PDD 発症の重

要な危険因子ではあるが，完璧な相関性をもつわけではないことを示している。この知見は，異常なTSC遺伝子が脳機能不全につながり，その結果自閉症／PDDおよび精神遅滞またはそのいずれかが発症するとする仮説1を支持する。

　精神遅滞に加え，けいれんもTSCにおいて自閉症／PDDの危険を増すものである。TSCでけいれんを伴わない自閉症／PDDの症例報告は極めて少ない。けいれんはTSCの神経症状として最も高頻度（90％）にみられるが，現在まで臨床例や疫学調査でけいれんのないTSCの記録は比較的稀である。しかし，Gonzalezら（1993）は自閉症のTSC 7例中2例（28％）がけいれんを伴っていなかったと述べている。Gillbergら（1994）は自閉症／PDDを合併するTSCの24例中6例（25％）にけいれんの既往がなかったことを見出した。けいれん性疾患をもつ自閉症／PDDのうち，14/18例（78％）が点頭てんかんであった。HuntとDennis（1987）はけいれん性疾患を伴わない自閉症／PDDを合併するTSCは認めなかったが，彼らの90例のうちけいれんを伴わなかった症例は4例にすぎない。この研究で認められた45例の自閉症／PDDを合併するTSC症例のうち，40例（89％）に点頭てんかんの既往があった。HuntとShepherd（1993）の疫学研究は，9例のTSCに合併した自閉症／PDDの全例にけいれんを認め，9例中5例（56％）に点頭てんかんの既往があった。BoltonとGriffiths（1997）は自閉症／PDDを合併するTSC 9例中1例に，けいれん性疾患の既往が認められなかったと報告している。これらのデータから，けいれんの存在，特に点頭てんかんはTSCにおける自閉症／PDD発症の危険因子であることを示唆しているが，これは自閉症／PDD発症に十分でもなく必要でもない（報告された11〜28％の症例で，けいれん性疾患がみつかっていない）。要するに，有病率の性差がないことや，自閉症／PDDの有無にかかわらずTSC症例でけいれんと精神遅滞に関して臨床上類似性があることから，これら2疾患の合併の説明として，仮説2または3よりも仮説1がより妥当であると思われる。

TSCにおける行動の家系研究

　TSCとそれによって生じる特定の行動に関する家系研究は乏しいため，2疾患の観察された関連の基盤にあるメカニズムに関する仮説のどれが妥当であるのかの判断にはあまり役に立たない。われわれのグループはTSC 2遺伝子を分離する拡大家族の一家系において，自閉症やPDDを含む精神医学的障害および行動障害の調査を行なった（Smalley et al., 1994）。この家系において，TSCが発症している人はそうでない人に比し，不安障害の頻度が有意に高く，このことは不安障害がTSC 2の行動面での発現であることを示唆している。不安障害が自閉症患者の親族に群発することが報告されており（Piven et al., 1991；Smalley et al., 1995），この知見は，自閉症の基盤にある疾患感受性遺伝子がTSC 2遺伝子に近接しており，家系内で分離されるという仮説2を支持する。われわれは自閉症の幅広い変異型の別の研究で，10例のTSCに合併する自閉症／PDD発端者の第1度親族における特定の不安障害の頻度を，12例の自閉症／PDDを伴わないTSC発端者の第1度親族におけるそれと比較した（Gutierrez et al., 1998）。社会恐怖（以前自閉症の親族において群発すると報告された；Smalley et al., 1995）の頻度は，自閉症／PDDを伴わないTSC発端者の親族よりもTSCに合併する自閉症／PDD発端者の親族に多く認めた（Gutierrez et al., 1998）。この知見はTSCにおける自閉症の基盤にある遺伝因子は自閉症一般のそれと同一のものであることを示唆しており，これは仮説2，すなわち自閉症の基盤にある責任遺伝子がTSC遺伝子と連鎖不均衡状態にあるとする説を支持するものである。しかし，この研究の対象はきわめて少なく，その他の説明，つまり自閉症／PDD患児と共に生活することにより親族内に不安障害が増加するといった仮説も否定でき

ない。自閉症の兄弟例や連鎖不均衡に基づく方法を用いて，自閉症の多数例における TSC 遺伝子内および近接部の遺伝子マーカーの研究は，自閉症と TSC に関連する基盤のメカニズムの仮説 2 に関する直接的な証拠を提供するものと思われる。最近，自閉症のゲノムスキャンにより 16 番染色体の TSC 2 近接部における潜在的責任性が示唆されているが，症例数を増し再検することが望まれる（International Molecular Genetic Study of Autism Consortium, 1998）。

神経画像研究

画像検査による研究は，自閉症と TSC の関連の基盤のメカニズム解明に有用である。もし CNS 内に，TSC における自閉症／PDD の発症の原因となる責任部位が存在するなら（例えば仮説 3），画像所見は TSC において自閉症／PDD を伴う症例と伴わない症例を区別するのに役立つ。さらに，TSC および自閉症／PDD 症例における脳障害あるいは中枢神経の発達異常の局在の相関関係の検討は，自閉症全般の背後にある特定の脳の領域の解明に役立つ。TSC および自閉症／PDD の脳障害部位の相関関係に関する研究は数少ない。

Curatolo と Cusmai（1987）は自閉症と点頭てんかんを伴った 2 例の TSC の右頭頂と側頭葉の皮質に主として結節があったことを報告している。その後の研究で，TSC に合併した自閉症の 6 例の子どもに前頭後部，側頭，後頭および頭頂後頭領域の結節を認め，その 6 例中 4 例に両側性に前頭から頭頂にわたる大きな結節を認めている。MRI を用いた TSC における自閉症の結節部位の研究で，われわれは 7 例の TSC に合併する自閉症／PDD 症例中 3 例（43％）に側頭葉結節を認めたが，7 例の非自閉症／PDD 症例では 1 例も側頭葉結節を認めなかった（Smalley, 1995）。この研究でその他の脳部位（前頭，頭頂，後頭および小脳）では両群間に差異は認められず，PDD の 1 例では MRI 上結節が認められな かった（未発表データ）。Gonzalez ら（1993）は 6 例の TSC に合併する自閉症中 5 例に CT で前頭，側頭，頭頂の皮質結節を認め，1 患児は CT がまったく正常であったと報告している。Bolton と Griffiths（1997）は MRI と CT スキャンを用いて，9 例の自閉症／PDD を伴う TSC と 9 例の自閉症／PDD を伴わない TSC の皮質結節の部位を検討し，側頭葉結節の頻度に有意な差を検出している。自閉症／PDD 群 9 例中 8 例（89％）に側頭葉結節を認め，非自閉症／PDD 群には 1 例も認めなかったことは，側頭葉結節の存在が自閉症／PDD の発症の重要な因子になっていることを示唆している。しかし，上記の 3 つの研究（Bolton & Griffiths, 1997；Gonzalez et al., 1993；Smalley，未発表データ）で，TSC と自閉症／PDD が合併した 21 例中 7 例（33％）に側頭葉結節を認めなかったことは，側頭葉結節が自閉症／PDD の発症に必ずしも必要ではないことを示している。しかし，側頭葉構造で崩壊した組織があったり，自閉症／PDD の発症に重要な他の領域があっても現在の MRI 技法では検出できないのかもしれない。今後この疾患における発達している脳や行動面上の症状発現に対する TSC 遺伝子の影響を解明するために，機能的画像法を用いた研究が重要である。

自閉症および TSC の分子生物学的研究

この疾患の病態生理に関連した TSC 遺伝子座位解明のための分子生物学的研究はいまだ完了していない（Smalley et al., 1998 参照）。多数の自閉症家系を対象とした TSC 遺伝子内および近接部位の遺伝子マーカーの連鎖の研究や相関の研究は，TSC と自閉症の関連の基盤にあるメカニズムとして仮説 2 に決定的証拠を提供すると思われる。最近 TSC 1 遺伝子が同定されたことより，DNA に基づく TSC 診断用テストの開発はより容易になり，その後自閉症症例のスクリーニングから TSC 遺伝子の自閉症発症に係わる役割を解明できるものと思われる。自閉症の疾患感受性遺

ま と め

 TSCにおいて自閉症とPDDは稀ではない。TSCにおける自閉症の頻度は25%で，自閉症／PDDの診断基準を充す症例は40～45%である。自閉症症例中のTSCの頻度は1～4%で，けいれんを伴う自閉症に限ればおそらく8～14%に上昇すると思われる。精神遅滞とけいれん，特に点頭てんかんは自閉症／PDDの発症の重要な危険因子であるが，これらは発症に十分な条件でもなければ必要条件でもない。自閉症とTSCの関連性の基盤にあるメカニズムはいまだ解明されていないが，臨床像と画像検査の研究により，自閉症の発症はけいれんや精神遅滞による2次的な影響によるものではなく，異常なTSC遺伝子の〈直接の〉影響であることが示唆される。TSC2遺伝子による産生物ツベリンは神経細胞の成長，神経遊走および分化またはそのいずれかに働いていると思われ，自閉症に関連した脳領域（海馬や小脳）で多く認められ，これがTSCにおける自閉症の発症に直接的役割を演じていることが示唆される。TSC1とTSC2はいずれも腫瘍抑制因子として機能していると考えられ，個体において生殖細胞系で2回目の侵襲が加わるか体細胞系で2度の侵襲が加わった場合，異常なTSCの機能が出現する。もし，TSC遺伝子の突然変異が，自閉症発症に決定的な脳の領域の神経組織における神経発達の臨界期に起きたなら，自閉症／PDDが発現すると思われる。細胞の異常な成長と増殖は，皮質結節および崩壊した異常な神経組織またはそのいずれかの存在の反映である。別の仮説としては，自閉症の疾患感受性遺伝子がTSC遺伝子に近接していることが考えられる。将来，自閉症におけるTSC1およびTSC2を含む領域の染色体の分子生物学的研究が，どの仮説が妥当かの決定に有用と思われる。さらに，TSCにおける自閉症発症の原因を明らかにすることは，自閉症全般における遺伝および神経生物学的基礎の理解に，重要な手がかりを提供するであろう。

（眞田 敏，大竹 喜久 訳）

伝子の局在性とクローニングは前述の仮説1,2および3の明確な区別を可能にすると思われる。

文 献

Bailey, A., Phillips, W. & Rutter, M. (1996). Autism: Towards an integration of clinical, genetic, neuropsychological, and neurobiological perspectives. *Journal of Child Psychology and Psychiatry, 37*, 89-126.

Bolton, P.F. & Griffiths, P.D. (1997). Association of tuberous sclerosis of temporal lobes with autism and atypical autism. *Lancet, 349*, 392-395.

Carbonara, C., Longa, L., Grosso, E., Borrone, C., Garre. M .G., Brisigotti, M. & Migone, N. (1994). 9 q 34 loss of heterozygosity in a tuberous sclerosis astrocytoma suggests a growth suppressor-like activity also for the TSC 1 gene. *Human Molecular Genetics, 10*, 1829-1832.

Curatolo, P. (1996). Neurological manifestations of tuberous sclerosis complex. *Children's Nervous System, 9*, 515-521.

Curatolo, P. & Cusmai, R. (1987). Autism and infantile spasms in children with tuberous sclerosis. *Developmental Medicine and Child Neurology, 29*, 550-551.

European Chromosome 16 Tuberous Sclerosis Consortium. (1993). Identification and characterization of the tuberous sclerosis gene on chromosome 16. *Cell, 75*, 1305-1315.

Fryer, A.E., Chalmers, A., Connor, J. M., Fraser, I., Povey, S., Yates, A. D., Yates, J. R. & Osborne, J. P. (1987). Evidence that the gene for tuberous sclerosis is on chromosome

9. *Lancet, 8534*, 659-661.

Geist, R.T. & Gutmann, D.H. (1995). The tuberous sclerosis 2 gene is expressed at high levels in the cerebellum and developing spinal cord. *Cell Growth & Differentiation, 6*, 1477-1483.

Gillberg, C. (1991). The treatment of epilepsy in autism. *Journal of Autism and Developmental Disorders, 21*, 61-77.

Gillberg, C. & Coleman, M. (1992). *The biology of the autistic syndromes* (2 nd ed.). Clinics in Developmental Medicine No. 126. London/New York : Mac Keith with Cambridge University Press.

Gillberg, I.C., Gillberg, C. & Ahlsen, G. (1994). Autistic behavior and attention deficits in tuberous sclerosis: A population-based study. *Developmental Medicine and Child Neurology, 36*, 50-56.

Gomez, M.R. (1988). *Tuberous sclerosis* (2 nd ed.). New York : Raven.

Gonzalez, R.C., Welsh, J. T. & Sepulveda, A. C. (1993, November 3). Autismo en la esclerosis tuberosa. *Leido*, pp. 374-379.

Green, A.J., Smith, M. & Yates, J.R. (1994). Loss of heterozygosity on chromosome 16 p 13. 3 in hamartomas from tuberous sclerosis patients. *Nature Genetics, 2*, 193-196.

Green, A.J. & Yates, J.R.W. (1993). Loss of heterozygosity and chromosome 16 p and harmatomata from patients with tuberous sclerosis. *American Journal of Human Genetics, 53*, 244.

Gutierrez, G.C., Smalley, S. L. & Tanguay, P. E. (1998). Autism in tuberous sclerosis complex. *Journal of Autism and Developmental Disorders, 28*, 97-103.

Halley, D.J. (1996). Tuberous sclerosis: Between genetic and physical analysis. *Acta Geneticae Medicae et Gemellologiae(Rome), 45*, 63-75.

Henske, E., Neumann, H. P. H., Scheithauer, B. W., Herbst, E. W., Short, M. P. & Kwiatkowski, D. J. (1995). Loss of heterozygosity in tuberous sclerosis (TSC 2) region of chromosome band 16 p 13 occurs in sporadic as well as TSC-associated renal angiomyolipomas. *Genes, Chromosomes & Cancer, 13*, 295-298.

Hunt, A. (1983). Tuberous sclerosis: Asurvey of 97 cases, I : Seizures, pertussis immunization and handicap. *Developmental Medicine and Child Neurology, 25*, 346-349.

Hunt, A. & Shepherd, C. (1993). A prevalence study of autism in tuberous sclerosis. *Journal of Autism and Developmental Disorders, 23*, 323-339.

Hunt, A. & Dennis, J. (1987). Psychiatric disorder among children with tuberous sclerosis. *Developmental Medicine and Child Neurology, 29*, 190-198.

Hunt, A. (1993). Development, behavior and seizures in 300 cases of tuberous sclerosis. *Journal of Intellectual Disability Research, 37*, 41-51.

International Molecular Genetic Study of Autism Consortium (1998, March). *Human Molecular Genetics, 7*, 571-578.

Jambaque, I., Cusmai, R., Curatolo, P. & Cortesi, F. (1991). Neuropsychological aspects of tuberous sclerosis in relation to epilepsy and MRI findings. *Developmental Medicine and Child Neurology, 33*, 698-705.

Janssen, B., Sampson, J., van der Est, M., Deelen, W., Verhoef, S., Daniels, I., Hesseling, A., Brook-Carter, P., Nellist, M., Lindhout, D., Sandkuijl, L. & Halley, D, (1994). Refined localization of TSC 1 by combined analysis of 9 q 34 and 16 p 13 data in tuberous sclerosis families. *Human Genetics, 94,* 437-440.

Kandt, R.S., Haines, J. L., Smith, M., Northrup, H., Gardner, R. J. M., Short, M, P., Dumars, K., Roach, E. S., Steingold, S., Wall, S., Blanton, S., Flodman, P., Kwaitkowski, D. J., Jewell, A., Weber, J. L., Roses, A. D. & Pericak-Vance, M.A. (1992). Linkage of important gene locus for tuberous sclerosis to a chromosome 16 marker for polycystic kindey disease. *Nature Genetics, 2,* 37-41.

Kanner, L. (1943). Autistic disturbances of affective contact. *Nervous Child, 2,* 217-250.

Kobayashi, T., Hirayama, Y., Kobayashi, E., Yoshiaki, K. & Hino, O. (1995). A germline insertion in the tuberous sclerosis (Tsc 2) gene gives rise to the Eker rat model of dominantly inherited cancer. *Nature Genetics, 9,* 70-74.

Le Couteur, A., Rutter, M., Lord, C., Rios, P., Robertson, S., Holdgrafer, M. & McLennan, J. (1989). Autism Diagnostic Interview: A standardized investigator-based instrument. *Journal of Autism and Developmental Disorders, 19,* 363-386.

Lord, C., Rutter, M., Goode, S., Heemsbergen, S., Jordan, J., Mawhood, L. & Schopler, E. (1989). Autism diagnostic observation schedule: A standardized observation of communicative and social behavior. *Journal of Autism and Developmental Disorders, 19,* 185-212.

Lord, C., Rutter, M. & Le Couteur, A. (1994). Autism Diagnostic Interview-Revised: A revised version of a diagnostic interview for caregivers of individuals with possible pervasive developmental disorders. *Journal of Autism and Developmental Disorders, 24,* 659-685.

Osborne, J.P., Fryer, A. & Webb, D. (1991). Epidemiollogy of Tuberous Sclerosis. In W.G. Johnson & M.R. Gomez (Eds.), *Tuberous sclerosis and allied disorders* (pp. 125-139). New York: New York Acadeny of Sciences.

Piven, J., Chase, G. A., Landa, R., Wzorek, M., Gayle, J., Cloud, D. & Folstein, S. (1991). Psychiatric disorders in the parents of autistic individuals. *Journal of the American Academy of Child and Adolescent Psychiatry. 30,* 471-478.

Riikonen, R. & Simmell, O. (1990). Tuberous sclerosis and infantile spasms. *Developmental Medicine and Child Neurology, 32,* 203-209.

Riikonen, R. & Amnell, G. (1981). Psychiatric disorders in children with earlier infantile spasms. *Developmental Medicine and Child Neurology, 23,* 747-760.

Smalley, S.L. (1995). Autism and tuberous sclerosis. *Psychiatric Genetics, 5,* S 88.

Smalley, S.L., Burger, F. & Smith, M. (1994). Phenotypic variation of tuberous sclerosis in a single extended kindred. *Medical Genetics, 31,* 761-765.

Smalley, S.L., Levitt, J. & Bauman, M. (1998). Autism: Diagnosis, Etiology, and Treatment. In C.E. Coffey & R.A. Brumback (Eds.), *Textbook of pediatric neuropsychiatry.* Washington, DC: American Psychiatric Press.

Smalley, S.L. McCracken, J. & Tanguay, P. (1995). Autism, affective disorders, and social phobia. *American Journal of Medical Genetics, 60,* 19-26.

Smalley, S.L., Tanguay, P. E., Smith, M. & Gutierrez, G. (1992) Autism and tuberous sclerosis. *Journal of Autism and Developmental Disorders, 22,* 339-355.

van Slegtenhorst, M., Hoogt, R., Hermans, C., Nellist, M., Janssen, B., Berhoef, S., Lindhout, D., van den Ouweland, A., Halley, D., Young, J., Burley, M., Jeremiah, S., Woodward, K., Nahmias, J., Fox, M., Ekong, R., Wolfe, J., Povey, S., Osborne, J., Snell, R., Cheadle,

J., Jones, A., Tachataki, M., Ravine, D., Sampson, J., Reeve, M., Richardson, P., Wilmer, F., Munro, C., Hawkins, T., Sepp, T., Ali, J., Ward, S., Green, A., Yates, J., Short, M., Haines, J., Jozwiak, S., Kwiatkowska, J., Henske, E. & Kwiatkowski, D. (1997). Identification of the tuberous sclerosis gene TSC 1 on Chromosome 9 q 34. *Science, 277*, 805-808.

Wienecke, R., Maize, J. C., Reed, J. A., de Gunzburg, J., Yeung, R. S. & DeClue, J.E. (1997). Expression of the TSC 2 product tuberin and its target RAP 1 in normal human tissues. *American Journal of Pathology, 50*, 43-50.

Wilson, P.J., Ramesh, V., Kristiansen, A., Bove, C., Jozwiak, D., Kwiatkowski, D. J., Short, M. P. & Haines, J.L. (1996). Novel mutations detected in the TSC 2 gene from both sporadic and familial TSC patients. *Human Molecular Genetics, 5*, 249-256.

Xiao, G-H., Shoarinejad, F., Jin, F., Golemis, E. A. & Yeung, R. S. (1997). The tuberous sclerosis 2 gene product, tuberin, functions as a RabS GTPase activating protein (GAP) in modulating endocytosis. *Journal of Biological Chemistry, 272*, 6097-6100.

Yeung. R.S., Xiao, G-H., Jin, F., Lee, W-C., Testa, J. R. & Knudson, A.G. (1994). Predisposition to renal cell carcinoma in the Eker rat is determined by germline mutation of the tuberous sclerosis 2 (TSC 2) gene. *Proceedings of the National Academy of Science (U. S.), 91*, 11413-11416.

13 未熟児網膜症による盲と自閉症スペクトラム障害との関係：母集団に基づく研究

Ulla Ek*, Elisabeth Fernell, Lena Jacobson and Christopher Gillberg

要旨と解説 未熟児網膜症（ROP）による全盲と自閉性障害との関係については，古くは Keeler（1958）以来，種々の報告があるが，本論文は ROP の盲目児の母集団に基づく研究としては最初のものである。著者らは，スウェーデンにおける視覚障害者の登録制度を利用して，1980年〜1990年の10年間に出生した ROP 5期の盲目児全員にあたる29人を調査し，そのうち27人を被験児群とした。一方，対照児群としては，同時期に出生した遺伝性網膜疾患による盲目児全員にあたる14人を調査した。その結果，ROP 群では，27人中15人が，DSM-IV の自閉性障害の診断基準を満たし，4人は自閉症様状態（定義については本文参照）と診断された。自閉性障害と診断された15人は全員 IQ 70以下の精神遅滞を伴い，さらに脳性麻痺やてんかん，あるいは水頭症の合併が見られた。それに対し，対照児群では，自閉性障害と診断されたのは2人だけであり，また，この2人は精神遅滞を伴っており，脳機能障害を持つ可能性があった。以上の結果および自閉症状や発達過程の検討などから，著者らは，ROP 児では，自閉性障害を高率に伴い，しかもその自閉性障害は脳損傷あるいは脳機能障害に関係していると考えられ，盲自体から1次的に起こったものではないと結論している。そして，盲および自閉性障害に共通した病因機序として，未熟性からもたらされる網膜および脳における低酸素症を考えている。一方，ROP 群の中でも，自閉性障害あるいは自閉症様状態と診断されなかった子どもたち8人については，常同行動を主とする2，3の自閉症様症状を有していたが，正常 IQ を持ち，発達も自閉性障害児とは質的に異なっていたと述べている。そして，この場合の自閉症様症状は，〈自閉的〉なのではなく，盲から起こる〈適応的〉症状，すなわちブラインディズムと呼ばれるものに相当するだろうとしている。つまり，本研究の ROP 群は，大きく分けて2つの群，すなわち脳障害に関連すると考えられる自閉性障害あるいは自閉症様状態を伴う群と，盲から起こる適応的症状としてのブラインディズムを伴うのみと考えられる群に分かれることになる。

ところで，視覚障害児における自閉性障害については，視覚的な体験の欠如から起こる対人情動的発達の異常，あるいは〈心の理論〉の獲得の障害といった面からの研究が，最近，進んできている。たとえば Brown ら（1997）は，神経学的機能障害の見られない先天性視覚障害児24人（ROP 児12人を含む）を対象として調査し，結論として，先天性視覚障害児には自閉症様の特徴が高率に見られ，しかもその程度には幅があり，その症状は主に視覚的経験の欠如が他の要因と作用し合って起こってくるものと考

---

*Department of Psychology, University of Stockholm ; Tomteboda Resource Centre, Box 1313, S-17125, Solna, Sweden

Translated from "Ek, U., Fernell, E., Jacobson, L. & Gillberg, C. (1998). Relation between blindness due to retinopathy of prematurity and autistic spectrum disorders : a population-based study. *Developmental Medicine & Child Neurology, 40*, 297-301."

えている（日本語訳は「自閉症と発達障害研究の進歩　1999/Vol. 3」p. 185-202 参照）。

　上記のように自閉症様の症状を伴う ROP の盲目児群が，脳障害と結びついた自閉症群と，〈適応的〉症状のみの非自閉症群とに分かれるとすれば，〈心の理論〉の領域に関して両者に違いが見られるだろうか。ROP に見られる自閉性障害について，さらに多面的に詳しく検討を進めていくことは，自閉症の病態の解明にとっても有意義であろう。

（荻野　泉）

　自閉症児において，視覚障害および盲の見られる頻度が高いことが報告されている（Garreau et al., 1984 ; Steffenburg, 1991）。逆に，重度の視覚障害児や盲目児において，自閉症状や自閉症が見られることも報告されている（Fraiberg, 1977 ; Warren, 1984 ; Gense & Gense, 1994）。さらに，常同症や特殊な逸脱行動を伴う〈ブラインディズム（blindisms）〉といわれる症状が，先天性の盲目児においてはよく見られる（Fraiberg, 1977）。自閉症，自閉症状，およびブラインディズムという用語は，ときに概念的に混同されており，また盲目児においてこれらを区別することは，臨床的に難しいこともあるであろう。自閉症あるいは自閉性障害は，DSM-IVによれば，3つの症状群，すなわち対人的相互交流における重度の障害，コミュニケーションにおける重度の障害，および活動や興味のレパートリーの限定に特徴づけられる，行動上の症候群である（American Psychiatric Association, 1994）。

　いくつかの疾患や病態が自閉症と関連すると考えられている（Steffenburg, 1991 ; Gillberg & Coleman, 1996 ; Nordin & Gillberg, 1996）。中枢神経系――脳幹，小脳，側頭葉，および前頭葉――の1つかあるいはそれ以上の領域における機能障害が報告されている（Gillberg & Coleman, 1993）。水頭症とそれに伴う重度の脳損傷を持つ子どもたちでは，自閉症状の出現する危険性が高い（Fernell et al., 1991）。また，水頭症を伴う早期産児では，満期産児に比べて自閉症状の見られる頻度が高いようである。

　未熟児網膜症（以下 ROP）と自閉症の間に何らかの関係がありそうだということは，Keeler (1958) により初めて指摘された。Keeler は後部水晶体線維増殖症，つまり現在 ROP と呼ばれる疾患と，〈児童期分裂病〉——この用語はかつて自閉症スペクトラム障害を指すのに用いられていた——をあわせ持つ5人の子どもたちについて記載した。早期産，後部水晶体線維増殖症と，自閉性症状群との間の，同様の相互関係が，Chase (1972) と Fraiberg (1977) によって指摘された。Hobson (1993) は，盲目児と自閉症児とで，学齢前期（3～4歳）における発達が類似していると述べた。いずれの子どもたちでも，象徴的な遊びの障害，言語の用い方の混乱，および常同症がしばしば見られた。脳損傷を伴わない年少の盲目児に見られた自閉的特徴の多くは，年齢が進むにつれ消失した。子どもが周囲の世界についてよりよく理解するようになるにつれ，また，言語が発達するにつれて，体験や感情を他の人々と共有するための基盤が発達した。Hobson によれば，「これらの点で，盲は，発達を妨げるというよりも，むしろ遅らせるようである」(p. 205)。

　本研究の目的は，(1) ROP による盲目児の，母集団に基づく群について，随伴する自閉症状に関して調査すること，(2) ROP による盲目児に見られる自閉性症状群の程度と，遺伝性網膜疾患によるほぼ同年齢の盲目児の母集団に基づく群において見られる自閉性症状群の程度とを，比較すること，および (3) ブラインディズムという概念を自閉症との関連で分析すること，である。

　周産期のデータ，眼科的および神経学的データについては，このシリーズの以前の論文において

示してある (Jacobson et al., 1998)。

方　法

ROP を伴う被験児群

スウェーデンにおいては，視覚障害（視力 0.3 以下）と診断された子どもたちはすべて，国の登録簿に記録されることになっている。1995 年 1 月 1 日の時点で，0～19 歳までの年齢の視覚障害者 2373 人がこれに登録されていた（Blohme & Tornqvist, 1997）。1980 年から 1990 年の間にスウェーデンで生まれた子どもたちのうち，29 人が，両側性の ROP 5 期（すなわち全網膜剥離）による盲と診断され，この国の登録簿に記録された。この 29 人の子どもたちは，前述の期間にスウェーデンで生まれた，両側性の ROP 5 期を伴う子どもたちの全人数に相当するが，この 29 人について更に調査が行なわれた。

スウェーデンでは，視覚障害児の 98％が，普通の学校システムで統合教育されている。そのような統合を可能にするために，0～19 歳の視覚障害児のための，2 つの国立教育センターがある。すなわち Tomteboda Resource Centre（以下 TRC）と Eke Resource Centre（以下 ERC）である。新聞の活字が読めないほどの重度の視覚障害をもつ子どもたちはすべて，この 2 つのセンターのいずれかで評価を受け，また，彼らの教師たちは，その盲の生徒たちを普通学級に適応させることができるように訓練を受ける。

登録されている 29 人の子どもたちのうち，27 人は TRC か ERC または両方に紹介されたことがあり，多分野の専門チーム（眼科医，心理学者，専門の就学前教室教師，理学療法士からなる）により学齢前期の間に 1 回以上，そして多くの例ではそれ以後にも評価を受けていた。この 27 人の子どもたちが本研究の被験児群となる。研究の開始時における彼らの年齢分布は 4～14 歳であった。最終のデータが集められ要約された時点では，彼らの平均年齢は 11.4 歳（範囲は 7～17 歳）であった。他の 2 人は，重複・重度の障害を持つ子どもで，センターで診査を受けたことがなかったため，研究対象から除外された。この 2 人は，盲で，重度の精神遅滞があり，移動ができず，てんかんを伴っていた。27 人の子どものうちの 1 人は，十代の重度・重複障害者のための入所施設に入所していた。他の 26 人は家族とともに生活しており，地元の学校で統合教育を受けていた。

遺伝性網膜疾患による盲を伴う対照児群

1980 年から 1990 年の間にスウェーデンで生まれた子どもたちのうち，遺伝性網膜疾患による全盲の（すなわち光を全く感じない）子どもたちは全部で 14 人（男児 7 人，女児 7 人）であったが，彼らが対照児群として選ばれた。データを集めた時点での彼らの平均年齢は 11.6 歳（範囲は 8.5～16.7 歳）であった。彼らはすべて，盲目児のための TRC のフォローアップ・プログラムに参加していた。そして全員が，ROP 群と同じ形式の多分野の専門チームによる診査を受けていた。

評価

発達，行動，および認知レベルの評価を含む心理検査が，27 人の被験児中 25 人については 2 回以上，他の 2 人は 1 回のみ，学齢前期の間に実施された。25 人中 20 人の子どもたちについては，筆頭著者が，以下に述べる検査を用いて，TRC において診査した。筆頭著者は，自閉症スペクトラム障害の分野を専門とする臨床心理学者である。他の 5 人の被験児は，別の心理学者らにより，TRC または ERC において同じ評価が行なわれた。残る 2 人の子ども（いずれも重度精神遅滞を伴う）は，TRC または ERC において面接できなかったので，彼らの状態については，記録を念入りに調査し，また彼らのことをよく知っている職員との面接を行なった後に，筆頭著者が検討した。

IQ は，一般に認められている IQ または DQ（発達指数）検査，すなわちグリフィス発達検査

(Alin-Akerman & Nordberg, 1980) およびウェクスラー幼児用知能検査（Wechsler, 1991）の，視覚を用いない部分を使って評価された。子どもの対人的能力およびコミュニケーション能力についても，行動とともに，検査場面およびTRCの構造化されていない場面で，検査担当の心理学者が観察した。

子どもの早期の発達に関して，両親との詳細にわたる面接が行なわれた。その中では特に，対人的相互交流とコミュニケーション，そして行動，とりわけ常同的な興味や遊びのパターン，常同運動に重点が置かれた。この面接では，DSM-IVにおける自閉性障害の診断カテゴリーのすべての症状領域について話し合われた。これらの手順は，両親が学齢前期あるいは学齢期に子どもの評価を求めてきたときには，ルーチンに行なわれるものである。

得られた情報すべてについて検討した後（1996～1997年），筆頭著者は，小児自閉症評定尺度 Childhood Autism Rating Scale (CARS) (Schopler et al., 1980) に従って評定を行なった。CARSは，自閉症において障害されうる14のさまざまな機能領域と，それに加えて〈自閉症の程度〉に関する15番目のカテゴリーを含む自閉症診断項目表である。その総得点は，15～60点の間に分布し，30～36点は軽度の自閉症を，36点を越えると重度の自閉症を示唆する。この尺度は，妥当で信頼でき，最近，スウェーデンの複数の学習障害を持つ母集団において，よい心理測定的特性をもつことが論証された（Nordin et al., 投稿中）。

被験児1人ひとりの小児科および眼科的記録のすべてについて，周産期のデータに関する評価がなされた。神経学的および神経発達上の障害の発生と，眼科的疾患の経過に関するデータが，第2，第3著者によって，小児科診療所，訓練施設，および眼科診療所から集められた。第2著者はまた，これらの記録の中で得られる自閉症状に関する情報をまとめた。この情報に基づいて第2著者が下した自閉性障害の診断と，筆頭著者によってなされた，より厳密な診断とはよく一致した。しかし，正式な信頼度の解析は試みなかった。最終的な診断は，得られた情報すべてを用いた〈合意に基づく最善の評価〉としてなされた。

定義

自閉性障害は，DSM-IV (American Psychiatric Association, 1994) に従って定義された。すなわち，自閉性障害の子どもたちはすべて，12の起こりうる症状のうちの合計6つ以上，そのうち少なくとも対人関係に関する領域で2つ，コミュニケーションの領域で1つ，そして行動の領域で1つの症状を持つ。自閉症様状態は，DSM-IVの12の自閉性障害診断項目のうちの5つ以上を示すが，自閉性障害の診断基準のすべては満たさない子どもたちに下した診断である（Gillberg & Peeters, 1995）。ROPについては，Committee for the Classification of Late Stages of Retinopathy of Prematurity (1987) による国際分類に従った。盲は，光をまったく感じないもので，世界保健機関の視覚障害，カテゴリー5の診断基準（WHO, 1993）を満たすものとして定義された。軽度精神遅滞（以下MMR）は，IQ/DQが50～70にあるもの，重度精神遅滞（以下SMR）は，IQ/DQが50未満のものと定義された。

結　果

ROP群

15人の子どもたち（男児8人，女児7人）に自閉性障害が見られた。4人の子どもたち（男児3人，女児1人）が自閉症様状態であった。CARSでは，自閉性障害を伴う15人中10人の総得点が，39～55点の間にあり，重度の自閉症を示唆していた。他の5人の総得点は33～36点の間にあり，軽度の自閉症を示唆していた。自閉症様状態を伴う4人の子どものうち3人の総得点は，32点，30点および25点であり，他の1人については情報不足であった。

表1：ROP 5期を伴う27人の子どもたちにおける臨床的フォローアップ・データ

番号	性別	知的水準	てんかん	CP	IH	AD/ALC	CARS
1	F	SMR	+	−	+	AD	50
2	F	SMR	−	−	−	AD	49
3	F	SMR	−	+	−	AD	35
4	F	SMR	−	+	−	AD	55
5	M	SMR	+	+	+	AD	39
6	M	SMR	−	+	−	AD	50
7	F	SMR	−	+	+	AD	36
8	F	SMR	−	−	−	AD	47
9	F	MMR	+	+	+	ALC	32
10	M	MMR	+	−	−	AD	50
11	M	MMR	+	+	−	ALC	b
12	M	MMR	−	−	−	ALC	25
13	M	MMR	−	−	−	AD	43
14	M	MMR	+	+	−	AD	39
15	F	MMR	−	−	−	AD	35
16	M	MMR	−	−	−	AD	47
17	M	MMR	−	−	−	AD	33
18	M	MMR	−	−	−	AD	36
19	F	正常	−	−	−	a	−
20	F	正常	+	−	−	a	−
21	F	正常	−	−	−	a	−
22	M	正常	−	−	−	a	−
23	M	正常	−	−	−	a	−
24	F	正常	−	−	−	a	−
25	M	正常	−	−	−	ALC	30
26	F	正常	−	−	−	a	−
27	M	正常	−	−	−	a	−

CP：脳性麻痺，IH：乳児水頭症，AD：自閉性障害，ALC：自閉症様状態，MMR：軽度精神遅滞，SMR：重度精神遅滞，CARS：小児自閉症評定尺度，a：DSM-IVの自閉性障害の診断項目の2～3を満たす，b：情報不足

残る8人の子どもたち（男児3人，女児5人）は，DSM-IVの自閉性障害の診断項目のうち，2つに当てはまっていた（表1）。これらの8人の子どもたちはすべて，正常範囲のIQを持ち，普通学級で統合教育されており，同年代の子どもたちの平均水準の成績を修めていた。彼らの症状は主に，限定された対人的相互交流の領域──特に，対人的または情緒的相互性の欠如──と，常同的で反復的な運動（例えば手や指をパタパタさせるとか，反復的な体の動きなど）を伴う行動の障害の領域にあった。コミュニケーションの貧困あるいは障害に関する診断基準には，ほとんど，あるいはまったく当てはまらなかった。コミュニケーションという点から見て，彼らにとって困難であったのは，主に，自発的なごっこ遊びや社会性を持った模倣遊びにおいて他人とやりとりをすることであった。

27人の子どもたちのうち18人には，精神遅滞（SMR 8人，MMR 10人）が見られた。他の9人は正常範囲のIQか，境界域の知的水準であった。精神遅滞を伴う子どもたちはすべて，自閉性障害（15人）あるいは自閉症様状態（3人）の診断基準をも満たしていた。SMRを伴う子どもたちのうち3人には，また，乳児水頭症が見られた。8人の子どもたちに脳性麻痺（以下CP）が見られ，そのうち7人は痙性対麻痺，1人は痙性四肢麻痺であった。CPを伴う8人のうち5人はSMRを伴い，3人はMMRを伴っていた。CP

と精神遅滞と自閉性障害あるいは自閉症様状態の合併が、8人の子どもたちに認められた。7人の子どもたちにはてんかんが見られた（表1参照）。聴覚障害をもつ子どもは1人もいなかった。

対照児群：遺伝性網膜疾患による盲目児群

この群では、2人の子どもが自閉性障害の診断基準を満たしていた。2人ともMMRを伴っていたが、CPもてんかんも認められなかった。この2人の発達は、同じ群の他の子どもたちの発達とは著しく異なっており、脳機能障害を除外できなかった。他の12人の子どもたちは正常範囲内の知的水準（IQ 100±2 SD）にあり、全員が普通学級で統合教育を受けていた。CPやてんかんを伴う子どもは1人もいなかった。彼らはみな、満期産で生まれ、新生児期にも特に問題はなかった。概して、彼らの目が見えないことは、生後2、3カ月になるまで気づかれず、診断もされなかった。両親は、子どもとなかなか視線を合わせることができず、子どもの眼の動きがウロウロと定まらないのを見て、やっと何か異常があることに気づいた。学齢前期における発達は、運動発達の点から言えば、良好であった。彼らはみな、生後20カ月になる前に独り歩きするようになった。また言語発達の面から見ても良好であった。自閉性障害を持つ子ども2人を除く、他のすべての子どもたちの場合、両親たちは、早いうちから彼らが良好な記憶力を持つのに気づいた。幼少時、一般に6、7歳以前には、数人の子どもたちに常同的な体の動きが見られ、また自分の眼をつつく行為がしばしば両親により報告されたが、これは次第に消失した。その後、学齢期には、彼らは学校で良い成績を修めていることが報告され、また、言語性知能検査では良い、あるいは非常に良い結果を示した。彼らの問題は、対人的相互交流の領域にあった。先天的に眼の見えない子どもたちは、普通視力の学友たちと毎日つきあうための、適応的対人行動を身につけることができない。彼らは、それぞれ自分の学校では唯一の盲目児だったので、大きくなるにつれて、全員が、自分にとって最大の問題は孤独だ、と言うようになった。

ROPによる盲目児の典型例

ROPを伴う被験児群に一般的な経過を示す、1男児例を紹介する。在胎週数26週で生まれ、出生時体重872g。彼は生後11カ月まで酸素療法を必要とし、呼吸器感染を繰り返した。生後10週のときに両側性のROPが診断され、その網膜疾患は急速に進行して5期に至った。1～3歳の間に、両眼において、水晶体切除術と、硝子体網膜の外科処置が繰り返し、施行された。術前、術後を通して、網膜は両眼とも全剥離状態であった。

生後1年の間は、食物の摂取が非常に困難だったため、体重増加はきわめて遅かった。生後7～8カ月の頃には、彼は、〈発達しつつある〉、機敏で活発な男の子と記載された。1歳になる頃までには、彼の身体的な状態は安定した。

彼の精神運動発達は、はじめは目立った問題はなかった。生後11カ月で独り立ちできるようになり、生後20カ月で時々ことばを話した。2歳になるとあまり支えなくても歩くようになった。その頃になると彼は、時々奇声をあげたり、自分の眼をつついたり、大声をあげて抗議したりすることがあった。しかし発達は引き続き見られ、2歳6カ月になるまでには、片手を持ってもらうだけで歩くようになった。彼は自分から食物に手を伸ばして取ろうとはしなかったが、食物を与えられると食べようとした。微細運動能力は正常範囲内であり、3語文を話した。

2歳6カ月の頃、両親は、彼が退行しているように感じて、心配し始めた。彼はそれまでより話すことが少なくなり、他人との交流を求めることもさらにまれになり、孤立するようになった。4歳時の発達評価では、18～20カ月のレベルを示していた。相変わらず発語はあり、いくつかのことばを用いたが、言語の領域においてそれ以上の発達は見られていなかった。時々彼は、〈独自の〉ことばで話そうとしたが、他の人々には理解できなかった。彼は、物を常同的なやり方で扱おうと

し，物を持つといつも，それを自分の口にコツコツと打ちつけた。他の子どもたちに対して，いくらか興味を示し，積極的に耳を傾け，明らかに他児の存在に気づいていたが，彼らと，いかなる交流をも持とうとはしなかった。慣れない，初めての物を差し出されると，彼はしばしば怒りの反応を示し，大声で抗議した。それは彼が混乱させられたくないことを示していた。4歳6カ月のとき，自閉症の診断がなされた。

親面接からの印象

ROPの子どもたちの生後1年間は，長引く集中治療，外科的介入，そしてしばしば起こる子どもの状態の劇的変化によって特徴づけられていた。最初の病院滞在期間は62～790日に及んだ。この間は，主に子どもの救命と，剝離した網膜を修復するための外科的処置に集中して重きが置かれた。その状態は，2年目か3年目の間には安定し，それとともに両親は，次第に子どもの眼が見えないことに気づくようになった。そして多くの親たちは，自分の子どもが引きこもってしまい，喜ばせることも慰めることも難しいように見えることに気づいた。固形物を嫌がるなどの食物摂取困難や，睡眠障害がよく見られた。発語や言語発達の遅れあるいは欠如は，特に両親が，盲目児にとって上手に話すことが重要だと知っている場合には，非常に大きい不安を引き起こした。多くの子どもたちにおいて，このことばの問題が，より詳しい発達評価を受ける理由となった。このように両親たちは，新しい診断のみならず，新しい問題に次々に直面しなければならなかった。

考　察

ROPによる盲目児27人のうち，15人が自閉性障害を伴っていた。CARSの得点からは，自閉性障害を伴う子どもたちの過半数において，自閉症症候群の中核の機能障害を成す3つの領域，つまり対人関係，コミュニケーション，および行動の限定の3領域のすべてが重度に障害されていることが示唆された。遺伝性疾患による完全な機能不全から起こる先天性の盲目児においては，自閉症状を伴う率はずっと低かった。ROPの子どもたちに自閉症が高率に見られるのではないかということは，1950年代にすでに言われていた。しかし，本研究が，ROPをもつ子どもたちの母集団を基礎とする最初の研究であり，早くから指摘されていたことが，対象選択の偏りによるものではないことを示すものである。

われわれの被験児群では，ROPは脳損傷の存在を示す有力な臨床的証拠との関連が見られた。それは，今までに発表されたROPの患者群と同様であった（Fernell *et al.*, 1991；Nordin & Gillberg, 1996）。一方，対照児群は，網膜疾患による先天性の盲に基づいて選ばれた。しかし，この群の中でも，自閉症を伴っていた2人の子どもについては，脳機能障害は決して除外できない。

ROP群の子どもたちはすべて，非常に早期産であった。3つ児の子どもの1人は，在胎週数30週で生まれ，他の26人の子どもたちは在胎週数25～29週で生まれた。全員が非常に複雑な周産期および生後の経過を経ていた。ROP 5期の子どもたちのほぼ3分の2が精神遅滞を伴っていた。そしてその全員が自閉性障害または自閉症様状態をも合併していた。そのほぼ3分の1の子どもが，CPとてんかんと精神遅滞をすべて合併していた。このことは，彼らが盲に加えて，重度の脳損傷あるいは脳機能障害の主要な徴候をも持つことを意味する。対照児群では自閉症状の頻度はずっと低かったので，われわれのこの研究は，ROPも，他の自閉症にしばしば関係する周産期の後天的脳損傷状態（Gillberg & Coleman, 1993）に加えられるべきことを示唆する。

群全体から見ると，自閉症あるいは自閉症様状態を伴う子どもたちは，主に，引きこもりと孤立という特徴を持っていた。彼らは注意深くためらいがちで，動きが鈍く，介入されることを積極的に避けるが，感情を爆発させたり，かんしゃくを起こしたりすることは，ほとんどあるいは全くないと記述された。しかし彼らのうち2，3人はよ

り強い攻撃性を示し，しばしば怒りを爆発させ，物や他人を攻撃した。彼らのほとんど全員が言語を獲得しており，いくらか流暢に話した。しかし，その言語は主としてコミュニケーションのためには用いられず，その代わりに常同的で反復的な特徴を持っていた。この群では音に対する極端な興味が共通して見られた。

DSM-IVに基づく自閉症の症状をわずか（2〜3項目）しか持たなかった子どもたちは，自閉性障害の診断基準をすべて満たす子どもたちと比べ，発達のあらゆる面に関して，質的に異なっていると考えられた。彼らは発達が中途で停滞することもなく，言語の獲得もより良好であった。彼らの神経心理学的状態と知能指数は，正常範囲内にあるか，あるいは学齢期に評価された場合は平均を下回っていた。彼らの教師たちからは，学習障害は報告されなかった。彼らは点字をよく読み，位置関係を読み取ることには，ほとんどあるいはわずかな困難しか伴わなかった。しかしながら，これらの子どもたちのほぼ全員が，1，2種類の常同行動，例えば，体を大きく揺らしたり，揺すったり，手をひらひらさせたり，さらに／あるいは自分の眼をつついたりなどの行動を示した。これらの行動は，幼少時には，より目立っていたが，年齢が進むにつれ次第に少なくなっていった。このように，これらの子どもたちに見られる逸脱は主に常同行動から成っており，対人的相互交流やコミュニケーションの領域における逸脱はほとんど見られなかった。これらの常同行動は通常，子どもが活動的でないとき，例えば，何かを聞いているとき，自分の番を待っているとき，あるいはただ何をしたらよいか分からないでいる時などに頻度が増加した。さらにまた，眼の見える子どもであれば普通，強い感情や情動を，話しことばや〈身体言語〉で表現したであろうと思われるような状況においても，より頻繁に見られた。また，彼らにとって初めての，慣れない場面でも増加した。このような行動パターンは誤って〈自閉的〉と解釈されるかもしれない。しかし，そうではなくて，この行動パターンはおそらく，子どもたちが受け取るさまざまなタイプの情報に対する彼らの適応を反映しているものと言えるのだろう（Groenveld, 1990）。このような症状は，感覚入力の喪失が，子どもの盲から2次的に起こる表現能力の困難さと結びついて起こるもの，と解釈し得る。それゆえ，この行動は〈適応的〉と記述するのが最も適切なのではないだろうか（Groenveld, 1990）。盲目児におけるそのような適応的行動は，ブラインディズムに相当する（Fraiberg, 1977）。自閉症とブラインディズムを区別することは非常に重要である。というのは，後者は脳損傷には関係しないと考えられるからである。この意味で，盲目児におけるブラインディズムはおそらく，自閉性障害の診断基準に当てはまらない精神遅滞の子どもたちにおける運動の常同症に相当するのであろう。

本研究の結果に基づいて，われわれは，ROPによる盲目児においては，自閉性障害は脳損傷あるいは脳機能障害と結びついており，盲それ自体から1次的に起こる結果ではないと結論する。

超早期産児においては，脳血流量の自己調節の喪失が主な病原因子であり，それが，比較的大きい動脈に挟まれた領域における低灌流を引き起こす。特に傷害されやすい領域の1つが線条体である（Lou, 1996）。脳のさまざまな部位に通じる重要な神経回路がこの領域に存在する。さらに線条体は，とりわけ高濃度のドパミンを含む。ドパミンは自閉症の病因において重要な神経伝達物質とされる（Cook, 1990）。また，線条体は脳幹から発するニューロンの標的領域の1つともなっている（Gillberg & Coleman, 1993）。われわれの研究で，重度ROPを持つ早期産の被験児群において，自閉症が高率に見られたことを説明する病因機序は，おそらく，低酸素症であろう。低酸素症が，(1)自閉症の病因過程に関係する脳の重要な領域，例えば脳室に隣接する白質や，線条体や，その他の部分に影響を及ぼし，そして(2)網膜に影響を及ぼしているのであろうと考えられる。

この群の子どもたちに自閉症スペクトラム障害が高率に見られたことについて，1つには視力の

完全な喪失が自閉症症状の原因となり，またその症状を際立たせているのではないかという推測がなされるかもしれない。

わずかな逸脱行動は持つが脳機能障害の臨床的徴候を持たない正常知能の子どもたちにおいては，その症状は視覚喪失の結果であり，適応的行動（ブラインディズム）と考えてよいかもしれない。これらの常同行動は，その子どもの行動レパートリー全体のほんの一部を成すに過ぎず，全体的な発達や心理的社会的適応を大きく妨げることはない。この2つの状態の区別は，包括的な神経発達的評価によってのみなされ得る。そしてそのような評価はまた，適切な教育施設や訓練施設について計画を立てるための必要条件となる。

要約すると，ROPによる盲目児では，精神遅滞，CP，そして自閉症を含む重度の発達障害を伴う危険率が非常に高い。彼らは早期の神経発達的評価，療育，その他の特殊な介入，そして長期のフォローアップを含む多分野からのアプローチを必要とする。

(荻野　泉　訳)

文　献

American Psychiatric Association (1994). *Diagnostic and Statistical Manual of Mental Disorders. 4th ed*. Washington, DC: American Psychiatric Association.

Alin-Akerman, B. & Nordberg, L. (1980). *Griffiths Developmental Scales I and II*. Stockholm: Psykologiforlaget AB, 292-308.

Blohme, J. & Tornqvist K. (1997). Visual impairment in Swedish children. I Register and prevalence data. *Acta Ophthalmologica Scandinavica, 75*, 194-198.

Committee for the Classification of Late Stages of Retinopathy of Prematurity (1987). An international classification system of retinopathy of prematurity. *Archives of Ophthalmology, 102*, 1130-1134.

Chase, J.B. (1972). *Retrolental Fibroplasia and Autistic Symptomatology*. New York: American Foundation for the Blind.

Cook, E.H. (1990). Autism: review of neurochemical investigation. *Synapse, 6*, 292-308.

Fernell, E., Gillberg, C. & von Wendt, L. (1991). Autistic symptoms in children with infantile hydrocephalus. *Acta Paediatrica Scandinavica, 80*, 451-457.

Fraiberg, S. (1977). *Insights from the Blind. Comparative Studies of Blind and Sighted Infants*. New York: Basic Books.

Garreau, B., Barthelemy, C., Sauvage, D., Leddet, I. & LeLord, G. (1984). A comparison of autistic syndromes with and without associated neurological problems. *Journal of Autism and Developmental Disorders, 14*, 105-111.

Gense, M.H. & Gense, D.J. (1994). Identifying autism in children with blindness and visual impairments. *RE: view, 26*, 55-62.

Gillberg, C. & Coleman, M. (1993). *The Biology of the Autistic Syndromes. 2nd ed. Clinics in Developmental Medicine No. 126*. London: Mac Keith Press.

Gillberg, C. & Coleman, M. (1996). Autism and medical disorders: a review of the literature. *Developmental Medicine and Child Neurology, 38*, 191-202.

Gillberg, C. & Peeters, T. (1995). *Autism, Medical and Educational Aspects*. Antwerpen: Opleidingscentrum Autisme.

Groenveld, M. (1990). The dilemma of assessing the visually impaired child. *Developmental Medicine and Child Neurology, 32*, 1105-1109. (Annotation.)

Hobson, P. (1993). *Autism and the Development of Mind*. Hove: Lawrence Erlbaum.

Jacobson, L., Fernell, E., Broberger, U., Ek, U. & Gillberg, C. (1998). Children with blindness due to retinopathy of prematurity: a population-based study. Perinatal data, ophthalmological and neurological outcome. *Developmental Medicine and Child Neurology, 40*, 155-159.

Keeler, W.R. (1958). Autistic patterns and defective communication in blind children with retrolental fibroplasia. In: Hoch P.M., Zubin J., editors. *Psychopathology of Communication*. New York: Grune and Stratton, 64-83.

Lou, H.C. (1996). Etiology and pathogenesis of attention-deficit hyperactivity disorder (ADHD): significance of prematurity and perinatal hypoxic-haemodynamic encephalopathy. *Acta Paediatrica, 85*, 1266-1271.

Nordin, V. & Gillberg, C. (1996). Autism spectrum disorders in children with physical or mental disability or both. I: Clinical and epidemiological aspects. *Developmental Medicine and Child Neurology, 38*, 297-313.

Nordin, V., Gillberg, C. & Nyden, A. The Swedish version of the Childhood Autism Rating Scale in a clinical setting. *Journal of Autism and Developmental Disorders*, (Forthcoming.)

Schopler, E., Reichler, R.J., De Vellis, R.F. & Daly, K. (1980). Toward objective classification of childhood autism: Childhood Autism Rating Scale (CARS). *Journal of Autism and Developmental Disorders, 10*, 91-103.

Steffenburg, S. (1991). Neuropsychiatric assessment of children with autism: a population-based study. *Developmental Medicine and Child Neurology, 33*, 495-511.

Warren, D.H. (1984). *Blindness and Early Childhood Development. 2nd ed*. New York: American Foundation for the Blind.

Wechsler, D. (1991). *Wechsler Preschool and Primary Scale of Intelligence* (WPPSI-R). Stockholm: Psykologiforlaget AB.

World Health Organization (1993). *International Classification of Impairments, Disabilities and Handicaps (ICIDH)*. Geneva: WHO.

14　児童期発症精神分裂病：臨床研究と神経生理学的研究について

Leslie K. Jacobsen and *Judith L. Rapoport*

要旨と解説　自閉症が精神分裂病とは別個の発達障害であるという考えが定着してから，児童期に発症する精神分裂病に関する論文はあまり発表されなくなった。この病態が児童期に発症することが稀であり，成人の診断基準を用いて診断可能であると考えられるようになったため，これまで蓄積されてきた臨床研究に新たな知見を加えることが困難であったためと考えられる。

　このような動向のなかで，NIMHのRapoportグループは，児童期の強迫性障害の研究に一区切りをつけて（これらの研究によって強迫性障害のセロトニン障害学説が注目されるようになった），5～6年前から，児童期発症の精神分裂病の研究に取り組むようになった。本論文は彼女たちの研究成果を中心にして，1994年以後に発表された児童期発症精神分裂病に関する論文の展望である。児童期発症精神分裂病の診断，発症前の発達，危険因子，治療，経過，予後，神経心理学的機能などの知見に加えて，追視，自律機能，脳脊髄液のモノアミン代謝，免疫機能，遺伝，画像所見なども展望している。

　これらの研究の展望から，著者は，児童期発症の精神分裂病では，発症前にことばの遅れなどの発達障害が見られ，発症後には感覚統合の拙劣さ，協調運動の障害や運動障害など神経学的機能障害に加え，知的機能の低下や脳室の拡大が見られることから，この病態の背後に進行的変化を生じさせる病理生理学的過程があるのではないかと推測している。

　本論文でもう1つ注目すべきは，精神分裂病と診断できず，さりとて自閉症でもない一群の病態の存在を指摘していることである。この一群は短期間の一過性の精神病症状，感情の不安定性，不器用な対人関係，人に対する正常な関心，情報処理課題における種々の欠陥などの特徴を持っているという。この病態が精神分裂病と関連のあるものであるのか，自閉症の周辺にあるものなのか興味のあるところである。

　いずれにしても本論文は，児童期発症の精神分裂病に関する遺伝子の研究や画像所見を含めた最新の研究成果を要領よくまとめており，稀ではあるが，治療困難といわれているこの病態への，新たな関心を引き起こす論文といえるであろう。　　　（石坂　好樹）

---

*Child Psychiatry Branch, NIMH, Bldg. 10, Rm. 6N240, 9000 Rockville Pike, Bethesda, Maryland, MD 20892, U.S.A.

Translated from "Jacobsen, L.K. & Rapoport, J.L. (1998). Research Update: Childhood-onset schizophrenia: Implications of clinical and neurobiological research. *Journal of Child Psychology and Psychiatry, 39*, 1, 101-113."

はじめに

児童期発症精神分裂病は，精神分裂病の中でも非常に稀な型である（Remschmidt, Schulz, Martin, Warnke & Trott, 1994）。他の早期発症型の多因子疾患（例えば，若年性糖尿病，若年性関節リュウマチ）と同様に，この型は，成人期に発症する精神分裂病よりも重篤で（Gordon, Frazier, et al., 1994），また遺伝との関連も大きいようである（Childs & Scriver, 1986）。最近の研究によると，児童期発症精神分裂病では，はっきりとした精神症状が現れるかなり前から，しばしば認知，言語および対人関係の発達が停滞したり退行することがある（Alaghband-Rad et al., 1995）。さらに，精神病が発症した後にも知能の低下と脳の形態学的変化が進行すると思われるデータがある（Rapoport et al., 1997）。これらすべての観察所見から，この稀な状態を系統的に研究することによって，精神分裂病の遺伝および神経発達に関する仮説を検証するための重要な機会が得られると思われる。

このように，児童期発症精神分裂病を研究することによって，精神分裂病の病因論全般に関する重要な手がかりが得られるかもしれない。これには，精神分裂病の症状発現の原因となる異常な神経発達が起こる時期と，その遺伝的基盤に関する情報も含まれるだろう。神経発達の異常は，若年成人期に発症する精神分裂病の臨床および神経生理学的特徴を最もよく説明すると考えられている（Done, Crow, Johnstone & Sacker, 1994 ; Jones, Rodgers, Murray & Marmot, 1994 ; Murray, 1994 ; Weinberger, 1987, 1995）。最後に，この障害が稀であるために診断や治療に関して十分な経験がない多くの臨床家にとって，この重篤な疾患の診断と治療に関する情報は重要なものとなるであろう（McClellan & Werry, 1994）。

児童期発症の，すなわち12歳までに発症した精神分裂病に関する研究を展望した本論文では，最早期発症精神分裂病あるいは児童期発症精神分裂病という用語を，〈前思春期の〉という用語よりも好んで用いた。というのは，思春期が12歳以前に始まることもあるからである。この雑誌の最近の展望（J. R. Asarnow, 1994）は，Schizophrenia Bulletin の特集号（Vol. 20, No. 4, 1994）のいくつかの論文もそうであるが，後期発症型との臨床的連続性の証拠を挙げ，かつ児童期精神分裂病の神経生理学について研究の関心が増大していることを反映している，1971年から1994年までの研究のうち，方法論が適切な研究について展望している。したがって，この展望では主として1994年以降の研究に焦点を合わせる。まず，診断，発症前の発達，危険因子，治療，経過，予後，神経心理学的機能など症候論に関する研究について展望する。次に，追視，自律機能，脳脊髄液のモノアミン代謝，免疫機能，遺伝，脳の機能的および構造的画像など神経生物学に関する研究について検討する。

症候論

診断研究

早期発症精神病に対して比較的均一な診断基準を用いたKolvinと共同研究者による画期的な研究（Kolvin, 1978 ; Kolvin, Ounsted, Humphrey & Mcnay, 1971）以降，成人に診断されるような精神分裂病が12歳以前の子どもにも見られるということが一貫して示されている。ここでわれわれが児童期発症精神分裂病と呼ぶものは，Kolvinの用語を用いれば，児童期の〈後期発症〉精神病，すなわち5歳以降に発症する児童期精神病にあたる。これと早期発症精神病（3歳までに発症）との区別，すなわち，真の児童期精神分裂病と自閉症を区別したことは，児童精神医学における最も重大な診断に関する進歩のひとつである（Kolvin, 1971 ; Makita, 1966）。Kolvinは，〈後期発症〉精神病を持つ子どもは病前から変わり者で，その半数は潜伏的に発症していると述べている。DSM-III（American Psychiatric Association, 1980）やIII-R（American Psychiatric

Association, 1987) を用いた最近の研究では，研究対象を明確にし (Alaghband-Rad et al., 1995; Green, Padron-Gayol, Hardesty & Bassiri, 1992; Russell, 1994)，さらに拡大しこれらの所見を確認している。

しかし，異なる診療機関の間で診断の一致が得られるためには，さらに研究が必要である。研究サンプルによって性比や結果が異なっていることすらある (Werry, McClellan, Andrews & Ham, 1994)。この理由のひとつには，児童期の他の重篤な精神疾患が精神分裂病と重なり合っていることが挙げられる (Kolvin & Berney, 1990; McClellan, Werry & Ham, 1993; Werry, 1992)。この重複のためと，また多くの小児精神保健に携わる者の精神障害に関する経験が限られていることもあって，児童期発症精神分裂病の診断が誤られることは多い (McKenna et al., 1994)。

国立精神保健研究所 (NIMH) は，神経生理学の研究のために clozapine の治験のために，1990年に治療に抵抗する児童期発症精神分裂病の子どもの募集を始めた (Gordon, Frazier, et al., 1994)。12歳以前に精神分裂病と診断された730人以上の児童と青年が紹介されてきた。診療記録から児童期発症精神分裂病の可能性がある168人の子どもとその家族を直接詳細にスクリーニングした結果，今日までに38人がDSM-III-Rに定義された精神分裂病であり，12歳までに発症していると考えられた。そして，そのうちの33人が研究に参加することに同意した。除外されたケースは，いくつかの診断カテゴリーに当てはまる。

除外した理由で多かったのは（スクリーニング標本の約20％），精神症状を伴った感情障害の診断が第1につく場合である。スクリーニングの時点で児童期精神分裂病の研究から除外された者のうち，これと同じくらい多かった群は（30％），DSM-IV (American Psychiatric Association, 1994) では〈他に特定されない精神病性障害〉と診断されるが，NIMH の研究者が暫定的に〈多元的障害 (multidimensionally impaired)〉と呼んでいるもの (McKenna et al., 1994; Kumra et al., 1998) に当てはまる子どもたちであった。これらの子どもたちは，短期間の一過性の精神病症状，感情の不安定性，不器用な対人関係，人に対する正常な関心，情報処理過程における種々の欠陥，などの特徴を持っていた。この一群の症状は，Towbin と彼の同僚達が〈多面的発達障害 (Multiplex Developmental Disorder)〉呼称しているもの (Towbin, Dykens, Pearson & Cohen, 1993) と共通点があり，後者の概念は広汎性発達障害スペクトラムに近いようである。今日まで，19名の多元的障害の患者は独立したグループとして研究されている。その多くは男性であり，全員が児童期発症精神分裂病の群よりも低年齢で精神医学的な問題を持つようになっている。2年間に渡る予備的追跡調査では，ほとんどの多元的障害の患者はより重篤なあるいは慢性の精神障害には至っていないので，これは前駆状態ではないと思われる (Kumra et al., 1998)。しかしながら，彼らの第1度親族において精神分裂病スペクトラム障害の発症率が高いことと，脳の形態的異常に関して本群と精神分裂病の子どもで類似性があることから，多元的障害症候群は精神分裂病スペクトラムに入るのかもしれない (Kumra et al., 1998; Kumra, 未発表データ)。この一群は，顕著な感情の不安定さが持続することと，人に対する関心が正常なことから，分裂病型パーソナリティー障害とは区別される。現在 NIMH によって行なわれている，この障害の臨床経過，家族，神経生理学および遺伝に関する研究を総合することによって，この比較的稀ではなく重い障害の一群についての診断の安定性や病態生理がより明確となるであろう。

診療記録では精神分裂病の診断が考えられていた多元的障害の患者数が多かったことは，直接本人に会って診断の妥当性を検討しないで診療録を後方視的に研究するだけでは，かなり多くの〈偽陽性〉児童期発症精神分裂病のケースが含まれることを示唆している。異なる機関での研究の間に多くの相違があるのは，多元的障害の群が含まれ

ているかいないかによるのではないだろうか。児童期発症精神分裂病に関する一連の研究のほとんどにおいて，男性が優位である（Green et al., 1992 ; Russell, 1994 ; Spencer & Campbell, 1994）。それとは対照的に，NIMHのグループでは男女比が同じであり，これはひとつには，多元的障害を除外しているためであろう。あるいはまた，NIMHの児童期発症精神分裂病群に見られる等しい男女比は，難治性のケースが多く含まれているという選択上のバイアスを反映しているのかもしれない（Szymanski et al., 1996）。

今後の研究では，真の精神分裂病の子どもと少なくとも同じ数おり，それ故臨床上重要である非定型精神病の子どもを含める必要がある。多元的障害と児童期発症精神分裂病は，ともに早期に発症するリスクを持っている可能性があり，多元的障害が児童期発症精神分裂病の変種の表現型であるかどうかは今後の研究にとって重要な疑問点である。

病前の発達

後期発症精神分裂病の発達的前駆状態について知れば知るほど，児童期発症精神分裂病の発症前の発達に対する興味が増大する。イギリスのコホート調査（Done et al., 1994 ; Jones et al., 1994）によると，精神分裂病の成人では，対人関係の発達に多くの異常が見られると同様に，児童期の発達の遅れ，とりわけ言語と話しことばの発達に遅れがあった。

早期発症精神分裂病の研究に対する関心が増大したことを反映するような研究がある（Hollis, 1995）。その研究は，症例と対照群のカルテを後方視的に調査したものであるが，61例の思春期に発症した精神分裂病（7〜17歳，うち18人は13歳以前の発症）のデータと，年齢をマッチさせた精神病ではない対照群のデータとを比較している。注目すべきことに，病前の言語産出と言語理解の障害は，とりわけ13歳以前に発症した精神分裂病と関連があった。興味深いことに，男性も女性も同じように発達の障害があった。さらに，このHollis（1995）の研究では，カルテから確かめられた発症前の発達によると，分裂病型人格障害，アスペルガー症候群，あるいは非定型広汎性発達障害の診断基準にも当てはまると思われる症例が数例あった。

これまでの児童期発症精神分裂病の臨床研究では，発症前の比較的目立つ発達遅滞，とりわけ話しことばと言語の遅れが一貫して実証されている（R. F. Asarnow, Brown & Strandburg, 1995）。これは，NIMHの児童期発症精神分裂病の症例から得られた発症前の発達に関するデータからも言えることである。そのデータは入院時に記録され，過去の小児科の記録や教育記録を参照することによって確認されている。症例の60％が，言語および／あるいは話しことばの発達障害の基準に当てはまる。これらの観察から，非常に早期に発症する精神分裂病の引き金となるものは，脳の言語に関連した領域の障害と関係があるのかもしれない。さらに，NIMHの児童期発症精神分裂病群のうちの34％に，広汎性発達障害に見られる兆候，例えば，手をひらひらさせるやオウム返しなどが発症前に一時的に見られている（Alaghband-Rad et al., 1995）。発症前に広汎性発達障害の症状が一時的に見られることは，他の児童期発症精神分裂病の研究（Russel, Bott & Sammons, 1989 ; Watkins, Asarnow & Tanguay, 1988）においても見られるが，そのような症状は成人期発症精神分裂病の病前歴では報告されていない（Done et al., 1994 ; Jone et al., 1994）。NIMHの児童期精神分裂病に関する研究のあらゆる面に関することだが，募集上の，確認上の，および／あるいは記録上の偏りが，この特殊な集団の生育歴に関する情報に影響を与えたかどうかは不明である。それにもかかわらず，複数の研究にわたる一貫性は驚くべきことである。

危険因子

多くの危険因子が精神分裂病全般および精神分裂病の早期の発症と関連しているので，児童期発症精神分裂病ではこれらの危険因子がより顕著で

より程度が重いかどうかが調査されてきた。ほとんどの測定では，データから危険因子の増加と児童期発症精神分裂病との相関を支持することはできなかった。

産科的合併症

NIMHの児童期発症精神分裂病者とその健康な同胞の産科的合併症に関して，産科の記録，親の報告，ロチェスター産科スケールを用いた系統だった評価が行なわれている(Zax, Sameroff & Babigian, 1997；Alaghband-Rad, Hamburger, Giedd, Frazier & Rapoport, 1997；Alaghband-Rad, 未発表データ)。ロチェスター産科スケールの得点は，児童期発症精神分裂病者とその健康な同胞の両方において一様に低く，両群で有意な差はなかった。臨床において観察される産科的出来事というのはどうみても洗練されていない測定方法ではあるが，顕著な影響を与えるような驚くべき出来事はなかった。成人期発症精神分裂病に関する研究のうち少なくともいくつかの研究では(Torrey et al., 1994)，産科的合併症が一般よりも多いことが見出されている。

性

先に述べたように，児童期発症精神分裂病に関する多くの臨床研究では，男性が優勢である(Green et al., 1992；Russell, 1994；Spencer & Campbell, 1994)。しかし，NIMHの児童期発症精神分裂病のサンプルで観察された等しい性比は，他の児童期発症精神分裂病のサンプル(Werry et al., 1994)とも一致している。また，イギリスとフランスにおける児童および青年の精神分裂病や妄想による精神科初回入院に関する疫学的データの分析では，15歳以下では男女比が同じであったが(Galdos, van Os & Murray, 1993；Lewine, 1994)，それとも一致している。

思春期の発達

精神分裂病に関する神経発達理論の多くが，思春期の脳のある変化が精神病発症の引き金になっているのではないかと提案している(Feinberg, 1982；Keshavan, Anderson & Pettegrew, 1994；Weiberger, 1987)。このモデルのひとつの仮説は，児童期発症精神分裂病は思春期前期の身体的あるいは内分泌的変化の現れではないか，あるいは発達による脳の変化が急速に起こるためではないかというものである。これに関する間接的事実は，上記の児童，青年期の精神分裂病に関する疫学的データ分析によっても示唆されており，それによると，女性では初潮と精神病発症との間に有意な相関があった(Galdos et al., 1993)。

思春期の発達と精神分裂病の発症との間には重要な関係が潜んでいそうだが，児童期発症精神分裂病の患者に関する体系的な前方視的研究のほとんどは，患者の思春期の状態について言及していない(Green et al., 1992；Russell, 1994；Spencer & Campbell, 1994；Werry et al., 1994)。NIMHの研究は，児童期発症精神分裂病における精神病の発症と第2次性徴の発達との関係について初めて体系的に調査している(Frazier et al., 1997)。全体として，それらの症例に関しては，思春期の発来が早いということはなかった。男性と女性では，ほぼ同年齢（それぞれ，10.1±2.2歳と10.4±1.9歳）で精神病の症状を生じたが，女性では第2次性徴の発達と精神病の発症が有意に相関していた($r=0.74$, $N=13$, $P=0.004$)のに対して，男性ではそうではなかった。したがって，予備的なデータは，思春期の発達が未熟な段階で起こることと児童期発症精神分裂病とは関係ないが，この障害を持つ女性では精神病の発症は思春期の始まりと関係があるかもしれないことを示唆している(Frazier et al., 1997)。

器質的疾患

器質的疾患と児童期発症精神分裂病との関係について調べた研究はほとんどない。カルテを再検討したある研究では，精神分裂病様障害の診断基準に当てはまる46人の子どものうち2人に，特殊な器質的症候群あるいは痙攣の事実が見られた

(Volkmar, Cohen, Hoshino, Rende & Paul, 1988)。Kolvinの一連の研究（Kolvin et al., 1971）では，33人の〈後期発症〉（すなわち，5歳から12歳までの発症）精神病の子ども33人のうち2人に側頭葉てんかんがあり，それは成人の精神分裂病の患者について報告されているの（Stevens, 1991）と比較して多い比率である。興味深いことに，Caplanとその同僚（Caplan, Guthrie, Shields & Mori, 1992 ; Caplan et al., 1993）は，複雑部分発作のある子どもは非論理的な思考をしやすく，まとまりのあることばが非常に少ない傾向があることを見出した。ある長期間にわたる追跡調査研究では，100人の側頭葉てんかんのうちの10%が成人になって精神分裂病になったことが分かった（Lindsay, Ounsted & Richards, 1979）。NIMHの児童期発症精神分裂病に関する研究では，痙攣などの明らかな医学的あるい神経学的な異常がある患者は除外したので，併存する神経学的異常については研究しなかった。

神経学的徴候

神経学的機能障害を示す事実が，成人の精神分裂病者の児童期や（Walkar, Savoie, & Davis, 1994），向精神薬による治療を受けていない成人の精神分裂病患者と受けた患者の両方に（Gupta et al., 1995），またDSM-IIIの自閉症の診断カテゴリーから分離される前に精神分裂病と診断されて施設に収容されている子どもで（American Psychiatric Association, 1980 ; Gittelman & Birch, 1967），確認されている。NIMHの児童期発症精神分裂病群と年齢をマッチさせた健常群の体系的な神経学的評価では，精神分裂病の子どもにおいて運動障害などの神経学的機能障害や感覚統合の拙劣さ，協調運動の障害が見られた。神経学的徴候は対照群では年齢と共に減少するが，精神分裂病の子どもではそうではなかった。このことは，これらの子どもでは脳の成熟が遅れるか，あるいは正常に発達しないことを示唆している（Karp et al., 1997）。

治療

精神分裂病の児童および青年における対照群を用いた抗精神病薬の治験はわずかしかない。まず，Poolとその同僚（Pool, Bloom, Mielke, Roniger & Gallant, 1976）によると，精神分裂病の75人の青年に関して，loxitaneとhaloperidolがわずかではあるがプラセボよりも有意に優れていた。しかし，投薬を受けた患者では，鎮静と錐体外路系の副作用が高率に見られた。より最近では，SpencerとCampbell（1994）が，平均年齢8.9歳（範囲5.5〜11.8歳）の精神分裂病の子ども16人に，haloperidolに関してプラセボを対照群に用いた治験を行ない，haloperidolがプラセボよりも有効であることを見出したが，その平均至適量はわずか1.9 mg/d（範囲0.5〜3.5 mg/d）であった。しかし，錐体外路症状が多く見られ，問題であった（K. Spencer, 私信 ; March, 1997）。

精神分裂病の児童と青年における非定型抗精神病薬に関する唯一の対照群を用いた治験が，NIMHの児童期発症精神分裂病群において最近完了された（Kumra et al., 1996）。症例の平均年齢は14.0±2.3歳であり，全員が以前の定型的向精神薬治療に反応していなかった。この二重盲検法によるhaloperidolとclozapineの比較では，無作為に選ばれた10人のclozapineを投与された患者のほうが，11人のhaloperidolを投与された患者よりも，精神分裂病の陽性症状と陰性症状の両方においてより改善が見られた。しかし，clozapineを投与されたグループで，好中球減少と痙攣が比較的高率に見られた。clozapineの平均最終用量は176±149 mg/dで，haloperidolの平均最終用量は16±8 mg/dであった。とりわけ他の治療薬によって改善の見られなかった児童期発症精神分裂病者にとっては，clozapineに遅発性ジスキネジアの恐れがないことは大きな利点であるが，NIMHではclozapineと同じくらい効果的で，かつ，より安全な薬物を求めて，新しい非定型薬の治験を進めている。

経過と結果

児童期発症精神分裂病の発病は，急性というよりも，たいていは潜行的である（Alaghband-Rad et al., 1995 ; Green et al., 1992 ; Kolvin et al., 1971）。症候論的および臨床的試験データによると，精神分裂病の子ども，とりわけ7歳以下の発症の子どもでは，定型的抗精神病薬に対して部分的にしか反応しないようである（Green et al., 1992 ; Spencer & Campbell, 1994）。臨床経過は，寛解することなく慢性化しやすい（Gordon, Frazier, et al., 1994）。最高14年間にわたる追跡調査などのいくつかの予後研究によると，診断は安定しており，約半数になお重篤な障害があり（J. R. Asarnow, Tompson & Goldstein, 1994 ; Maziade et al., 1996 ; Werry, McClellan, & Chard, 1991），少数ではあるが無視できない部分は荒廃していた（J. R. Asarnow et al., 1994）。ある精神分裂病あるいは精神分裂感情障害の児童および青年患者の追跡調査研究でも，同様に，追跡時の診断に変化がなく，半数から4分の3の患者がまだ顕著な障害をもっていることがわかった（Schmidt, Blanz, Dippe, Koppe & Lay, 1995）。全例において，発症前の機能が予後の最も良い指標であるようである（Werry et al., 1991）。

神経心理学的機能

児童期発症精神分裂病の神経心理学的機能に関しては，R. F. Asarnowとその同僚によって最も詳細にその特徴が述べられている（1994, 1995）。彼らの研究結果によると，精神分裂病の子どもでは，丸暗記の言語のスキルや単純な知覚過程は障害されていないのに対して，微細な運動速度や注意あるいは短期記憶を必要とする課題は苦手であった。これと一致しているが，Span of Apprehension task を用いた視覚情報処理に関するより詳細な研究では，精神分裂病の子どもは，順次探索の開始が遅く，また／あるいは，順次探索の実行が正常の子どもよりもゆっくりであった。このグループの誘発電位研究では，精神分裂病の子どもでは，陰性の振幅が減少しており，これは有効かつ正確な処理過程のために必要な注意の分配ができないことを意味している。同様の欠陥が分裂病の成人でも見られている（R. F. Asarnow et al., 1995）。Friedmanとその同僚（1996）による精神分裂病の青年に関する研究の予備的データでも，注意，短期記憶，最近の長期記憶に欠陥のあることが指摘されている。

精神病発病後のIQの低下が，学んだ情報やスキルを喪失したことを表しているのか，あるいは新たな情報やスキルを獲得することができなくなったことを表しているのかどうかを確認するために，NIMHの児童期発症精神分裂病者のうち，精神病発症前に標準化されたIQテストを受けておりかつ発症後に再検査されている10人について，IQの粗点と尺度点を調べた（J. Rapoport, 未発表のデータ）。精神分裂病の子どもも，精神分裂病の成人に見られるように（Bilder et al., 1992），精神病発症の前後で知的機能がかなり低下している（$p = .002$）。しかし，精神分裂病の成人と違って，尺度点および粗点に反映される知的機能が，発症後も24から48カ月にわたって低下し続けるようである（尺度点，粗点ともに$p < .05$）。もしそうならば，この持続する知能低下のパターンや，潜伏的な発病の仕方から，成人期発症の障害では特定の領域に障害があるのに対して，児童期発症精神分裂病では，脳の機能を傷害し続ける病的過程があるといえるのではないだろうか（Breslin & Weinberger, 1991 ; Weinberger, 1987）。

神経生理学的研究

児童期発症精神分裂病の神経生理学に関する体系的な研究はほとんど行なわれていない。神経生理学的研究は，児童期発症精神分裂病が神経生理学的に成人の障害と連続的かどうか，およびこの障害の根底にある病態生理学がなにかを探求するために，興味のある課題である。ほとんどの研究で連続性が明らかであった。

追視

追視の異常は，精神分裂病の成人において非常によく報告されている (Levy, Holzman, Matthysse & Mendell, 1993)。現在行なわれている精神分裂病の青年に関する追視の研究では，到達瞬間運動（目的物に目を近づけるための速い目の動き）の幅が有意に大きく，ゲインが低い傾向があると報告されている (Friedman, Schulz & Jesberger, 1993)。児童期発症精神分裂病の追視について調べた研究はただひとつある (Jacobsen, Hong, et al., 1996)。その研究では，NIMHの児童期発症精神分裂病群の中から17人と，18人のADHDと，22人の年齢をマッチさせた健常群に追視をさせている間に赤外線オクログラフィーを用いて眼球運動を測定している。精神分裂病の成人における追視の研究で見られたように，精神分裂病の児童では，正常児やADHDの子どもに比べて追視の障害がかなり大きく，ゲイン（目と標的物の速度比）が低く，平均平方根誤差（標的物からの目のずれの全体的な測定値）が大きく，標的物を追視する時間の割合が低く，予期的瞬間運動（標的物よりも先を見ようとする速い目の動き）の頻度が多かった。

精神分裂病の児童に見られる眼球運動異常のパターンと精神分裂病の成人のパターンとが似ていることから，これらの障害の間には神経生理学的に連続性があるといえる。有効サイズを比較すると，児童期発症精神分裂病では，予期的瞬間運動の頻度 - 平均瞬間運動振幅（瞬間運動の頻度と振幅を合わせて測定したもの）が正常よりもかなりずれている傾向がある (Jacobsen, Hong, et al., 1996)。このことから，児童期発症精神分裂病は，成人の精神分裂病よりも不適切な予期的瞬間運動に対する脱抑制がより大きいことと関係しているようである。児童と成人の精神分裂病における追視の異常は，脳のいくつかの領域の傷害によって起こりうる (Leigh & Zee, 1991) ので，脳の特定の領域との関係を示唆することはできない。さらに，児童期発症精神分裂病の患者に見られる追視の異常は，持続的な欠陥の表れかもしれないが，また，発達の遅れの表れであって時間とともに改善するものかもしれない。

自律機能

皮膚伝導（SC）や心拍数（HR）などの自律活動の末梢測定法で，一貫した異常が成人の精神分裂病で報告されている。唯一の児童期発症精神分裂病における自律機能に関する研究は，NIMHの児童期発症精神分裂病群の21例と年齢をマッチさせた54人の対照群の自律機能を，安静時と，一連の不快でない程度の音刺激を与えた時と，警告反応時間課題の遂行時に比較したものである (Zahn et al., 1997)。児童期発症精神分裂病の患者では正常群よりも自発的SC反応の割合とHRが高かった。対照群では4％であるのに対して，患者の半数が最初の2音に対する反応に合ったSCが欠如していた。反応した患者もSC反応の大きさに異常があり，また，その順応の仕方は対照群と比較して不規則であった。患者ではRT刺激に対するSC反応と予期HR反応がより小さかった。安静時での活動レベルが高いことや，新しい刺激に対する反応が欠如していること，および慣れた刺激に対する反応を停止できないことなどの自律機能の異常パターンは，成人の慢性で予後の悪い精神分裂病にも見られている (Zahn et al., 1997)。

脳脊髄液のモノアミン代謝

脳脊髄液モノアミン代謝は，長い間，成人の精神分裂病に関する研究の焦点であった。しかし，特定の脳脊髄液（CSF）モノアミンの動態が精神分裂病と一貫した関係があるということはない。もっとも，治療に対する反応はモノアミン濃度の変化と関係があった。現在までの，児童期発症精神分裂病における唯一の脳脊髄液モノアミン研究では，6週間のhaloperidolあるいはclozapineによる治療のどちらでも，陽性症状および陰性症状が有意に減退したが，モノアミンの濃度と，homovanillic acid (HVA)（ドーパミンの代謝産物）と 5-hydroxyindoleacetic acid（セロ

トニンの代謝産物)との比,およびhomovanillic acidと3-methoxy-4-hydroxyphenylglycol(ノルエピネフリンの代謝産物)との比は,どちらの薬剤においても有意な変化はなかった(Jacobsen, Frazier, et al., 1997)。clozapine治療によるHVAの減少は,陽性症状の著明な改善と関連していた。血中のプロラクチンは,haloperidol投与中は増加したが,clozapine治療では増加しなかった。clozapineの効果は,脳脊髄液モノアミンを測定した16例の成人の精神分裂患者に対する効果と似ていた。これらの結果から,成人の精神分裂病(Bowers & Heninger, 1981)におけるのと同様に,治療反応は,治療開始後2週目にピークがあった後に,脳脊髄液HVA濃度が下降することと関係しているようである。これらのデータは,児童期発症精神分裂病と成人期発症精神分裂病が連続的であることと矛盾しないばかりでなく,精神分裂病における臨床像の変化を仲介する生理化学的事象の複雑さを浮き彫りにしている。

免疫機能に関する研究

精神分裂病の病因に関して,自己免疫説や,あるいは,妊娠第2期のインフルエンザ感染が精神分裂病の発症と関係がある(Barr, Mednick & Munk-Jorgensen, 1990; Licinio, Seibyl, Altemus, Charney & Krystal, 1993; McAllister et al., 1989; Wright et al., 1996)などの感染説があるので,細胞性免疫と関連した脳脊髄液のサイトカイン(IL-2とTNF-β)や体液性免疫と関連したサイトカイン(IL-4, IL-5とIL-10), TNF-α(炎症部位と関連),およびインターフェロン-γ(抗ウイルス免疫を仲介)がNIMHの児童期発症精神分裂病患者のうち22人について調べられている(Mittleman, Jacobsen, Rapoport, & Shearer, 1996)。薬物を体から排出した後と,haloperidolあるいはclozapineによる治療を6週間行なった後に,脳脊髄液モノアミンと共に,脳脊髄液サイトカイン濃度が測定されているが,明らかな症状の改善があったにもかかわらず,脳脊髄液サイトカイン濃度には有意差は見られなかった。したがって,この対象群では,免疫過程は抗精神薬に対する臨床反応に関与しないのかもしれない。児童期発症精神分裂病者の脳脊髄液サイトカインを注意欠陥多動性障害および強迫性障害の子どもと比較すると,精神分裂病では体液性免疫に関与するサイトカインが優位であり,また,インターフェロン-γが相対的に欠如している。このことから,体液性免疫,あるいは細胞性免疫の不全が児童期発症精神分裂病の病因と関係があるといえるかもしれない(Mittleman et al., 1996, 1997)。

人白血球抗原(HLA)のクラス I と II の分布域が精神分裂病と関係があるという報告がある。これらの研究の多くは,症例数が少ないか,あるいは,症例の人種が様々で対照群とのマッチングが不十分である。しかし,ごく最近の症例数の多い,均質な精神分裂群と精神分裂病患者と血縁のない母親および人種をマッチさせた対照群について行なった研究では,精神分裂病患者と精神分裂病患者と血縁のない母親でDRB1*04(クラスII)対立遺伝子の頻度が減少していた(Wright et al., 1996)。NIMHの精神分裂病例29人と人種をマッチさせた29人の対照群において,ポリメラーゼ連鎖反応と連鎖特異的プライマーを用いてHLAのタイプ分けを行なったところ,この結果を再現することはできず,精神分裂病に関して従来報告されたHLA頻度の相違を再現することもできなかった(Jacobsen, Mittleman, et al., 1997)。

遺伝研究

糖尿病やリュウマチ性関節炎などの,数々の多因子疾患の早期発症型は,遺伝と大きく関連している(Childs & Scriver, 1986)。これまでの疫学研究によって,精神分裂病の発症年齢と遺伝との間では,負の相関がある程度支持されている(Sham, MacLean & Kendler, 1994)。NIMHとカリフォルニア大学ロサンゼルス校(UCLA)で集められた精神分裂病児の症例の両方において,その第1度親族に対する構造化された面接から,

ADHDの児童の第1度親族におけるよりも，精神分裂病および精神分裂病スペクトラム障害の率が高いことがわかった（R.F. Asarnow，私信；Kumra et al., 1998）。UCLAの児童期発症精神分裂病の第1度親族における精神分裂病と精神分裂病スペクトラム障害の率は，成人期発症精神分裂病患者の第1度親族におけるよりも高いようである（R. Asarnow，私信）。NIMHのサンプルでは，第1度親族における精神分裂病と精神分裂病スペクトラム障害の率は，成人の精神分裂病における研究で見られた率に近い（M. Lenane，未発表データ）。追視は，精神分裂病患者の第1度親族の一部で異常が認められており（Iacono, Moreau, Beiser, Fleming & Lin, 1992），精神分裂病の遺伝的マーカーとなるかもしれない（Clementz & Sweeney, 1990）ので，現在，NIMHの児童期発症精神分裂病患者の家族に追視の検査を行なっている。

精神分裂病に関係があるといわれている（Karayiogou et al., 1995）22q11の微細欠損を，NIMHの児童期発症精神分裂病サンプルについてスクリーニングしたところ，30例のうち1例で見つかった（Yan et al., 1998）。ブレークポイントが複製されている1番目と7番目の染色体の転位も，NIMHの児童期発症精神分裂病サンプルのうちの1例に見られたが，その症例は，精神分裂病の他に自閉症の特徴もいくつかあった（Gordon, Krasnewich, White, Lenane, & Rapoport, 1994）。NIMHの児童期発症精神分裂病サンプルに対するその他の遺伝研究として，反復伸長探査法による3塩基配列の反復伸長スクリーニングを行なった（Shalling, Hudson, Buetow & Housman, 1993）。予備的データでは，児童期発症精神分裂病の男性患者で，健康な男性対照群に比して3塩基配列の反復伸長が増大していた（Shalling et al., 未発表データ）。

機能性脳画像

成人期発症精神分裂病患者における，安静時の脳グルコース代謝と血流に関する研究では，さまざまな相容れない結果が得られており（Chua & McKenna, 1995），ある研究では精神分裂病では前頭葉の代謝が後頭葉に比べて低下しているが（Buchsbaum et al., 1984；DeLisi et al., 1985），別の研究ではグループ間で前頭葉の代謝と血流に差がなく（Ebmeimr, Lawrie, Blackwood, Johnstone & Goodwin, 1995；Wiesel et al., 1987），さらに，別の研究では精神分裂病において前頭葉の代謝が亢進していた（Szechtman et al., 1988）。課題遂行中のグルコース代謝と血流を測定した研究では，より一貫した結果が得られており，成人の精神分裂病患者がWisconsin Card Sorting Test（Berman, Torrey, Daniel & Weinbreger, 1992）やTower of London（Andreasen et al., 1992），Continuous Peformance Test（Cohen et al., 1987；Siegel et al., 1993）などを遂行中に測定したところ，前頭葉の機能が低下していた。

児童期発症精神分裂病の脳機能に関する画像研究はめったにないが，これは，おそらくこの群に関しては機能的画像を得ることが大変なことであり，また倫理的にも健康な児童の対照群を電離放射線に被曝させることは問題だからであろう。にもかかわらず，xenon-133を吸引させて血流を測定した少人数に関する研究があるが，その研究では，向精神薬を使用していない10人の精神分裂病の青年では，年齢と性をマッチさせた対照群と比較して，前頭葉の機能が有意に低下していた（Chabrol, Guell, Bes & Moron, 1986）。さらに，Thomasとその同僚（1995）は，10人の精神分裂病児と12人の健常児に陽子磁気共鳴分光検査（proton magnetic resonance spectroscopy）研究を行なった。精神分裂病児の前頭葉では，N-アセチルアスパル酸のクレアチンに対する比率が有意に低かった。NIMHの児童期発症精神分裂病と多元的障害の13人の子どもに行なった陽子磁気共鳴分光検査研究による予備的データでは，精神病の子どもでは，前頭葉前方皮質と海馬の両方でN-アセチルアスパル酸のクレアチンに対する割合が低下していた（Bertolino et al., 1997）。

N-アセチルアスパル酸の役割はまだ充分に解明されていないが、神経密度あるいは神経容量マーカーと考えられている (Renshaw, Yurgelun-Todd, Tohen, Gruber & Cohen, 1995)。

NIMHの児童期発症精神分裂病群のうちの16人の青年と，年齢，性および利き手をマッチさせた26人の健康な青年に関して，positron emission tomography (PET) とF-fluorodexyglucose (FDG) を用いて脳のグルコース代謝を調べた (Jacobsen, Hamburger, et al., 1997)。被検者はFDG取り込み中に聴覚的持続作業を行なわされた。児童期発症精神分裂病では，健康な対照群と比較して正解が少なく誤認が多かった。領域に関する分析では，全般的な脳のグルコース代謝に関してはグループ間で有意な差はなかったが，精神分裂病では，辺縁上脳回と下位前頭回／島では代謝率が亢進しており，中前頭回および上前頭回では代謝率が低下していた。ピクセルに基づいた分析では，グルコース代謝に関するグループ間差はもっと複雑で，前頭葉の代謝はわずかに低下していたが，脳の代謝は両側とも亢進していた。これらの所見から，児童期発症精神分裂病では前頭葉の機能低下がより大きいとはいえないが，精神分裂病では小脳も含めて神経回路に異常があるといえそうである。

脳の形態学

成人の精神分裂病では多くの脳の形態異常が観察されているが、おそらく最も一貫して報告されているのは、大脳容積の減少、脳室の拡大、灰白質の減少と海馬を含む内側側頭葉容積の減少である (Altshuler, Casanova, Goldberg & Kleinman, 1990; Breier et al., 1992; Flaum et al., 1995; Harvey et al., 1993; Schlaepfer et al., 1994; Suddath, Christison, Torrey, Casanova, & Weinberger, 1990; Zipursky, Lim, Sullivan, Brown & Pfefferbaum, 1992)。これらの異常の多くは、明らかな臨床症状が現れる以前から存在していると信じられているが (Weinberger, 1987)、一方、脳室の拡大などは発症後に生じているかもしれない (DeLisi et al., 1995; Lieberman et al., 1996)。成人の精神分裂病者の灰白質についての横断的研究では、後期青年期から成人中期に発症した群において灰白質の容積の減少と発症年齢の間には相関が見られなかった (Lim et al., 1996)。

小児精神分裂病の脳の形態に関する研究はわずかしかない。この種の研究の主要な疑問点は、早期の発達により重篤なあるいは一様な異常があるのかどうか、また／あるいは、脳の異常が長期間に渡って進行しているのかどうかということである。Schulzとその同僚による15人の精神分裂病あるいは精神分裂病様障害の青年に関する初期のCTスキャンを用いた研究では、精神分裂病群で脳室が有意に拡大しており、脳室と脳の比率の増大が治療に対する反応の悪さと関係していた (Schulz, Sinicrope, Kishore & Friedel, 1983)。しかし、9歳から18歳まで（平均14.3歳）の17人の精神分裂病患者と13人の健康な対照群（平均年齢14.9歳）にMRIを用いて行なったこの群に関するその後の研究では、脳室の拡大は見られなかったが、脳の全容積は明らかに小さかった (Friedman et al., 1996)。脳の全容積の群間差を修正すると、海馬の容積には差がなかった (Findling et al., 1996)。

脳の形態に関する系統だった量的研究は、NIMHの児童期発症精神分裂病研究の主要部分であった。28人の児童期発症精神分裂病と、年齢、性および利き手をマッチさせ体重および身長にも差のない57人の対照群とを比較した最近の脳の形態分析では、成人期発症精神分裂病に見られた (Harvey et al., 1993; Zipursky, Lim & Pfefferbaum, 1991) のと同様に、精神分裂病患者で脳の全容積が有意に減少 (9.7%) していた（児童期発症精神分裂病患者は1025.6 cc、健康な対照群では1136.1 cc; $t = 4.09$, $df = 83$, $p = .0001$）。グループ間の差が大きいことを前提として、脳の全容積を基準とした共分散分析を用いて脳の各領域の比較が行なわれている。その結果を表1に示す。各領域の測定方法は他のところで述

表1 28名の児童期発症精神分裂病と57名の健常児に関する脳容積の反復測定による脳容積の共分散分析[a]

	診断		脳の左右差		左右毎の診断		
	F	p	F	p	F	p	コメント
前頭葉前方	3.17	.08	3.19	.08	0.47	.49	傾向あり COS<HC, R>L
側脳室	5.31	.02	9.73	.002	1.86	.18	COS>HC, L>R
側頭葉	2.73	.10	18.29	.0001	1.72	.19	R>L
上側頭回							
全容積	2.68	.10	24.07	.0001	1.11	.30	R>L
前方[b]	0.59	.45	5.83	.02	0.80	.37	R>L
後方							
扁桃核	0.04	.85	19.97	.0001	4.41	.04	COS:R>L, HC:R=L
海馬	1.52	.22	0.70	.40	6.62	.01	COS:R=L, HC:R>L
小脳[c]	0.03	.87	4.71	.03	0.50	.48	R>L
視床[b]（域）	8.63	.004					COS<HC
脳梁（域）	8.02	.006					COS>HC

HC＝健常児，COS＝児童期発症精神分裂病，R＝右，L＝左
[a]共変量＝全脳容積，COS において 9.7％小さい，df＝1.82
[b]N＝56 HC，N＝28 COS.
[c]N＝27 HC，N＝24 COS.

べられている（Frazier, Giedd, Hamburger, et al., 1996；Jacobsen, Giedd, et al., 1996, 1997, 1997）。

　成人の精神分裂病で見られるように（Breier et al., 1992；Flaum et al., 1995），側脳室が拡大しており，また，前頭葉前方（脳梁の最先端と交わる冠状平面より前方の組織）の容積が健康な対照群と比較して減少している傾向がある。また，児童期発症精神分裂病では，成人で見られる（Andreasen et al., 1994）のと同様に，中矢状視床域も減少している。脳梁の中矢状域は，児童期発症精神分裂病患者では有意に増大しており，これは，白質部分が保存されていることを示している。この所見を支持することとして，児童期発症精神分裂病における脳全体の容積の減少は主に灰白質の容積の減少によるもので，白質は比較的保存されていることを示す，白質と灰白質の割合に関する予備的データがある（Giedd et al., 1996）。このことは，最近の死後研究で精神分裂病の脳容積の減少が神経密度の増加によるもので神経の喪失によるものではないという所見と一致している（Selemon, Rajkowska & Goldman-Rakic, 1995）。興味深いことに，灰白質は減少しているが白質は保存されているという同様のパターンが，先天性風疹や精神分裂病様の症状がある患者にも見られており，この種の脳の形態異常は早期の脳の発達がウイルスによって傷害された結果かもしれない（Lim et al., 1995）。

　同じ磁場強度で，成人を対象とした研究と少なくとも25人の子どもを対象とした研究で比較を行なうと，児童期発症精神分裂病患者では脳全体の容積と視床の中矢状領域がかなり減少している（Alaghband-Rad et al., 1997；Rapoport et al., 1997）。注目すべきことに，このサンプルでは，脳全体の容積は陰性症状と強く相関していた（r＝－0.65，N＝28，p＜.001）（Alaghband-Rad et al., 1997）。側頭葉の構造に診断による差がないことは，成人の精神分裂病における研究と一致しており（Flaum et al., 1995；Heckers, Heinsen, Heinsen, & Beckmann, 1990；Kulynych, Vladar, Jones & Weinberger, 1996；Zipursky et al., 1994），以前想定されたような（Lipska & Weinberger, 1995），精神分裂病の早期発症は側頭葉中部のより重篤な障害によるということはいえない。これらの構造に関する形態学研究は，側頭葉の容積減少が後に起こるかどうかを見るために，縦断的にも行なわれている。

　NIMH の児童期発症精神分裂病サンプルの縦

断的脳画像研究は現在進行中であるが，その予備的データはなかなか興味深い。NIMHサンプルにおいては，尾状核，被殻，淡蒼球などの大脳基底核は，T1強調像ではサイズが増大しており，服薬とこの増大に正の相関が見られた（Frazier, Giedd, Hamburger, et al., 1996）。8人の児童期発症精神分裂病に2年間 clozapine を投与した後に，8人の釣り合いを取った対照群とともにスキャンしなおすと，精神分裂病患者の大脳基底核の容積は正常になっており（Frazier, Giedd, Kaysen, et al., 1996），成人の精神分裂病と同様に（Chakos, Lieberman, Alvir, Bilder, & Ashtari, 1995），大脳基底核の拡大は定型的向精神薬の影響によるものと考えられる。

16人の児童期発症精神分裂病患者と24人のマッチさせた対照群における2年後の再スキャンでは，精神分裂病の子どもでは健康な子どもに比べて脳室の容積がより急速に増大していることがわかった（診断はその時点のもの；F=16.1, p=.0003）（Rapoprt et al., 1997）。さらに，精神分裂病では，この間に，中矢状視床域が有意に減少していたが，対照群ではそうではなかった（Rapoport et al., 1997）。これらのデータから，青年期前後における縦断的MRI検査は，精神分裂病の異常な脳発達のメカニズムを解き明かすための重要な方法であるかもしれない。

まとめ

DSM-Ⅲ，-Ⅲ-R，-Ⅳの診断基準を修正しないでも児童の精神分裂病の診断をすることができるが，児童期発症精神分裂病は非常に稀である。神経心理学的研究および神経生理学的研究はいずれも，成人期発症精神分裂病との連続性を強く支持している。しかし，後期に発症する疾患と対照的に，NIMHの児童期発症精神分裂病サンプルに関する縦断的研究では，知的機能がより長期にわたって退行し，側脳室の拡大も進行性であることが見られた。この障害の潜行的発症とともに，このことから，児童期発症精神分裂病の基礎にある病理は，唯一特定の領域や事象によるのではなく，連続的なあるいは複数の事象によるのではないかと考えられる。病因となるような胎生期および産科的な問題がないことや，発症前に明らかな異常がみられること，臨床経過が重篤で進行性であること，脳の形態学的異常が進行性であること，精神病発症後に知的機能に低下が見られることを，どのような児童期発症精神分裂病の病因モデルであっても説明する必要がある。神経作用物質は脳の発達の時期によって異なった効果を及ぼすかもしれず，また，単一の遺伝的変異も細胞の種類や発達段階によって異なった表れ方をするかもしれないので（Nowakowski, 1991; Vicario-Abejon, Johe, Hazel, Collazo & McKay, 1995），最もシンプルな病因モデルとしては，遺伝上の変異が発症前と青年期で異なって表れるということに基づいたものが考えられる。脳の形態学的な変化が進行性であることと精神病発症後にも知的機能の低下が持続することから，成人の研究データ（Pogue-Geile, 印刷中）からもいえることだが，進行的変化を生じさせる病理生理学的過程は，精神病そのものの発症の引き金となる過程とは異なるのかもしれない。

今後の研究

この稀な児童期発症精神分裂病は，詳細に調査する価値があると思われる。この障害を研究しているグループは，ある部分では共通の測定を行なうように互いに研究を調整することを考慮すべきである。早期のデータから見て，今後の研究の重要項目は，同胞に関する研究，分子および細胞遺伝学的研究，青年期から若年成人期にかけての縦断的追跡調査などであろう。　（木村　宜子　訳）

文　献

Alaghband-Rad, J., Hamburger, S.D., Giedd, J., Frazier, J.A. & Rapoport, J.L. (1997). Childhood-onset schizophrenia. Biological markers in relation to clinical characteristics. *American Journal of Psychiatry, 154*, 64-68.

Alaghband-Rad, J., McKenna, K., Gordon, C.T., Albus, K.E., Hamburger, S.D., Rumsey, J.M., Frazier, A., Lenane, M. C. & Rapoport, J.L. (1995). Childhood-onset schizophrenia ; The severity of premorbid course. *Journal of the American Academy of Child and Adolescent Psychiatry, 34*, 1273-1283.

Altshuler, L.L., Casanova, M.F., Goldberg, T.E. & Kleinman, J.E. (1990). The hippocampus and para-hippocampus in schizophrenic, suicide, and control brains. *Archives of General Psychiatry, 47*, 1029-1034.

American Psychiatric Association. (1980). *Diagnostic and statistical manual of mental disorders, 3rd Edn,. (DSM-III)*. Washington, DC : Author.

American Psychiatric Association. (1987). *Diagnostic and statistical manual of mental disorders, 3rd Edn. -Revised (DSM-III-R)*. Washington, DC : Author.

American Psychiatric Association. (1994). *Diagnostic and statistical manual of mental disorders, 4th Edn. (DSM-IV)* Washington, DC : Author.

Andreasen, N.C., Arndt, S., Swayze, V., Cizadlo, T., Flaum, M., O'Leary, D., Ehrhardt, J.C. & Yuh, W.T.C. (1994). Thalamic abnormalities in schizophrenia visualized through magnetic resonance image averaging. *Science, 266*, 294-297.

Andreasen, N.C., Rezai, K., Alliger, R., Swayze, V.W., Flaum M., Kirchner, P., Cohen, G. & O'Leary, D.S. (1992). Hypofrontality in neuroleptic-naive patients and in patients with chronic schizophrenia : Assessment with xenon 133 single-photon emission computed tomography and the Tower of London. *Archives of General Psychiatry, 49*, 943-958.

Asarnow, J.R. (1994). Annotation : Childhood-onset schizophrenia. *Journal of Child Psychology and Psychiatry, 35*, 1345-1371.

Asarnow, R.F., Asamen, J., Granholm, E., Sherman, T., Watkins, J.M. & Williams, M.E. (1994). Cognitive/neuropsychological studies of children with a schizophrenic disorder. *Schizophrenia Bulletin, 20*, 647-669.

Asarnow, R.F., Brown, W. & Strandburg, R. (1995). Children with a schizophrenic disorder : Neurobehavioral studies. *European Archives of Psychiatry and Clinical Neuroscience, 245*, 70-79.

Asarnow, J.R., Tompson, M.C. & Goldstein, M.J. (1994). Childhood-onset schizophrenia. A follow-up study. *Schizophrenia Bulletin, 20*, 599-61 7 .

Barr, C.E., Mednick, S.A. & Munk-Jorgensen, P. (1990). Exposure to influenza epidemics during gestation and adult schizophrenia. A 40-year study. *Archives of General Psychiatry, 47*, 869-874.

Berman, K.F., Torrey, E.F., Daniel, D.G. & Weinberger, D.R. (1992). Regional cerebral blood flow in monozygotic twins discordant and concordant for schizophrenia. *Archives of General Psychiatry, 49*, 927-934.

Bertolino, A., Kumra, S., Cllicott, J., Mattay, V., Frank, J., Rapoport, J.L. & Weinberger, D.R. (1997). *Proton magnetic resonance spectroscopic imaging in childhood onset schizo-*

phrenia. Manuscript submitted for publication.

Bilder, R.M., Lipschutz-Broch, L., Reiter, G., Geisler, S.H., Mayerhoff, D.I. & Lieberman, J.A. (1992). Intellectual deficits in first-episode schizophrenia. Evidence for progressive deterioration. *Schizophrenia Bulletin, 18*, 437-448.

Bowers, M.B. & Heninger, G. R. (1981). Cerebrospinal fluid homovanillic acid patterns during neuroleptic treatment. *Psychiatry Research, 4*, 285-290.

Breier, A., Buchanan, R.W., Elkashef, A., Munson, R.C., Kirkpatrick, B. & Gellad, F. (1992). Brain morphology and schizophrenia : A magnetic resonance imaging study of limbic, prefrontal cortex, and caudate structures. *Archives of General Psychiatry, 49*. 921-926.

Breslin, N. A. & Weinberger, D.R. (1991). Neurodevelopmental implications of findings from brain imaging studies of schizophrenia. In S.A. Mednick, T.D. Cannon, C.E. Barr. & M. Lyon (Eds.), *Fetal neural development and adult schizophrenia* (pp. 199-215). Cambridge : Cambridge University Press.

Buchsbaum, M.S., DeLisi, L.E., Holcomb, H.H., Cappelletti, J., King, A.C., Johnson, I., Hazlett, E., Dowling-Zimmerman, S., Post, R.M., Morihisa, J., Carpenter, W., Cohen, R., Pickar, D., Weinberger, D.R., Margolin, R. & Kessler, R.M. (1984). Anteroposterior gradients in cerebral glucose use in schizophrenia and affective disorders. *Archives of General Psychiatry, 41*, 1159-1166.

Caplan, R., Guthrie, D., Shields, W.D. & Mori, I. (1992). Formal thought disorder in pediatric complex partial seizure Disorder. *Journal of Child Psychology and Psychiatry, 33*, 1399-1412.

Caplan, R., Guthrie, D. Shields, W.D., Peacock, W.J., Vinters, H.V. & Yudovin, S. (1993). Communication deficits in children undergoing temporal lobectony. *Journal of the American Academy of Child and Adolescent Psychiatry, 32*, 604-611

Chabrol, H., Guell, A., Bes, A. & Moron, P. (1986). Cerebral blood flow in schizophrenic adolescents. *American Journal of Psychiatry, 143*, 130.

Chakos, M.H., Lieberman, J.A., Alvir, J., Bilder, R. & Ashtari, M. (1995). Caudate nuclei volumes in schizophrenic patients treated with typical, antipsychotics or clozapine. *Lancet, 345*, 456-457.

Childs, B. & Scriver, C.R. (1986). Age at onset and causes of disease. *Perspectives in Biology and Medicine, 29*, 437-460.

Chua, S.E. & McKenna, P.J. (1995). Schizophrenia-a brain disease? A critical review of structural and functional cerebral abnormality in the disorder. *British Journal of Psychiatry, 166*, 563-582.

Clementz, B.A. & Sweeney, J.A. (1990). Is eye movement dysfunction a biological marker for schizophrenia? A methodological review. *Psychological Bulletin, 108*, 77-92.

Cohen, R.M., Semple, W.E., Gross, M., Nordahl, T.E., DeLisi, L. E., Holcomb, H.H., King, A. C., Morihisa, J.M. & Pickar, D. (1987). Dysfunction in a prefrontal substrate of sustained attention in schizophrenia. *Life Sciences, 40*, 2031-2039.

DeLisi, L.E., Buchsbaum, M.S., Holcomb, H.H., Dowling-Zimmerman, S., Pickar, D., Boronow, J., Morihisa, J.M., van Kammen, D.P., Carpenter, W., Kessler, R. & Cohen, R.M. (1985). Clinical correlates of decreased anteroposterior metabolic gradients in positron emission tomography (PET) of schizophrenic patients. *American Journal of Psychiatry, 142*, 78-81.

DeLisi, L.E., Tew, W., Xie, S., Hoff, A.L., Sakuma, M., Kushner, M., Lee, G., Shedlack, K., Smith, A.M. & Grimson, R. (1995). A prospective follow-up study of brain morphology and cognition in 1st episode schizophrenic patients: Preliminary findings. *Biological Psychiatry, 38*. 349-360.

Done, D.I., Crow, T. L., Johnstone, E.C. & Sacker, A. (1994). Childhood antecedents of schizophrenia and affective illness: Social adjustment at ages 7 and 11. *British Medical Journal, 309*, 599-703.

Ebmeier, K.P., Lawrie, S.M., Blackwood, D.H.R., Johnstone, E.C. & Goodwin, G.M. (1995). Hypofrontality revisited: A high resolution single photon emission computed tomography study in schizophrenia. *Journal of Neurology, Neurosurgery, and Psychiatry, 58*, 452-456.

Feinberg, I. (1982). Schizophrenia: Caused by a fault inprogrammed synaptic elimination during adolescence? *Journal of Psychiatric Research, 17*, 319-334.

Findling, R.L., Friedman, L., Buck, J., Cola, D., Kenny, J., Swales, T. & SchuLz S.C. (1996). Hippocampal volume in adolescent schizophrenia. *Schizophrenia Research, 18*, 185.

Flaum, M., Swayze, V.W., O'Leary, D.S., Yuh, W.T.C., Ehrhardt, J.C., Arndt, S.V. & Andreascn, N.C. (1995). Brain morphology in schizophrenia: Effects of diagnosis, laterality and gender. *American Jounal of Psychiatry, 152*, 704-714.

Frazier, J.A., Alaghband-Rad, J., Jacobsen, L., Lenane, M.C., Hamburger, S., Albus, K., Smith, A., McKenna, K. & Rapoport, J.L. (1997). Pubertal development and onset of psychosis in Childhood-onset schizophrenia. *Psychiatry Research, 70*, 1-7.

Frazier, J.A., Giedd, J.N., Hamburger, S.D., Albus, K.E., Kaysen, D., King, A. C., Raiapakse, J.C., Lenane, M.C., McKcnna, K., Jacobsen, L.K., Gordon, C.T., Breier, A. & Rapoport, J.L. (1996). Brain anatomic magnetic resonance imaging in childhood-onset schizophrenia. *Archives of General Psychiatry, 53*, 617-624.

Frazier, J.A., Giedd, J.N., Kaysen, D., Albus, K., Hamburger, S., Alaghband-Rad, J., Lenane, M.C., Breier, A. & Rapoport, J.L. (1996). Childhood-onset schizophrenia: Brain magnetic resonance imaging rescan after two years of clozapine maintenance. *American Journal of Psychiatry, 153*, 564-566.

Friedman, L., Findling, R.L., Buch, J., Cola, D.M., Swales, T.P., Kenny, J.T. & Schulz, S.C. (1996). Structural MRI and neuropsychological assessments in adolescent patients with either schizophrenia or affective disorders. *Schizophrenia Research, 18*, 189-190.

Friedman, L., Schulz, S.C. & Jesberger, J.A. (1993). Smooth pursuit eye movement performance in adolescent-onset psychosis. *Schizophrenia Research, 9*, 157.

Galdos, P.M., van Os, J.J. & Murray, R.M. (1993). Puberty and the onset of psychosis. *Schizophrenia Research, 10*, 7-14.

Giedd, J.N., Castellanos, F.X., Rajapakse, J.C., Jacobsen, L.K., Frazier, J.A., Hamburger, S.D. & Rapoport, J.L. (1996). Quantitative analysis of gray matter volumes in childhood-onset schizophrenia and attention deficit/hyperactivity disorder. *Society for, Neuroscience Abstracts, 22*, 1166.

Gittelman, M. & Birch, H.G. (1967). Childhood schizophrenia: Intellect, neurologic status, perinatal risk, prognosis, and family pathology. *Archives of General Psychiatry, 17*, 16-25.

Gordon, C.T., Frazier, J.A., McKenna, K., Giedd, J., Zametkin, A., Zahn, T., Hommer, D.,

Hong, W., Kaysen, D., Albus, K.E. & Rapoport, J.L. (1994). Childhood-onset schizophrenia: An NIMH study in progress. *Schizophrenia Bulletin, 30*, 697-712.

Gordon, C.T., Krasnewich, D., White, B., Lenane, M. & Rapoport, J.L. (1994). Brief report: Translocation involving chromosomes 1 and 7 in a boy with childhood-onset schizophrenia. *Journal of Autism and Developmental Disorders, 24*, 537. 545.

Green, W.H., Padron-Gayol, M., Hardesty, A.S. & Bassiri, M. (1992). Schizophrenia with childhood-onset: A phenomenological study of 38 cases. *Journal of the American Academy of Child and Adolescent Psychiatry,* 31, 968-976.

Gupta, S., Andreasen, N.C., Arndt, S., Flaum, M., Schulz, S.C., Hubbard, W.C. & Smith, M. (1995). Neurologic soft signs in neuroleptic-naive and neuroleptic-treated schizophrenic patielts and in normal comparison subjects. *American Journal of Psychiatry, 152*, 191-196.

Harvey, I., Ron, M.A., Du Boulay, G., Wicks, D., Lewis, S.W. & Murray, R.M. (1993). Reduction of volume in schizophrenia on magnetic resonance imaging. *Psychological Medicine, 23*, 591-604.

Heckers, S., Heinsen, H., Heinsen, Y.C. & Beckmann, H. (1990). Limbic structures and lateral ventricle in schizophrenia: A quantitative postmortem study. *Archives of General Psychiatry, 47*, 1016-1022.

Hollis, C. (1995). Child and adolescent (juvenile onset) schizophrenia: A case control study of premorbid developmental impairments. *British Journal of Psychiatry, 166*, 489-495

Lacono, W.G., Moreau, M., Beiser, M., Fleming, J.A.E. & Lin, T. (1992). Smooth-pursuit eye tracking in first-episode psychotic patients and their relatives. *Journal of Abnormal Psychology, 101*, 104-116.

Jacobsen, L.K., Frazier, I.A., Malhotra, A.K., Karoum, F., McKenna, K., Gordon, C.T., Hamburger, S.D., Lenane, M.C., Pickar, D., Potter, W.Z. & Rapoport, J.L. (1997). Cerebrospinal fluid monoamine metabolites in childhood-onset schizophrenia. *American Journal of Psychiatry, 154*, 69-74.

Jacobsen, L.K., Giedd, J.N., Berquin, P.C., Krain, A.K., Hamburger, S.D., Kumra, S. & Rapoport, J.L. (1997). Quantitative morphology of the cerebellum in childhood-onset schizophrenia. *American Journal of Psychiatry, 154*, 1663-1669.

Jacobsen, L.K., Giedd, J.N., Rajapakse, J.C., Hamburger, S.D., Vaituzis, A.C., Frazier, J.A., Lenane, M.C. & Rapoport, J.L. (1997). Quantitative magnetic resonance imaging of the corpus callosum in childhood-onset schizophrenia. *Psychiatry Reseach: Neuroimaging, 68*, 77-86.

Jacobsen, L. K, Giedd, J.N., Vaituzis, A.C., Hamburger, S.D., Rajapakse, J.C., Frazier, J.A., Kaysen, D., Lenane, M.C., McKenna, K., Gordon, C.T. & Rapoport, J.L. (1996). Temporal lobe morphology in childhood-onset schizophrenia. *American Journal of Psychiatry, 153*, 355-361.

Jacobsen, L.K., Hamburger, S.D., Van Horn, J.D., Vaituzis, A.C., McKenna, K., Frazier, J.A., Gordon, C.T., Lenane, M.C., Rapoport, J.L. & Zametkin, A.J. (1997). Cerebral glucose metabolism in childhood-onset schizophrenia. *Psychiatry Research, 75*, 131-144.

Jacobsen, L.K., Hong, W.L., Hommer, D.W., Castellanos, F.X., Frazier, J.A., Giedd, J.N., Gordon, C.T., Karp, B.I., McKenna, K. & Rapoport, J.L. (1996). Smooth pursuit eye movements in childhood-onset schizophrenia: Comparison with ADHD and normal controls. *Biological Psychiatry, 40*, 1144-1154.

Jacobsen, L.K., Mittleman, B.B., Kumra, S., Lenane, M.C., Barracchni, K.C., Adams, S., Simonis, T., Lee, P.R., Long, R.T., Sharp, W., Sidransky, E., Ginns, E.I. & Rapoport, J. L. (1997). HLA antigens in childhood-onset schizophrenia and psychotic disorder, NOS. Manuscript submitted for publication.

Jones, P., Rodgers, B., Murray, R. & Marmot, M. (1994). Child developmental risk factors for adult schizophrenia in the British 1946 birth cohort. *Lancet, 344*, 1398-1402.

Karayiogou, M., Morris, M.A, Morrow, B., Shprintzen, R.J., Goldberg, R., Borrow, J., Cos, A., Nestadt, G., Wolynicc, P.S., Lasseter, V. K., Eisen, H., Chids, B., Kazazian, H.H., Kucherlapati, R., Antonarakis, S.E., Pulver, A.E. & Housman, D.E. (1995). Schizophrenia susceptibility associated with interstitial deletions of chromosome 22 q 11. *Proceedings of the National Academy of Sciences, 92*, 7612-7616.

Karp, B.I., Garvey, M., Jacobsen, L.K., Firazier, J.A., Hamburger, S.D. & Rapoport, J.L. (1997). The neurologic examination in early-onset schizophrenia. Manuscript submitted for publication.

Keshavan, M.S., Andrrson, S. & Pettegrew, J.W. (1994). Is schizophrenia due to excessive synaptic pruning in the prefrontal cortex? The Feinberg hypothesis revisited. *Journal of Psychiatric Research, 28*, 239-265.

Kolvin, I. (1971). Studies in the childhood psychoses: I. Diagnostic criteria and classification. *British Journal of Psychiatry, 118*, 38 1-384.

Kolvin, I. & Berney, T. (1990). Childhood schizophrenia. In L. Totlge, G. Bturrows, & J. Werry (Eds.), *Handbook of studies on child psychiatry* (pp. 123-135). London: Elsevier.

Kolvin, I., Ousted, C., Humphrey, M. & Mcnay, A. (197 1). Studies in childhood psychoses: II The phenomenology of childhood psychoses. *British Journal of Psychiatry, 118*, 385-395.

Kulynych, J.J., Vladar, K., Jones, D.W. & Weinberger, D.R. (1996). Superior temporal gyrus volume in schizophrenia: A sturdy using MR 1 morphometry assisted by surface rendering. *American Journal of Psychiatry, 153*, 50-56.

Kumra, S., Frazier, J.A., Jacobsen, L.K., McKenna, K., Gordon, C.T., Hamburger, S.D., Smith, A. K., Albus, K.E., Alaghband-Rad, J., Lenane, M.C. & Rapoport, J. L. (1996). Childhood-onset schizophrenia: A double-blind clozapine-haloperidol comparison. *Archives of General Psychiatry, 53*, 1090-1097.

Kumra, S., Jacobsen, L.K., Lenane, M., Zahn, T.P., Wiggs, E., Alaghband-Rad, J., Castellanos, F.X., Frazier, J.A., McKenna, K., Gordon, C.T., Smith, A., Hamburger, S. & Rapoport, J.L. (1998)."Multidimensionally impaired disorder": Is it a variant of very early onset schizophrenia? *Journal of the American Academy of Child and Adolescent Psychiatry, 37*, 91-99.

Leigh, R.J. & Zee, D.S. (1991). *The neurology of eye movements*. Philadelphia, PA: F.A. Davis Company.

Levy, D.L., Holzman, P.S., Matthysse, S. & Mendell, N.R. (1 993). Eye tracking dysfunction and schizophrenia: A critical perspective. *Schizophrenia Bulletin, 19*, 461-536.

Lewine, R.R.J. (1994). Comments of "puberty and the onset of psychosis" by P.M. Galdos et al. *Schizophrenia Research, 13*, 81-83.

Lieberman, J., Wu, H., Strous, R., Chakos, M., Alvir, J., Bogerts, B., DeGreefe, G. & Bilder,

R. (1996). Longitudinal study of brain morphology with MR 1 in first episode psychotic disorders. *Society for Neuroscience Abstracts, 22*, 265.

Licinio, J., Seibyl, J.P., Altemus, M., Charney, D.S. & Krystal, J.H. (1993). Elevated CSF levels of interleukin-2 in neuroleptic-free schizophrenic patients. *American Journal of Psychiatry, 150*, 1408-1410.

Lim, K.O., Beal, D.M., Harvey, R.L., Myers, T., Lane, B., Sullivan, E.V., Faustman, W.O. & Pfefferbaum, A. (1995). Brain dysmorphology in adults with congenital rubella plus schizophrenia-like symptoms. *Biological Psychiatry, 37*, 764-776.

Lim, K.O., Harris, D., Beal, M., Hoff, A.L., Minn, K., Csernansky, J.G., Faustman, W.O., Marsh, L., Sullivan, E.V. & Pfefferbaum, A. (1996). Gray matter deficits in young onset schizophrenia are independent of age of onset. *Biological Psychiatry, 40*, 4-13.

Lindsay, J., Ounsted, C. & Richards, P. (1979). Long-term outcome in children with temporal lobe seizures. II. Marriage, parenthood and sexual indifference. *Developmental Medicine and Child Neurology, 21*, 433-440.

Lipska, B.K. & Weinberger, D.R. (1995). Genetic variation in vulnerability to the behavioral effects of neonatal hippocampal damage in the rat. *Proceedings of the National Academy of Sciences, 92*, 8906-8910.

Makita, A. (1966). The age of onset of childhood schizophrenia. *Folia Psychiatrica et Neurologica Japonica, 20*, 111-121.

Maziade, M., Gingras, N., Rodrigue, C., Bouchard, S., Cardinal, A., Gauthier, B., Tremblay, G., Cote, S., Fournier, C., Boutin, P., Hamel, M., Roy, M., Martinez, M. & Merette, C. (1996). Long-term Stability of diagnosis and symptom dimensions in a systematic sample of patients with onset of schizophrenia in childhood and early adolescence. I: Nosology, sex and age of onset. *British Journal of Psychiatry, 169*, 361-370.

McAllister, C.G., Rapaport, M.H., Pickar, D., Podruchny, T.A., Christison, G., Alphs, L.D. & Paul, S.M. (1989). Increased numbers of CD5^+ B lymphocytes in schizophrenic patients. *Archives of General Psychiatry, 46*, 890-894.

McClellan, J. & Werry, J. (1994). Practice parameters for the assessment and treatment of children and adolescents with schizophrenia. *Journal of the American academy of Child and Adolescent Psychiatry, 33*, 616-635.

McClellan, J.M., Werry, J.S. & Ham, M. (1993). A follow-up study of early-onset psychosis: Comparison between outcome diagnoses of schizophrenia, mood disorders, and personality disorders. *Journal of Autism and Developmental Disorders, 23*, 243-262.

McKenna, K., Gordon, C.T., Lenane, M., Kaysen, D., Fahey, K. & Rapoport, J.L. (1994). Looking for childhood-onset schizophrenia: The first 71 cases screened. *Journal of the American Academy of Child and Adolescent Psychiatry, 33*, 636-644.

Mitteleman, B.B., Castellanos, F.X., Jacobsen, L.K., Rapoport, J.L., Swedo, S.I. & Shearer, G.M. (1997). Cerebrospinal fluid cytokines in pediatric neuropsychiatric disease. *Journal of Immunology, 159*, 2294-2299.

Mittleman, B.B., Jacobsen, L.K., Rapoport, J.L. & Shearer, G.M. (1996). The role of cytokines in untreated and treated childhood-onset schizophrenia. *Abstracts of the Second Annual Stanley Symposium on Neurovirology and Neuroimmunology of schizophrenia and Bipolar Disorder*, Baltimore, MD.

Murray, R.M. (1994). Neurodevelopmental schizophrenia: The rediscovery of dementia praecox. *British Journal of Pschiatry, 165*, 6-12.

Nowakowski, R.S. (1991). Genetic disturbances of neuronal migration: Some examples from the limbic system of mutant mice. In S.A. Mednick, T.D. Cannon, C.E. Barr, & M. Lyon (Eds.), *Fetal neural development and adult schizophrenia* (pp. 69-96). Cambridge: Cambridge University Press.

Pogue-Geile, M.F. (印刷中). Developmental aspects of schizophrenia. in M.S. Keshavan & R. M. Murray (Eds.), *Neurodevelopmental models of adult psychopathology*. New York: Cambridge University Press.

Pool, D., Bloom, W., Mielke, D.H., Roniger, J.J. & Gallant, D.M. (1976). A controlled evaluation of loxitane in seventy-five adolescent schizophrenic patients. *Current Therapeutic Research, 19*, 99-104.

Rapoport, J.L., Giedd, J., Jacobsen, L.K., Kumra, S., Smith, A., Lee, P., Nelson, J. & Hamburger, S. (1997), Childhood-onset schizophrenia: Progressive ventricular enlargement during adolescence on MRl brain rescan. *Archives of General Psychiatry. 54*, 897-903.

Remschmidt, H.E., Schulz, E., Martin, M., Warnke, A. & Trott, G. (1994). Childhood-onset schizophrenia: History of the concept and recent studies. *Schizophrenia Bulletin, 20*, 727-745.

Renshaw, P.F., Yurgelun-Todd, D.A., Tohen, M., Gruber, S. & Cohen, B.M. (1995). Temporal lobe proton magnetic resonance spectroscopy of patients with first-episode psychosis. *American Journal of Psychiatry, 152*, 444-446.

Russell, A.T. (1994). The clinical presentation of childhood-onset schizophrenia. *Schizophrenia Bulletin, 20*, 631-646.

Russell, A.T., Bott, L. & Sammons, C. (1989). The phenomenology of schizophrenia occuring in childhood. *Journal of the American Academy of Child and Adolescent Psychiatry, 28*, 399-407.

Schlaepfer, T.E., Harris, G.J., Tien, A.Y., Peng, L.W., Lee, S., Federman, E.B., Chase, G.A., Barta, P.E. & Pearlson, G.D. (1994). Decreased regional cortical gray matter volume in schizophrenia. *American Journal of Psychiatry, 151*, 842-848.

Schmidt, M., Blanz B., Dippe, A., Koppe, T. & Lay, B. (1995). Course of patients diagnosed as having schizophrenia during first episode occuring under age 18 years. *European Archives of Psychiatry and Clinical Neuroscience, 245*, 93-100.

Schulz, S.C., Koller, M.M., Kishore, P.R., Hamer, R.M., Gehl, J.J. & Friedel, R.O. (1983). Ventricular enlargement in teenage patients with schizophrenia spectrum disorder. *American Journal of Psychiatry, 140*, 1592-1959.

Schulz, S.C., Sinicrope, P., Kishore, P. & Friedel, R.O. (1983). Treatment response and ventricular brain enlargement in young schizophrenic patients. *Psychopharmacology Bulletin, 19*, 510-512.

Selemon, L.D., Rajkowska, G. & Goldman-Rakic, P.S. (1995). Abnormally high neuronal density in the schizophrenic cortex: A morphometric analysis of prefrontal area 9 and occipital area 17. *Archives of General Psychiatry, 52*, 805-818.

Shalling, M., Hudson, T.J., Buetow, K.H. & Housman, D.E. (1993). Direct detection of novel expanded trinucleotide repeats in the human genome. *Nature Genetics, 4*, 135-139.

Sham, P.C., MacLean, C.J. & Kendler, K.S. (1994). A typological model of schizophrenia based on age at onset, sex and familial morbidity. *Acta Psychiatrica Scandinavica, 89*, 135-141.

Siegel, B.V., Buchsbaum, M.S., Bunney, W.E., Gottschalk, L.A, Haier, R.J., Lohr, I.B., Lottenberg, S., Najafi, A., Neuchterlein, K.H., Potkin, S.G. & Wu, J.C. (1993). Cortical-striatal-thalamic circuits and brain glucose metabolic activity in 70 unmedicated male schizophrenic patients. *American Journal of Psychiatry, 150*, 1325-1336.

Spencer, E.K. & Campbell, M. (1994). Children with schizophrenia : Diagnosis, phenomenology, and pharmacotherapy. *Schizophrenia Bulletin, 20*, 713-725.

Stevens, J. (1991). Psychosis and the temporal lobe. In. D. Smith, D. Treiman & M. Trimble (Eds.), *Advances in neurology* (pp. 79-96). New York : Raven Press.

Suddath, R.L., Christison, G.W., Torrey, E.F., Casanova, M.F. & Weinberger, D.R. (1990). Anatomical abnormalities in the brains of monozygotic twins discordant for schizophrenia. *New England Journal of Medicine, 322*, 7 S 9-794.

Szechtman, H., Nahmias, C., Garnett, E.S., Firnau, G., Brown, G.M., Kaplan, A.D. & Cleghorn, J.M. (1988). Effect of neuroleptics on altered cerebral glucose metabolism in schizophrenia. *Archives of General Psychiatry, 45*, 523-532.

Szymanski, S., Lieberman, J., Pollack, S., Kane, J.M., Safferman, A., Munne, R., Umbricht, D., Wocner, M., Masiar, S. & Kronig, M. (1996). Gender differences in neuroleptic nonresponsive clozapine-treated schizophrenics. *Biological Psychiatry, 39*, 249-254.

Thomas, M.A., Ke, Y., Caplan, R., Levitt, I., Curran, J., Asarnow, R. & McCracken, J. (1997). Frontal lobe ^{1}H MR spectroscopy of childen with schizophrenia. Manuscript submitted for publication.

Torrey, E.F., Taylor, E.H., Bracha, H.S., Bowler, A.E., McNeil, T.F., Rawlings, R.R., Quinn, P.O., Bigelow, L.B., Rickler, K., Sjostrom, K., Higgins, E.S. & Gottesman, I.I. (1994). Prenatal origin of schizophrenia in a subgroup of discordant monozygotic twins. *Schizophrenia Bulletin, 20*, 423-432.

Towbin, K.E., Dykens, E.M., Pearson, G.S. & Cohen, D.J. (1993). Conceptualizing "borderline syndrome of childhood" and "childhood schizophrenia" as a developmental disorder. *Journal of the American Academy of Child and Adolescent Psychiatry, 32*, 775-782.

Vicario-Abejon, C., Johe, K., Hazel, T., Collazo, D. & McKay, R.D.. (1995). Functions of basic fibroblast growth factor and neurotrophins in the differentiation of hippocampal neurons. *Neuron, 15*, 105-114.

Volkmar, F., Cohen, D., Hoshino, Y., Rende, R. & Paul, R. (1988). Phenomenology and classification of the childhood psychoses. *Psychological Medicine, 18*, 191-201.

Walker, E.F., Savoie, T. & Davis, D. (1994). Neuromotor precursors of schizophrenia. *Schizophrenia Bulletin, 20*, 441-451.

Watkins, J.M., Asarnow, R.F. & Tanguay, P.E. (1988). Symptom development in childhood-onset schizophrenia. *Journal of the American Academy of Child and Adolescent Psychiatry, 6*, 865-878.

Weinberger, D.R. (1987). Implications of normal brain development for the pathogenesis of schizophrenia. Archives of General Psychiatry, 44, 660-669.

Weinberger, D.R. (1995). Schizophrenia ; From neuropathology to neurodevelopment. *Lancet, 346*, 552-557.

Werry, J.S. (1992). Child and adolescent (early onset) schizophrenia: A review in light of DSM-III-R. Journal of Autism and Developmental Disorders, 22, 601-624.

Werry, J.S., McClellan, J.M., Andrews, L.K. & Ham, M. (1994). Clinical features and outcome of child and adolescent schizophrenia. *Schizophrenia Bulletin, 20*, 619-630.

Werry, J.S., McClellan, J.M. & Chard, L. (1991). Childhood and adolescent schizophrenic, bipollar, and schizoaffective disorders: A clinical and outcome study. *Journal of the American Academy of Child and Adolescent Psychiatry, 30*, 457-465.

Wiesel, F.A., Wik, G., Sjogren, I., Blomqvist, G., Greitz, T. & Stone-Elander, S. (1987). Regional brain glucose metabolism in drug free schizophrenic patients and clinical correlates. *Acta Psychiatrica Scandinavica, 76*, 628-641.

Wright, P., Donaldson, P.T., Underhill, J.A., Choudhuri, K., Doherty, D.G. & Murray, R.M. (1996). Genetic association of the HLA DRB1 gene locus chromosome 6 p 21. 3 with schizophrenia. *American Journal of Psychiatry, 153*, 1530-1533.

Yan, W.L., Jacobsen, L.K., Krasnewich, D.M., Guan, X.Y., Lenane, M.C., Paul, S.P., Dalwadi, H.N., Zhang, H., Long, R.T., Kumra, S., Martin, B.M., Scambler, P., Treat, J.M., Sidransky, E., Ginns, E.I. & Rapoport, J.L. (1998). Chromosome, 22 q 11. 2 interstitial deletions in childhood-onset schizophrenia. *American Journal of Human Genetics, 81*, 41-43.

Zahn, T.P., Jacobsen, L.K., Gordon, C.T., McKenna, K., Frazier, J.A. & Rapoport, J.L. (1997). Autnomic nervous system markers of psychopathology in childhood-onset schizophrenia. *Archives of General Psychiatry, 54*, 904-912.

Zax, M., Sameroff, A.J. & Babigian, H.M. (1977). Birth outcome in the offspring of mentally disordered women. *American Journal of Orthopsychiatry, 47*, 218-230.

Zipursky, R.B., Lim, K.O. & Pfefferbaum, A. (1991). Brain size in schizophrenia. *Archives of General Psychiatry, 48*, 179-180.

Zipursky, R.B., Lim, K.O., Stillivan, E.V., Brown, B.W. & Pfefferbaum, A. (1992). Widespread cerebral gray matter volume deficits in schizophrenia. *Archives of General Psychiatry, 49*, 195-205.

Zipursky, R.B., Marsh, L., Lim, K.O., DeMent, S., Shear, P.K., Sullivan, E.V., Murphy, G.M., Csernsky, J.G. & Pfefferbaum, A. (1994). Volumetric MRI assessment of temporal lobe structures in schizophrenia. *Biological Psychiatry, 35*, 501-516.

15　自閉症児の自己概念の発達

Anthony Lee* and R. Peter Hobson

要旨と解説　自閉症児における〈自己概念 self-concept〉の問題は，Kanner(1943)による最初の報告の中ですでに指摘されていたが，その後しばらくの間は，〈記憶〉や〈言語〉などの認知能力に関心が集まり，自己概念はほとんど注目されずに経過した。ようやく1970年代に入り，健常児の自己認知を調べるために作成された mirror-rouge test を用いた研究が行なわれるようになったが，鏡の前に立つ児童の反応を観察するというこの検査では，身体的な意味での〈自己像〉の認知を主に調べることになり，自閉症者の心理的な自己概念のあり方を捉えるには及ばなかった。

　〈自己概念〉を扱うときに問題となるのは，その概念が十分規定されていないこと，および自己概念を調べる方法論上の困難さである。本論文の共著者である Hobson は，感情障害説から出発し，その後は対人的相互作用において形成される自他分化の障害を自閉症の中心的問題と捉えるに至っている。その研究過程では，同じく本論文の著者の Lee とともに，自閉症児の人称代名詞（1人称と2人称）の使用を調べ，それを通じて彼らの自己概念について分析を試みている。それをさらに発展させ，自己概念に関する叙述内容の系統的分類を用いて評価を行なったのが今回の研究であると言える。

　本研究で重要な点は，自己に関する叙述を内容別に物理的・行動的・対人的・心理的の4カテゴリーに分類するのみならず，各カテゴリーを語る様式によってもそれぞれ物理的〜心理的の4つのレベルを区別している点である。この〈レベル〉を分析に導入することにより，自閉症者の自己概念の特徴が〈対人的〉領域で特異的に低下していることがいっそう明らかにされている。

　この研究が対象とした参加者は決して多くはないが，著者らは入念な手続きを用いており，労の多いものであったと推測され，最終的にはこの種の研究としては異例と言えるほどの明解な結果が得られている。また，自閉症者のみが乳児期の記憶を語ったこと，さらに〈名前〉や〈声変わり〉などの即物的手掛かりをもとに自閉症者が自己の連続性を考察したことなども報告されており，われわれが臨床的に遭遇する状況がよく反映された研究であることも窺われる。従来，臨床観察のみに基づいて議論されていた自己概念の問題を，適切な言語的分析をもとに有効な数量化と解析に持ち込んだ貴重な研究であると思われる。　　　　　　　　　　　　　　　　（十一 元三）

---

*Developmental Psychopathology Research Unit, Adult Department, Travistock Clinic, 120, Belsize Lane, London, NW3 5BA, U.K.

Translated from "Lee, A. & Hobson, R.P. (1998). On developing self-cancepts ; A controlled study of children and adolescents with autism. *Journal of Child Psychology and Psychiatry. 39*, 8, 1131-1144."

はじめに

　定型的な児童，青年の自己概念の発達については心理学的理論，観察，調査研究の長く確立された伝統がある（例えば，Damon & Hart, 1988；Lewis & Brooks-Gunn, 1979；Stern, 1985）。自閉症の児童，青年における自己意識の相対的欠如を明らかにすると思われる鋭い臨床観察もある（特に，Bosch, 1970；Kanner, 1943）。これらの論説は，例外的に言語表現能力の高い自閉症成人の自己報告や自伝によってさらに支持されてきた（Bemporad, 1979；Cohen, 1980；Grandin, 1984；Happé, 1991；Miedzianik, 1986）。本稿では，有能な自閉症者の言語的に表現された自己に関する概念と考えを，本研究が関心対象とする成人との半構造化面接で明らかにし，対照研究を施行することによって〈自己理解〉に関するわれわれの思索を広げることをさらに意図した。

　まずはじめに，定型的な発達をしている非自閉症の精神遅滞者の自己概念に関する過去の調査研究での知見を，特に人生初期における自己理解の発達過程に焦点を当てて展望したい。その後に，潜在的に関連性のあるテーマである，自閉症の児童，青年における人に関する概念についての調査研究へと論を進めたい。

　おそらく，正常に発達している児童の自己概念の発達についての最も鋭敏で体系的な論説は，Damon と Hart による論説であろう（1982, 1988）。Damon と Hart は，児童が生後2年目ほどには安定した特性が自分自身にあると思い始めるという間接的な，しかし説得力のある行動上の証拠に注目しているが（例えば，Kagan, 1982；Lewis & Brooks-Gunn, 1979），また同時に，幼児やそれより年長の児童の自己概念がほとんど直接的に探求されてきたのは，言語的手段を用いてであることを指摘している。ここで研究の対象となった主題は，児童の自己認識の性質，自己の定義，自己の他者との比較，自己と他者の関係の報告，自尊心と羞恥心の根源である。例えば，Broughton（1978）や，Guardo と Bohan（1971）および Selman（1980）は，学童期初期における自己概念が物理的概念から心理的概念へ移行する証拠を呈示した。7歳頃から児童は自分自身の能力を他者の能力と比較する傾向が増してくる（Livesly & Bromley, 1973；Secord & Peevers, 1974）。青年期になると，心理面や対人関係の観点から自己を陳述することが増し，例えば，信念や社会集団の一員であることが語られるようになる（Rosenberg, 1979；Secord & Peevers, 1974；Selman, 1980）。

　Damon と Hart（1982, 1988）は，重要な理論的，方法論的，実証的論文のなかで，発達過程において多次元の変化が相互作用するという自己理解のモデルを提唱している。彼らは，非常に年少の児童が自己陳述を行なうときに，行動を表すことばを用いたり（例えば，「歩いて学校に行く」），対人的集団の一員であることを示すことばや心理状態を表すことばを用いることが少なくないように（Keller, Ford & Meacham, 1978；Secord & Peevers, 1974），初期の自己理解が〈物理的〉でないことも多いと指摘している。年長の青年や成人の自己概念においても，物理的，対人的，行動的領域に関するものが多い。William James（1961/1892）の著作を引用し，Damon と Hart は〈3人称の私〉（対象としての自己）を物理的，行動的，対人的，心理的自己という4つの基本的構成要素に分割している。あらゆる年齢で児童は，自己の〈各々の〉構成要素について何らかの知識をもっているが，その知識の性質は時の経過とともに変化し，児童期初期から青年期にかけて，それぞれ物理的，行動的，対人的，心理的自己へと年齢とともに移行していく。主体としての自己（James の〈1人称の私〉）の理解の発達は，自己連続性，他者との差異性，意志，自己省察に関する概念が徐々に高度化するという形で現れる。本研究で行なわれた自己理解を調べる面接は，Damon と Hart（1988）によって，このような心の発達モデルとともに作成されたものである。

まず，精神遅滞者の自己概念の発達はどうであろうか。ZeitlinとTurner (1988) が述べているように，大部分の研究は精神遅滞の成人の自己評価を調べる自己記入式尺度を利用する傾向にあり，結果は矛盾したものであった (Gowans & Hulbert, 1983; Schurr, Joiner & Towne, 1970; Zeitlin, Heriot & Turner, 1985 も参照せよ)。DamonとHart (1982) の著作に示唆を受けて，ZeitlinとTurner (1988) は，施設に入所していない精神遅滞の成人が用いる自己表現の主要なカテゴリーを同定し，精神遅滞者を他から同定，識別するための，半投影文章完成法 (「私は……である」,「私は……できる」,「私は……感じる」: Shorr, 1974) を用いた感度の高い手法を開発しようと試みた。最も多く見られた反応は，被験者の行動や所有物に関する反応や，対人的順応の問題に関する反応 (例えば，「からかいも学ぶべきだ」,「汚いことばは言わないようにしよう」) であり，個人的な性質や外見，社会的地位についての反応は全反応の12%にすぎなかった。成人だけでなく精神遅滞の児童，青年の自己評価に関する多くの研究があるが (例えば，Ayres, Cooley & Dunn, 1990; Grolnick & Ryan, 1990; Ringness, 1961; Jarvis & Justice, 1992; Lawrence & Winschel, 1973)，精神遅滞者の自己概念に関する体系的な研究はまれである。

自閉症者について考えると，知り得た限りでは，面接を通して自己概念の領域を体系的に探求した研究は1篇しか発表されておらず，その研究でも参加者が自分自身の能力をどのように捉えているかに焦点が当てられている。Capps, Sigmanと Yirmiya (1995) は，Harter (1982) の児童能力自覚尺度を，18名の遅滞のない自閉症児と年齢と (いくぶん緩く) IQ をマッチさせた20名の定型的な発達をしている児童に行なった。自閉症児は，非自閉症児に比べて，対人的領域，物理的 (しかし，認知的でない) 領域において自己の能力を低く知覚し，総合的な自己価値も低く評価していた。自己の対人的能力を〈低く〉知覚する自閉症児ほどIQが高く，自己および他者の感情的経験を報告する能力が高く，対人的適応行動が多く認められた。

自閉症者の自己に関する概念の〈性質〉が特異であるのかという疑問が残されている。このことは臨床的観点，理論的観点の両者において重要である。理論的な展望から言えば，最近のいくつかの論説は自閉症では自己-他者経験における限界と異常がありそれが基本的に重要であると認めており，おのおの論説が自閉症児の自己に関する概念の，障害を予測している。Bosch (1970) の考えを引用し補足して，Hobson (1990, 1991 a, b, c) は，自閉症者は他者との間主観的結びつきに相対的欠陥があるだけでなく，他者の態度と共鳴する過程を通して十分な自他の分化ができていないと提唱した。Charney (1981), Jordan (1989; Jordan & Powell, 1996) と同様に，Lee, HobsonとChiat (1994) は，自閉症者が人称代名詞を獲得し，使用することが困難であるのはこのような障害によると考えた (Loveland, 1993; Tager-Flusberg, 1989)。Hobson も，自閉症者が友人関係を経験できないことで〈友人〉の概念の獲得がいかに難しくなるかを論じ，自閉症における対人関係の障害が間主観的関係の〈概念化〉を困難にしうると主張する (Hobson, 1993 a, p.5)。RogersとPennington (1991) は同様のテーマを追求したが，同時に他者をまねるという児童の性質のもつ発達的重要性に注目した (Meltzoff & Gopnik, 1993 も参照せよ)。これらの著者は，自己と他者の類似性のパターンを抽出する表象過程を通して，徐々に複雑なレベルで自己と他者の対人的表象の形成と調整が行なわれるが，自閉症ではこの領域で基本的な欠陥があると考えている。より最近では，Russell (1996) は，自閉症児では自発性の全般的欠陥や実行機能不全にみられるように行動の自己監視に欠陥があり，他の人の傍で行動する経験がないので，自己と他者の心理的認識が限定されると指摘している。いずれの接近法からみても，間主観性の1次的障害が自閉症者の心理的概念や自己理解の欠陥の原因である。

基本的な認知の欠損を自閉症の根本的障害と仮

定するこれらの理論では，強調点に違いがある。例えば，〈心の理論〉の考え方では，自閉症者は他者の心的表象を描きだすことが生まれながらにできないという仮説が主要な理論的視点となっている（例えば，Leslie, 1987；この考えに関する様々なアプローチについては Baron‑Cohen, Tager-Flusberg, & Cohen, 1993 を参照せよ）。このアプローチに影響を受けた実証的研究では，思考と信念（例えば，Baron-Cohen, Leslie & Frith, 1985），欲望と振り（例えば，Baron‑Cohen, 1991 c），感情（例えば，Capps, Yirmiya & Sigman, 1992；Hobson & Lee, 1989；Jaedicke, Storoschuck, & Lord, 1994；Yirmiya, Kasari, Sigman & Mundy, 1992）といった心的状態を表す自閉症者の概念における特異的障害に主として焦点が当てられている。自閉症者が心理状態に注目し，認識し，概念化することが困難であったり，心理的観点から行動を予測したり説明することが困難である（例えば，Tager‑Flusberg & Sullivan, 1994）ので，このことが特に他者との関係における自己の概念化に等しく影響することは十分に考えられるが，この見解は詳細な検討が必要である。Samet (1993, p. 447) が論じているように，「……心の理論における自己または個性を表す部分についての探求が必要である」(Hobson, 1991 a も参照せよ)。Frith (1989, p. 169) は「自己認識が乏しいとする仮説は，心的状態の所有者であり操縦者としての自己の適切な表象の発達しか考えていない」と述べている。Baron-Cohen (1991 a) は，自閉症児に例えば母子関係や仲間関係の写真を分類させることで，〈関係性の認識〉と呼ぶものを自閉症児で検査し，心の理論を含まないこのような形式の対人的知覚においては障害がみられないと結論づけた。命題的な心的状態の属性を含むか否かで関係性のあいだに境界線を引くことは困難である（例えば，〈友人〉という関係性についてはどうであろうか）と考えられるが，この心の理論の視点は，一連の対人概念に含まれる〈対人関係〉の基盤に重きを置かず，自己概念の対人的局面における個々の障害を推測していく傾向がある。

上記の様々なアプローチに共通して認められるのは，行動面で定義された症候群（この場合は自閉症）とその症候群をもつ者の特異的な概念機能の関係性を探求することに関心が向けられているということである。そのもとになっている考えは，対人的行動を含む自閉症者の異常行動として観察される行動と，特に乏しい概念の特異的なプロフィールとして現れる自閉症者の認知機能において検出できる特性のあいだに本質的な結びつきがあるという考えである。本研究は，自閉症症候群の対人的発達の起原あるいは意味の一方または両者についての洞察を深めるという視点から，このような方法論に従い自閉症に特有の概念の障害を探求した。これらの目的のためには，自閉症が各研究者の研究対象とする概念とは独立して定義づけられることが重要である。本研究では，自閉症参加者を行動面の診断基準による児童期初期および現在の診断に基づいて選択した。Childhood Autism Rating Scale（各自の考え方に関する判断を含まない）に従って評価した上で確定し，Damon と Hart (1988) の自己理解面接に従い面接を行なった。本面接を選用した理由は，自閉症参加者と同等の精神年齢の児童のために作成されているというだけでなく，自閉症者において相対的に能力が高いと予測される自己概念の側面，すなわち物理面と行動面とともに，自閉症者において相対的に能力が低いと予測される自己概念の側面，すなわち対人面と心理面を評価する最も感度の高いアプローチであるからである。それによって，自然発生的に形成され，言語的に表現された自己概念における群間の差異の特異性が明らかになるはずである。

Hobson と Rogers と Pennington の〈間主観性〉に基づく説明と Leslie, Baron-Cohen らの〈心の理論〉に基づく説明とは実質的に重なり合う領域があるので，自閉症者の自己概念の期待されるパターンについて全く対照的な予測はなし得ない。自閉症者には他者（特に感情や他者の態度）に反応し，同一視し，理解することに障害が

あるという仮説に基づき，自閉症者は〈他者〉を統合し，自己概念化することが少ないと予測された。パターン化された間主観的関与が相対的に少ないことから心的状態に関する概念が乏しく，そのために自閉症者の自己に関する思考は，内容的により〈心理的〉ではないとの仮説を立てた。したがって，自己理解面接では自閉症者は〈対人的〉，〈心理的〉性質をもつ自己概念のカテゴリーとレベルにおいて特異的に劣るであろうという予測を行なった。前述したように，自閉症に関する〈心の理論〉説を押し進めると，「友達がいる」といったような領域を含む対人的自己概念の障害を軽視することにつながりかねない。

実際に，われわれが予測した所見に関して示唆的な証拠を提供する未発表の研究がある。われわれの予測が定式化され，研究が施行され，解析された後に，教育心理学者により〈自閉症傾向〉をもつと同定された（しかし，正式な診断を受けていない）7名の児童の自己陳述を評価するためにDamon と Hart（1988）の面接法を使用しているという点でわれわれの研究と類似しているMavropoulou（1995 a，要約は 1995 b）の博士論文を発見した。対象児童は，年齢が 12 歳をわずかに下回り，British Picture Vocabulary Scale（BPVS）における精神年齢の平均が約 8 歳であった。中等度の精神遅滞をもつ年齢と言語能力の類似した 9 人の生徒とアスペルガー症候群をもつと判定された 6 名の成人が対照群として選ばれた。面接の評定の信頼性に関する評価，データに対する統計学的な処理が行なわれていないが，Mavropoulou は，自閉症の特徴をもたない群が〈対人的〉，時には〈心理的〉な自己図式を表すことばを用いて話したのに対し，自閉的傾向をもつ群は主として自己の物理的，行動的側面に言及したと報告している。また，Mavropoulou は自閉症の特徴をもたない群の反応（およびアスペルガー症候群をもつと判定された 6 人の成人の反応）においてのみ自己と他者の比較がしばしば行なわれると指摘している。われわれの研究はMavropoulou の研究とは独立に計画されており，

いくつかの点で相違があるが，両調査ともDamon と Hart の面接を使用していることから，それぞれの結果を直接的に比較できるであろう。

方　法

参加者

DSM-III-R（および DSM-IV）の自閉症の診断基準（アメリカ精神医学会，1987, 1994）を満たし，重症かつ全般的な対人関係の発達障害，言語遅滞，反復的かつ常同的な遊びの様式と関連する儀式的行動を示す自閉症の青年 12 名（男性 8 名，女性 4 名）を参加者とした。Childhood Autism Rating Scale（CARS ; Schopler, Reichler & Renner, 1988）の平均得点は 30.88（範囲 30～35.5）であり，自閉症で典型的と考えられる範囲内にあった。すべての参加者は，自閉症の症候群に特徴的な対人的障害だけでなく，言語面で初期から障害をもっており，2 歳までに一語文を用いることができず，3 歳までに意思伝達を意図した句を用いることができなかったとされ，アスペルガー症候群であるとは考えられない。

自閉症の被験者に生活年齢（CA）および British Picture Vocabulary Scale（BPVS ; Dunn, Dunn & Whetton, 1982）の得点によって自閉症でない精神遅滞の被験者 10 名（男性 8 名，女性 2 名）を対照させた。自閉症でない被験者の知的機能の遅滞は，診断された身体的な疾患に起因するものではなかった。BPVS は自閉症児の研究で言語精神年齢を測定する際に最も広く用いられる測定法の 1 つであるが，自閉症被験者の言語スキルの特異的なプロファイルのいくつかの側面を反映する言語能力の指標の 1 つにすぎない（このことで生じる方法論的な問題についての議論は，Hobson, 1991 b を参照せよ）。面接者の質問を理解する能力を 2 群間で等しくすることを目的とするならば，言語理解の検査によって被験者を一致させることが適切と思われる。一方では，このように構成された 2 群の言語表出の複雑さも比較可能であることが重要である。したがって，

表1 参加者の特徴

	生活年齢			言語性精神年齢 (BPVS)		
	平均 年；月	標準偏差 月	範囲 年；月	平均 年；月	標準偏差 月	範囲 年；月
自閉症 $N=12$	15；06	42	9；02-19；00	6；06	19	4；04-9；09
非自閉症 $N=10$	14；08	20	12；-17；01	6；06	18	4；00-9；03

補足的な手順として，自己理解面接（後に述べられる）の最初の50発話から計算し，1発話あたりの文の形態素の数を用いて各参加者の平均発話長（MLU：mean length of utterance）を評価した（Brown, 1973）。定型的な発達をしている児童では，この方法は言語発達の最も初期の段階でのみ用いられるが，自閉症者と非自閉症者の言語表出を比較するうえでは有効とされてきた（例えば，Jaedicke *et al.*, 1994では，本研究と同等の年齢，能力の両群について用いられている）。自閉症群のMLUは5.31（SD 1.52，範囲3.3〜8.1），非自閉症群のMLUは6.0（SD 1.31，範囲4.6〜9.0）であり，両群に有意差はみられなかった。

手順

被験者は，静かな部屋で調査員（AL）による面接をうけた。自己理解面接はDamonとHart（1988）の手順に従い，35〜60分を要した。各面接は録画され，録画記録を書きおこした。

面接では7つの主要な質問を行ない，面接の流れを維持するために変更を必要としない限り決められた順序に従う。質問の表現は各被験者にあわせて改変し，確実に各質問が理解されるように努力する。〈手がかり〉の質問は，被験者の推論の流れを引き出すために行なわれる。このような手がかりの質問は，参加者が同じことばを繰り返したり，「わかりません」と答えたり，はっきりと注意が向けられなくなるまで行なう。

面接の概要を表2に示す。

採点

ここで採点の基礎となる原則について要約する。採点基準の詳細は付録1に示す。

採点の単位

採点の単位は〈チャンク〉である。チャンクを同定する基準は自己特性が被面接者により語られることであり，その特性をどのように理解しているかを明確にするために〈手がかり〉が与えられる。被験者は，自分自身のことをそれ以上説明しようとはしないかもしれないが，さらに説明を加えるならば，特性の推論や重要性を説明するすべての陳述はチャンクの一部となる。

面接記録上でチャンクを同定した。誰の発言かわかる情報を消去するため記録されたチャンクを編集した。評価のために自閉症参加者と非自閉症参加者から得られたチャンクを無作為に分配した。それらをDamonとHart（1988）の方法に従い評価した。

自己概念のカテゴリー

各チャンクは，語られた自己特性の性質に従い7つのカテゴリーに分類された。留意すべきことは，主体としての自己のカテゴリーは特定の質問に関連するのではなく，面接中のすべての質問に対する反応に基づいているという点である。

（Ⅰ）対象としての自己図式は，以下のカテゴリーの自己特性からなる：

(1) 〈物理的〉個人の体や物質的所有物に関する特性

(2) 〈行動的〉行動や能力に関する特性

(3) 〈対人的〉対人的相互交流や対人関係に関

表2 自己理解面接の項目

項目1：〈自己定義〉あなたはどういったものですか。あなたはどういった人ですか。あなたはどういったものではありませんか。
　手がかり：あなたについてそれは何をいっているのですか。それがどうして重要なのですか。その（特性）によりどのような違いがあるのですか。もしあなたがそのようである／ないならばどのような違いがありますか。

項目2：〈自己評価〉あなたは自分自身について特に何を誇りとしていますか。あなたは自分自身について何が最も好きですか。あなたは何を誇りにはしていませんか。あなたは自分自身について何が最も嫌いですか。
　手がかり：あなたについてそれは何をいっているのですか。それがどうして重要なのですか。

項目3：〈過去と未来の自己〉今から5年後にあなたは同じだと思いますか，違っていると思いますか。あなたが大人になったときはどうでしょうか。5年前はどうでしたか。赤ん坊のときはどうでしたか。
　手がかり：何が同じでしょうか。何が違っているでしょうか。それがどうして重要なのですか。

項目4：〈自己関心〉あなたはどういったものでありたいですか。あなたはどういった人でありたいですか。人生において何を希望しますか。もし3つの願い事をするとしたら，それらは何ですか。あなたにとってよいと思われることは何ですか。
　手がかり：なぜそのようになりたいのですか。なぜそのようなものを希望するのですか。なぜそれらの願いごとをするのですか。他に何を希望しますか。他に何を願いますか。他に何があなたにとってよいと信じますか。それがあなたにとってどうしてよいのですか。

項目5：〈連続性〉年々あなたは全く変わりますか。どのように変わりますか（変わりませんか）。もしあなたが年々変わるとすると，それが常に自分自身であるとどのようにして知るのですか。
　手がかり：どのような点で同じままなのですか。あなたについて話すことが重要なのですか。なぜですか。

項目6：〈能動性〉あなたはどのようにして今のあなたのようになったのですか。どのようにそれがあなたを今のあなたのような人にしたのですか。どのようにしてあなたは変わったのですか。
　手がかり：それはどのような違いを産みますか。それがあなたをそのようにさせた唯一の理由ですか。他に何があなたを変えましたか。どのように作用しましたか。

項目7：〈差異性〉あなたと全く同じような人はいると思いますか。あなたの知っている人とあなたを違わせているものは何ですか。
　手がかり：どうしてそれが重要なのですか。それはどのような違いを産みますか。他のどのような点であなたは違いますか。あなたは完全に違っているのですか，ただ部分的に違っているのですか。どうやってあなたは知るのですか。あなたは誰とも違っているのですか，ただ一部の人と違っているのですか。世界にはあなたの知らない多くの人がいるにも関わらず，誰とも違っているとどうやって確信するのですか。

する特性
(4) 〈心理的〉個人の感情，思考，嗜好，その他の認知過程に関する特性

(II) 主体としての自己図式は，以下のカテゴリーからなる：
(1) 〈能動性〉自己の形成，存在，または制御に関する特性
(2) 〈連続性〉時の流れによらない自己連続性についての認識を反映する特性
(3) 〈差異性〉他者との差異に関する特性

陳述のレベル

上記の〈各〉カテゴリーについて自己陳述を4つのレベルで評価した（付録1を参照せよ）。DamonとHart（例えば1982）が強調するように，各カテゴリー内のレベルの違いは，ただ単に自己陳述の複雑性が増すことを意味しているのではない。レベル1,2では，自己理解は主として表面的特性を陳述している点で物理的であるか，個人の行動に関連している。対照的に，レベル3,4では，自己理解の様々な側面がそれぞれ対人的特性，心理的特性と関係している。同様に，物理的，行動的自己のカテゴリーを考えるときでさえ，レベル3では〈対人的魅力や対人的相互交流に影響する〉物理的または行動的特性に関係し，レベル4では〈嗜好，個人的または道徳的基準〉を反映する特性と関係する（Damon & Hart, 1982, p. 860）。

本研究の目的のために特に重要なことは，レベル3，そして程度の差こそあるもののレベル2，

レベル4でも,対人的評価または相互交流かつ／または集団の成員であることに焦点が当てられているという事実である。このことによって,チャンクのカテゴリーの評価,特に対人的カテゴリーの評価で明らかになるいかなる群間差異も,〈対人的〉カテゴリーからもれてしまう自己概念の対人的次元を測るこの尺度においても反映されるかどうかを調べることが可能になるのである。

記録を符号化する手順

チャンクの評価は2名の判定者によってなされた。1名は筆頭著者であるが,もう1名は参加者,研究の性質,基礎となる理論についての知識をもたず,DamonとHartの採点の手引きを使いこなせるよう訓練された者であった。無作為に抽出された7名の参加者,うち4名は自閉症者,3名は非自閉症者について同定されたすべてのチャンクを符号化した。このようにして〈盲検の〉判定員により115の無作為に配列されたチャンクの評価が行われた。1カテゴリー内で複数のレベルに採点しうるチャンクは,それらのなかで最も高いレベルに採点した。同一レベルで2つ以上のカテゴリーに採点しうるチャンクは,該当しうるすべての得点を与えた。異なるレベルの2つ以上のカテゴリーに符号化しうるチャンクは,最も高いレベルに採点した。

異なる評価者間の一致性は,チャンクの分類されたカテゴリー(Cohen's kappa=.84,〈ほぼ完全な一致〉Landis & Koch, 1977による),説明のレベル(Cohen's kappa=.76,〈十分な一致〉)の両面において高水準であった。

参加者の初めの自己陳述の説明(例えば,実験者の呈示する手がかりに対する反応)に含まれる文章数,1文あたりの単語数を明らかにするために解析を行った。その目的は,各群の参加者により発せられる言語量に違いがあるかを確かめることである。結果は以下の通りである。説明あたりの文章数は,自閉症では平均2.5(SD 0.9),非自閉症では平均3.1(SD 1.45)であり,1文あたりの単語数は,自閉症では平均5.3(SD 1.5),非自閉症では平均6.3(SD 1.2)であった。これらの各項目について有意な群間差は認められなかった。

結　果

対象としての自己

対象としての自己に関する陳述は,12名の自閉症参加者では平均12.8(合計154チャンク),10名の非自閉症参加者では平均14.4(合計144チャンク)であった。したがって,この点において両群間に強い同等性が認められた。

結果を表3に示す。物理的,行動的,対人的,心理的カテゴリーで分類した反応の分布を図1に示す。また,反応の4つのレベルで分類した反応の分布を図2に示す。

分散分析を行なうと,群による主効果はないが,カテゴリー[$F(3,60)=3.20$, $p<.05$],レベル[$F(3,60)=19.57$, $p<.001$]において有意な主効果が認められた。グループとカテゴリー[$F(3,60)=8.05$, $p<.001$],グループとレベル[$F(3,60)=17.72$, $p<.001$]にも有意な交互作用を認めるが,有意な2次交互作用は見られなかった。アルファ水準を.01に設定し,Scheffeのテストを用いてpost hoc解析を行なうと,対人的陳述の数(1個人あたりの平均チャンク数は,自閉症参加者で1.5,非自閉症参加者で5.6),およびレベル1,3に符号化される自己陳述(自閉症参加者では,レベル1が平均8.0チャンク,レベル3が平均1.2チャンク,非自閉症参加者では,レベル1が4.0チャンク,レベル3が7.1チャンク)において2群間に有意差が認められた。

したがって,自閉症参加者では対人的カテゴリーに属する陳述が少ないというだけではなく,諸カテゴリーを通じて物理的性質をもつレベルの陳述が多く,対人的指向性をもつレベルの陳述は少ないといえる。カテゴリー,レベルで分類した両群の類似と相違のパターンを図3に示す。これをみると,自閉症参加者では物理的,行動的,対人的,心理的カテゴリーを通じてレベル3の陳述が

表3 対象としての自己：符号化されたチャンクの分布

群	レベル：	物理的				行動的				対人的				心理的				計
		1	2	3	4	1	2	3	4	1	2	3	4	1	2	3	4	
自閉症																		
	A1	4	2	1	0	2	0	0	0	1	0	0	0	1	0	0	0	11
	A2	2	2	0	0	6	3	0	1	2	0	0	0	1	1	0	0	18
	A3	5	2	0	0	4	3	0	0	1	0	0	0	2	0	0	0	17
	A4	3	1	0	0	1	0	1	0	0	0	1	0	0	2	0	0	9
	A5	4	1	1	0	2	1	0	0	0	1	0	0	0	2	0	0	12
	A6	5	2	0	0	2	1	0	0	0	0	0	0	2	0	0	0	12
	A7	0	0	2	0	0	1	0	0	1	1	3	0	0	1	1	0	10
	A8	8	1	0	0	0	0	0	0	0	0	0	0	5	0	0	0	14
	A9	3	0	1	0	4	1	0	0	0	0	0	0	2	5	0	0	16
	A10	4	0	0	0	2	1	2	0	1	1	0	0	2	2	0	0	15
	A11	3	0	0	0	0	0	0	0	0	0	1	0	2	0	0	0	6
	A12	4	1	0	1	0	1	1	0	3	0	0	0	2	1	0	0	14
計：		45	12	5	1	23	12	4	1	9	3	5	0	19	14	1	0	154
		63				40				17				34				
非自閉症																		
	C1	0	2	1	0	0	0	0	1	0	0	1	0	0	0	1	1	7
	C2	6	0	1	0	1	0	0	0	2	1	3	2	1	1	2	0	20
	C3	3	0	1	1	0	0	1	0	0	0	2	3	1	2	0	2	16
	C4	0	0	1	0	3	1	1	0	3	0	4	0	2	1	2	0	18
	C5	2	0	2	0	0	0	0	0	3	0	3	2	0	0	1	0	13
	C6	2	1	3	0	0	0	2	0	1	0	5	0	0	0	3	0	17
	C7	2	1	0	0	1	0	0	0	0	0	6	0	0	0	0	0	11
	C8	0	0	2	0	0	1	2	0	3	3	3	1	1	1	3	0	20
	C9	0	1	2	0	0	1	2	0	0	0	2	0	0	0	1	0	9
	C10	2	1	1	0	1	1	1	1	0	0	3	0	0	0	2	0	13
計：		17	6	14	1	6	4	10	2	12	4	32	8	5	5	15	3	144
		38				22				56				28				

少ない傾向にあるといえる。

対象としての自己図式に関する自己陳述の性質

物理的自己

概して，物理的特性を表現する方法は2群間で非常に類似していた。各群の参加者の約80％は何らかの物理的特徴に少なくとも1回言及し，50〜60％は年齢や名前を語り，30〜40％は所有物について話している。群間差異から唯一示唆されることは，自閉症参加者の2/3が性別について話したのに対し，非自閉症参加者は1/3しか話していないということである。

行動的自己

自身の行動に関する話し方では，2群は余り類似しておらず，それほど対照的でもない。留意すべきことは，本研究で検査したような小規模の集団では明確な相違でなければ普遍化しうる知見を示唆しているとはいえないということであろう。自閉症参加者の約60％が仕事やスポーツの物理的能力について話しているが，非自閉症参加者では80％であった。自閉症参加者の約65％，非自閉症参加者の約40％が，読字，描画，書字といった知的能力に言及し，自閉症群の約60％，非

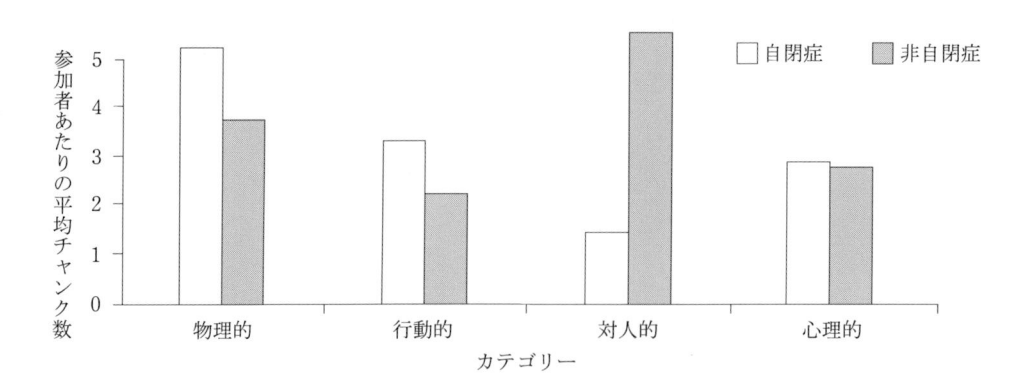

図1　対象としての自己図式：カテゴリーで分類した平均チャンク数

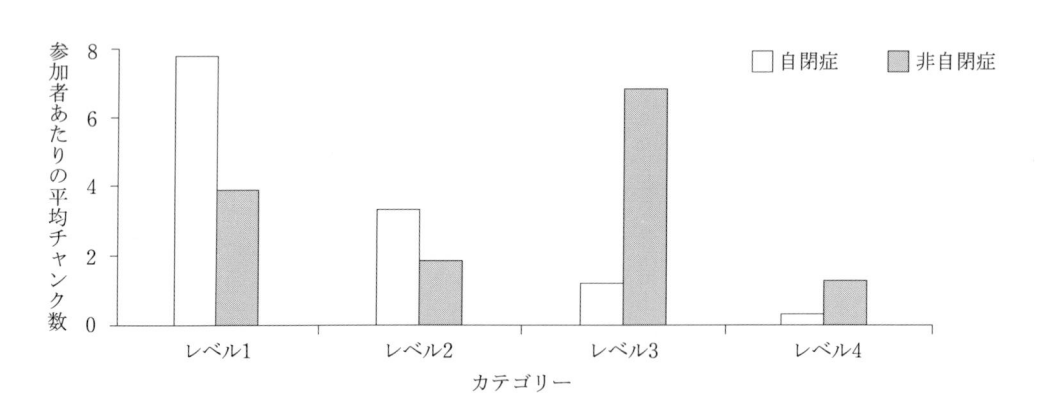

図2　対象としての自己図式：レベルで分類した平均チャンク数

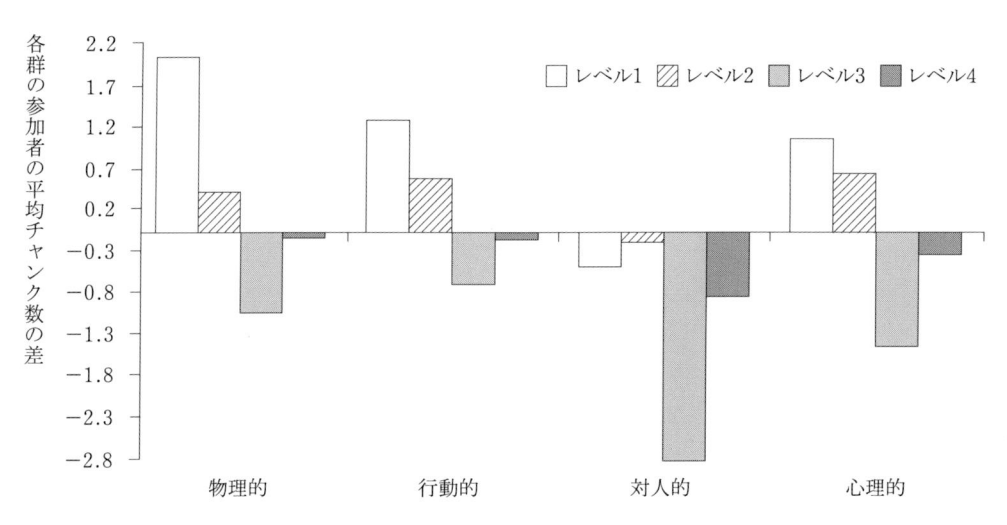

図3　対象としての自己図式：平均チャンク数の群間差（自閉症－非自閉症）

自閉症群の約30％が，休暇を楽しんだことやその他のレクリエーションに参加したことといったような行動について語った。

対人的自己

ここで対人的な自己陳述の数で既に明らかとなった群間差に加えて，自閉症参加者，非自閉症参加者による反応の性質の違いを考える。5名の自閉症者，6名の非自閉症者が，〈暗示的な〉対人的な自己陳述例えば，自分は良い，まずまず，正常，人間であるといったことについて陳述を行なっているが，非自閉症者の40％が家族について話しているのに対し，自閉症者では17％しか語らない。さらにもっと注目すべきことは，非自閉症参加者の70％が友人について言及しているのに対し，自閉症者は誰ひとりとして言及しなかったということである。また，注目すべきことに，例えば，他の人を助ける，他の人にいじめられる，スカウトのような対人的集団の構成員であるといったことについての，その他の〈明示的な〉対人的陳述を，非自閉症参加者の90％が行なったのに対し，自閉症参加者では25％しか行なっていない。

対人的な自己陳述の数と性質の群間差のもつ重要性を認め，明示的，暗示的な対人的自己陳述の特異的な例を付録2に示す。

心理的自己

心理的な自己陳述の性質が特に興味深いのは，本カテゴリーに属する反応をする人数，反応の数において2群が同等であったという予想外の結果が得られたということである。反復になるが，自己の心理的特性には，一方では感情，感覚，思考，知識，信念，認知能力が含まれ，他方では好み，願望，希望が含まれる。

重要な知見は，自閉症参加者の100％が嗜好について語っているが，60％しか感情または認知能力について語っていないということである。本パターンを非自閉症群で観察されるパターンと比較することができ，非自閉症群では60％が好みについて語り，70％が感情または認知能力について語っている。反応の比率という点では，自閉症者による反応の65％，非自閉症参加者による反応の50％は好みに関する反応であった。自閉症参加者では40％が，非自閉症参加者ではたった1人が物理的性質，物質の好みを表現した（例えば，「赤と白が好き」「チリ味は嫌い」）。また，自閉症参加者の58％が好みの行動について語っているが（例えば，「水泳が好き」「チョコレートが好き」），非自閉症参加者ではそうしたのはたったの1人であった。他方，心理的特性についての好みを語ったのは，12名の自閉症者のうち0人，10人の非自閉症者のうち3人であった（非自閉症者による反応は「私には学ぶことが必要だ」「考えることが重要だ」「本を読むのが好きだ」であった）。対人的好みを表現した者は両群においてほぼ同等の比率であった（例えば，「人混みはあまり好きでない」）。これらは半数あるいはそれ以下の面接で見られた特徴であり，自閉症群，非自閉症群それぞれで6反応，9反応あった。

好みを除外した〈心的状態〉カテゴリーでは，12名の自閉症者のうち7名が計12反応をしている。これらのうち10反応は感情状態に関する反応で，2反応は認知能力に関する反応である（「私はすばらしい思想家だ」「私は筋道を通して考えることができる」）。10名の非自閉症者のうち7名は上記カテゴリーに属する14反応をしており，13反応が感情の状態に関する反応で，1反応が認知能力に関する反応である（「私は……数学や車の機械工のように考えることができる。すべての科学と学ぶべきすべてのものを学んでいる」）。したがって，両群は感情の状態への言及では一見類似しているように思われる。しかし，自閉症児による陳述では，緊張している，幸福である，興奮している，混乱している，何事かを楽しんでいるということに〈のみ〉言及し，2例では行動的表現であったのに対し（「涙がちょっぴり流れている」と「楽しいことをやっている。金切り声をあげたり，叫んでいる」），非自閉症参加者の陳述は，例えば，気が立っている，いらいらしてい

る，恥じらいを感じている，怒っている，不安である，意地悪い性格である，情がある，誰かを失って涙を流しているということに言及するなど，はるかに多様性に富む。

認知能力と自己陳述との関係

おそらく驚くべきことであるが，各群において，対人的，心理的カテゴリーに属する自己陳述子を用いる能力あるいは性質が，言語精神年齢（VMA; verbal mental age）やIQと関連することを示す結果はほとんど得られなかった。以下の結果はこの所見を示している。対人的陳述が一度もなかった3名の自閉症参加者は，中等域のVMAとIQであった。また，レベル3に属する（レベル4に属するものはいなかった）何らかの対人的陳述をした3名の自閉症参加者を能力により分類した。心理的陳述が多かった（4〜7陳述）3名の自閉症参加者は，VMAとIQの両者で能力域が上位半分に属していたが，能力域によらず低得点が多く見られた。同様のパターンは非自閉症群でも認められた。例えば，VMA，IQの能力域によらず対人的，心理的カテゴリーでは高得点から低得点にまで分布した。

主体としての自己

主体としての自己図式にカテゴリー化されうる反応は，いずれの参加者群においてもごく少数であった。したがって，これらの結果は概略のみを呈示することになるであろう。

主体としての自己の反応に符号化されるチャンクの数は2群間できわめて類似している。自閉症参加者では平均2.8チャンク（合計34チャンク），非自閉症参加者でも平均2.8チャンク（計28チャンク）である。各反応カテゴリーについて各群におけるチャンクの数に群間差は認められず，参加者の反応パターンはきわめて類似していた。例えば，12名の自閉症参加者のうち7名，7名，5名，10名の非自閉症参加者のうち7名，7名，3名が，それぞれ能動性，連続性，差異性のカテゴリーに属するチャンクを少なくとも1つ発していた。

相対的には少数のチャンクしか発せられていないが，注目すべきことは各群の参加者による大部分の反応がレベル1，レベル2に符号化されたということである（自閉症参加者では94％，非自閉症参加者では75％）。12名の自閉症参加者のうち2名，10名の非自閉症参加者のうち5名が，レベル3の反応を少なくとも1つ行ない，主体としての自己の対人面に言及していた。以下に自閉症参加者の例を示す。

面接者：若かった頃，あなたは違っていましたか。
参加者：私が赤ん坊だったとき…いわゆる赤ん坊だったと思います。
面接者：そのときあなたはどのような人でしたか。
参加者：そうですね。時々首がちょっと痛かったと思います…（笑）…時にはちょっとお馬鹿さんでした。
面接者：そのことについて私に話してください。どうして首が痛かったのですか。
参加者：私はかつて，えー，私はかつて…私と弟はかつてよく喧嘩をしていたんです。
面接者：わかりました。
参加者：私たちはかつて，えー，悪い喧嘩をしていました…今ではもうそのことはわかっています。
面接者：わかりました。あなたはかつて何をめぐって喧嘩をしていたのですか。
参加者：私たちはかつて馬鹿げたことで喧嘩をしていました。お互いにたたき合ったり，打ちあったりしていました…何とか…何とか今ならやめることができるんですけどね。

非自閉症参加者によるレベル3の反応は，少女が入学できない学校を選択したこと，母親のためによく働く道を選んだこと，他人の注目を引くような成長をしてきたこと，年長者とは相応に話す

こと，自分のような人には会ったことがないということに言及している。

さらにもう1つ予想外の結果の特徴がある。自己連続性については，自閉症参加者によって17陳述がなされ，時の流れによらず自己が存在しているという認識を示しているが，これらのうちほとんどすべての陳述（17陳述中14陳述）が過去に存在する自己に言及し，これらのうち9陳述が乳児期の〈回想〉である。未来の自己に言及した3陳述のうち，ある自閉症者は自分の声が変わるであろうと話し，別の自閉症者は未来にもまったく同じままであろうと語り，もう1名の自閉症者は自分の名前が同じなのであるから未来においても変わらないであろうと話した。対照的に，非自閉症参加者によってなされた13陳述のうち5陳述のみが過去に言及し（乳児期に言及したものはなかった），8陳述が未来に言及し，6例が自分自身の身体的成長に言及していた。

考　察

若年自閉症者の自己陳述に関する本研究の結果は，当初の予測に一致するものがあったが，いくつかの予測にしか一致していなかったともいえる。予測していたように，自閉症参加者は特異的な〈対人的〉カテゴリーに属する陳述が有意に少なかったが，その他の自己概念については非自閉症対照群と同等であった。補足的な，しかしそれとはまったく別の知見として，さまざまな自己概念のカテゴリーについて足しあわせると，自閉症者ではレベル1に属する反応が多く，レベル3に属する反応が少なかった。後者の結果は，性質的には本質的に対人的でない特性に注目するときでさえも，自閉症者は物理的陳述が優位で，対人関係の面での自己理解は相対的に乏しいことを示している。しかし，予測に反して，心理的自己陳述の〈数〉について2群間で有意差はないという知見が得られた。

さらに，参加者の自分自身に関する陳述の詳細においても両群の対照性が現れている。物理的，行動的陳述の内容は2群間でおおむね類似しているが，対人的，心理的な自己陳述における質的な相違は明らかである。自閉症群によりなされる対人的な自己陳述の約半数で単に対人的認識を暗示するだけのことばが用いられるが（例えば，自分自身に関して「良い」「立派だ」），非自閉症参加者では20％にすぎない。それ以外の陳述では，他者との関係で明示的な自己認識が示されるが，友人についてや対人的集団の成員であることについて言及する対人的な自己陳述をした自閉症児は〈ひとりも〉いなかった。これとは対照的に，非自閉症対照群によりなされた対人的陳述の大部分が，自己を定義する際に他者を視野に入れている。これらの陳述の相当部分（実際には，すべての対人的な自己陳述の20％）が友人に言及していた。

心理的な自己陳述において2群が類似しているとは予測されなかったのであるから，心理的な自己陳述の内容は特に重要である。詳細に検討すると，2群間の重要な質的相違を示す結果が得られた。自閉症群によりなされる心理的陳述は，主として物質的/物理的好みの表現として分類されるのに対し，非自閉症者により陳述された好みは少数ではあるが，対人的な好き嫌いに関するものが多くみられた（例えば，「友達といるのが好きだ」）。自閉症参加者は感情の状態についての言及が有意に少ないというわけではないが，言及の性質は限定されていた。認知能力について語った者は両群ともごく少数であった。言語能力の高い自閉症者が多くの心理的概念をもっていたことは驚くべきことではない。なぜならば，欲望や単純な感情の概念が自閉症者に備わっているということを示す証拠がすでにあるからである（例えば，Baron-Cohen, 1991b, c；Hobson, Ouston & Lee, 1989；Yirmiya et al., 1992）。しかし，自閉症者の自己陳述に好みが多くみられるということも注目すべきであろう。

主体としての自己図式では，およそ同数の自己陳述のチャンクが，能動性，連続性，差異性のカテゴリーで分類するとほぼ同様の分布をするとい

う点で，2群は類似していた。陳述の総数が少ないことから，群間差が明らかにならなかったという可能性もある。例えば，自己連続性についての理解を伝える際，非自閉症者では62％が未来に言及するのに対し，自閉症者では18％にすぎない。また，驚くべきことは（むしろ，謎めいたことといっても良いかもしれない），非自閉症参加者が誰も乳児期の経験について語らなかったのに対し，9名もの自閉症参加者が語ったということである。しかし，総じて，主体としての自己の陳述においては群間の差以上に群間の類似性が顕著に認められた。

これらの結果を評価する際に，対象としての自己のカテゴリーについて各群の参加者による平均チャンク数は非常に類似しており（自閉症参加者では約13，非自閉症参加者では14強），物理的，行動的，そして心理的カテゴリーでさえ，そこに属するチャンク数に有意な群間差を認めなかったということを強調しておくことは重要である。言語の生産性における群間差が結果に影響したということも考えられ得る。このようなことは反応のカテゴリーについては考えにくい。なぜならば，カテゴリーはチャンクのごく初めの部分に基づいて決定され，チャンクが形作られると反応がどれほど簡潔か，詳細かは問題ではないからである。反応のレベルの評価ということになると事情は変わってくる。本研究では，反応中のいずれかの部分で表現される最高のレベルを得点の対象とした。したがって，より長く，より詳細な反応をする者ほど，ほとんど語らない者に比べて，自己についての考えの最も洗練されたレベルを示す機会が多くなるという点について論じる必要があるかもしれない。しかし，自己特性を明示するために各群の参加者が用いた言語量は，チャンクあたりの文章数，1文あたりの単語数のいずれにおいても有意差は認められ〈なかった〉。したがって，反応のカテゴリーのみならず反応のレベルにおける群間差は本要因に基づくものではありえない。また，自閉症者の抽象能力に障害があるとするならば，自閉症者と非自閉症者の相違を観察できるのは抽象を要する自己理解の局面においてのみとなるであろうということについても論じる必要があるかもしれない。しかし，陳述の行動的，特に心理的カテゴリーに比べて，自己に関する対人的陳述に必要とされる特に抽象的なものはないように思われる。さらに，BPVSで対照させた自閉症者，非自閉症者が，少なくともある言語領域においては，抽象概念の理解に違いがないという仮説的証拠もある（Hobson & Lee, 1989）。これらの所見から，自閉症群における異なる反応プロフィールが，単に自己陳述が全般的に貧困であるということを表していたり，言語面での生産性に欠けることを表していたり，そしておそらく単に抽象概念に困難があるということを示しているのではないと結論できるであろう。

この結果が，本研究の非自閉症参加者と比較して自閉症参加者に認められる全般的な発達の遅滞を反映しているのかという問題について検討することが重要である。やはり，物理的，行動的な自己陳述が相対的に多く，〈対人的〉な自己陳述が相対的に少ないことは，若年の定型的な発達をしている児童に特徴的であると報告されている（Gaurdo & Bohan, 1971；Keller et al., 1978）。全般的な発達の遅滞が結果のパターンを説明しないと考えられる理由は2つある。第1に，自閉症参加者が言語能力において〈全般的に〉遅れているという事実はなかったということがあげられる。BPVSによって評価された言語理解と言語生産性，および平均発話長について2群は同等であった。したがって，反応カテゴリーのプロフィールにおける群間差は，言語発達のその他の側面と一致しなかった。第2に，対人的陳述が少ないと報告されている年少の定型的な発達をしている児童では心理的陳述〈も〉少なく，これは本面接の特徴ではなかった。したがって，対人的カテゴリーにおける言及や全カテゴリーを通じた〈対人的〉レベルにおける言及が少ないこれら自閉症青年のカテゴリーの総プロフィールは，定型的な発達をしているどの年齢の児童にも特徴的ではない。このことは，他者との関係での自己の感覚に

おいて自閉症者は特異的な障害をもつことを強く示唆している。

　面接の理解と参加に足る言語能力を獲得していることを基準にした各群の参加者の選択に留意する必要がある。ある程度の対人理解と役割取得が，少なくともある局面の言語発達の高度化においては発達上の必要条件となっているということも考えられる。したがって，言語能力で参加者を対応させると，それ以外の方法ではより明らかとなっていたはずの自閉症者の自己概念形成における遅滞および／または障害が〈取り扱えなくなる〉ということが起こり得る。言い換えれば，高度な言語を用いて話をする能力が既に発達した者を選択することは，相対的に発達した自己概念をもつ可能性の高い者を選ぶことにもなる。このことは，自閉症青年における自己概念発達の重い障害の保有率を過小評価することにもつながりかねない。他方では，特異的な言語障害のために自閉症者が自己概念を余り表現できないにもかかわらず，自己理解面接では言語的に表現された概念のみが検討されたということも考えられる。

　本研究で得られた所見の理論的意味は何であろうか。〈はじめに〉で，対人的行動と対人的経験の関係性，自閉症の場合には対人的障害と対人経験・対人理解における障害（いわゆる心の理論を含む）の関係性に関する疑問を提起した。本研究で明らかになったことは，自己について話すとき，言語能力の高い自閉症者は，年齢と知的能力の等しい非自閉症者と全く同様に物理的特性や行動について考え，好みについて表現することができるということである。しかし，非自閉症者に比べ表現する感情の範囲は限定され，対人的行動や対人関係における自己特性にふれない。この結果は，感情面で定型化された対人関係という限定された経験が自閉症者の対人経験と対人理解を制約するという命題から予測されたが，無論，それ以外の理由に基づく限定された対人的接触も反映している可能性がある。相対的に能力が高く，言語的表現の可能な自閉症者を考えるとき，〈感情〉あるいは〈心の理論〉の概念における障害だけでなく，対人関係の次元におけるより特異的に限定された思考様式についても仮定し，自閉症者の自己に関する思考様式を明らかにすることが適切であるかもしれない。

　本研究で得られた所見についてはさまざまな解釈が可能であるが，本結果がMavropoulou(1995a，b)の未発表の研究の結果と非常に一致していることは注目すべきことである。Mavropoulouのデータは統計学的解析を行なっていないが，〈自閉症傾向〉をもつ少数の児童は，物理的，行動的自己陳述の割合において対照群と類似していたが，対照参加者と比較して対人的な自己陳述が少なく，レベル3に符号化される対人的な自己陳述の割合が低いと報告している。これらの児童の大部分は，能動性，連続性，差異性の理解を示す自己陳述（大部分はレベル1）も行なっていた。

　非自閉症児の自己概念発達の理論に対して本研究のもつ意味について考察しなければならない。第1に，同年齢，同能力の自閉症でなく，精神遅滞をもつ児童，青年が自分自身について話すことを求められたとき，対人経験に基づく特徴に焦点を当てる傾向があることが本研究の結果から明らかになった。物理的，行動的性質は，自分自身について話すことを求められた発話のなかでしばしば表現されるのであるが，われわれの面接を受けた者が主としてこれらの性質について話すということはなかった。むしろ，他者との関係（友人であること，いじめられていることを含む），対人的集団の成員であること，好みや感覚において，いかにすばらしいか，役立っているか，優れているか，感覚が研ぎ澄まされているか，有能であるかといったことが語られた。これらの結果は，精神遅滞者が対人的順応にしばしば関心をもつことを示唆する初期の研究における知見を補うものである。

　第2に，典型的な発達をしている年少児童では自己経験の異なる側面でまったく別の組織化がなされ，それが異常な悪環境のなかでは異なる方向に影響を受けることもあるという示唆を，本研究

の結果は支持する。Charles Cooley (1902) や G. H. Mead (1934) は自己認識や自己評価の基礎となる特異的な対人的要素を強調したが，このような考え方は彼らの理論にみられるような自己発達の〈伝統的〉理論の特徴である。この考え方は，現代の1部の理論の特徴ともなっており，例えば Neisser (1988) は自己知識を可能とする異なる形態の情報をもとに，生態学的自己，対人的自己，概念的自己，時間的に拡大した自己，私的な自己の5種類の自己知識が形作られるという命題を提出している。Neisser の考えを継承して，Hobson (1990), Loveland (1993), Rogers と Pennington (1991), Tomasello (1995) は，ある現象が児童期自閉症に関連し，自閉症者における対人的自己の選択的欠陥に確証を与えると考えている。初期の自己概念の形態と内容を形成する対人経験に〈関する〉他者との談話の発達的重要性だけでなく，典型的発達をしている年少児童の談話における対人経験の卓越性が，現在，〈自己理解面接〉の研究を越えた文脈で，児童の言語の理論的，実証的研究の焦点となっている（例えば，Miller, Mintz, Hoogstra, Fung, & Potts, 1992 ; Nelson, 1997 ; Sperry & Smiley, 1995)。本研究の結果は，このような自己認識の対人的要素を解析する努力を補うものである。年少自閉症者には選択的に欠損している，または限定されている自己認識の〈包括的〉というよりも特異的な局面があり，年齢および全般的知的能力の等しい非自閉症者に比べて対人関係や対人的相互作用の文脈のなかで自分自身を見ることが少ないように思われる。

しかし，これらの年少自閉症者も，物理的側面，行動的側面，そして心理的側面さえも単純な感情や非対人的な好みの形で陳述し，それぞれを言い表すことばを用いて自分自身を表現することが十分に可能である。もし，自己概念の発達に関する理論が正しいとすると，本研究の〈すべての〉参加者が，自分自身について考えるのに十分な他者の経験（そして，他者との関係における自己の経験）をもち，かつ／または，それを可能に

するだけの充分高度に発達した〈心の理論〉をもつと思われる。したがって，参加者の1部が獲得している自己省察的認識についてその程度の違いを説明する必要性が残されているといえる。

謝　辞

本研究は，London 大学で筆頭著者により博士号取得研究の一部として行なわれ，MRC プロジェクト助成金，Tavistock 医学心理学研究所，Joseph Levy 慈善基金，Hayward 財団からの助成金を受けた。本研究を可能にしたケント州ミオファンにある自閉症児のための Helen Allison 校，ホーシャムの元 Dedisham 校（現在は閉校），エセックス州チッピングオンガーにある元 Great Stony 校（現在は閉校）の生徒，スタッフに感謝したい。本研究の予備的結果は，1994年にアムステルダムで開催された ISSBD の隔年大会，1995年にインディアナポリスで開催された児童発達研究会の隔年大会で掲示物として呈示した。

（岡田　俊　訳）

付録1：チャンクの採点基準

参加者の身体や物質的所有を定義する自己陳述は〈物理的自己図式〉に符号化される。自己に重要性をもつ物理的，物質的特性は〈レベル1〉に符号化される。自己の行動や能力の性質を表す物理的，物質的特性は〈レベル2〉に符号化される。自己の対人的魅力，対人的相互作用，対人関係，集団の成員であることに関連する，またはそれらを表す物理的，物質的特性は〈レベル3〉に符号化される。自己の個人的哲学，道徳規範，生活様式に関連する，またはそれらを表す物理的，物質的特性は〈レベル4〉に符号化される。

参加者の行動や能力を定義する自己陳述は〈行動的自己図式〉に符号化される。自己のとる行動，または自己に許容された，禁止された，または要求された行動を表す行動特性は〈レベル1〉に符号化される。自己のその他の能力，他者の能力のいずれかに関係すると考えられる行動特性は〈レベル2〉に

符号化される。自己の対人的魅力，対人的相互作用，集団の成員であることに関連する自己の行動特性は〈レベル3〉に符号化される。自己の個人的哲学，道徳規範，生活様式に関係する，またはそれらを表す行動特性は〈レベル4〉に符号化される。

参加者の対人的人格特性，対人的相互作用，対人関係を定義する自己陳述は〈対人的自己図式〉に符号化される。自己を対人的集団の成員として定義する対人的自己特性は〈レベル1〉に符号化される。他者の反応に関連して理解される対人的活動，対人的能力は〈レベル2〉に符号化される。自己の対人的相互作用の性質に関連する自己の人格特性または集団の一員であることといった対人的自己特性は〈レベル3〉に符号化される。自己の個人的哲学，道徳規範，生活様式を表す，またはそれらに関係する対人的自己特性は〈レベル4〉に符号化される。

参加者の感情，思考，認知過程を定義する自己陳述は〈心理的自己図式〉に符号化される。自己に重要性をもつ気分，感覚を定義する心理特性は〈レベル1〉に符号化される。自己の認知能力，獲得した知識，行動に関連にした感情状態を表す心理特性は〈レベル2〉に符号化される。対人的技能または対人的相互作用を表す，またはそれらに関係する心理特性は〈レベル3〉に符号化される。自己の個人哲学，道徳規範，生活様式を表す心理特性は〈レベル4〉に符号化される。

自己の形成，存在，制御の認識を示す自己陳述は〈能動性〉に符号化される。超自然的，生物学的，対人的な力を表すことばで自己理解を表す能動性の陳述は〈レベル1〉に符号化される。自己の才能，能力，希望，動機，努力を通して自己の形成や存在の理解を表す能動性の陳述は〈レベル2〉に符号化される。他者との対人交流を表すことばで自己の形成や存在の理解を表す能動性の陳述は〈レベル3〉に符号化される。自己の存在や形成に関連する人生上の出来事の個人的または道徳的評価は〈レベル4〉に符号化される。

時の流れによらない自己連続性の認識を示す，または自己連続性の感覚を説明する自己陳述は〈連続性〉に符号化される。安定した身体的特性，所有，行動に関する自己連続性に言及する陳述は〈レベル1〉に符号化される。自己の認知能力と行動能力に関する連続性に言及する陳述は〈レベル2〉に符号化される。他者による認識を表すことばで理解が示される連続性の陳述は〈レベル3〉に符号化される。過去と現在の自己特性の関係性を表すことばで自己連続性に言及する陳述は〈レベル4〉に符号化される。

他者との差異性の認識を示す，または差異性の感覚を説明する自己陳述は〈差異性〉に符号化される。物理的特性に基づき自己の差異性に言及する陳述は〈レベル1〉に符号化される。性格，人格，認知面における自己と他者の相違に基づき自己の差異性の理解を示す陳述は〈レベル2〉に符号化される。心理的特性と物理的特性の任意の組み合わせに基づいて自己差異性に言及した陳述は〈レベル3〉に符号化される。自己独自の主観的経験や世界の主観的解釈に基づき自己差異性に言及する陳述は〈レベル4〉に符号化される。

付録2：対人的な自己陳述の例

非自閉症
例1：レベル3（明示的）
面接者：あなたはご自身について何を誇りにしていますか。
参加者：寮で女の子と仲良くしていることです。
面接者：仲良くしていることが重要なのですか。
参加者：はい。私の友人の1人で，最善の仲間は（名前）といいます。
面接者：彼女があなたの最善の仲間で，彼女と仲良くしているのですか。
参加者：はい。
面接者：人と仲良くしていくことが重要なのはどうしてですか。
参加者：友人を作るためです。
面接者：なぜかを教えていただけますか。
参加者：もし人と仲良くやらなければ，喧嘩をします。

自閉症
例1：レベル1（暗示的）
面接者：（名前）はどのような人ですか。
参加者：彼女は素敵です。
面接者：あなたが素敵な人物であると知ることは重要ですか。
参加者：はい。
面接者：素敵であることが重要なのはどうしてですか。

参加者：重要だからです。
面接者：もしあなたが素敵でないと仮定すると、どうでしょうか。
参加者：うーん、そうだから、そうなのでしょう。

例2：レベル2（明示的）
面接者：あなたはご自身について何を誇りにはしていませんか。
参加者：遊びの時間に子どもをいじめて泣かせています。
面接者：あなたが子どもを泣かせるのですか。
参加者：はい。
面接者：なぜそのようなことをするのですか。
参加者：子どもが〈itとin〉のあいだの音を知らないからなのです。子どもがそれを知らないからです。

例3：レベル3（暗示的）
面接者：あなたはどのような人ですか。

参加者：うーん、なかなかいい人間です。
面接者：なかなかいい人間とはどのような意味か教えていただけますか。
参加者：なかなかいい人間とは、いわばよい人間であるという意味です。実際には、いつでもよい人間はいないということをご存じでしょう。
面接者：よいことが重要なのですか。
参加者：はい。重要です。一所懸命努力しなければなりません。
面接者：ええ、それで。
参加者：もし努力せず、人と仲良くしなければ……。
面接者：それで。
参加者：友人を作ることができない。
面接者：友人がいることが重要なのですね。
参加者：そうです。
面接者：どうして（名前）なのですか。
参加者：とても傷ついているとき、話しかけてくれるような人だからです。

文 献

American Psychiatric Association (1987). *Diagnostic and statistical manual of mental disorders (3rd Edition revised)*. Washington, DC: American Psychiatric Association.

American Psychiatric Association (1994). *Diagnostic and statistical manual of mental disorders (4th Edition)*. Washington, DC: American Psychiatric Association.

Ayres, R., Cooley, E. & Dunn, C. (1990). Self-concept, attribution, and persistence in learning-disabled students. *Journal of School Psychology, 28*, 153-163.

Baron-Cohen, S. (1991 a). The theory of mind deficit in autism: How specific is it? *British Journal of Developmental Psychology, 9*, 301-314.

Baron-Cohen, S. (1991 b). Do people with autism understand what causes emotion? *Child development, 62*, 385-395.

Baron-Cohen, S. (1991 c). The development of theory of mind in autism: Deviance and delay? In M. Konstantareas & J. Beitchman (Eds.), *Psychiatric Clinics of North America, 14*, 33-51.

Baron-Cohen, S., Leslie, A.M. & Frith, M. (1985). Does the autistic child have "theory of mind"? *Cognition, 21*, 37-46.

Baron-Cohen, S., Tager-Flusberg, H. & Cohen, D.J. (1993). *Understanding other minds: Perspectives from autism*. Oxford: Oxford University Press.

Bemporad, J.R. (1979). Adult recollections of a formerly autistic child. *Journal of Autism and Developmental Disorders, 9*, 179-197.

Bosch, G. (1970). *Infantile Autism*. New York: Springer-Verlag.

Broughton, J. (1978). Development of concepts of self, mind, reality, and knowledge. *New Directions for Child Development, 1*, 75-100.

Brown, R. (1973). *A first language*. Cambridge, MA : Harvard University Press.

Capps, L., Sigman, M. & Yirmiy, N. (1995). Self-competence and emotional understanding in high-functioning children with autism. *Development and Psychopathology, 7*, 137-149.

Capps, L., Yirmiya, N. & Sigman, M. (1992). Understanding of simple and complex emotions in non-retarded children with autism. *Journal of Child Psychology and Psychiatry, 33*, 1169-1182.

Charney, R. (1981). Pronoun errors in autistic children : Support for a social explanation. *British Journal of Disorders of Communication, 15*, 39-43.

Cohen, D.J. (1980). The pathology of the self in primary childhood autism and Gilles de la Tourette syndrome. *Psychiatric Clinics of North America, 3*, 383-402.

Cooley, C.H. (1902). *Human nature and the social order*. New York : Scribner

Cooley, C.H. Damon, W. & Hart, D. (1982). The development of self-understanding from infancy through adolescence. *Child Development, 53*, 841-864.

Damon, W. & Hart, D. (1988). *Self-understanding in childhood and adolescence*. New York : Cambridge University Press.

Dunn, L.M., Dunn, L. & Whetton, C. (1982). *British Picture Vocabulary Scale*. Windsor, U.K. : NFER-Nelson.

Frith, U. (1989). *Autism : Explaining the enigma*. Oxford : Blackwell.

Gowans, F. & Hubert, C. (1983). Self-concept assessment of mentally handicapped adults : A review. *Mental Handicap, 11*, 121-123.

Grandin, T. (1984). My experience as an autistic child and a review of selected literature. *Journal of Orthomolecular Psychiatry, 13*, 144-174.

Grolnick, W.S. & Ryan, R.M. (1990). Self-perception, motivation, and adjustment in children with learning disabilities : A multiple group comparison study. *Journal of Learning Disabilities, 23*, 177-184.

Guardo, C.J. & Bohan, J.B. (1971). Development of a sense of self-identity in children. *Child Development, 42*, 1909-1921.

Happé, F.G.E. (1991). The autobiographical writings of three Asperger syndrome adults : Problems of interpretation and implications for theory. In U. Frith (Ed.), *Autism and Asperger syndrome* (pp. 207-242). Cambridge : Cambridge University Press.

Harter, S. (1982). The perceived competence scale for children. *Child Development, 53*, 87-97.

Hobson, R.P. (1990). On the origins of self and the case of autism. *Development and Psychopathology, 2*, 163-181.

Hobson, R.P. (1991 a). Against the theory of "Theory of mind". *British Journal of Developmental Psychology, 9*, 33-51.

Hobson, R.P. (1991 b). Methodological issues for experiments on autistic individuals' perception and understanding of emotion. *Journal of Child Psychology and Psychiatry, 32*, 1135-1158.

Hobson, R.P. (1993 a). *Autism and the development of mind*. Hove, U.K. : Lawrence Erlbaum.

Hobson, R.P. (1993 b). Understanding persons : The role of affect. In S. Baron-Cohen, H. Tager-Flusberg, & D.J. Cohen (Eds.), *Understanding other minds : Perspectives from*

autism (pp. 204-227). Oxford : Oxford University Press.
Hobson, R.P. (1993 c). The emotional origins of interpersonal understanding. *Philosophical Psychology, 6*, 227-249.
Hobson, R.P. & Lee, A. (1989). Emotion-related and abstract concepts in autistic people : Evidence from the British Picture Vocabulary Scale. *Journal of Autism and Developmental Disorders, 19*, 601-623.
Hobson, R.P., Ouston, J. & Lee, A. (1989). Naming emotion in faces and voices : Abilities and disabilities in autism and mental retardation. *British Journal of Developmental Psychology, 7*, 237-250.
Jaedicke, S., Storoschuk, S. & Lord, C. (1994). Subjective experience and causes of affect in high-functioning children and adolescents with autism. *Development and Psychopathology, 6*, 273-284.
James, W. (1961). *Psychology : The briefer course.* New York : Harper & Row (originally published 1892).
Jarvis, P.A. & Justice, E.M. (1992). Social sensitivity in adolescents and adults with learning disabilities. *Adolescence, 27*, 977-988.
Jordan, R.R. (1989). An experimental comparison of the understanding and use of speaker-addressee personal pronouns in autistic children. *British Journal of Disorders of Communication, 24*, 169-179.
Jordan, R. & Powell, S. (1996). Understanding and teaching children with autism. Chichester, U.K. : John Wiley & Sons.
Kagan, J. (1982). The emergence of self. *Journal of Child Psychology and Psychiatry, 23*, 363-381.
Kanner, L. (1943). Autistic disturbances of affective contact. *Nervous Child, 2*, 217-250.
Keller, A., Ford, L.H. Jr. & Meacham, J.A. (1978). Dimensions of self-concept in preschool children. *Developmental Psychology, 14*, 483-489.
Landis, J.R. & Koch, G.G. (1977). The measurement of observer agreement for categorical data. *Biometrics, 33*, 159-174.
Lawrence, E.A. & Winschel, J.F. (1973). Self-concept and the retarded : Research and issues. *Exceptional Children, 39*, 310-319.
Lee, A., Hobson, R.P. & Chiat, S. (1994). I, you, me and autism : An experimental study. *Journal of Autism and Developmental Disorders, 24*, 155-176.
Leslie, A.M. (1987). Pretence and representation : The origins of "Theory of mind". *Psychological Review, 94*, 412-426.
Lewis, M. & Brooks-Gunn, J. (1979). *Social cognition and the acquisition of self.* New York and London : Plenum.
Livesly, W.J. & Bromley, D.B. (1973). *Person perception in childhood and adolescence.* New York : Wiley.
Loveland, K.A. (1993). Autism, affordances, and the self. In U. Neisser (Ed.), *The perceived self : Ecological and interpersonal sources of self-knowledge* (pp. 237-253). Cambridge : Cambridge University Press.
Marvopoulou, S. (1995 a). *Knowledge of self and other in high-functioning autism : An empirical investigation.* PhD thesis, University of Durham.

Marvopoulou, S. (1995 b). An investigation of understanding of the self and the other in high-functioning autism/Asperger's syndrome. In *Psychological perspectives in autism*. Proceedings from The Autism Research Unit conference, University of Sunderland.

Mead, G.H. (1934). *Mind, self, and society*. Chicago, IL: University of Chicago Press.

Meltzoff, A. & Gopnik, A. (1993). The role of imitation in understanding persons and developing a theory of mind. In S. Baron-Cohen, H. Tager-Flusberg & D.J. Cohen (Eds.), *Understanding other minds: Perspectives from autism* (pp. 335-366). Oxford: Oxford University Press.

Miedzianik, D. (1986). *My autobiography*. Nottingham, U.K.: Child Development Research Unit, University of Nottingham.

Miller, P.J., Mintz, J., Hoogstra, L., Fung, H. & Potts, R. (1992). The narrated self in relation to others' conversational stories of personal experience. *Merrill-Palmer Quarterly, 38*, 45-67.

Neisser, U. (1988). Five kinds of self knowledge. *Philosophical Psychology, 1*, 35-59.

Nelson, K. (1977). Finding one's self in time. In G. Snodgrass & R. Thompson (Eds.), *The self across psychology: self-recognition, self-awareness, and the self concept*. New York Annals of the New York Academy of Sciences, vol. 818.

Ringness, T.A. (1961). Self concept of children of low, average, and high intelligence. *Journal of Mental Deficiency, 65*, 453-461.

Rogers, S.J. & Pennington, B.F. (1991). A theoretical approach to the deficits in infantile autism. *Development and Psychopathology, 3*, 137-162.

Rosenberg, M. (1979). *Conceiving the self*. New York: Basic Books.

Russell, J. (1996). *Agency: Its role in mental development*. Hove, U.K.: Lawrence Erlbaum.

Samet, J. (1993). Autism and theory of mind: Some philosophical perspectives. In S. Baron-Cohen, H. Tager-Flusberg, & D.J. Cohen (Eds.), *Understanding other minds: Perspectives from autism* (pp. 427-449). Oxford University Press.

Schopler, E., Reichler, R. & Renner, B. (1988). *The Childhood Autism Rating Scale (CARS)*. Los Angels, CA: Western Psychological.

Schurr, K.T., Joiner, L.M. & Towne, R.C. (1970). Self-concept research on the mentally retarded: A review of empirical studies. *Mental Retardation, 8*, 39-43.

Secord, P. & Peevers, B. (1974). The development and attribution of person concepts. In T. Mischel (Ed.), *Understanding other persons*. Oxford: Blackwell.

Selman, R. (1980). *The growth of interpersonal understanding*. New York: Academic Press.

Shorr, J.E. (1974). *Shorr Imagery Test*. Los Angels, CA: Institute for Psycho-Imagination Therapy.

Sperry, L.L. & Smiley, P.A. (1995). *Exploring your children's concepts of self and other through conversation. New directions for child development, no. 69*. San Francisco, CA: Jossey-Bass.

Stern, D.N. (1985). *The interpersonal world of the infant*. New York: Basic Books.

Tager-Flusberg, H. (1989). A psycholinguistic perspective on language development in the autistic child. In G. Dawson (Ed.), *Autism: Nature, diagnosis and treatment* (pp. 92-115). New York: Guilford Press.

Tager-Flusberg, H. & Sullivan, K. (1994). A second-order belief attribution in autism.

Journal of Autism and Developmental Disorders, 24, 577-586.

Tomasello, M. (1995). Understanding the self as a social agent. In P. Rochat (Ed.), *The self in infancy. Advances in Psychology, 112* (pp. 449-460). Amsterdam: Elsevier.

Yirmiya, N., Sigman, M., Kasari, C. & Mundy, P. (1992). Empathy and cognition in high-functioning children with autism. *Child Development, 63*, 150-160.

Zeitlin, A.G., Heriot, M.J. & Turner, J.L. (1985). Self-concept measurement in mentally retarded adults: A microanalysis of response styles. *Applied Research in Mental Retardation, 6*, 113-125.

Zeitlin, A.G. & Turner, J.L. (1988). Salient domains in the self-conception of adults with mental retardation. *Mental Retardation, 26*, 219-222.

16 年少の自閉症児への家庭における援助プログラムの効果について

Sally Ozonoff * and Kristina Cathcart*

要旨と解説 TEACCH（Treatment and Education of Autistic and related Communication handicapped CHildren）プログラムは，1966年にアメリカのノース・カロライナ大学医学部精神科で Eric Schpler らによって創設された自閉症とその周辺のコミュニケーション障害児に対する治療教育および援助システムであり，1972年にノース・カロライナ州の議会によって全州規模の公式のプログラムに指定され，さまざまな取り組みが行なわれてきた。その中では，幼児期から成人に至るまでの期間，自閉症の人やその家族に対して一貫性のあるサービスを提供している。具体的な内容としては，診断・評価，早期療育，学校教育，職業援助，居住サービス，親や専門家を対象とするトレーニングなど広範囲にわたっており，そのすべてが地域における自立した社会生活を目指している。

　TEACCH プログラムには，自閉症を理解し，治療教育していくための基本原則がいくつか存在している。その1つが，親と専門家の協力である。親は共同治療者として位置づけられ，専門家とチームを組み一定の役割を担うことを求められる。本論文では，TEACCH の提唱する家庭援助プログラムの効果について述べられている。家庭援助プログラムの有効性は今まで多くの研究者によって示唆されてきたが，未治療の対照群との比較がとられた研究はおそらく Howlin と Rutter(1987)以外にはなかった。また，家庭援助プログラムは認知能力の発達を促すのか，異なる他の治療プログラムと同時に受ける弊害があるかどうか，どんなタイプの自閉症児に有効なのかについて調べた研究もこれまで存在しなかった。著者らは，本論文の中でこれらの点について明らかにしている。

　2歳から6歳までの22名の自閉症児を治療群と未治療の対照群に分け，約4カ月間の家庭援助プログラムを行ない，その効果を心理教育プロフィール改訂版(PEP-R)の総得点，領域別得点によって比較検討した。PEP-R の総得点および7つのうちの4領域で，治療群が対照群より発達上の進歩を示したが，異なる治療方法と同時に利用することが弊害となることは見出されなかった。また，高い認知能力と言語能力を持つ軽度の自閉症児に最も効果が大きいという結果も得られた。対照群との比較の上で導き出されたこの研究結果は，自閉症児の治療教育プログラムにおける家庭援助プログラムの重要性を改めて証明することとなった。この点で本研究は意義深いものと言える。しかし，著者も指摘しているように，本研究にはグループの割り付けが無作為に行なわれな

*Department of Psychology, 502 Behavioral Science Building, University of Utah, Salt Lake City, Utah 84112, U.S.A.

Translated from "Ozonoff, S. & Cathcart, K. (1998). Effectivencess of a home program intervention for young children with autism. *Journal of Autism and Developmental Disorders*, 28, 1, 25-32."

かったという面で限界性があり，これが研究結果に影響している可能性もあることを念頭に入れておくべきだろう。

著者らは，今後の重要な課題として，(1) 家庭への援助期間によって有効性の違いがどの程度あるのか，(2) 治療効果には持続性があるのか，あるいは両親がどのくらいの期間プログラムを実行するのか，(3) 他の治療プログラムとの有効性の違いはどうか，(4) 認知能力以外の治療結果についてはどうなるのか，(5) IQ，視空間能力，問題行動など，どんな要素を持つ自閉症児に有効性が高いのか，ということを挙げているが，臨床的にも有益であるため，そういった今後の研究に期待したい。　　　　（田中　浩一郎）

Howlin, P. and Rutter, M. (1987) Treatment of Autistic Children. Chichester : John Wiley & Sons. (石坂・門 (監訳). 自閉症の治療. 京都：ルガール社)

はじめに

自閉症は，生後，非常に早期から明らかになる発達障害である。障害の重症度は多様であるにもかかわらず，すべての自閉症の人は，対人関係，コミュニケーション，行動と興味に困難な問題を抱えている (American Psychiatric Association, 1994)。この障害は治癒するということはなく，生涯にわたって続く能力障害である。しかし，自閉症の子どもが自分の障害に上手に対処できるように援助するプログラムは多数存在している (Campbell, Schopler, Cueva, & Hallin, 1996)。過去30年間で，自閉症の人およびその家族への治療教育には大きな進歩が見られた (e.g., Anderson, Avery, DiPietro, Edwards, & Christian, 1987 ; Fenske, Zalenski, Krantz, & McClannahan, 1985 ; Harris, Handleman, Gordon, Kristoff, & Fuentes, 1991 ; Helmsley et al., 1978 ; Hoyson, Jamieson, & Strain, 1984 ; Lovaas, 1987 ; McEachin, Smith, & Lovaas, 1993 ; Prizant & Wetherby, 1988 ; Rogers & Lewis, 1989)。理論的モデルや理念に関係なく，すべて有効な治療プログラムには，次のようないくつかの特徴が共通している。(a) 構造化された，行動療法的および教育的な手法を使うこと，(b) 家庭でプログラムを実行するために両親をトレーニングすること，そして (c) 遅くとも5歳までに治療プログラムにのせること (Moroz, 1989 ; Simeonsson, Olley, & Rosenthal, 1987)。

1966年に，ノース・カロライナ大学で，自閉症の人のための治療プログラムが確立された (Schopler & Reichler, 1971)。このプログラムは，自閉症および関連するコミュニケーション障害の子どものための治療と教育に焦点を合わせたもので，その頭文字をとって，TEACCH部として知られるようになった。1960年代には，このプログラムの多くの手法は非常に斬新なものであった。その頃，精神病理学において大勢を占めたのは，精神力動モデルであり，それによると親が適切な心理的支えや養育ができないために，自閉症が生じるとされた (Bettelheim, 1967)。この病因論から成立した1つの治療法が，家庭から自閉症児を引き離すことであった。それとは対照的に TEACCH 部の創設者たちは，自閉症には未だに明らかになっていないが，器質的な問題があると信じていた。その頃も現在も，TEACCH モデルの指導理念では，親には自分の子どもを自閉症にした責任がないどころか，実際には治療チームの必要不可欠な一員である。親と専門職の協力は，常に治療成果や般化に必要な要素と考えられてきた (Davis & Marcus, 1980 ; Schopler, 1987 ; Schopler, Mesibov, Shigley & Bashford, 1984)。TEACCH では，親を原因だと非難するよりも，むしろ子どもを変えるために欠くことのできない存在として位置づけている。

TEACCHの援助モデルの基礎は家庭プログラムであり，親は家庭環境の中で治療を実施する〈共同治療者〉としての役割を担うべく指導される。家庭プログラム，あるいは〈継続診断サービス〉とTEACCHで呼ばれるやり方に関して多くの利点が示されてきた（Schopler, 1987; Schoplerなど, 1984）。まず第1に，子どもが治療を受ける時間の量を増やす経済的な方法となることである。早期からの集中的な治療が最も大きな成果を上げる，とこれまでの研究は一貫して指摘しているが，デイ治療プログラムや何時間もの個人療法に子どもを通わせることは，ほとんどの家族にとって経済的な許容範囲を越えてしまう。家庭プログラムは，援助を受ける時間をあまりお金をかけずに増やしてくれる。第2に，子どものために外部のサービスを長時間にわたって受ける経済的な余裕が親にあったとしても，治療者が一般的に関わることができる時間の長さには限度がある。どんな治療者あるいはサービス機関でも，子どもの生涯にわたるサービスを提供することはできない。しかし，親ならば何年間にもわたって関わることができ，必要なサービスや手法を一貫して提供しつつ，新しい学校，職場，またはサービス機関と連携することができる。このように，親を教育すること，親に力をつけてもらうことは，生涯にわたる適切なサービスを自閉症児に提供するためには不可欠である。第3に，自分の子どもが自閉症であると診断されて間がない親の多くは，抑うつ感や，強いストレス，無力感を感じるが（Bristol, 1985, 1988; Gray & Holden, 1992），いくつかの研究によると，家庭援助プログラムの実施後は，親の有能感や達成感が増大し（Schopler, 1987），抑うつ感やストレスは減少した（Bristol, 1985, 1988; Bristol, Gallagher, & Holt, 1993; Short, 1984）。

　TEACCHモデルの効果を調べるための研究がいくつか行なわれている。Schoplerらは，教室における教育環境を構造化すれば，学習面や行動面で伸びることをABAB法を使用して明らかにした（Schopler, Brehm, Kinsbourne, & Reichler, 1971）。Marcus, Lansing, Andrews, Schopler (1978) は，家庭プログラムを行なった後，子どもの指示応答性と親の指導力の両方に著しい伸びが見られることを明らかにした。同様に，Short (1984) は，家庭プログラムの導入後，子どもを指導する際の構造化の手法について親が大きな進歩を示し，子どもの適応行動が著しく増えたと報告している。最後に，Schopler, Mesibov, Baker (1982) は，親と治療者に対して満足度に関するアンケート調査を行ない，両者とも家庭プログラムを非常に高く評価していることを明らかにした。さらにこの研究から明らかになったことは，TEACCHの援助を受けている人の施設入所の割合は8％であるが，それは他の治療プログラムの場合（39〜74％）に比べてずっと少ないことである。これは，自閉症児が大人になったとき，地域でより自立的に活動するために，TEACCHのサービスが役立っていることを示すものである*。

　これらの研究により，TEACCHモデルは自閉症の人にとって有効な援助プログラムであることが示唆される一方，調査すべき問題が数多く残っている。まず第1に，研究の多くは対照群を用いていないので，子どもの行動の変化がどの程度まで自然発達によるものなのかを見極めることが困難である。特にもし子どもが，（ほとんどの子どもがしているように）デイ治療プログラムにも同時に通っていたら，家庭プログラムのサービスがなくても，ある程度は伸びるだろう。それゆえに，未治療の対照群を用いることは非常に重要なのである。第2に，子どもの年齢や知能，コミュニケーション機能，自閉症の重症度といった，治療効果を規定するかもしれない変数については，今までの研究では調べていない。現在のところ，

＊しかし，この結論に関しては以下のような難点があり得る。TEACCHプログラムが初めて実施されるのとほとんど同時期に，脱施設化運動によって世界中で施設入所や入院の割合が低下したので，施設入所の割合が低下した真の原因を見極めることは難しい。

どのような人にこの種の治療サービスが最も有効なのかは分かっていない。

第3に，家庭と学校で異なった指導法を使うことが，どんな影響を及ぼしうるかについて調べた研究はなかった。本研究を実施したユタ州では，自閉症児のためのプログラムのほとんどがTEACCHのやり方を採用せず，離散試行訓練に高い信頼性を置いている。しかし，本研究で実施した家庭援助プログラムでは，離散試行法を使わなかった。一貫した対応をとることは，自閉症児に対する働きかけの原則であり，学校と家庭で異なった指導法を使うと子どもは混乱する可能性がある。このため，デイ治療プログラムのみを受け，一貫した指導法で教えられている子どもと比較して，デイ治療プログラムと家庭サービスの両方を受けている子どもの方が低い成果しか得られないことが起こりうる。最後に，これまでの研究は，子どもの行動と指示応答性の変化に注目しており，家庭プログラムが対象児の認知機能に与える影響については調べてこなかった。本研究ではこれら4つの問題点について検討を加えた。

方　法

対象者

自閉症と診断された22人の子どもを，ソルトレークシティ地域から募集した。グループへの割り付けは無作為割り付けではなかった。研究の広報に最初に応じた11人が治療群に，後から応じた11人が対照群に割り付けられた。対象児の年齢は2歳から6歳までだった。全員両親が揃っていた。治療群の1人はヒスパニック・アメリカ人であり，その子どもを除くと，後は全員白人のアメリカ人だった。各群は男児9人，女児2人の構成であった。

対象者全員，地元でデイ治療プログラムからサービスを受けていた。治療群のうち6人は，自閉症児のための特殊な幼稚園に通園しており，残りの5人は障害別になっていない公的な特殊教育プログラムに所属していた。コントロール群の9人は，自閉症児のための特別のプログラムに，残りの2人は障害別になっていないプログラムに所属していた。両群は，年齢，自閉症の重症度，治療前のPEP-Rの得点，および検査の時間間隔という条件に関して揃えた。これらの条件に関して両群に有意差はなかった（表1）。

手段

心理教育プロフィール改訂版（PEP-R；Schopler, Reichler, Bashford, Lansing, & Marcus, 1990）は，自閉症児に特徴的な強みと弱みの両方を評価するための発達テストである。検査では次の7つの発達領域に分けて機能を測定する。模倣，知覚，微細運動，粗大運動，目と手の協応，言語理解と言語表出。課題を遂行するのに必要とされる精神年齢の範囲は，1カ月から72カ月である。検査の下限は，最年少だったり，最も低機能だったり，あるいは最も障害が重い子どもでもいくつかの課題ができるように考慮されている。上限は，6歳までの正常IQで高機能の自閉症児にも実施できるようにしてある。子どもはそれぞれの検査課題について，合格，芽生え，不合格の

表1　対象者の特徴[a]

	治療群（n=11）			対照群（n=11）		
	M	SD	範囲	M	SD	範囲
年齢（月齢）	53.3	12.3	31.0-69.0	53.5	10.9	32.0-65.0
CARSの得点	40.9	5.7	32.5-49.5	38.0	4.0	32.0-46.5
治療前PEPの得点（月齢）	21.4	6.0	16.5-36.0	24.2	7.6	15.5-37.0
追跡調査期間（週）	16.5	1.6	14.0-18.7	16.5	2.0	13.6-19.0
性比（男：女）	9：2			9：2		

a）群間有意差なし

どれかの評価を受ける。芽生えの得点は，子どもが習得し始めているが，課題遂行には援助や指示が必要なスキルを示す。芽生えスキルは，その後の援助プログラムを作るための基準として使う。合格した課題数は合計し，機能レベルを月齢で示す発達スコアに変換する。

小児自閉症評定尺度（CARS）は，自閉症児を他の発達障害や正常の子どもから区別するために開発され，広く使用されている手段である（Schopler, Reichler, & Renner, 1988）。これは自閉症に関連した行動を評定する15の尺度から成り，人との関係，コミュニケーション，感覚機能，情動反応，変化への抵抗などを含む。それぞれの尺度は，1（年齢を考えると正常範囲）から4（年齢を考えると著しく異常で重度の自閉症に特徴的）で評定することができる。得点は合計して，15点から60点の範囲の総合点を出す。30点以上は自閉症と考えられる。CARSの信頼性と妥当性は高いことが証明されている（Schopler et al., 1988）。

手順

治療群の対象者は，ユタ大学の心理学部でトレーニングを受けた大学院生から，TEACCHに基づく家庭プログラムサービスを受けた。治療セッションの平均回数は10回であった（範囲は8〜12回）。初回のセッションの前，および最終回のセッションの後で，大学院生の治療者がPEP-Rを実施した。対照群は家庭プログラムには全然入らなかったが，治療群の子どもと同じようにデイ治療プログラムには規則的に通った。治療群と同様に，4カ月の間隔でPEP-R検査を行なった。対照群の検査は筆者が実施した。

家庭での援助プログラム

本研究で使用した治療プログラムの実施に先立って，十分な評価を行なった。治療プログラムに関連した多くの発達領域の現在の機能レベルを評価するために，一定の認知検査および発達検査を子どもに実施した。評価の際に特に関心を向けた領域は，コミュニケーションのパターン，模倣スキル，就学準備能力，職業準備能力，および視空間スキルの強さであった。課題遂行上の癖，注意，動機づけ，および興味についても慎重に評価した。親にも評価を観察してもらい，自分の子どもの強みと弱みについて詳しくフィードバックしてもらった。それから家庭場面で実施する治療計画を，治療者と親とが一緒に立てた。

典型的な家庭プログラムの場合，実施期間は10週間であった。家族と治療者2人は毎週約1時間，診療所で会った。治療者の1人は，課題を実演したり，親に対して指導法のモデルを見せたりしながら，自閉症児に直接的な働きかけをした。親には，もう1人の治療者と一緒にマジックミラー越しに観察してもらった。その治療者は指導法について詳細に説明し，感情面やその他の面での援助をした。そして具体的な活動や方法は，正規のプログラムの中に記録し，それを家庭で実行してもらうために親に送った。次の1週間，診療所のセッションと同じ教材や手法を使いながら，1日に30分間家庭で子どもに働きかけるよう親は励まされた。1週間後に診療所を訪れた時，家庭でしてきたことを親に実演してもらい，必要に応じて活動上の微調整や修正について治療者は親に助言した。

時間制限のあるこの治療法の明確な目標は，自閉症児に対する働きかけの基本原則を親に指導することだった。自閉症児が持つ典型的な弱みは，コミュニケーション，模倣，抽象的な推論，実行機能のスキルである。他方，強みは視覚的な情報処理と記憶力である（Green, Fein, Joy & Waterhouse, 1995；Lincoln, Allen & Kilman, 1995）。したがって，自閉症の人は，順序立て整理して考えることが必要となる抽象的・言語的・概念的な課題を苦手とする。自閉症では，対人関係・コミュニケーション・模倣に制約があるため，話しことばでの説明，実演，モデルの提示など一般的な指導法では上手くいかない。逆に，視覚的で，目と手の協応や空間・運動能力をもっと必要とする課題は，自閉症児には分かりやすくて

楽しい。弱みを治療する一方で，強みを活用することは可能なのである。したがって，もし課題が，ことばの領域または概念的な領域のものであっても，子どものために構造化され，何が求められており，どう遂行するかが視覚的にはっきりしておれば，指導や学習はずいぶんと順調にいくのである（Schopler, Mesibov, & Hearsey, 1995）。こういった構造化された指導の基本原則は，家庭における援助プログラムの実施期間中分かりやすく親に教えた。

家庭プログラムの進展は，特別の予定表，一定のルールやマニュアルに従うというものではなかった。治療目標は，対象児1人ひとりに応じて考えられ，PEP-Rで明らかになった芽生えスキルのパターンや，その子どもの発達上特別に必要なこと，さらに親の希望といったことに基づいて決めた。子どもの機能は実にさまざまであるため，それぞれの子どものプログラムは少しずつ異なっていた。しかし，援助には次のような共通の要素を含んでいた。それは，構造化された指導をすること，ことばや模倣のような難しいスキルを教えるためには視覚的な強みを利用すること，これから起きる出来事を子どもが予想できるようにするためにスケジュールを用いること，何らかのタイプのコミュニケーション・システム（身振り，写真・絵，サイン，文字など）を用いること，公立学校に入るための準備として学習や職業の準備段階の活動（例えば，色，数字，形，絵を描くこと，文字を書くこと，組み立て，袋詰め課題など）を入れることである。親の指導法と家庭の教育環境を直接観察するために，治療期間中に少なくとも1回，治療者は家庭訪問をした。さらに，家庭や診療所以外でもスキルを般化させるため，治療者は，少なくとも1回はデイ治療プログラムを見に行った。

構造化された指導の原則を身につけていくにしたがって，家庭プログラムを遂行する親の側の責任を次第に増やしていった。課題の選択・立案・微調整という2番目の役割を治療者は取り始め，同時にそのことに対応して親はより中心的な役割を担っていった。治療プログラムの終結に向かい，毎週していた診療所でのセッションは，2, 3週ごとになった。それは治療者の役割を次第に減らし，治療の実行についての親の自由と責任を大きくしていくためであった。この治療モデルに親が非常に熱心であることがいくつかの研究により明らかになった（Schopler, 1987）。

結　果

家庭における援助プログラムに続いて変化した認知機能をグループ全体の変化として調べるために，治療前後のPEP-Rの得点を，測定値を反復使用する多変量分散分析にかけた。その際，時間を被験者内の反復因子とし，グループを被験者間の反復因子とした。

表2のように，グループと時間との交互作用の影響に有意差があった。治療群の子どもが対照群よりも，有意な改善を見せたのは治療後のPEP-Rの総得点 $F(1,20)=4.57$（$p<.05$）に関してだけでなく，模倣の領域 $F(1,20)=4.99$（$p<.05$），微細運動の領域 $F(1,20)=7.93$（$p<.01$），粗大運動の領域 $F(1,20)=4.24$（$p<.05$），言語表出の領域 $F(1,20)=9.37$（$p<.01$）に関してもであった。群間差は，知覚 $F(1,20)=3.89$（$p=.06$）や言語理解 $F(1,20)=2.60$（$p=.12$）の領域では統計的に有意ではなかったが，それでもなお治療群は対照群の2, 3倍優れていた。これらの結果から，家庭での援助プログラムは，治療プログラムに参加した子どもの認知スキルや発達スキルを伸ばす上でとても有効であったと言える。

治療前のPEP-Rの得点は，治療後の得点から差し引いて，数カ月間の発達変化の得点を算出した。独立変数のどれにより，子どもの進歩を最も予測できるかを調べるため，それぞれの相関係数を出した。治療群では，治療前のPEP-Rの得点は，変化の総得点と有意な正の相関をしており（$r=.92$, $p<.001$），もともと持っていた能力が高い子どもほど伸びは大きかった。さらに，PEP-Rの言語理解の領域に関する治療群の治療

表2 PEP-Rの得点の群間差(月数)

尺度	治療群(n=11)				対照群(n=11)			
	治療前		治療後		治療前		治療後	
	M	SD	M	SD	M	SD	M	SD
模倣[b]	17.9	12.9	27.0	15.8	20.0	11.6	22.9	13.9
知覚[a]	26.3	14.2	43.9	19.1	33.5	19.9	39.8	19.9
微細運動[c]	28.8	7.7	38.7	14.6	30.6	8.9	32.9	9.6
粗大運動[b]	29.8	9.0	38.5	12.6	31.8	17.2	31.5	13.3
目と手の協応	27.1	7.5	34.4	12.0	32.6	11.9	36.2	13.3
言語表出[c]	15.6	6.4	26.2	12.5	20.5	7.7	22.4	10.9
言語理解[a]	14.9	8.7	19.3	12.3	19.1	9.7	19.4	12.9
PEP-Rの総得点[b]	21.4	6.0	28.7	11.5	24.2	7.6	26.9	10.4

[a] 群×治療における相互の影響, $p<.15$.
[b] 群×治療における相互の影響, $p<.05$.
[c] 群×治療における相互の影響, $p<.01$.

前の得点は,変化の総得点と有意に相関している($r=.85$, $p<.001$)一方,CARSの得点は,変化の得点と有意に負の相関をしていた($r=-.62$, $p<.05$)。このことから,家庭の援助プログラムでは,自閉症が軽度であることと言語スキルが良好な方が,予後がよいことを予測するものであると言える。年齢は,変化の得点と相関していなかった。対照群では,独立変数と従属変数との間で有意な相関関係は認められなかった。

考　察

家庭治療プログラムの効果評定はいくつかの理由から重要である。まず,そういった治療法を親が行なうには,多大な時間を必要とする。その上,プログラムには費用がかかり,家族に経済的な負担をかけることがある。家庭で治療を行なうことは,すでにストレス状態にある家族システムに負荷をかけることになるかもしれない。また,家庭における援助を受けているほとんどの子どもは,一定のデイ教育プログラムを受けている。教育機関で行なわれているプログラムですでに子どもが見せている改善に加えて,家庭プログラムがどんな付加的な効果を与えているのかを評価する必要がある。最後に,第三者が費用負担するという現在のややこしい風潮では,どんな援助が有益で必要かを実証することが重要となる。

本研究では,TEACCH部が行なっている〈継続診断サービス〉(Schopler et al., 1984)をモデルにした自閉症の子どもに対する家庭指導プログラムの効果を評価した。治療群の子どもは,対照群に比しPEP-Rの総得点だけでなく,7つの領域のうち4つで得点が有意に伸びたことが明らかになった。さらに言うと,残りの3領域でも群間差としては統計学的有意差には至らなかったが,治療群の得点は対照群のそれの2,3倍上回っていた。ほんの4カ月間で,治療群は平均して9.6カ月の発達上の進歩を示した。ほとんどの子どもが,自閉症だけではなく精神遅滞とも診断されており,認知発達の速度は遅いと予想されていたことを考えると,それは印象的なことであった。こうして本研究は,TEACCHに基づいた家庭プログラムを行なうことが年少の自閉症児の認知スキルや発達スキルを伸ばす上で有効であるという明白な証拠を示した。これらの結果は,自閉症の家庭治療に関して他のアプローチ,例えばLovaasの離散試行訓練(Lovaas, 1981および1987)の有効性を証明するものではないということをはっきり押さえておくことが大事である。本研究で効果評定を行なったのは,TEACCH理念に基づく家庭プログラムだけである。

本研究は多くの点でこれまでの研究とは異な

る。これまでの研究のほとんどは，対照群を取っていなかった。本研究に比較対照群を入れることによって，2点を明確にできた。まず，家庭サービスを受けた子どものPEP-Rの成績の変化は，自然発達のみによるものではない。治療群と対照群では，年齢や2回の検査の時間的間隔という条件を合わせてあったので，治療群の変化は他の要因によるものに違いない。

2番目に，同じ子どもに対してタイプの異なる治療法を同時に用いることは有害であるという根拠は，本研究では見出せなかった。本研究の対象児のほとんどは，離散試行法を用いるデイ治療プログラムを地元で受けていた。そのような技法は，家庭で用いるよう親に我々が指導したTEACCHの構造化された指導法とは大幅に異なる。技法の相違にもかかわらず，さらに家庭療法を受けた子どもは，デイプログラムだけを受けていた子どもよりも伸びることが明らかになったので，同時に2種類の治療モデルを実施しても子どもを混乱させることにはならないということも明らかになった。

本研究計画におけるいくつかの限界点について，言及しておく必要がある。子どもは，治療群と対照群に無作為に割り付けられたのではないため，研究結果を普遍化することはできないかもしれない。治療群に割り付けられたのは，まず募集案内に最初に応じた家族であり，募集案内に遅れて応じ，対照群に割り付けられた家族よりも治療に対して熱心で，より多くの変化を生じやすいという可能性があった。また，グループの割り付けを知っている別々の検査者に，治療群と対照群の子どもの従属変数測定をさせるのは理想的ではない。もし検査者の側で一定の先入観を抱いていたならば，このことは研究結果に影響するだろう。今後の研究がこの分野の研究に寄与しうる領域がいくつかある。まず，治療期間の長さと有効性との関係がまだはっきりしていない。本研究では8週間から12週間治療を実施したが，もっと少ないセッションでも効果があるかもしれない。逆に，もっと長期間治療すれば，本研究の中で見られた伸びにさらに大きな伸びをもたらすかもしれない。利用できる資源が限られている場合には，この点を明らかにすることが大切である。

本研究で触れていないもう1つの問題は，伸びがどれくらい持続するのかということである。本研究は短期間の追跡調査に焦点を合わせた。これらの伸びが，子どもが成長発達していっても持続するのかどうかについては，まだ分からない。例えば家庭プログラム終了6カ月後や1年後でも，伸びは持続して見られるのだろうか。この治療モデルの目的は，子どもを援助する方法を親に提供することであるが，この目的は首尾よく達成されるのだろうか。親はプログラムを実施し続けるだろうか。専門職の公式の関わりが終了した後でも，子どもは伸び続けるのだろうか。

さらに，本研究では，このTEACCHに基づく家庭援助プログラムと他の治療モデルとを直接比較することはしなかった。今後必要なことは，自閉症の治療プログラムを直接比較することである。その際，子どもの年齢や機能レベル，援助を受ける時間数，親の参加といった種々の変数を統制しておいて，指導法を変えるのである（例えば，構造化された教育 vs 離散試行訓練）。

この研究では，家庭でサービスを受けている子どもの認知的及び発達的な伸びに焦点を合わせた。今後の研究では，親の指導スキル，親の満足感，子どもの適応行動，子どもの問題行動，指示応答性や機能に関する教師の評定などを含む他のいくつかの結果変数についても調査できるだろう。

最後に，将来の研究においては，どんな変数によって，家庭サービスの最も効果的な利用法が予測できるのかを明らかにすべきである。もともと認知能力と言語能力とが高い軽度の自閉症の子どもの場合，われわれの援助プログラムが最も有効であることが明らかになった。IQや視覚的空間的能力，問題行動など，子ども側の変数の影響についても調査すべきである。それに加えて，動機付け，ストレスや抑うつ状態のレベル，社会経済的状況，親の教育歴など，親や家族の側の変数に

よって,治療結果を予測できるかもしれない。少なくとも我が国のほとんどの地域では,家庭サービスは,それを希望するごく少数の家族にだけ利用可能な限定的な手段であるので,この治療法が最も有効な人を確定することはきわめて重要である。

本研究の結果から,教育機関でのサービスによる伸びに加えて,補助的な家庭での援助プログラムは,年少の自閉症児の発達的な機能を高めてくれると言える。本研究の結果から,家庭にまで広げたプログラムという経済的に効果の大きい方法を工夫することを,教師および他の専門職が目指すことを希望する。その結果,子どもや家族,コミュニティに自閉症という障害が与えている大きな負荷を減らせることだろう。

(田中 浩一郎 訳)

文　献

American Psychiatric Association. (1994). *Diagnostic and statistical manual of mental disorders* (4 th ed.). Washington, DC: Author.

Anderson, S. R., Avery, D. L., DiPietro, E. K., Edwards, G. L. & Christian, W. P. (1987). Intensive home-based early intervention for children with autism. *Education and Treatment of Children, 10,* 352-366.

Bettelheim, B. (1967). *The empty fortress.* New York: Free Press.

Bristol, M. M. (1985). Designing programs for young developmentally disabled children: A family systems approach to autism. *Remedial and Special Education, 6,* 46-53.

Bristol, M. M. (1988). Impact of autistic children on families. In B. Prizant & B. Schaechter (Eds.), *Autism: The emotional and social dimensions.* Boston: Exceptional Parent.

Bristol, M. M., Gallagher, J. J. & Holt, K. D. (1993). Maternal depressive symptoms of autism: Response to psychoeducational intervention. *Rehabilitation Psycology, 38,* 3-10.

Campbell, M., Schopler, E., Cueva, J. E. & Hallin, A. (1996). Treatment of autistic disorder. *Journal of the American Academy of Child and Adolescent Psychiaty. 35,* 134-143.

Davis, S. & Marcus, L. M. (1980). Involving parents in the treatment of severely communication-disordered children. *Jornal of Pediatric Psychology, 5,* 189-198.

Fenske, E. C., Zalenski, S., Krantz, P. J. & McClannahan, L. E. (1985). Age at intervention and treatment outcome for autistic children in a comprehensive intervention program. *Analysis and Intervention in Developmental Disabilities, 5,* 49-58.

Gray,D. E. & Holden, W. J. (1992). Psychosocial well-being among the parents of children with autism. *Australia and New Zealand Journal of Developmental Disabilities, 18,* 83-93.

Green, L, Fein, D., Joy, S. & Waterhouse, L. (1995). Cognitive functioning in autism: An overview. In E. Schopler & G. B. Mesibov (Eds.), *Learning and cognition in autism* (pp. 13-31). New York: Plenum Press.

Harris, S. L, Handleman, J. S., Gordon, R., Kristoff, B. & Fuentes, F. (1991). Changes in cognitive and language functioning of preschool children with autism. *Journal of Autism and Developmental Disorders, 21,* 281-290.

Helmsley, R., Howlin, P., Berger, M., Hersov, L., Holbrook, D., Rutter, M. & Yule, W. (1978). Treating autistic children in a family context. In M. Rutter & E. Schopler (Eds.), *Autism: A reappraisal of concepts and treatment* (pp. 379-411). New York: Plenum

Press.

Hoyson, F. M., Jamieson, B. & Strain, P. S. (1984). Individualized group instruction of normally developing and autistic children : The LEAP curriculum model. *Journal of the Division for Early Childhood, 8*, 157-172.

Lincoln, A. J., Allen, M. H. & Kilman, A. (1995). The assessment and interpretation of intellectual abilities in people with autism. In E. Schopler & G. B. Mesibov (Eds.), *Learning and cognition in autism* (pp. 89-117) New York : Plenum Press.

Lovaas, O. I. (1981). *Teaching developmentally disabled children : The me book*. Autism, TX : Pro-Ed.

Lovaas, O. I. (1987). Behavioral treatment and normal educational and intellectual functioning in young autistic children. *Journal of Consulting and Clinical Psychology, 55*, 3-9.

Marcus, L. M., Lansing, M., Andrews, C. E. & Schopler, E. (1978). Improvement of Teaching Effectiveness in Parents of Autistic Children. *Journal of the American Academy of Child Psychiatry, 17*, 625-639.

McEachin, J. J., Smith, T. & Lovaas, O. I. (1993). Long-term outcome for children with autism who received early intensive behavioral treatment. *American Journal on Mental Retardation, 97*, 359-372.

Moroz, K. J. (1989). Parent-professional partnerships in the education of autistic children. *Children and Youth Services Review, 11*, 265-276.

Prizant, B. M. & Wetherby, A. M. (1988). Providing services to children with autism (ages 0-2 years) and their families. *Topics in Language Disorders, 9*, 1-23.

Rogers, S. J. & Lewis, H. (1989). An effective day treatment model for young children with pervasive developmental disorders. *Journal of the American Academy of Child and Adolescent Psychiatry. 28*, 207-214.

Schopler, E. (1987). Specific and nonspecific factors in the effectiveness of a treatment system. *American Psychologist, 42*, 376-383.

Schopler. E., Brehm, S. S., Kinsbourne, M. & Reichler, R. J. (1971). Effect of treatment structure on development in autistic children. *Archives of General Psychiatry, 24*, 416-421.

Schopler, E., Mesibov, G. B. & Baker, A. (1982). Evaluation of treatment for autistic children and their parents. *Journal of the American Academy of Child Psychiatry, 21*, 262-267.

Schopler, E., Mesibov, G. B. & Hearsey, K (1995). Structured teaching in the TEACCH system. In E. Schopler& G. B. Mesibov (Eds.), *Learning and cognition in autism* (pp. 243-268). New York : Plenum Press.

Schopler. E., Mesibov, G. B., Shigley. R. H. & Bashford, A. (1984). Helping autistic children through their parents : The TEACCH model. In E. Schopler & G. B. Mesibov (Eds.), *The effects of autism on the family*, (pp. 65-81). New York : Plenum Press.

Schopler, E. & Reichler, R. J. (1971). Parents as co-therapists in the treatment of psychotic children. *Journal of Autism and Child Schizophrenia, 1*, 87-102.

Schopler, E., Reichler, R. J., Bashford, A, Lansing, M. D. & Marcus, L. M. (1990). *Psychoeducational Profile-Revised* (PEP-R). Austin, TX : Pro-Ed.

Schopler, E., Reichler, R. J. & Renner, B. R. (1988). *The childhood autism rating scale (CARS)*. Los Angeles : Western Psychological Services.

Short. A. B. (1984). Short-term treatment outcome using parents as co-therapists for their own autistic children. *Journal of Child Psychology and Psychiatry, 25*, 443-458.

Simeonsson, R. J., Olley, J. G. & Rosenthal, S. L. (1987). Early intervention for children with autism. In M. Guralnick & F. Bennett (Eds.), *The effectiveness of early intervention for at-risk and handicapped children*. New York : Academic Press.

17 プラセボを対照とした「自閉症および他の広汎性発達障害の成人患者」に対する Risperidone の二重盲検試験

Christopher J. Mcdougle, Janice P. Holmes, Derek C. Carlson, Gregory H. Pelton, Donald J. Cohen, Lawrence H. Price

要旨と解説 自閉症の神経化学研究は現在やや沈滞の傾向にあるが，それでもなお従来のセロトニン系（および／またはドパミン系）の異常が想定されてはおり，それを背景に様々な薬物療法の試みは継続されてきている。日本においても，定型抗精神病薬の中で Pimozide（Orap）が小児の自閉性障害に対する適応を認められているが，一般にはそれ以上に他の抗精神病薬が利用されているに違いない。本論文は，日本でも数年前から発売されている risperidone の成人自閉症に対する効果を二重盲検法にて確認したものであり，若干の臨床症状改善効果があると報告している。小児や思春期児童を対象にしたオープン・トライアルはすでにいくつか報告されており，そうした先行研究を厳格に追認する報告となっている。しかし，本論文と同じ号に掲載された Leventhal, B. L., Cook, E. H. Jr と Lord, C. のコメント（The Irony of Autism, *Arch. Gen. Psychiatry*, 55: 643-644, 1998）によると，その結果の重要性は認めながらも極めて厳しい批判をしているので，その一部を紹介しておきたい。つまり，今回の対象集団が真に自閉症の成人症例を代表しているか，対象としてあまりに広い範疇を含みすぎてはいないか，本研究に利用した評価尺度，例えば Y-BOCS が自閉症の精神的機能の側面を十分に評価しうるのか，などの方法論的疑問を挙げている。さらに，この非定型抗精神病薬が有効であるということの意味に関わる疑問として，自閉症におけるセロトニンの役割を再認識させるミステリーであるというだけでなく，risperidone の持つポテンシーから生じる他の受容体への変化の可能性，および従来の定型抗精神病薬による効果との違いの有無，あるいは本論文の著者らが恐らく同じ対象の協力を得て行なった SSRI の fluvoxamine の効果（McDougle C. et al., *Arch. Gen. Psychaitry*, 53: 1001-1008, 1996）との違いなども検討されるべきと指摘している。こうした派生する問への回答が早急に公表されることも期待したい。

（中根 允文）

From the Department of Psychiatry, Section of Child and Adolescent Psychiatry, Indiana University School of Medicine, Indianapolis (Dr McDougle); the Department of Psychiatry (Ms Holmes and Drs Carlson and Cohen) and the Child Study Center (Dr Cohen), Yale University School of Medicine, New Haven, Conn; the Department of Psychiatry, Columbia University College of Physicians and Surgeones, New York, NY (Dr Pelton); and the Department of Psychiatry and Human Behavior, Brown University School of Medicine, Providence, RI (Dr Price).

Translated from "McDougle, C.J., Holmes, J.P., Carlson, D.C., Pelton, G.H., Cohen, D.J. & Price, L.H. (1998). A double-blind, placebo-controlled study of risperidone in adults with autistic disorder and other pervasive devdopmental disorders. *Archives of General Psychiatry, 55*, 633-641."

自閉性障害（自閉症）とそれに関連する広汎性発達障害（pervasive developmental disorders：PDDs）の最も理にかなった有効な薬物療法は，中枢神経系のドーパミン作動系とセロトニン作動系をターゲットにしたものであり，自閉症の患者でこれらの神経伝達物質系の機能不全が確認されている（Cook & Leventhal 1996；Gillberg, 1983；(McDougle et al., 1996；McDougle, 1997)。

ドーパミン拮抗薬であるhaloperidolは自閉症児の治療のための薬物として最も広範に研究された。統制された研究においてhaloperidolが，引きこもり，常同行動，過活動，対象との異常な関係，落ち着きのなさ，拒絶症，怒りっぽさと感情の不安定性を減らすことに，プラセボより優れていることが示された（Anderson et al., 1984）。しかしながら，118人の自閉症児のうち40人（33.9％）において，薬剤性ジスキネジアがhaloperidolの長期服薬によって生じたことが前方向性の長期追跡研究で判明した（Campbell et al., 1997）。

より最近になって，自閉症の患者で，日常生活の妨げとなる反復行動と攻撃性を減少させ，対人的行動のいくつかを強化する点で，セロトニン再取り込み阻害剤であるclomipramineは，ノルエピネフリン再取り込み阻害剤のdesipramineやプラセボよりも効果的であり（Gordon et al., 1992；Gordon et al, 1993），そして選択的セロトニン再取り込み阻害剤であるfluvoxamineはプラセボより有効である（成人を対象として）（McDougle et al., 1996）ことが統制された研究により明らかになっている。

非定型的な抗精神病薬であるrisperidoneは，より選択的なSerotonin$_{2A}$-Dopamine D$_2$拮抗薬（Leysen et al., 1994）であり，統制された調査において，精神分裂病の陽性および陰性症状にhaloperidolやプラセボより効果的であることがわかっている（Chouinard et al., 1993；Marder & Meibachl, 1994）。錐体外路症状への影響が少ないことと改善プロフィールと治療作用と目されるメカニズムのために，PDD患者における

risperidoneの使用はますます注目されるようになった。

成人（Purdon et al., 1994；McDougle et al., 1995；Lott et al., 1992；Horrigan & Barnhill, 1993）と同様に，児童や青年（Simeon et al., 1995；Demb, 1995；Demb, 1996；Fisman & Steele, 1996；Hardan et al., 1996；Perry et al., 1997；Frischauf, 1997；McDougle et al., 1997；Rubin, 1997）のPDD治療においてrisperidoneのオープン・トライアル結果が報告された。これらの研究において，若干の対人機能とコミュニケーションの改善とともに，典型的にはイライラ感，衝動性，多動性，自傷行為，攻撃性，および日常行動に妨げとなる反復性行動が減少すると報告された。

われわれが知りうる範囲では，児童や青年あるいは成人のPDDに対するrisperidone治療について，統制された研究（controlled study）の結果は報告されていない。今回の無作為割り付けで12週間という期間の二重盲検法による統制された研究は，自閉症と特定不能のPDDの成人に対する治療において，risperidoneの安全性と短期有効性を判定するために行なわれた。反復性行動と攻撃性を減らすこと，そして対人機能のいくつかの要素を改善することにおいて，risperidoneがプラセボより優れた効果が得られるであろうと仮定した。さらに，risperidoneによる錐体外路症状とその他の副作用はプラセボよりもわずかに多く出現する程度であろうと仮定した。

対象と方法

対象

自閉症または特定不能のPDDに罹患していると診断された31名の成人患者，および彼らの両親や保護義務者が，本研究に自主的に参加することに文書で同意した（知的機能の低い患者では同意のみを得た）。この方式はエール大学医学部のHuman Investigation Committeeの承認を得ている。17名の患者が自閉症の診断基準に該当し，

14名は特定不能のPDDに該当しており，レット症候群や児童期崩壊性障害およびアスペルガー症候群の診断に該当する者はいなかった。診断はDSM-IV (American Psychiatric Association, 1994) のPDDの診断基準に則った。自閉症診断面接の基準 (Criteria of the Autism Diagnostic Interview ; Le Couteur et al., 1989) と自閉症診断観察法 (Autism Diagnostic Observation Schedule, Lord et al., 1989) が診断のために補助的に用いられた。これらの情報を総合した上で，自閉症または特定不能のPDDの最終診断は，2名の精神科専門医 (C.J.MとL.H.P) の合意のもと決定された。対象者は精神遅滞を除いてDSM-IVのⅠ軸もしくはⅡ軸の他の障害の基準に合致しなかったが，患者の多く (16名) は発語がない，もしくは言語反応が非常に少なかったため，評価は困難であった。症例は女性9名と男性22名で，6名のアフリカ系アメリカ人，24名の白人，そして1名のヒスパニック（ラテンアメリカ系）であった。年齢は18歳から43歳まで（平均±標準偏差，28.1±7.3歳），彼らは学校や，コネチカット州の精神保健・薬物乱用部および精神遅滞に関する部局，発達障害成人のためのグループホーム，地域の精神科医，および家族成員から紹介された者である。全症例，コネチカット精神保健センターの臨床神経科学研究部の外来 (24名) および入院 (7名) の患者として治療され評価されていた。この調査は1994年6月27日から1997年2月28日の間に行なわれた。

各患者の症状は，臨床全般印象尺度 (CGI ; Guy, 1976) で評価する重症度に従えば，少なくとも〈中等度〉であった。さらに，各患者は研究のための症状論的な重症度評価のために次の採用基準を満たすものとした。すなわちち，エール・ブラウン強迫尺度 (Yale-Brown Obsessive Compulsive Scale, Y-BOCS) における強迫行為（反復的行動）の下位尺度得点が10点以上，自傷行為質問票 (Self-injurious Behavior Questionnaire, SIB-Q) の得点が25点以上，またはリトヴォ・フリーマン現実生活評価尺度 (Ritvo-Freeman Real-life Rating Scale) の総合得点が0.20点以上である。このような行動上の評価については，十分な検討のもと，次の〈評価尺度〉項目で詳しく記載してある。会話の可能な15名の患者については，ウェクスラー成人用知能検査改訂版 (Wechsler Adult Intelligence Scale-Revised ; Wechsler, 1981) による全IQスコアが測定され，会話が成立しない16名の患者にはライター国際動作性知能尺度 (Leiter International Performance Scale ; Leiter, 1948) がIQ算定のために用いられた。31名全例の平均IQ（平均±標準偏差）は54.6±23.9であり，各患者における精神遅滞の重症度は表中に示してある。

スクリーニング検査として，既往歴，身体的・神経学的検査，血球数および分画，電解質，空腹時血糖値，血清尿素窒素濃度，クレアチニン・レベル，肝機能および甲状腺機能検査，脆弱X染色体検査（全対象者が陰性であった），尿検査，そして心電図検査が実施された。女性患者はすべて血清妊娠判定検査で陰性であった。DSM-IVの精神分裂病の診断基準を満たしたり，精神病性症状があったり，あるいは明らかな急性身体疾患の症状が確認された場合は，対象から外された。1名の男性に神経線維症があったが，他の患者ではいずれも何らかの症候群の原因となるような遺伝的，代謝的，あるいは神経学的所見を認めなかった。対象患者の24名 (77%) がすでに向精神薬による治療を受けていた。臨床特徴，先行薬物療法のデータ，および家族歴は表中に示してある。

治験薬割り付けと治療

対象者は，本研究の開始前最低4週間はいかなる向精神薬も服用していなかった。行動上の評価の基準値を得るために2回受診してもらった後，対象患者はコンピュータ操作のリストをもとに無作為に割り付けられ，外観がまったく同じカプセルのrisperidoneまたはプラセボ（乳糖）を12週の間処方され，二重盲検的治療が続けられた。服薬を確実にするために，薬物は親か主たる介護

者から投与されることにした。risperidoneまたはプラセボの服用量は夕に1mgから開始された。本研究に関わっている看護婦（J. P. H.）および／または処方している精神科医（C. J. M.）との電話連絡をもとに，臨床症状の最大の改善が得られない場合，服用量は3〜4日ごとに1mgずつ副作用によって中断する必要のない場合，朝・夕の処方で最大量1日10mgまで増量された。つまりrisperidoneは5週間の内に最大量まで増やされ，この投与量を患者は少なくとも7週間続けて服用した。処方する精神科医，行動評価を行なう本研究専門の看護婦，患者とその家族，そして患者の治療に携わるすべての他のメンバーは，薬物の内容について知らされていなかった。焦燥感への改善に必要とされた1日2gの抱水クロラール以外には，いかなる薬剤も使用されなかった。

15名の患者がrisperidone内服，そして16名がプラセボ内服に無作為割り付けされた。プラセボ治療の患者16名中14名が二重盲検法によるプラセボ治療の後，オープン・トライアルでrisperidoneが12週の間投与された（他に1例が4週で終了している）。それらの患者へのrisperidone投与は前記と同じ方法でなされた。

評価尺度

各患者は，治療チーム（例えば，両親，教師，ケースワーカー，グループホーム・スタッフ，ワークショップ・スタッフ）のメンバーと一緒に，行動上の症状に関する詳細な評価を治療前に2回受け，さらに対照研究開始から第4週，第8週および第12週の終わりにも受けた。反復行動はY-BOCS (Goodman et al., 1989 a ; Goodman et al., 1989 b) 修正版で評価された。Y-BOCSの10項目のそれぞれについて〈症状なし〉を示す0点から〈顕著な症状〉の4点までの5段階で評価されたので，Y-BOCS総得点は0〜40の範囲になる。Y-BOCSの前半5項目は反復的思考の重症度評価であるのに対して，後の5項目は反復行動に関する重症度評価である。患者の16名（52％）は会話ができないため，反復思考に関する情報を得ることができず，反復行動だけを評価した。したがって，そうした患者のY-BOCS最大得点は20点となる。先行研究の結果(McDougle et al., 1995)をもとに，強迫性障害にとって診断基準となる自我違和性はPDDの患者にとって反復行動を評価するということで削除された。焦燥感はSIB-Qによって評価された。これは，自傷行為，他者への身体的攻撃の表出，器物破損，他の不適応行動など25項目からなる臨床家評価尺度（T. Gualtieri, 未発表データ）である。〈問題なし〉を示す0点から〈著しく問題である〉の4点までに評価され，25項目あるので全体では0〜100点となる。自閉症の感覚運動行動（下位尺度Ⅰ：例，手をひらひらさせる，身体を揺する，往復のリズムを取る），対人関係（下位尺度Ⅱ：例，他者との交流を試みるときの適切な反応，適切な身体的な交流の開始），感情的反応（下位尺度Ⅲ：例，感情の突然の変化，泣き叫ぶ，かんしゃく発作），感覚反応（下位尺度Ⅳ：例，騒音へのいらつき，皮膚をこすり続ける，自分や他者の臭いを嗅ぐ），言語（下位尺度Ⅴ：例，コミュニケーションのための言語の使用，適切な言語性交流の開始）など，5種の下位尺度をもとに評価するリトヴォ・フリーマン現実生活評価尺度（各行動評価セッションの所要時間は30分）(Freeman et al., 1986) が対象者の観察測定として利用された。各下位尺度には下位項目があり，0点の〈なし〉，1点〈まれに〉，2点〈しばしば〉，3点〈ほとんどいつも〉の4段階評点となる。5種のsubscale得点の平均値をもとに得られた平均点がリトヴォ・フリーマン尺度の総合点（総合点−0.42から2.58まで）を示すと決められた。リトヴォ・フリーマン尺度得点は，自閉症の症状の数と頻度が大きくなるにつれ増加する。下位尺度Ⅱ,Ⅳ,Ⅴにおいては，正常な行動を除くために数学的な符号の修正は必要であり，その結果いくつかの評価値はマイナス値になる。気分のさまざまな状態が臨床家の視覚による10項目のアナログ尺度 (McDougle et al., 1993) で

付表 Risperidon群・プラセボ群の自閉症またはPDD NOS成人例の臨床特徴

患者番号	DSM-IV診断	年齢/性/人種	IQ総合点	治療環境	治療前の投薬	薬剤の常用量	調査遂行期間	治療反応	副作用	家族歴
【risperidone群】										
1	自閉性障害	18/M/W	40	外来	thioridazine	5	12	かなり改善	なし	父方いとこがダウン症、父方はとこがダウン症
2	自閉性障害	38/M/W	96	外来	fluvoxamine, haloperidol, clozapine, pimozide, sertraline	2	12	改善	過鎮静、口渇	兄弟がアスペルガー症候群、父方いとこ3名が精神遅滞とてんかん
3	自閉性障害	27/M/AA	45	外来	thioridazine	4	12	改善	焦燥感	母が精神分裂病、母方叔父がダウン症、兄が精神遅滞
4	自閉性障害	20/M/W	28	外来	phenytoin sodium, phenobarbital	1	12	改善	体重増加、過鎮静、排尿困難	母方叔父がダウン症
5	自閉性障害	31/M/AA	34	外来	phenytoin	2	12	改善	排尿困難	父がアルコール症、兄が精神遅滞
6	自閉性障害	25/F/W	43	外来	phenytoin, perphenazine, valproic acid	3	12	やや改善	排尿障害、過鎮静	なし
7	自閉性障害	21/M/W	50	入院	lorazepam, chlorpromazine	3	12	やや増悪	過鎮静	父方叔父が妄想性障害、母方叔父が精神遅滞
8	自閉性障害	36/M/W	113	入院	clomipramine, lorazepam, buspirone, valproic acid, fluvoxamine, haloperidol, clonazepam, perphenazine, clozapine	4	4	やや増悪	なし	母方祖母が慢性音声チック、母方いとこが自閉症、母方いとこが発作性障害
9	自閉性障害	22/M/W	58	入院		1	1	かなり増悪	焦燥感	母が全般性不安障害、母方大叔父が精神遅滞、父方いとこ精神遅滞2名
10	PDD NOS	34/M/W	22	外来	haloperidol	6	12	かなり改善	過鎮静、体重増加	精神病様症状と学習障害の家族歴
11	PDD NOS	20/M/AA	74	外来	perphenazine	3	12	改善	過鎮静	なし
12	PDD NOS	34/F/W	57	外来	なし	2	12	改善	胃炎、下痢、便秘	なし
13	PDD NOS	23/M/W	85	外来	なし	4	12	やや改善	過鎮静	なし
14	PDD NOS	21/M/W	64	外来	methylphenidate	3	12	やや改善	歩行異常、流涎	なし
15	PDD NOS	21/M/W	24	外来	methylphenidate	1	4	やや改善		なし
平均(±SD)		26.0(±6.7)	55.5(±26.8)			2.9(±1.4)				
【プラセボ群】										
16	自閉症	26/M/W	41	入院	hydroxyzine, haloperidol, imipramine, thioridazine	6	12	やや改善	なし	母が自殺、母方祖母が精神分裂病、父方は脳性麻痺と精神遅滞の家族歴

17　プラセボを対照とした「自閉症および他の広汎性発達障害の成人患者」に対するRisperidoneの二重盲検試験

症例	診断	年齢/性別/人種	IQ	外来/入院	併用薬			変化	副作用	家族歴
17	自閉性障害	25/M/W	61	外来	haloperidol, pimozide	6	12	変化なし	なし	父方はとこが慢性運動性チック
18	自閉性障害	24/W/W	42	外来	なし	4	12	変化なし	なし	なし
19	自閉性障害	31/W/AA	38	外来	trifluoperazine	6	12	変化なし	なし	なし
20	自閉性障害	25/M/AA	25	外来	なし	4	12	変化なし	なし	母が全般性不安障害、分裂病性人格障害
21	自閉性障害	35/M/W	68	外来	なし	2	12	変化なし	なし	母が全般性不安障害、父が分裂病性人格障害
22	自閉性障害	25/F/H	22	外来	thioridazine, carbamazepine	2	4	変化なし	焦燥感	なし
23	自閉性障害	20/M/W	84	外来	thioridazine	2	4	やや増悪	焦燥感	父がアスペルガー障害
24	PDD NOS	38/M/W	92	入院	clomipramine, lorazepam, buspirone, fluvoxamine, haloperidol, clonazepam, thioridazine, nortriptyline, imipramine, perphenazine	3	12	やや改善	なし	父が社会恐怖症と気分変調症、母が大うつ病、無食欲症、父方アルコール依存
25	PDD NOS	18/F/W	38	外来	なし	4	12	やや改善	なし	母が気分変調症、母方にOCDの家族歴、姉妹にアルコール症、大うつ病、神経性無食欲症、父方アルコール依存で自殺、父方いとこが精神遅滞
26	PDD NOS	29/F/AA	61	外来	lorazepam, clonazepam, sertraline	6	12	変化なし	なし	なし
27	PDD NOS	42/F/W	61	外来	hydroxyzine, thioridazine, phenobarbital, methylphenidate, diazepam	4	12	変化なし	なし	なし
28	PDD NOS	34/M/W	70	外来	lorazepam, fluvoxamine, methylphenidate, diazepam	4	12	変化なし	焦燥感	父がアルコール依存
29	PDD NOS	39/F/W	50	外来	なし	4	12	変化なし	なし	父方祖父が大うつ病、甥が自閉性障害
30	PDD NOS	43/F/W	81	入院	clonazepam, clomipramine, chlordiazepoxide, thioridazine, fluphenazine hydrochloride	2	4	かなり増悪	焦燥感	
31	PDD NOS	27/F/W	28	外来	nortriptyline, methylphenidate, sertraline	1	4	かなり増悪	焦燥感	兄弟が二分脊椎と大うつ病、学習障害、父がアスペルガー障害
平均(+SD)		29.7(±7.8)	52.9(±22.1)			3.9(±1.5)				
平均(+SD)		28.1(±7.3)	54.6(±23.9)			3.3(±1.6)				

※AAはアフリカ系アメリカ人、Hはヒスパニック、OCDは強迫性障害を示す。

評価された。この尺度では線上に，100 mm の目盛がしてあり，0 が〈まったくなし〉を示し 100 のところが〈最高〉ということを示す。その 10 項目は，〈不安または神経質〉，〈穏やか〉，〈抑うつ〉，〈合視〉，〈幸福感〉，〈イライラ感〉，〈落ち着きのなさ〉，〈対人関係〉，〈お喋り〉，〈疲れている〉である。さらに，CGI による全般改善度項目では，〈きわめて不良〉の 7 点，〈不変〉の 4 点，そして〈著しく改善〉の 1 点まで，7 段階評点があり，治験薬投与前の状態と比較して，治療第 4 週，第 8 週，そして第 12 週の終わりの時点で評価した。全般改善度評価は患者の社会的行動における評価，および患者自身にとって妨げとなる反復性の行動と攻撃的な行動の程度をもとに評価された。二重盲検でプラセボ投与された後のオープン・トライアルとして，risperidone が 12 週間投与された 15 名の患者についても，上記とまったく同様の評価がなされた。

身体的検査と副作用評価

座位・立位時の血圧と脈拍，体温，呼吸数，体重が，投与前と本研究開始から第 4 週，第 8 週，および第 12 週の終わりに記録された。各患者は，薬物投与前，risperidone またはプラセボの投与を受けてから第 4 週，第 8 週，および第 12 週後の時点で，錐体外路症状（異常歩行，失調，ジストニア，多動，過緊張，寡動，反射低下，不随意の筋収縮，眼球上転，振戦）や他の副作用（焦燥感，便秘，咳嗽，下痢，めまい，口渇，消化不良，遺尿，乳房腫脹，頭痛，不眠，月経周期の変化（女性），嘔気，落ち着きのなさ，鼻炎，過鎮静，流涎，嘔吐）の関して，系統的な診察がなされた。

統計的解析

本研究の統制された治験に参加した症例 31 名中 24 症例が，12 週にわたる全治験期間を完了した。全治験を完了しなかった 7 名中，自閉症の 1 名（実薬群）は顕著な焦燥の出現のために 1 週間で中止せざるを得ず，4 名（2 名が自閉症，他の 2 名は PDD NOS）は 4 週間の服薬後（プラセボ群）に行動に妨げをきたすような焦燥のせいで治験中止となった。PDD NOS の 1 名は服薬後（実薬群）4 週で歩行異常が出現し，残りの 1 症例（自閉症）は症状の明らかな改善を見ない（実薬群）ということで 4 週後に脱落した。少なくとも 4 週間の治験期間を完了した 30 名に関するデータが有効性分析に採用された。二重盲検治療の 4 週間だけを完了した 6 名については，最終観察への前向き評価および治療意図方法がデータ解析に用いられた。

ベースライン評価は 2 回行なわれた初回行動評価の平均値から得られた。スチューデントの t 検定で risperidon 群とプラセボ群間の開始時状態評価において有意差があるか否かを見たが，統計的な差はなかった。さらに，年齢と全 IQ，あるいは risperidone 対プラセボ両群の用量間に有意差があるか否かを判定するために，スチューデントの t 検定が行なわれた。イエーツ補正の χ^2 検定は，性別，診断サブタイプ別，治療状況別に見て両群間で有意差の有無を判定するために用いられた。

risperidone あるいはプラセボによる 12 週間の治療に関して，薬物，時間，および薬物×時間の交互作用の主効果の有意性検定のために，繰り返し測定による二元配置の分散分析（ANOVA）が行なわれた（薬物×時間の交互作用のみは後述）。riseridone とプラセボの間に有意差が認められた場合の検定には，共変量としてベースライン得点を用いた共分散分析（ANCOVA）が行なわれた。繰り返し測定による一元配置の ANOVA が，当初プラセボに無作為割付けされた後に引き続き行なわれたオープン・トライアルで risperidone を投与された患者 15 名における時間の主効果を明らかにするために用いられた。すべての ANOVA および ANCOVA において得られた p 値は Huynh-Feldt 補正因子を用いた。この補正因子は ANOVA や ANCOVA で用いられた自由度を下げているが，これは測定時を通して測定値の分散の同質性が欠けていたことを反映

している。これを明確にするために，非補正自由度が与えられている。治験群（n=30）と完了群（n=24）の両方に対するANCOVAの結果は次に提示する。

イエーツ補正のχ^2検定は，反応群と非反応群の2群間を比較し，その反応が性別，診断サブタイプ別，あるいは治療状況との関係があったか否かを判定するために使われた。カテゴリー的な反応が年齢や全IQ，または開始時の反復的行動（Y-BOCSの強迫的行動下位尺度得点）の評価，攻撃性（SIB-Q全得点），自閉的行動レベル（リトヴォ・フリーマン尺度総合点），あるいはrisperidoneの投与量と相関しているかどうかを決定するために，連続相関係数が用いられた。反応性は，開始時の値と比較して，CGI全般改善度項目で治療最終週末に得られた得点から決定された。「改善」または「非常に改善」というCGI評価の患者は反応群とされ，それ以外のものは非反応群とされた。データは特別に指示がない限り平均±標準偏差として現され，結果が，p<.05（両側検定）の時に有意であると報告されている。

結　果

risperidone群とプラセボ群の詳細な臨床特徴を表に示す。年齢，性別，診断のサブタイプ別，全IQスコア，治療状況，あるいはrisperidoneの有効用量別で，有意な差は見られなかった。

総合的な治療効果

CGIに基づく全般改善度評価において，薬物・時間の相互関係で，risperidoneがプラセボより優れていることが明らかであった（平均±標準偏差，4.00±0.00→2.54±1.27 対 4.00±0.00→4.00±0.79；$F_{3.84}=7.80$, p<.001，治験例 n=30［$F_{3.84}=6.43$, p<.002, n=24］）。さらに，ANCOVAにおいて，risperidoneが最初の第4週（$F_{1,27}=9.67$, p<.002）と第8週（$F_{1,27}=15.07$, p<.001）において，プラセボよ

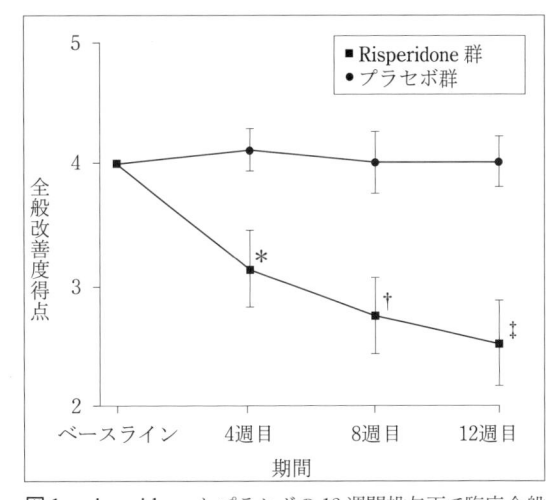

図1　risperidoneとプラセボの12週間投与下で臨床全般評価（CGI）をもとにした，自閉症とPDD NOS患者における全般改善度（評価の詳細な解説については「評価尺度」の項目を参照）＊：$F_{1,27}=8.93$, P<.006　†：$F_{1,27}=9.67$, P<.004　‡：$F_{1,27}=15.07$, P<.001（risperidone対プラセボ，共分散分析），変動バーは標準誤差を表す。

り優れていることが判明した（図1）。

プラセボ群16名のいずれにも治療反応者でなかったのに対して，risperidoneで治療された患者14名のうち8名（57％）が治療反応者とされた（$\chi^2=9.72$, p<.002）。治療反応は診断のサブタイプ別，性別，あるいは治療状況とは関係なかったが，年齢，全IQスコア，反復行動の開始時の値（Y-BOCSの強迫行動下位尺度得点），攻撃性（SIB-Q総合点），あるいはrisperidone量とは関係していた。明らかな相関関係は治療反応と自閉症の全般的行動（リトヴォ・フリーマン尺度の総合点）の開始時の値との間に見られた（r=0.31, p<.09）。

二重盲検法の終了後にrisperidoneのオープン・トライアルの対象となった者15名中9名（60％）が治療反応者であった（自閉症が8名中7名，PDD NOSが7名中2名）。CGI尺度評価は，risperidoneによる治療が，治療期間を通してこうした患者の症状に対して統計学的に有意に良好な全般改善度をもたらしたことを示した（4.00±0.00→2.47±1.06, $F_{3.42}=11.60$, p<.001）。

反復行動への効果

risperidone は妨げとなる反復行動の治療においてもプラセボより効果的であった（16.15±3.58 → 12.77±3.63 対 14.29±3.50 → 14.35±3.02, $F_{3,84}=8.73$, $p<.001$ [$F_{3,84}=7.26$, $p<.002$]）。この効果は第4週には確認され（$F_{1,27}=11.08$, $p<.003$），以後第8週（$F_{1,27}=8.31$, $p<.008$）そして第12週（$F_{1,27}=6.77$, $p<.02$）にも及んだ。オープン・トライアルで risperidone 治療を受けた15名の患者において，治療期間を通して Y-BOCS スコアの有意な改善が見られた（14.27±2.92 → 11.47±3.64, $F_{3,42}=4.41$, $p<.03$）。

攻撃的行動への効果

SIB-Q の総得点から見ると，risperidone は自傷行為，他者への暴力行為そして器物破壊を減らすことにおいて，プラセボより効果的であった（47.8±19.5 → 24.2±9.5 対 37.7±11.9 → 32.8±15.0, $F_{3,42}=9.22$, $p<.001$ [$F_{3,84}=6.51$, $p<.005$]）。この効果は第4週で始まり（$F_{1,27}=5.61$, $P<.02$），以後第8週（$F_{1,27}=7.92$, $P<.009$），そして第12週（$F_{1,27}=7.16$, $p<.01$）にまで続いた。オープン・トライアルで risperidone による治療を受けた15名の患者において，薬物療法は治療期間を通して攻撃的行動にも有意な改善を示した（32.43±15.89 → 23.07±13.45, $F_{3,42}=3.07$, $p<.05$）。

リトヴォ・フリーマン現実生活評価尺度での効果

下位尺度Ⅰ：感覚運動行動

risperidone 群がプラセボ群と比較して，下位尺度Ⅰの得点において，統計学的に有意な改善を示した（0.79±0.65 → 0.38±0.38 対 0.71±0.58 → 0.64±0.49, $F_{3,84}=5.92$, $p<.004$ [$F_{3,84}=4.16$, $p<.02$]）。この効果は第4週で始まり（$F_{1,27}=17.66$, $p<.001$），以後第8週（$F_{1,27}=10.19$, $p<.004$），そして第12週（$F_{1,27}=8.69$, $p<.007$）にも及んだ。オープン・トライアルで risperidone による治療を受けた15名の患者において，下位尺度Ⅰの得点で明らかな改善が見られた（0.68±0.48 → 0.44±0.31, $F_{3,42}=3.21$, $p<.04$）。

下位尺度Ⅱ：社会的対人関係

下位尺度Ⅱの得点では，risperidone はプラセボと比べて統計学的に有意な改善を呈さなかった。オープン・トライアルで risperidone による治療を受けた15名の患者において，下位尺度Ⅱの得点の統計学的に有意な変化は治療期間中見られなかった。

下位尺度Ⅲ：感情的反応

下位尺度Ⅲの得点では，risperidone 群はプラセボ群と比べて有意な減少を呈した（1.02±0.39 → 0.35±0.37 対 0.78±0.49 → 0.82±0.57, $F_{3,84}=8.78$, $p<.001$ [$F_{3,84}=7.48$, $p<.001$]）。この効果は第4週に確認され（$F_{1,27}=10.17$, $p<.004$），以後第8週（$F_{1,27}=8.55$, $p<.007$），そして第12週（$F_{1,27}=10.40$, $p<.003$）にも及んだ。オープン・トライアルで risperidone による治療を受けた15名の患者において，下位尺度Ⅲの得点でも有意な改善を見た（0.75±0.53 → 0.33±0.28, $F_{3,42}=5.95$, $p<.007$）。

下位尺度Ⅳ：感覚反応

下位尺度Ⅳの得点では，risperidone 群は治療意図プラセボ群と比べて群有意な改善を見なかった。しかし，24名の全治験完了者を分析すると risperidone はこの評価でプラセボより優れていた（$F_{3,66}=3.48$, $p<.02$）。オープン・トライアルで risperidone による治療を受けた15名の患者において，下位尺度Ⅳの得点での統計学的に有意な改善を見た（0.70±0.38 → 0.44±0.36, $F_{3,42}=5.67$, $p<.004$）。

下位尺度Ⅴ：言語

下位尺度Ⅴの得点でみるかぎり，risperidone 群はプラセボ群と比べたとき言語使用において有意な改善を示さなかった。さらに，オープン・ト

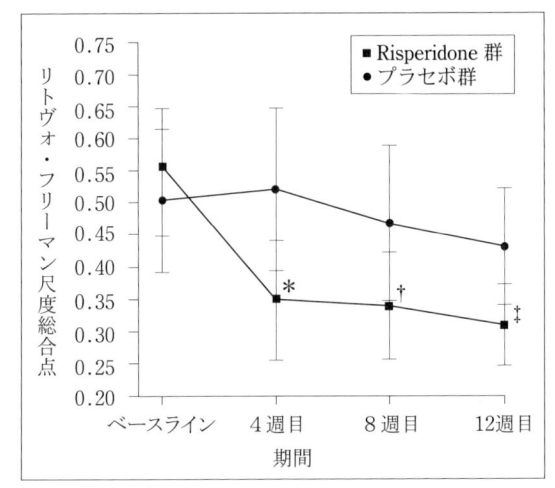

図2 risperidoneとプラセボの12週間投与下でリトヴォ・フリーマン尺度現実生活評価尺度の総合得点で評価した自閉症とPDD NOS患者における全般的な自閉症的行動症状の重症度変化（範囲：$-0.42 \sim 2.58$）＊：$F_{1.27}=10.51$, $P<.003$ †：$F_{1.27}=4.54$, $P<.04$ ‡：$F_{1.27}=4.03$, $P<.05$ (risperidone対プラセボ，共分散分析)，変動バーは標準誤差を現す。

ライアルでrisperidoneによる治療を受けた15名の患者に関しても，下位尺度Vの得点での有意な改善を見なかった。

リトヴォ・フリーマン尺度総合点

リトヴォ・フリーマン尺度で測定するかぎりでは，risperidone群はプラセボ群と比べて行動症状において有意な改善を示した（$0.60\pm0.44 \to 0.32\pm0.27$ 対 $0.53\pm0.41 \to 0.45\pm0.41$, $F_{3.84}=4.19$, $p<.02$ [$F_{3.84}=4.42$, $p<.01$]）。この効果は第4週に明らかとなり（$F_{1.27}=10.51$, $p<.003$），以後第8週（$F_{1.27}=4.54$, $p<.04$），そして第12週（$F_{1.27}=4.03$, $p<.05$）まで確認された（図2）。オープン・トライアルでrisperidoneによる治療を受けた15名の患者においても，この評価尺度の得点で有意な改善を示していた（$0.50\pm0.38 \to 0.27\pm0.33$, $F_{3.42}=5.50$, $p<.003$）。

臨床家の視覚によるアナログ尺度評価

10項目ある視覚によるアナログ尺度評価において，risperidone治療は薬物・時間の相互作用で評価すると，〈不安または心配〉の項目の点数は有意に減少し（$70.4\pm16.4 \to 42.3\pm28.0$ 対 $6.66\pm22.1 \to 60.6\pm28.5$, $F_{3.84}=4.14$, $p<.02$ [$F_{3.84}=3.57$, $p<.03$]），抑うつ状態の項目（$23.8\pm17.6 \to 8.5\pm11.4$ 対 $23.1\pm28.1 \to 19.4\pm25.4$, $F_{3.84}=3.38$, $p<.03$ [$F_{3.84}=2.58$, $p<.08$]）とイライラ感の項目（$51.8\pm23.2 \to 21.8\pm20.4$ 対 $31.5\pm24.4 \to 22.3\pm24.9$, $F_{3.84}=4.33$, $p<.01$ [$F_{3.84}=4.47$, $p<.01$]）で有意な改善を示した。治療期間には〈穏やか〉，〈合視〉，〈幸福感〉，〈落ち着きなさ〉，〈対人関係〉，〈お喋り〉そして〈疲れている〉の項目における得点で有意な変化はみられなかった。オープン・トライアルでrisperidoneによる治療を受けた15名の患者では，〈不安または心配〉（$62.67\pm26.04 \to 37.93\pm29.95$, $F_{3.42}=3.91$, $p<.02$）は減少し，〈穏やか〉（$26.67\pm22.25 \to 46.60\pm24.01$, $F_{3.42}=4.37$, $p<.01$）は増加，〈イライラ感〉（$27.33\pm23.75 \to 14.13\pm16.27$, $F_{3.42}=3.03$, $p<.05$）は減少，〈落ち着きなさ〉（$54.67\pm28.25 \to 27.00\pm22.82$, $F_{3.42}=3.69$, $p<.03$）は減少を示すなど，各項目において有意な変化を見た。しかし，〈抑うつ状態〉，〈合視〉，〈幸福感〉，〈対人関係〉，〈お喋り〉，〈疲れている〉においては，有意な変化を認めなかった。

副作用

risperidoneを使用した際の副作用が表に示してある。血圧・心拍数・呼吸数・体温の臨床的に有意な変化は記録されず，急性錐体外路症状（1例に歩行異常が生じたのを除く），痙攣発作，心臓への影響も生じなかった。一般的に，risperidoneは投与初期に一過性の軽度の鎮静作用を示すものの，十分耐えられる薬物であった。

結論

risperidoneは自閉症や特定不能のPDD成人における生活の妨げとなるような行動上の症状の

多くを減少させる上で，プラセボよりも有意に効果的であった。特にrisperidoneは，自己や他者あるいは器物に対する攻撃的な行動と同様に，反復性の行動にも改善効果があった。リトヴォ・フリーマン尺度の総合得点で測定されるかぎり，自閉症の全般的な行動上の症状改善にはrisperidoneはプラセボよりも効果があることが判明した。この知見は感覚運動行動，感情的反応，感覚反応における有意な改善によって主に説明される。risperidoneとプラセボとの間における有意な差は，リトヴォ・フリーマン尺度の対人関係（下位尺度II）や言語（下位尺度V）においては明らかでなかった。しかしながら，臨床医や両親，あるいは他の治療スタッフは，多くの患者における対人関係に伴う不安は減り，それが対人機能を増進させるという印象を持ち，この研究で，対人関係を評価するために用いた評価尺度が行動の複雑な面における変化を十分に検出できなかったのかもしれない。

　一般的にrisperidoneは十分に耐えられる薬物であった。無作為にrisperidone治療に割り付けられた15名中13名（87％）が，少なくとも1つの副作用を発現していた。しかしながら，この中には5名のきわめて軽度な一過性の過鎮静も含まれている。これに対して，プラセボを投与された16名中5名（31％）に副作用（5例すべてが焦燥感）を認めた。特記すべきこととして，自閉症とPDDの児童や青年にrisperidoneを使った際に観察された体重増加（McDougle et al., 1997）は，成人患者を対象とした本研究で同程度には見られなかった。

　自閉症とPDDの成人例を対象とする本研究でみられた，症状の変化パターンは，先行のオープン・トライアルで児童青年期の自閉症及びPDDにrisperidoneを使用した系統的研究で観察されたもの（McDougle et al., 1997）と類似している。自閉症成人と同様に，児童青年期の自閉症にもrisperidoneが効果的であるのとは対照的に，fluvoxamineの統制された研究では，自閉症の成人には有効性と耐容性を認めた（C. J. M, J. P. H., D. J. C., L. H. P., 未発表のデータ, 1998）が，小児例においては焦燥感，攻撃性，不眠そして他のタイプの行動化が増強し，治療効果は乏しかった。こうした結果の解離は，serotonin$_2$受容体とserotonin輸送タンパクが関与する脳の発達が影響しているためであろうと推測される。

　risperidoneで治療した児童に遅発性ジスキネジアが生じる可能性が最近報告されているので（Feeney & Klykyloet, 1996），薬剤の綿密なモニタリングを続け長期的な経過観察が必要である。プラセボを用いた二重盲検法は，こうした広範な重い障害の児童青年と同様に，アスペルガー症候群など他のPDDの成人例におけるrisperidoneの安全性と有効性を確認するために必要である。

（園田　裕香　訳）

文　献

American Psychiatric Association. (1994) *Diagnostic and Statistical Manual of Mental Disorders, Fourth Edition*. Washington, DC: American Psychiatric Association.

Anderson, L. T., Campbell, M., Grega, D. M., Perry, R., Small, A. M. & Green, W. H. (1984). Haloperidol in the treatment of infantile autism: effects on learning and behavioral symptoms. *American Journal of Psychiatry, 141*, 1195-1202.

Campbell, M., Armenteros, J. L., Malone, R. P., Adams, P. B., Eisenberg, Z. W. & Overall, J. E. (1997). Neuroleptic-related dyskinesias in autistic children: a prospective, longitudinal study. *Journal of the American Academy of Child and Adolescent Psychiatry, 36*, 835-843.

Chouinard, G., Jones, B., Remington, G., Bloom, D., Addington, D., MacEwan, G. W., Labelle,

A., Beauclair, L. & Arnott, W. (1993). A Canadian multicenter placebo-controlled study of fixed doses of risperidone and haloperidol in the treatment of chronic schizophrenic patients. *Journal of Clinical Psychopharmacology, 13*, 25-40.

Cook, E. H. & Leventhal, B. L. (1996). The serotonin system in autism. *Current Opinion in Pediatrics, 8,* 348-354.

Demb, H. (1995) Risperidone : maybe this shouldn't be the last resort. In : Antanitus D, ed. *Success Stories in Developmental Disabilities*. Vol 4. Waltham, Mass : Liberty Healthcare Corporation ; 11-14.

Demb, H. B. (1996). Risperidone in young children with pervasive developmental disorders and other developmental disabilities. *Journal of Child and Adolescent Psychopharmacology, 6,* 79-80.

Feeney, D. J. & Klykylo, W. (1996). Risperidone and tardive dyskinesia. *Journal of the Autism and Developmental Disorders, 35*, 1421-1422.

Fisman, S. & Steele, M. (1996). Use of risperidone in pervasive developmental disorders : a case series. *Jouranl of Child and Adolescent Psychopharmacology, 6*, 177-190.

Fisman, S., Steele, M., Short, J., Byrne, T. & Lavallee, C. (1996). Case study : anorexia nervosa and autistic disorder in an adolescent girl. *Journal of the American Academy of Child and Adolescent Psychiatry. 35,* 937-940.

Freeman, B.J., Ritvo. E.R., Yokota, A. & Ritvo, A. (1986). A scale for rating symptoms of patients with the syndrome of autism in real life settings. *Journal of the American Academy of Child and Adolescent Psychiatry, 25*, 130-136.

Frischauf, E. (1997). Drug therapy in autism. *Journal of the American Academy of Child and Adolescent Psychiatry, 36,* 577.

Gillberg, C., Svennerholm, L. & Hamilton-Hellberg, C. (1983). Childhood psychosis and monoamine metabolites in spinal fluid. *Journal of the American Academy of Child and Adolescent Psychiatry, 13*, 383-396.

Goodman, W. K., Price, L. H., Rasmussen, S. A., Mazure, C., Fleischmann, R., Hill, C., Heninger, G. R. & Charney, D. S. (1989). The Yale-Brown Obsessive Compulsive Scale (Y-BOCS), 1 : development, use, and reliability. *Archives of General Psychiatry, 46*, 1006-1011.

Goodman, W. K., Price, L. H., Rasmussen, S. A., Mazure, C., Delgado, P., Heninger, G. R. & Charney, D. S. (1989). The Yale-Brown Obsessive Compulsive Scale (Y-BOCS), II : validity. *Archives of General Psychiatry, 46*, 1012-1016.

Gordon, C. T., Rapoport, J. L., Hamburger, S. D., State, R. C. & Mannheim, G. B. (1992). Differential response of seven subjects with autistic disorder to clomipramine and desipramine. *American Journal of Psychiatry, 149*, 363-366.

Gordon, C. T., State, R. C., Nelson, J. E., Hamburger, S. D. & Rapoport, J. L. (1993). A double-blind comparison of clomipramine, desipramine, and placebo in the treatment of autistic disorder. *Archives of General Psychiatry, 50*, 441-447.

Guy, W. (1976). *ECDEU Assessment Manual for Psychopharmacology*. Washington, DC : National Institute of Mental Health, US Dept of Health, Education, and Welfare ; Publication 76-338.

Hardan, A., Johnson, K., Johnson, C. & Hrecznyj, B. (1996). Case study : risperidone treatment of children and adolescents with developmental disorders. *Journal of the Amer-*

ican Academy of Child and Adolescent Psychiatry, 35, 1551-1556.

Horrigan, J. P. & Barnhill, U. (1997). Risperidone and explosive aggressive autism. *Journal of Autism and Developmental Disorders, 27*, 313-323.

Le Couteur, A., Rutter, M., Lord, C., Rios, P., Robertson, S., Holdgrafer, M. & McLennan, J. (1989). Autism Diagnostic Interview: a standardized investigator-based instrument. *Journal of Autism and Developmental Disorders, 19*, 363-387.

Leiter, R. G. (1948). *Leiter International Performance Scale*. Chicago, III: Stoelting Go.

Leysen, J. E., Janssen, P. M. F., Megens, A.A.H.P. & Schotte, A. (1994). Risperidone: a novel anti-psychotic with balanced serotonin-dopamine antagonism, receptor occupancy profile, and pharmacologic activity. *Journal of Clinical Psychiatry, 55* (suppl 5), 5-12.

Lord, C., Rutter, M., Goode, S., Heemsbergen, J., Jordan, H., Mawhood, U. & Schopler, E. (1989). Autism Diagnostic Observation Schedule: a standardized observation of communicative and social behavior. *Journal of Autism and Developmental Disorders, 19*, 185-212.

Lott, R. S., Kerrick, J. M. & Cohen, S. A. (1996). Clinical and economic aspects of risperidone treatment in adults with mental retardation and behavioral disturbance. *Psychopharmacology Bulletin, 32*, 721-729.

Marder, S. R. & Meibach, R. C. (1994). Risperidone in the treatment of schizophrenia. *American Journal of Psychiatry, 151*, 825-835.

McDougle, C. J., Naylor, S. T., Goodman, W. K., Volkmar, F. R., Cohen, D. J. & Price, L. H. (1993). Acute tryptophan depletion in autistic disorder: a controlled case study. *Biological Psychiatry, 33*, 547-550.

McDougle, C. J., Brodkin, E. S., Yeung, P. P., Naylor, S. T., Cohen, D. J. & Price, L. H. (1995). Risperidone in adults with autism or pervasive developmental disorder. *Journal of Child and Adolescent Psychopharmacology, 5*, 273-282.

McDougle, C. J., Kresch, L. E., Goodman, W. K., Naylor, S. T., Volkmar, F. R., Cohen, D. J. & Price, L. H. (1995). A case-controlled study of repetitive thoughts and behavior in adults with autistic disorder and obsessive-compulsive disorder. *American Journal of Psychiatry, 152*, 772-777.

McDougle, C. J., Naylor, S. T., Cohen, D. J., Aghajanian, G. K., Heninger, G. R. & Price, L. H. (1996). Effects of tryptophan depletion in drug-free adults with autistic disorder. *Archives of General Psychiatry, 53*, 993-1000.

McDougle, C. J., Naylor, S. T., Cohen, D. J., Volkmar, R. I., Heninger, G. R. & Price, L. H. (1996). A double-blind, placebo-controlled study of fluvoxamine in adults with autistic disorder. *Archives of General Psychiatry, 53*, 1001-1008.

McDougle, C. J. (1997). Psychopharmacology. In D.J. Cohen, F.V. Volkmar (eds), *Handbook of Autism and Pervasive Developmental Disorders*. 2nd ed, (pp. 707-729) New York, NY: John Wiley & Sons Inc.

McDougle, C. J., Holmes, J. P., Bronson, M. R., Anderson, G. M., Volkmar, F. R., Price, L. H. & Cohen, D. J. (1997). Risperidone treatment of children and adolescents with pervasive developmental disorders: a prospective open-label study. *Journal of the American Academy of Child and Adolescent Psychiatry, 36*, 685-693.

Perry, R. I., Pataki, C. S., Munoz-Silva, D. M., Armenteros, J. & Silva, R. R. (1997). Risperidone in children and adolescents with pervasive developmental disorder: pilot trial and follow-up. *Journal of Adolescent Psychopharmacology, 7*, 167-179.

Purdon, S. E., Lit, W., Labelle, A. & Jones, B. D. (1994). Risperidone in the treatment of pervasive developmental disorder. *Canadian Journal of Psychiatry, 39*, 400-405.

Rubin, M. (1997). Use of atypical antipsychotics in children with mental retardation, autism, and other developmental disabilities. *Psychiatr. Ann., 27*, 219-221.

Simeon, J. G., Carrey, N. J., Wiggins, D. M., Mum, R. P. & Hosendocus, S. N. (1995). Risperidone effects in treatment-resistant adolescents: preliminary case reports. *Journal of Child and Adolescent Psyctiopharmacol, 5*, 69-79.

Wechsler, D. (1981). *Manual for the Wechsler Adult Intelligence Scale-Revised*. San Antonio, Tex : Psychological Corp ;

第III部

自閉症をめぐる現状

18　当事者の声〈Ⅳ〉死別をめぐって

　自閉症の人が親しい人（親，きょうだい，祖父母など）を亡くしたとき，彼らはどのような状況に置かれるのだろうか。それに対して専門職の人はどのようなサポートができるのだろうか。同じように，親が自閉症の子どもを亡くしたとき，あるいは（自閉症の子どもをもつ）親が配偶者（夫・妻）を亡くしたときはどうだろうか。

　こうした問いは，長くつきあってきた身近な親たちが亡くなったときに，私自身もよく考えてきたことである。数年前，イギリスの自閉症協会の設立に中心的な役割を果たした，ヘレン・アリソン（自閉症者の母親）の「自閉症の人たちへの死別に対するサービス」（Allison, 1992）の「レポート」を読んで，あらためてことの重大さを感じた。

　やはりイギリスの最近の文献の中で，モーガンは「死別体験において自閉症の成人の反応は，自閉症特有の障害によって異なる。これらの要因として各人の悲嘆過程の違いは，愛着の質の違い，認知障害の質の違い，知的レベルの違いがあげられる」（Morgan, 1996），と述べている。

　そこで，2年前から「死別」に直面した体験をもつ親や入所施設のスタッフから，お話を伺ってきた。以下の記録は，自閉症の子どもをもつ親たちの集まりで，自閉症成人施設における「死別をめぐって」の経験が語られたものの一部である。主にお話しをしていただいたのは，石丸晃子さん（自閉症成人をもつ母親で，現在あさけ学園の理事長）。ここでは石丸さんの発言を中心に会話を再現したが，プライバシーなどを配慮してかなり編集を加えた。

　なお，参加者は，自閉症児をもつ親たちと数名の関係者の12名である。A・B・Cさんのお子さんは，同じあさけ学園に入所している。Eさんのお子さんは，別の施設に入所していたが，3年前にがんのため亡くなられた。

自閉症のKさんの死（施設での本人の死）

久保：石丸さんは，親御さんとして，設立当初からあさけ学園に関わってこられたわけですが，これまで親御さんや自閉症の人が亡くなられたことがありましたよね。そのあたりのことをお話いただけませんか。

石丸：個人的なことですけど，自閉の子どもさんのお父さんとかお母さんが亡くなったときに，私自身，何度か立ち合いました。またご本人の方も亡くなりましたね。

久保：自閉症のご本人が亡くなられたときのこと，お話しいただけますか。

石丸：あさけ学園の利用者の中で，初めて亡くなったのはKさんでした。Kさんは喘息の発作がありました。お家に帰ると発作がひどくて，学園に来ると治まるという方でした。お盆で帰宅中でしたが，あまりに発作がひどいので，ご両親は彼が外泊の途中でしたが，学園のほうが良くなるだろうと連れて来られたんです。

　しかしご両親がお家に着くまでに，急な発作で亡くなられました。ご両親は「本人が学園に戻って死んだということは，みんなとお別れし

たかったと思ったからでしょう。お通夜も，火葬もいっさい園でしてほしい」と。で，お通夜も葬儀も学園でしました（もっともその後お家に帰ってからも改めて葬儀をなさったんですけども）。

A：K君の時は，ご遺体を前にして，みなさんでお別れしたんですね。

石丸：この方の場合は，診療棟にご遺体を寝かせて，みんなでお通夜したんです。その夜，入所者全員で，遺体とお別れをしたんです。身内の死の体験をしている人とそうじゃない人，触ってみるお子さんとか，いろいろいたんです。みんな大変なショックだったようですね。表面的には分からなかったんですけれども。

自閉症のLさんの死（入院中の本人の死）

石丸：去年，自閉症の人で，病院に入院中に亡くなった方がいるんですね。入所者が亡くなられたのは，この方が2人目です。この方の場合，ご両親はお家に連れて帰ってお葬儀は出せないと言われて。お宅から離れた病院近くの葬祭会館で，ご葬儀をしました。私達も辛かったです。あさけ学園から何人かお友だちを参列させたいとお伝えしたんですけど，それも辞退されたんですね。それで本当に数少ない方でお見送りしたんです。

　最初のKさんのときに，亡くなったということにものすごいショックを受けた入所者が何人かいたんですね。とても混乱して，大変だったそうです。そこでLさんが亡くなった時は，1人ひとりに対して，職員は大変慎重でした。死というか，お別れに対してそれぞれにどういう影響があるかを，職員さんはずいぶん考えてくれたと思います。だけど「お別れ」はきちんとしなきゃいけないと考えました。あれは40日以上経っていましたかね。四十九日ということで。ご家族は「しばらくは考えたくない」とおっしゃっていたんですけれど，学園で「お別れの会」というのをしたんです。遺影を飾って，1人ひとりが献花しました。それができるまでには，デリケートな人のことも含めて，40日かかったわけです。

A：Lさんのお葬式っていうか，追悼式は良かったですね。私たち，親も参加させていただきました。あの人たちはあそこで一緒に生活してきたし，あそこに本来のお友だちがいるから，やっぱり（家だけでなく）園でも，何かするほうがいいですね。

B：あさけ学園の利用者は，全員ネクタイをして，しっかり正装して献花しましたね。

石丸：その時はご両親もいらして，学園から挨拶もあって，保護者の方も一緒に参列しました。私はずっとそこに座っていました。「天国でまた会いましょう」と言う（自閉症の）人もいるわけですね。「一緒に作業やれないね」とか。びっくりしてただ見ている方だとか。「骨になった」という人もいました。本当に1人ひとりのお別れ方があって，それまで死をどういうふうに体験したかによって，反応がみんな違ったんですね。「あっ」と思いました。この人たちは，こちらがおもんばかって推測してあげないかぎり，本当に悲しいのかどうか，正直いってその場では，はっきりわからないんですね。喜怒哀楽を非常に出しにくいので。

　最初の時はとにかく急なことで，みんな全員でお通夜しましたけれども。その後，とてもショックが大きくて，状態の悪くなった方が何人も出たので，2人目のLさんのときは，きっちりと対応してから「お別れ」をしたい，ということで。それは1つの大きな体験だったんですね。私も職員さんともう1回きちんとこの問題を取り上げて，話し合いたいと思っているんです。

久保：スタッフが，どういうふうに対応したかということをきちんと伝えられたら，他の施設にとっても学ぶことが多いですよね。

母親の死（M子さん）

久保：次に，入所者の親御さんが亡くなられたことについてお伺いしていいですか。

石丸：そうですね。親御さんで亡くなった方も何人かいらっしゃいます。例えば，M子さんのことをいつも思うんです。もう10年近くになりますが，M子さんのお母さんが町の盆踊りに出かける人の着付けの手伝いに来て下さって，帰った翌週に入院なさって。そのまま再起できなくなったんです。亡くなったのは，お正月を過ぎてからでした。それまで職員さんがずっとM子さんを連れて病院にお見舞いに行っていました。

だけどM子さんは，変わってゆくお母さんをちゃんと見ませんでしたね。亡くなった時は，お母さんに触らせてあげたけど，「缶コーヒー」っていう言葉しか言わなかったです。「缶コーヒー，缶コーヒー」って言われて。本当に辛かったです。だけど「缶コーヒー」っていうのが，お母さんと交わした会話のイメージの中でM子さんには，何かあったのかもしれないですね。お母さんが，M子さんのすべてをなさっていたので，お父さんは，どうして良いかわからないという状況でした。外泊でお家に帰る度に，だんだんと「お母さんがいない」ということを実感して，M子さんは荒れるような状況でした。この間もお父さんと，「お母さんのことどう思っているんでしょうね」ってお話したんです。M子さんも，時間はかかったけれど，お母さんのいない生活を自然に受容していっているなあと思いました。

ご親族の方が，「缶コーヒー」ということばにこめたM子さんの気持ちを理解してくれなかったのと同じように，葬儀にM子さんが参列することも，本来なら喪主のお父さんの次に遺族として焼香の名前を呼ぶのでしょうが，それもさせなかったし，火葬場に連れて行くこともされなかったんですね。本人が不安定になるからっていうことと，葬儀の時は大変忙しいのでめんどうを見れないっていうこともあったでしょうけど。死別でお母さんの姿かたちがなくなることを認める過程は大切です。担当の職員が付いていく用意はしていたのですが。

あさけ学園での取り組み

久保：あさけ学園では，こういうときにどうするか，経験的に取り決められているんですか。

石丸：N君の時は，お父さんの危篤のときから，職員と1週間，お家の近くのビジネスホテルに泊まったんです。O君もお家に泊まったり，家族に負担をかけないよう最期の時は職員さんと一緒にビジネスホテルに泊まったりして。いろいろと1人ひとりに対して配慮しているんですね。

P君の葬儀の時も，やっぱり職員さんがついて行きました。ずいぶん盛大な（参加者の多い）葬儀の間，じっと座っていましたね。静かに。

A：そうですね。お骨拾う時にも，一緒に手を添えてあげて。その時は，P君は本当に良くわかっているんだなあと思うくらい，神妙な顔していましたね。

石丸：葬儀とか，亡くなった場合には，できるだけ経過として，体験して，立ち合わせたいということをあさけ学園の場合には考えています。ご父兄の方から「困る」というか，「とてもそこまで面倒見れないから呼ばないで」「連れて来ないで下さい」とおっしゃる方もあるんです。「じゃあ，（お家の近くの）ホテルに泊まってでも，参列させてあげて下さい」って。そういう方針でやっているんですね。O君の時，私は行けなかったけど，葬儀のとき，職員さんが，弔辞があったり，いろんなお葬式の内容をその場に一緒に座って。本人がなかなか理解できないときは，職員さんが，今何をやっているかを，割合細かく横で伝えていたので長い時間落ちついて座っていたそうです。そういうサポートをこれまでずっとしてきましたね。これまでの経過では，ずいぶん私，死別に際してのサポートとあとあとのフォローがよくできてると思うんです。

本人の自立：石丸さんのお子さん（P）の場合

石丸：うちのP（息子）の場合も，両祖父母が亡くなっていますけれど。Pの状況が非常に落ち

つかなかったので，最後の祖母の時だけ，葬式に参加させることができたんですね。大好きだったおじいちゃん，おばあちゃんにもう会えないとかよく言います。

意外に大きかったのは，十亀（史郎）先生の死ですね。十亀先生のお葬式の時に参列したり，大きなセレモニーやその後のことをたびたび話題にしてきたので，「死というのは二度と会えないということだ」というのは，非常にはっきり理解したんですね。

その分，私が死ぬということを，ものすごく気にはしているみたいですね。「お母さんもみんなも1人で生まれて1人で死ぬよ」ということについては，Pは他の人の死はよくわかるんだけど，すごく不安になるようです。「お母さんがいなかったらどうするの」という話は，ときにするんです。そうすると「困ります」って言うんですね。

でも自分の一番身近な頼りとする者を失ったときに，本当に動揺や混乱があった後で，私たちと同じように彼らも1人立ちするのかなあと。私も母（お姑さん）をつい3年前に亡くしました。やっぱり家族の中で私の先輩がいなくなったっていう，何か頭の上を冷たい風が吹くような淋しさとか不安，責任感というのは，どうしたって1年以上は続きますよね。同じことは本人たちも避けられないと思うんです。そういう場面を1つ1つしっかり意識して体験させていくことかなあと思ってます。

やっぱり一番大事な人が死んだときに，自閉症の子どもに動揺があっても，一時後退があっても，避けられないものとしてそのことが，それから後の次のスタート，ステップになってくれればと思うんです。本当の自立は，肉親の死があっても，そこから立ち直って肉身の死を受け入れ自分1人で生きていく精神的な自立が大切なことと私は思っています。辛いことだけれど死別を受け入れ，人として成長するその経過のメリハリがはっきりするように，私は息子を育てたいと思ってきたんですね。

今は，施設の職員さんが対応していますが，精神的に支えると同時にいずれはライフサポートという意味で法人の事業部というか，ライフサポート部をつくって本人の生活支援にも対応する必要があると思うんですね。Aさんなんかどうですか。もう親戚も身内もなくて葬儀を出さなきゃいけないというときも……。

A：そういう制度をね。ぜひ設けてもらいたいと思います。本当に最後1人残った時にね，どういうふうに生涯を送ってもらえるか，親としてはすごく心配ですね。

親の死後のこと，お墓のこと

石丸：「親が死んだ後に何をしてもらいたいか」ということを園の親たちと話し合ったときに，そのことの1つに皆さん，「墓参り」ってしきりに言うのね。親の死後，親の墓参りを誰がさせてくれるか，その子が死んだらあと誰が偲んでくれるとかって。だからみんな一緒にお墓つくろうって，昔，よく墓地を見に行ったことがあるんですよ。

A：私もよく見に行きました。本当，今，核家族の時代だから，どの家庭も一緒だと思いますからね。でもやっぱり死にぎわですね。そこらへんが一番気になるところですね。

C：Q君っていうひとり人っ子の自閉症のお子さんいらっしゃるんです。うちは自閉症の息子の下に弟がいるんですけど。そのお母さんが「私が死んだら，お宅の弟さんにうちのお墓も回ってもらうように頼んでおいて」っていつも口ぐせのように言われてます。「うちは誰も参ってくれる人がいなくなるから」と，とても気にしてます。

石丸：Dさん達は若いから，親が死んだら自分の子はどうなるってあまり思わないかもしれないけど。

D：そんなことない！　親が生きてる時はいいけれど，死んだ時は彼らが本来望むようなやり方で，できるかどうか不安ですね。

石丸：本人が喪主になるケースがこれから増えて

18 死別をめぐって

　くると思うんですよね。
A：余分な話かも知れないけど、この間、富士の方にお墓買ったんですね。まだ誰も入ってないんですけど。それでね、外泊の途中、いつもそこに寄ってね、あそこのお墓ね、「これがうちのお墓で、誰が先に入るかわからないけど、あんたもお母さんもいずれ入るのよ」っていつも言って帰るんですね。少しでもわかったかどうか知らないけど。

子どもを亡くした親として
久保：Eさんは息子さん（Rさん）を3年前にガンで亡くされましたよね（注：Eさんは息子さんが入所していたのはあさけ学園とは別の施設）。お話しするの辛いと思いますが。
E：もう少しで丸3年の命日なんですね。さすがにいろんなことを少しは考えられるようになって。この間の土曜日に「学園祭」に行ったんですね。主人と2人で。お話のできる自閉症のお子さんたちが、「R君、天国に行ってるの」って言うんです。「そうよ」って言ったら「天国からいつ帰ってくるの」って。だから「天国っていう所は行ったら帰って来られないのよ」っていう説明しかできないんですけれど。「それからお葬式を教会でやって、そのあと、焼き場に行って、それで焼いて骨になって、それからどうしたの」って次々と聞いてくる園生さんがいらして。私、やっぱり冷静でいられなくなって「おばちゃん忘れちゃったわ」って。ちゃんと答えてあげなきゃいけないってわかっていながら、やっぱりできなくなっちゃって。

　さきほどのお話しを聴いて、今、この問題と冷静に向き合ってみると、やっぱり園生さんと「お別れ会」のようなことがあったらよかったかなと、今、思うんです。ただその頃の私たち家族の様子を見ていて、学園としては、「そっとしといてあげた方が」というやさしいご配慮だったと思うんですけど、たくさん質問する園生さんのことを考えると、必要だったかなと思いました。

「子どもより後に死にたい」
E：それと、ある親御さんから、「（Eさんは）思い出で生きていられるっていうの羨ましい。私達は今すごく大変だ」っていうの。
石丸：本当に？
E：その親御さんは「1日でもいいから子どもの後に死にたい」って。それは実感だと思うんです。でも、私それを言われて、何て返答していいかわからなくなっちゃったんですけど。
石丸：でも、そんなこと言う親御さんがいるのね。（みんな、ため息をつく）
E：むきになってもね。（息子を）失った者の気持は失った者にしかわからないからしょうがないけど。その人には、「実感として私わかるわ。だってずっとそれが課題で今まで生きてきたんですものね」って返答したんですけど。やっぱり死別っていうことをめぐって人それぞれいろんな反応があるって思いました。それは自閉症だろうが健常者だろうが、一緒だと思うんです。悲しみに耐えながら、今の私は一所懸命生きてますけど、まだ絶対に立ち直れないです。立ち直れるように努力している最中。だから自閉症の方が、お父さんお母さんを亡くしたショックは、本当にきわめて大変だと思います。表現できないだけで。
石丸：それから、Eさんのお話にもあったけど、自閉症の人で葬式とか火葬に異常な関心持つ人がいるでしょ。「そしてどうなったの」って言う人がいるんですよ（みんな、「そう、そう」という共感の声）。Sさんなんかもね、ものすごく「それで、どうなった。どうなった」って。それからT君。今度は、おじいちゃんが亡くなられた時、「おじいちゃんが亡くなった」っていう話をこちらでしてると、「だめになったから箱に入れて燃やしたの」なんて言うんですよね。
B：S君は、お父さんだったから。
C：S君のお父さんのときは、S君はお葬儀に出れらましたよね。
B：焼き場の場所とか名前とか何線に乗ってどこ

へ行くとか。夢中になって質問してきたんだけど，いろんな反応があるんだなって思います。

日頃から教えておくこと：死別への援助

石丸：そうですね。この人たちは自分勝手な考え方をしたり，自分の行動をまわりや親がどう受けとめるかというためしをして。そういうことばかりにこだわっていることがあるんですよね。

　（息子は）つい最近まで，イライラするとズボンをビリビリと裂いちゃうことがあったんです。そして，「お母さん怒っている」とか「職員さんに叱られる」とか，悪いことがわかっていても，自分がイライラしてやってしまったことの評価ばかりを気にして来るんですね。その時，私もうるさいなァと思って聞いていると，どうしてもイライラがおさまらないんです。

　で，あるとき，「ズボンは死んだのよ」，「もうズボンは死んじゃって二度と会えないのよ」って息子に言いました。そうすると，針を持って来て，「直してくれ」とか「直してほしい」とか言うの。それで強い口調で，「ズボンを袋に入れて，燃やすゴミのところに持って行きなさい。そしてズボンに，『すみませんでした。僕がこういうふうにしてごめんなさい』ってあやまりなさい」って言ったんです。すると，ズボンの入った袋を前にして「すみませんでした」っていいました。それから後，変に引きずることがなく終わったの。原因はとにかく自分のしたことがなぜ悪かったのか，この時は物にも死があるということでスッと入ったのね。だからこっちもきちんと整理してあげるっていうことが大事だと感じました。

D：そのことで思い出したけど，子どもが小さい時に，ものすごく混乱して「クレヨンが折れちゃって，くっつかない」って言ってイライラしちゃった時があったんです。で，「折れちゃったものは折れちゃったんだ，あんたが悪いんじゃないの！」って言ったの。やはりある時期には，きちっと言わなきゃいけないときがありますよね。それまでは「どうしよう，どうしよう」と親の方もかなり揺れちゃう時があります。その時に，正しくちゃんと伝えないといけないじゃないでしょうか。

石丸：つらいけど悲しいけど，みんな，お父さんもお母さんも年とって，先に死ぬということ。これからあなたたちは長い人生を生きるんだという視点を，親も含めて援助する側が絶えず持っておかないと，問題がこま切れになってしまうと思うんです。

久保：長い人生で必ず起こりうる死別への援助っていうのは，死別のときだけでなく，日頃からどう支えるかっていうあたりを考えておくことが重要だということですね。

　　　　　　　　　　　　　　　　（久保　紘章）

文　献

久保紘章, 田渕六郎, 野口美加子, 五十嵐雅浩, 氏田照子, 鈴木正子 (1998). 「自閉症児者にとっての家族と親しい人たちとの死別」『研究助成論文集』(1997年度) 第23号, 安田生命事業団.

Allison, H. (1992). *The management of bereavement in services for people with autism*, The National Autistic Society.

Morgan, H. (1996). *Adults with Autism*, Cambridge University Press.

19 世界の自閉症協会〈IV〉
スウェーデンの自閉症協会

1. はじめに

1999年3月5日（金），地下鉄ストックホルム中央駅から南へ4つ目の駅にほど近いスウェーデン自閉症協会（Bondegatan 1 d, 116 23 Stockholm, Tel: 08-702 05 80, Fax: 08-644 02 88, E-mail: rfa.kansli@autism.se）を訪問した。古いアパートの1階に数人の職員の個室と会議室（自閉症関係の図書の閲覧もできるようになっている）などをもつスウェーデンではよく見かけるごく普通の事務所である。ここで協会関係者とお会いし，スウェーデン自閉症協会についてお話を伺った。以下の内容は，その時の話し合いの概要とその際入手した資料をもとに構成したものである。

スウェーデン自閉症協会は，1973年に設立された26年の歴史をもつ団体である。それ以前はスウェーデン手をつなぐ育成会（FUB, 1956年設立）に所属をし，自閉症をもつ人々の成長・発達と諸権利獲得のためにFUB内でさまざまな活動を展開してきた。活動の成果は，通常，法制度として明文化されることにより具体化されるものだが，自閉症及び自閉症的症状を示す人々のことがスウェーデンの法制度の中に明文化されるようになったのはごく最近のことである。

2. スウェーデンの法制度の歴史的展開と自閉症をもつ人々

スウェーデン政府は，1993年5月，「一定の機能的な障害をもつ人々の援助とサービスに関する法律」（Lag om stöd och service till vissa funktionshindrade, 1993：387, 通称LSS）及び同「施行法」（Lag om införande av lagen om stöd och service till vissa funtionshindrade, 1993：388），「アシスタンス補償法」（Lag om assistans-ersättning, 1993：389）を制定した。同年10月には，これらの行政命令（1993：1090, 1993：1091）も出された。これらLSS関連の法律は，いずれも1994年1月1日から施行されている。新法LSSは，自閉症及び自閉症的症状を示す人々を含む全てのハンディキャップをもつ人々の権利の達成を目指した権利法とも言えるものである。

1) LSS制定に至るまで

自閉症及び自閉症的症状を示す人々は，これまで，その「障害」特性を理由に，常に社会の片隅に追いやられ，社会の中で生きていくための諸権利をことごとく奪われてきたという長い歴史的経過をもっている。このことは，福祉国家スウェーデンも例外ではない。例えば，次の3つの法律を例にあげてみる。①「教育可能な精神薄弱児の教育と保護に関する法律」（1944年制定。教育可能な「精神薄弱児」にのみ教育権を保障し，教育困難な「精神薄弱児」には入所施設等に措置するという内容になっていた），②「精神薄弱者の教育と保護に関する法律」（1954年制定。教育の対象者が中度の「精神薄弱児」にまで拡大。入所施設の公立化も制度化された），③「精神発達遅滞者援護法」（1967年制定。スウェーデンで初めてノーマライゼーションの理念が盛り込まれた法律。全員就学を制度的に確立し，グループホーム化と入所施設の見直しを図った。「保護」から「援護」へという福祉の新しい概念を提示した）。これら3つの法律には，自閉症及び自閉症的症状を示す人々が対象者として何ら加えられていない。対象枠が広げられ，この人たちが対象者として加えられ，さまざまな福祉的援助サービスが適用される

ようになったのは，1985年に「精神発達遅滞者等特別援護法」(新援護法)が制定された時である。この法律制定に，スウェーデン自閉症協会の働きかけがあったのは言うまでもない。しかし，国家援護調査委員会が発足された頃にスウェーデン自閉症協会が設立されており，これまで所属してきたFUBからの支援があったと思われる。

新援護法には，いくつかの特筆すべき点が見受けられる。従来対象とされていなかった自閉症及び自閉症的症状を示す人々(ただこの法律では小児精神病者と表記されるにとどまっている)にも対象枠を広げたこと，特別な権利とそれらを受ける権利を明示したこと，対象者の自己決定権や上訴権の行使を認め諸権利実現の具体策を明示したこと，施設ケアから地域ケアへと福祉のあり方を明確に打ち出し入所施設解体・閉鎖の方向を明示したこと，地域で生活をするために必要な物的・人的援助の具体策を明示したこと，各種施策の地方分権化を打ち出したことなどである。新援護法に代わり，1993年5月に制定されたのが新法LSSである。

2) LSSの特徴

LSSには，新援護法には見られなかった種々の特徴を見出すことができる。特徴の1つは，「援護」から「権利の達成」(LSSの条文の中では，このような概念は使われていない。しかし，本法の権利法としての性格を考えた時，「援護」より一歩進んだ「権利の達成」として本法を特徴づけてみることができる)へと援助とサービスの内容にかかわる新しい概念を示し，「自己決定権」にかかわる主体とその内容をさらに明確にしたという点である。2つ目の特徴は，対象範囲の拡大をはかった点，つまり，すべてのハンディキャップをもっている人々を対象にしたという点である。また，LSS第1条の1には，初めて「自閉症及び自閉的症状を示す人々」と表記され，法律の対象者として具体的に明示され，公的に特別な援助と特別なサービスが得られることになった。3つ目の特徴は，特別病院や入所施設の解体計画を各県に1994年12月31日までに提出するよう義務付けたことである(LSS施行法第6条。1997年に制定された施設解体に関する法律に基づき1999年12月31日までにすべての施設が閉鎖されることになっている)。第4の特徴は，パーソナル・アシスタンス制度を導入し，当事者主体の特別な援助とサービスのあり方を追求しようとしている点である。これまで身体的にハンディキャップをもつ人々が自立生活をめざす際に利用していた個別介護者利用制度がハンディキャップ福祉の分野全体に拡大され，自閉症及び自閉的症状を示す人々にも適用されることになった。

3．スウェーデン自閉症協会の組織と活動

1) 協会の活動のねらいと基本的視点

スウェーデン自閉症協会は自閉症及び自閉症的症状を示す人々(児童・青年・成人)の可能なかぎりの成長・発達を促進するために活動している非営利団体である。そのために，次のようなことを行なっている。

- 自閉症及び自閉症的症状を示す人々についての知識を広げ，彼らが直面する困難さについての理解の輪を広げること。
- 自閉症及び自閉症的症状を示す人々に適した教育や住まい，仕事が得られるようにすること。
- 親と職員との関係を作り，強化すること。
- 国際的な関係の輪を広げ，自閉症研究の発展に協力をすること。

また，スウェーデン自閉症協会では，次のような基本的視点をもっている。

- 1人ひとりが個性をもった1人の人間である。
- すべての人は，同じ価値をもっている。
- すべての人は，思いやりや尊厳，理解をもって受け止められるべきである。
- すべての人は，自分の持っているものを発達させ，自分なりの見通しをもって生活し，良い生

活が保証されるべきである。

　自閉症をもつ人たちとその家族はこのような視点を実現させ，自閉症をもつ人たちの生活の質を高められるように，彼らがもっている「障害」故の困難さを克服するための援助や支援を行なっている。1人ひとりの自閉症の人たちやその家族が適切な援助や支援が受けられないとするなら，何ら基本的な解決にはならないと考えられているからである。

　自閉症をもつ人たちは，自分たちの言葉で自分たちの要求を伝えることが困難なため，法律に基づく彼らの人としての諸権利が達成されるように政治家や行政官に積極的に働きかけを行なっている。

2) 協会の組織と運営

(1) 組織概要

　スウェーデン自閉症協会には，全国各地に現在約6,300人の会員がいる。会員は自閉症及び自閉症的症状を示す本人，その親や専門家を含む関係者から成っている。家族単位で加入している人たちもいれば，学校，グループホーム単位で加入している場合もある。とりわけ親や関係者は，両者の連携を深め，社会のさまざまな人たちに積極的に影響を与えるために活動している。理事会の半数以上を親で構成し，会長は親がなることになっている。24の県にそれぞれ支部をもっており，県レベルの役員も半数以上が親で構成され，会長は親がなることになっている。

(2) 役員体制

　理事会役員は，会長1人，副会長1人，理事7人監事3人から構成されている。その他の役員として，会計委員2人，会計監事2人，選挙管理委員会委員4人，選管監事1人，全国障害者連合代議員1人，同代議員代理1人がいる。任期は，会長，会計担当役員，選挙管理委員会担当役員が1年，会長を除く理事会役員は2年である。理事会役員の半数は，毎年行なわれる全国大会で改選される。定例の理事会は，年6回もたれることになっている。なお，5人の名誉理事がいる。

(3) 支部活動

　24の県支部は独自の役員体制をもち，独自の活動を行なっている。県全体の活動の調整を行なっているだけでなく，市町村レベルの下部組織とも連携をとりながら，サークル活動，学習会，研修会，両親の集い，会議，視察，家族支援などさまざまな活動の援助を行なっている。会員数は年々増えており，支部によっては，独自の事務局を持ち，運営委員会を設けるなど，組織体制の整備を行なってきているところもある。ストックホルム，イェテボリ，スカラボリ，ヴェルムランドの4支部が組織体制の整っている支部である。支部の活動も年々活発になり，スウェーデン自閉症協会と共同で，学習会，研修会，両親の集いなどを企画実施した支部もある。各支部は，原則として，会員の会費によって賄われている。会費は，各支部によって異なり，1999年3月現在で，200クローネ（約3,000円）～300クローネ（約4,500円）となっている。家族会員は，約半額となっているところが多い。

(4) 会員数

　1998年6月現在の各支部（県）の会員数（人）は，次のようになっている。ブレーキンゲ113，ダーラナ164，ゴットランド76，イェーブレボリ158，イェテボリ586，ハランド125，イェムトランド118，ヨンシェーピング128，カルマル93，クリスチャンスタッド95，クロノベリィ135，マルメ308，ノルボッテン303，スカラボリ253，ストックホルム851，ソーデルマンランド171，ウプサラ137，ヴェルムランド374，ヴェステルボッテン136，ヴェステルノルランド126，ヴェステルマンランド80，エルヴスボリ246，オーレブロ172，オステルヨートランド190。その他，家族会員，団体会員，講読会員などがいる。

(5) 全国大会

　毎年春（4月）に，各支部代表者による全国大

会が設けられている。全国大会では，各支部が抱えている問題について話し合い，自閉症及び自閉症的症状を示す人々が抱える問題にどう対処していったらよいのかについて話し合い，協会の年間活動方針を決定する。予算・決算の承認や会費の問題についても話し合う。毎年秋（9月）には，支部長会議も開かれ，各支部の抱えている問題やスウェーデン自閉症協会に対する要望などが話し合われる。

3）協会の活動内容
(1) 出版活動

機関誌として「Ögonblick」が発行されている。Ögonblick は，3月，6月，10月，12月の年4回発行されている。購読料は，年150クローネ（約2250円）である。一般の人々や行政関係者に自閉症についての理解を深めてもらうために，数多くの自閉症関係の論文やパンフレット，ブックレット，ビデオフィルムなどを制作・発行している。これらは，行政諸機関や教育機関の研修や学習会の資料としても使われている。また，これまで，法制度を策定する時期にあわせて，独自にまたは関係諸団体と協力して，要望書・報告書などを作成してきた。

(2) 自閉症教育研究センターと自閉症教育講座

専門家と協力をしながら，親や職員を対象に，自閉症及び自閉症的症状を示す人々に関する教育や研修を「自閉症教育研究センター」（1997年創設）を中心に積極的に行なってきている。教育・研修の中心は，アメリカで開発された TEACCH (Treatment and Education of Autistic and Related Communication Handicapped CHildren) プログラムである。アメリカのノース・カロライナ大学の指導の下，協会が主催する講座に TEACCH プログラムを取り入れたのが1990年。以後徐々にスウェーデンにおける TEACCH プログラムの有効性が認められ，評価が高まってくるようになった。今日協会では，このプログラムのことを「自閉症をもつ人々に対する適切な教育的アプローチ」と呼ぶようになっている。ここ数年，アメリカのノース・カロライナ大学チャペル・ヒル校 TEACCH 部やベルギーのアントワープ自閉症研究センターから研究者や実践家を招き，共同研究や共同の取り組みを行なっている。1997年夏にベクショー福祉大学で親や職員のための20単位取得講座（40人定員）が設けられたのをきっかけに，スウェーデン国内の大学に同様の講座が設けられるよう検討が進められている。また，大学以外にも各地で，自閉症教育研究センター主催の親や職員のための「自閉症教育講座」が数多く設けられるようになってきている。これらの講座には，毎年延べ1800人の人たちが参加をしている。

自閉症教育研究センターで，毎週月曜日に，100人定員の半年または1年間の長期コースの講座も設けられている。現在，23人のスウェーデン人教師と複数のベルギー人教師，アメリカ人教師がこれらの講座を担当している。また，テーマに応じて他にその道の専門家を教師にお願いすることがある。各活動グループや支部または地区で，親や職員のためのセミナーも毎年40回近く持たれている。また，各種会議や研修などは，地方自治体や教育委員会，特別学校連盟，肢体不自由児協会，知的障害者育成会などの各種団体との共同の取り組みとしても行なわれている。

(3) 国際交流

機関誌，広報資料などの交換を通して，ヨーロッパやヨーロッパ以外の団体との交流を行なっている。スウェーデン自閉症協会は，1984年，国際自閉症連盟ヨーロッパに加盟した。毎年，北欧会議にも参加している。クロアチアのザグレブ自閉症センターやエストランド自閉症親の会とも交流を続けている。

(4) 全国研修会議

毎年5月には，内外の学識経験者や実践家を招き，全国研修会議を行なっている。全国から300～400人もの人たちが集まり，全体会，分科

会に分かれて，学習活動や経験の交流などを行ない，自閉症をもつ人たちへの関わり方などを学んでいる。

(5) 自閉症基金

年齢に関係なく自閉症及び自閉症的症状を示す人たちの生活の質を高め，生き生きとした人生を送ってもらうために，自閉症基金を設けている。基金では，自閉症研究や実践・活動の発展，基金の目的に叶うプロジェクトに補助金を出している。1997年度には，2つの研究プロジェクトに総額80,000クローネ(約120万円)の補助金を出した。

(6) 本人活動基金

銀行の利子2％分を本人活動基金として利用している。1997年には，各種大会参加費用として，延べ128人分，36,000クローネ(約54万円)が拠出された。1998年，1999年もほぼ同額の拠出であった。

(7) 家族キャンプ

協会内の家族相互の交流のために，家族キャンプが毎年開催されている。いくつかの民間基金からの援助を受け，参加家族は安く参加することができている。

(8) 研究プロジェクト

両親教育プロジェクト，成人自閉症者の居住の場の拡大プロジェクト，アスペルガー症候群プロジェクト，自閉症と2000年プロジェクトなどの研究プロジェクトが組織され，研究活動を続けている。社会庁委託研究から民間補助金による研究までさまざまだが，「自閉症教育研究センター」のように，これらの研究プロジェクトの中から，協会の事業の1つになったものもある。

(9) 年間予算

協会の年間予算は，通常(例えば，1998年度，1999年度)4,000,000クローネ(約6000万円)前後だが，1996年度には約9,000,000クローネ(約1億3500万円)，1997年度には約10,000,000クローネ(約1億5000万円)と倍増した。協会活動へのTEACCHプログラムの導入の検討と具体化に入ったためである。両年度中に，TEACCHプログラム研修等予算として，それぞれ約4,000,000クローネ(約6000万円)を計上していた。このための費用に，社会庁，各種民間基金からの補助金を充てていた。

4．おわりに

スウェーデン自閉症協会は，自閉症及び自閉症的症状を示す人々を支援するために，「後見人としての親」「ハビリテーションと支援体制」「就学前期の取り組み」「就学期の取り組み」「成人期の取り組み」などの項目に沿って，具体的に協会としての活動方針を示している。活動方針の1つひとつに示されている内容は，先述した協会の基本的視点に沿ったものであり，1人ひとりの健やかな成長・発達，生活の質の向上，法的権利の獲得・擁護である。つまり，新法LSSに明示されている1人ひとりの社会や地域における諸権利の達成なのである。

(河東田　博)

文　献

Gillberg, C. & Nordin, V. (1994). Autism och autismliknande tillstånd-en översikt. Stockholm: Riksföreningen Autism.

Bergström, G. (1994). Handlingsprogram. Stockholm: Riksföreningen Autism.

Riksföreningen Autism Verksamhetsberättelse. (1997).

Riksföreningen Autism. (1998). Ögonblick, No. 3.

Durnik, M. (1999). Utbildningar om autism. Stockholm: Riksföreningen Autism.

20　わが国の自閉症をめぐる状況〈Ⅳ〉
自閉症と強度行動障害問題

はじめに

　自閉症はある基本障害を想定した診断名であるが，強度行動障害は障害の種別に関わらず特定の行動上の問題を示す一群を指す行政対策的な用語である。しかしながら，両者は密接な関係にあり，その辺の経緯を元厚生省障害福祉課長（現宮城県知事）の浅野は次のように述べている。

　「私はこれまで大変な人というのは重症心身障害児のみであると思っていました。ところが，自閉症児親の会の人たちと話をしたり，その実態をみていると……昼夜が逆転して家庭の中で夜も眠れないとか，一瞬たりとも目が離せない，気が抜けないというお子さんをもっている家族というのが……一番大変な人たちではなかろうか，……率直に『何とかしなければ』と思った……強度行動障害ということばは私が言い出したもので……原因はともかく『出てきている事象』に着目して……その出てきている事象を強度行動障害と名づけてそれに対応しようと考えました」（浅野・石井，1996）。

　また，実際上，教育や福祉現場で処遇困難な人たちが増え，その人たちの困難な状態が強度行動障害という用語で表現されるようになってきたが，その多くを自閉症が占めている実態である。さらに，1993年に開始された強度行動障害特別処遇事業の対象者の約8割が自閉症であることも報告されている（奥村，1997）。

　強度行動障害という用語は，ある意味で，後述する1960年代後半の重症児対策からも洩れてしまった自閉症を中心とした処遇困難な人たちが再び社会問題として浮かび上がり，その対策のために必然的に生み出された概念と言って良いかもしれない。

　本稿では，まず自閉症問題から強度行動障害への行政の対応の経過を重度発達障害対策との関連で概観し，次に強度行動障害という概念で括られる処遇困難の人たちを把握するための調査の概要，およびそれらをもとに成立した強度行動障害特別処遇事業の内容について述べ，最後に強度行動障害特別処遇事業の実施状況と，取り組みの中で明らかになってきている諸点についても触れてみたい。

1．自閉症処遇対策の流れと強度行動障害

　自閉症問題を単に医学研究の対象としてでなく，医療，教育，福祉という実際の処遇や行政対応の視点から整理した文献は，唯一，「自閉症とは何か」（小澤，1984）のみである。それに若干の関連事項と近年の動向（強度行動障害対策を含む）を加えて整理したのが，表1の「自閉症・強度行動障害関連年表」である。それに沿って簡単に経緯をみてみたい。

1）自閉症処遇対策の経過

　1952年に我が国初の自閉症症例報告が第49回日本精神神経学会の場で鷲見たえ子によって行なわれてから，自閉症問題が行政や立法の場に登場するのは1967年からである。重度・重複障害児が社会問題となり，既に開設されていた重症心身障害児施設を児童福祉施設とする児童福祉法の一部改正案の成立に際して，狭められた対象定義を補う付帯決議の中に初めて自閉症ということばが盛り込まれた。

　1968年には，厚生省特別研究助成による「自

閉症の診断と成因に関する研究班」が組織され，翌69年には「自閉症の療育について」（厚生事務次官通知）による自閉症児療育事業実施要綱が示され，3カ所（のちに4カ所）の自閉症児施設が指定された。さらに，自閉症児・者親の会全国協議会の発足（1968），自閉症児を中心とする通級制の学級として情緒障害児学級が初めて開設（1969）されるなど，1960年代後半は「動く重症児」問題を背景に自閉症問題が初めて社会問題化し，様々な対応がなされた時期である。

しかしながら自閉症問題が医療の領域では，若干の例外を除いて研究対象としてしか扱われてこなかった歴史を反映して，自閉症の処遇問題は親の会の主導で設置された「自閉症研究専門委員会」（1973年～78年）が中心となり，行政ベースに乗せられる対応策として検討されていく。この段階で自閉症児・者の処遇は精神薄弱児者処遇体系の中に位置づけられることになり，行政施策としては1980年の児童福祉施設最低基準の一部改正で，自閉症児施設を児童福祉施設（第1種；医療型，第2種；福祉型）に組み入れるだけで終了してしまった。また同時に検討されていた年長・成人問題は，「成人に達すれば精神薄弱と区別できなくなる」などの識者の発言があったり，度重なる行政陳情を行ないながらも「制度ができるまで待っておれない」ことから，親が自分たちの手で施設をつくる取り組みに方向づけられていった。

1981年に最初の自閉症成人施設（知的障害者更生施設）が開園されてからの施設づくりの経過はすでに他で述べたとおりであるが（奥野，1997），その動きは現在にまで続いており，自閉症の処遇問題は行政施策から完全に離れ，20年近く宙に浮いたままで経過してきている。すなわち，1979年の養護学校義務化にともない自閉症児の多くは養護学校教育に吸収され，数カ所の自閉症児施設や一般の知的障害児施設に紛れ込んだ例外を除いて，自閉症児は医療や福祉領域からほとんど姿を消したと言える。

かわって1982～85年頃から養護学校を卒業した年長・成人期の自閉症者が増えはじめ，在宅で悲惨な状況に置かれるか，受け皿になった知的障害者施設や作業所において行動障害や処遇困難が大きな問題となってくる。自閉症成人施設が1984年から1992年の10年弱の間に30施設も増加したことや，知的障害施設や作業所における自閉症の割合の増加や処遇困難＝自閉症の図式が定着してきたこともこの間の状況を物語っている。

また親たちによる施設づくりという点から見れば，当初のより良い処遇を求めた「年長・成人期の適切な療育を行なう施設」づくりという発想は，養護学校卒業後の受け皿としての「親代わりの施設」や「親亡き後の施設」づくりに変質し，親の会活動の中心は多くの場合，将来の不安のためにそれまでの数十年を先取りする施設づくりに集約される方向を導き出してきたと言える。

2）強度行動障害対策の経過

前述のように，自閉症処遇問題が行政施策から離れ一部の親や民間法人の手にゆだねられ，医療の分野では研究対象としての注目も得られなくなってきた状況の中で，いったん吸収された養護学校から多くの卒業生が生まれてきたことは，成長・発達においてもっとも重要な学童期をとび越えて，突然に青年期・成人期になった自閉症の人たちの問題がクローズアップされる状況をもたらした。

元厚生省障害福祉課長の浅野は「専門スタッフをもち，処遇技術の蓄積もある施設から『大変で受け入れられない』と断られるほどの子どもが，無力でなすすべもないひとりの母親のもとにとどめられる。そして，その子どもは母親を母親と認識することにさえ障害をもつ場合も少なくない。この世の地獄ではないだろうか」。との現実認識のもとに，この問題に手をつけはじめた。また，このような現実を生み出した状況について，「我が国で障害を持って生まれ，そしてその障害がかなり重い場合でも，そういった障害児を受けとめる受け皿たる施策，施設は一応完備されてきた」が，その「網の目から事実上洩れてしまっている

表1　自閉症・強度行動障害関連年表

年	
1952年	・我が国初の自閉症症例報告 　　＊鷲見たえ子；レオ・カナーのいわゆる早期幼年性自閉症の症例，第49回日本精神神経学会
58年	・国立精神薄弱児施設「秩父学園」の開園
1961年	・島田療育園の開園
63年	・びわこ学園の開園 ・厚生事務次官通知「重症心身障害児の療育について」 　　＊重症心身障害児施設の入所基準，手続き，費用，運営基準など
64年	・厚生省児童家庭局長通知「重度障害児収容棟について」
66年	・中央児童福祉審議会「児童福祉施設の推進に関する意見」 　　＊重症心身障害児施設を児童福祉施設へ
67年	・児童福祉法一部改正案（重心施設を児童福祉施設へ/付帯決議で自閉症に言及） ・中央児童福祉審議会意見具申（自閉症は情短施設とは別の施設体系で） ・児童精神医学会「児童精神科医療に関する要望」 　　＊自閉症対策も児童精神科医療の一環として
68年	・厚生省特別研究助成「自閉症の診断と成因に関する研究班」（〜3年間） ・3公立精神病院へ国庫補助 　　→自閉症児施設の開設準備（梅ヶ丘病院，松心園，あすなろ学園） ・自閉症児・者親の会全国協議会の発足 ・重度精神薄弱者重度棟の設置
69年	・厚生事務次官通知「自閉症の療育について」（自閉症児療育事業実施要綱） 　　→自閉症児施設の指定／梅ヶ丘病院，松心園，あすなろ学園，ともえ学園 ・情緒障害児学級の設置（自閉症児を中心とする通級制の学級：堀之内学級） ・厚生省障害福祉課戸田技官；「自閉症児対策に思う」を親の会機関誌に寄稿（モデル的，実験的に自閉症児施設を開設）
1970年	・中央児童福祉審議会答申「いわゆる動く重障児対策について」
71年	・厚生事務次官通知「異常行動児療育研究の実施について」 ・国立コロニーの開園
73年	・自閉症児親の会全国協議会「年長児問題に関する陳情」 ・自閉症研究専門委員会の発足（〜78年） 　　＊親の会全国協議会が異常行動研究費から予算を捻出し発足させた 　　＊医療施設は親の期待通りいかなかった，様々の学説で混乱しているため，行政に乗せられるものを求めたい。特に成人や年長児問題について 　　＊74年・75年　中間報告…自閉症と精神薄弱の違い／医療施設と福祉施設に分けた処遇の方向を検討
74年	・参議院での三木首相答弁（医療処遇の必要な者と福祉処遇の必要な者の両方が存在，年長児の実態は調査中で，当面条件の整った精薄児者施設で受け入れを検討したい）
79年	・厚生省竹内児童家庭局長；自閉症親の会全国大会で講演 　　＊児童は児童福祉法に，者は精神薄弱福祉法の中に積極的に取り込んでいく ・厚生省心身障害研究班「自閉症診断のための手引き（試案）」を発表 ・養護学校義務化
1980年	・「児童福祉施設最低基準法の一部を改正する省令」の公布 　　＊自閉症児施設を児童福祉施設へ（第1種：医療型，第2種：福祉型）
81年	・参議院予算委員会 　　＊自閉症問題がとりあげられ，厚生大臣が「自閉症の成人問題は心身障害研究の結果を踏まえ，なるべく早く施設ないしはこれらを位置づける法律を検討する」と答弁。 ・我が国初の自閉症成人施設（精神薄弱者更生施設）の開園
87年	・全国自閉症者施設連絡協議会の発足
88年	・「強度行動障害児（者）の行動改善及び処遇のあり方に関する研究」 　　（行動障害児・者研究会，〜89年）
89年	・社団法人日本自閉症協会の設立
1991年	・「強度行動障害をもつ人たちへの療育の進め方について」 　　（発達障害研究協議会報告）
93年	・障害者基本法の制定 　　＊付帯決議で自閉症に言及 ・「強度行動障害特別処遇事業の実施について」〜強度行動障害特別処遇事業実施要綱〜（厚生省児童家庭局長通知）
95年	・障害者プラン
98年	・「強度行動障害特別処遇加算費について」〜強度行動障害特別処遇加算費実施要綱〜（厚生大臣官房障害保健福祉部長通知） ・「社会福祉基礎構造改革について——中間まとめ／追加意見——」（中央社会福祉審議会）
99年	・「今後の障害保健福祉施策の在り方について」（障害者関係三審議会合同企画分科会意見具申） ・「今後の知的障害者・障害児施策の在り方について」（中央児童福祉審議会障害福祉部会） 　　＊「自閉症については，今後更に，心理的，社会的な処遇方法の開発等施策の充実を図る必要がある」と言及している。

一群の障害児」を「仮に強度行動障害児」と呼び，「これまで，この問題が自閉症児問題と捉えられてきたために，そもそも自閉症の原因は何か，定義は何か，その判定基準は？という道に入り込み，じゃ，そういったことが解明されてから対策を考えることにするかということになったのではないか，と私は疑っている」（浅野，1989）と述べている。悲惨な実態の中味は自閉症処遇問題でありながら，学会や研究者が中心に担ってきた治療や処遇論不在の自閉症論と，それを理由に放置されてきた自閉症対策が，「自閉症」というコトバでは再び行政施策には上りにくかった事情を物語っている。

以上のような背景のもとに1988年頃，強度行動障害の概念が関係者に示唆され（石井，1997），後述する「行動障害児（者）研究会」による実態調査やそれらを基にした発達障害研究協議会（日本重症児協会，重症心身障害児を守る会，日本愛護協会，知的障害者育成会，日本自閉症協会，全国自閉症者施設協議会）による検討などを経て，1993年に厚生省児童家庭局長通知『強度行動障害特別処遇事業の実施について』により強度行動障害特別処遇事業実施要綱が示された。1998年にはこれを廃止して，「強度行動障害特別処遇加算費実施要綱」（厚生省大臣官房障害保健福祉部長通知）が定められた。

2．強度行動障害の実態

教育や福祉，そして一部の医療現場では行動障害のため処遇困難な人たちを多く抱えていたため，それらを包括する概念を行政から示唆されたことから，その実態の把握と処遇の在り方を検討する動きが各所で取り組まれた。

ここでは1988,89年の2年間の「行動障害児（者）研究会」の報告から，強度行動障害の現れ方や出現頻度について実態調査をとおしてまとめてみたい。

行動障害児（者）研究会による調査（1988,89）の概要

(1) 強度行動障害の定義

「直接的他害（嚙みつき，頭つき等）や，間接的他害（睡眠の乱れ，同一性の保持例えば場所・プログラム・人へのこだわり，多動，うなり，飛び出し，器物損壊など）や自傷行為などが，通常考えられない頻度と形式で出現し，その養育環境では著しく処遇の困難なものをいい，行動的に定義される群であり，……A（特に激しい行動障害が毎日みられる群），B（激しい行動障害が毎日みられる群），C（特に激しい行動障害が週に1,2回みられる群）に該当する者を強度行動障害児（者）」としている。

(2) 本人・家族の生活実態

強度行動障害児（者）を抱えた家族がどのような実態に置かれているかを，入所施設のA群に該当する強度行動障害児（者）の母親から聞き取り調査を行なっており，要約すると以下のようである。

本人の状態……排便・排尿行動の特異さ，真っ暗にしないと食事をしない，睡眠の乱れ，ガラス戸を突き破る，人に対して嚙みついたり頭突きをする等

療育の機会……登校を拒否して家から出ない，専門的な療育機関の指導を受けていない，登校しても療育の一貫性がない等

家族の実態……不規則な寝付きに付き合うため睡眠時間が確保できない，買い物に出れない，食事の準備ができない／信頼できる相談機関がない，世間の目を気に病む，将来の見通しのなさからの不安・抑うつ感／外に出れない，気晴らしができない，相談したい時に夫がいない／行動改善しない焦りや焦燥，他の兄弟の育児への気疲れ

(3) 施設における実態調査

重度棟および重度指定の知的障害児施設と知的障害者更生施設，自閉症成人施設，自閉症児施

設，重症心身障害児施設，国立療養所重症心身障害児委託病床のすべて614施設に調査票を郵送し，476施設（77.5％）の回答を得た。その総在籍人数は36,015名で，そのうち強度行動障害に該当するのは3,379名（9.3％）であり，先ほどの定義による内訳はA群1,120名（3.1％），B群は1,515名（4.2％），C群744名（2.1％）であった。強度行動障害として記載された個々の障害は，次のように整理される。

　食事関係……拒食，異食，偏食
　物こわし……器物損壊，服破り
　他　　害……嚙みつく，叩く，ける，なぐる，頭突き，
　　　　　　　粗暴，目を突く
　自　　傷……頭たたき，頬たたき，傷いじり，爪はぎ，
　　　　　　　髪抜き，腕かみ
　異常な動き……徘徊，飛び出し，多動
　こだわり……場所，物，人，予定
　睡眠障害……不眠，起きだし，昼夜逆転，浅い睡眠，
　　　　　　　寝付きの悪さ
　騒がしさ……奇声，うなり，大声
　排泄行動の障害……便の壁ぬり，便食い，便いじり，
　　　　　　　　小便飲み，生理の扱い

(4) 児童相談所・更生相談所の調査まとめ

全国の児童相談所167カ所，更生相談所54カ所に調査票を配布し，それぞれ119カ所（70.7％），38カ所（70.4％）の回答を得る。児童相談所の施設入所希望児童総数1,589名のうち行動障害を有する児童は330名（20.1％）であり，また入所希望をもたない児童総数15,093名のうち行動障害を有する児童は495名（3.3％）であった。また回答のあった更生相談所38カ所が，昭和63年度に判定・相談したケースの総数は12,877名で，そのうち行動障害を有するケースは582名（4.5％）であった。

回収された意見の中で多くみられたのは，関係各機関の協力体制，緊急一時保護の効率的な利用，レスパイトケアの導入などにより，家族へのサポート体制の確立を急ぐ必要があるという点であった。

(5) 特殊学級・養護学校の調査まとめ

神奈川県と滋賀県の小・中の特殊学級，知的障害を対象とする養護学校のすべて981カ所に調査票を発送し，特殊学級464カ所（49.0％），養護学校19カ所（54.2％）の回答を得た。強度行動障害児（者）の総数は327名で，養護学校の場合は在籍数2,884名のうち181名（6.2％）が報告され，そのうちA群は1.8％であった。特殊学級については，強度行動障害の捉え方が緩やかで高数値となったので省略した。

以上の調査を簡単にまとめれば，施設や養護学校在籍者の1/10～1/20の人たちが激しい強度行動障害を示しており，また約2～3％は特に激しい行動障害が毎日のように続いていると言える。施設や学校において適切な援助を得られない状態で先述のような行動障害が継続しているだけでなく，家庭では信頼できる専門機関の援助を得られないまま，特に母親に悲惨な状況が集中していることが伺われる。

3．強度行動障害の制度の概要

1993年の「強度行動障害特別処遇事業の実施について」（厚生省児童家庭局長通知）および1998年の「強度行動障害特別加算費について」（厚生大臣官房障害保健福祉部長通知）に基づいて定められた，それぞれの実施要綱の概略を以下に示す。

1）強度行動障害特別処遇事業実施要綱
①目的

生活環境に対するきわめて特異な不適応行動を頻回に示し，日常の生活に困難を生じている，いわゆる強度行動障害を示すものについて特別処遇体制を整え，適切な指導・訓練を行なうことにより，行動障害の軽減を図る。

②実施主体

実施主体は都道府県とするが，社会福祉法人等に委託することができる。

③対象者
- 知的障害児（者）であって，多動，自傷，異食等，生活環境への著しい不適応行動を頻回に示すため，適切な指導・訓練を行なわなければ日常生活を営む上で著しい困難があると認められる者。
- 援助の緊急度の高いものから優先的に措置を行なう。

④実施施設
- 必要な設備を設け，行動障害の軽減等の実績からみて，本事業の実施に十分な専門性と実績があると認められる施設であること。
- 居室は1〜2人で，重度棟と同様の床面積とする。行動改善室，観察室等行動障害の軽減のための各種の指導・訓練を行なうために必要な設備を設けること。
- 個々の状況，状態に応じて個別プログラムを作成し，これに基づいて行なう。
- 入所定員は，4名を標準とする。
- 処遇期間は3年を限度とする。3年の限度内でも，障害の軽減が図られた時点で一般棟への移行，他施設への措置変更，または措置解除等を行なう。

⑤職員の配置基準
実施に当たっては，次に掲げる職員を特別に置く。
(1)指導員2名（1名は保母でも可）
(2)精神科医師1名（嘱託）
(3)心理療法を担当する職員1名（嘱託）

⑥入所措置
- 法に基づく入所措置として行ない，事業対象の判定を行なう。指定施設に入所中のものは，施設長の意見に基づき入所措置判定を行なった児童相談所，知的障害者更生相談所長が判定を行なう。
- 医療処遇が適当な者は，対象から除く。
- 強度行動障害判定指針を参考に，おおむね20点以上の者を対象とする。

⑦関係機関との連携
児童相談所，知的障害者更生相談所，福祉事務所等の関係機関との連携を密にする。

2）強度行動障害特別処遇加算費実施要綱

1998年7月31日第451号大臣官房障害保健福祉部長通知「強度行動障害特別処遇加算費について」により，強度行動障害特別処遇加算費実施要綱が定められ，従来の特別処遇事業が廃止された。大きな変更事項としては，今までの補助金事業が措置費の中に組み込まれ加算費となったことと，今までの重度加算費は重複支給になるとして支弁対象外とした点である。

以上のような内容で在宅の行動障害の著しい人たちへの処遇がスタートし，これまでの重度発達障害者処遇へのアンチテーゼとして，それなりの成果と展望をもたらしたが，98年の加算費への移行により新たな問題が生じた。すなわち要綱自体はそんなに変わらないが，運用において従来の在宅対策が施設対策に重点がうつり，実施施設に入所している処遇困難な人たちを3年ごとに加算対象としてタライ回しにしていくことが認められるようになり，最重度加算の性格をもってきた点である。このことは事業の重大な変質を意味しており，以下においてその問題点についても言及してみたい。

4. 強度行動障害特別処遇事業の実施状況と課題

この事業の開始とあわせて厚生省心身障害研究「強度行動障害の処遇に関する研究」（主任研究者；石井哲夫）が，この事業の内容と運営上の問題を明確にすることを目的にスタートし，検討を重ねてきている。次に，この研究班で実施した2つの調査から事業の取り組み状況と成果，問題点や課題について整理してみたい。

1）平成8年度調査（奥村，1997）の概要
A. 調査の目的と方法
特別処遇事業が4年を経過し，初年度受託した

表2　強度行動障害判定基準表（強度行動障害特別処遇事業実施要綱，1993による）

行動障害の内容		1点	2点	3点
1	ひどい自傷	週に1，2回	1日に1，2回	1日中
2	強い自傷	月に1，2回	週に1，2回	1日に何度も
3	激しいこだわり	週に1，2回	1日に1，2回	1日に何度も
4	激しいもの壊し	月に1，2回	週に1，2回	1日に何度も
5	睡眠の大きな乱れ	月に1，2回	週に1，2回	ほぼ毎日
6	食事関係の強い障害	週に1，2回	ほぼ毎日	ほぼ毎食
7	排泄関係の強い障害	月に1，2回	週に1，2回	ほぼ毎日
8	著しい多動	月に1，2回	週に1，2回	ほぼ毎日
9	著しい騒がしさ	ほぼ毎日	1日中	絶え間なく
10	パニックがひどく指導困難			あれば
11	粗暴で恐怖感を与え，指導困難			あれば

3施設が2クール目に入っていることから，受託施設の現時点までの体験を通して本事業のありのままの実状を明らかにすることを目的に，11の受託施設に郵送でアンケート調査を行ない10施設から回答を得た。

B. 結果と考察

(1) 対象児・者の障害内訳

54名の対象児・者の措置機関による診断名は以下のとおりであり，自閉症ないし自閉傾向を有する利用者が43名（79.6％）であった。

＊自閉症＋知的障害／22名，自閉症＋知的障害＋てんかん／9名，自閉症／9名，知的障害／9名，自閉症＋てんかん／3名，知的障害＋てんかん／1名，てんかん／1名

(2) 判定基準の見直しについて

入所決定資料として，先行のキリン記念財団研究助成による「強度行動障害判定基準」がそのまま採用されている（表2）。得点化されることで全体の状態像や変化が捉えやすいとの評価がある一方で，判定者や場面により点数が変わり客観性に欠ける，頻度と強度だけでは評価できない行動障害の問題がある。多軸判定や療育効果の評価に繋がる基準の見直しが必要である。

(3) 人的配置の見直し

個別処遇の必要性と職員数の不足が共通してあげられ，また退園後の家庭や地域への援助や調整の必要と，それらを担当するスタッフの配置や職員研修が重要である。

(4) 療育期限の設定

療育期限の設定により職員の療育に対する意識の向上や，指導計画がたてやすい，療育の徹底がはかりやすいなど，全施設がその必要性と有効性を認めている。また事業効果の継続のためには，アフターケア事業の立ち上げやケースによっては関係者協議による期限延長の必要がある。

(5) 事業終了後の課題

実施要綱では触れてないが，3年の療育期限終了後もその効果を維持するためには継続支援が不可欠である。そのためのシステムやスタッフの配置，ないしは新たなアフターケア事業が必要である。また受け皿確保のために，事業終了者を優先的に受け入れるための定員外入所（通所）枠が必要である。

(6) 設備整備について

実施施設には施設整備が求められているが，実際は独立した強度行動障害棟の運営は困難であり，それぞれの施設の実状に応じた使い方になっている。柔軟な対応が望まれる。

(7) 実施施設の指定

実施施設の指定については，「行動障害の軽減などの実績からみて，本事業の実施に十分な専門

表3　強度行動障害受託施設一覧表

年度	施設名	種別	所在地
平成5年度	第二おしま学園	児入	北海道上磯町
平成5年度	旭川荘いづみ寮	更入	岡山県岡山市
平成5年度	袖ヶ浦ひかりの学園	更入	千葉県袖ヶ浦市
平成6年度	あさけ学園	更入	三重県菰野町
平成6年度	かいぜ寮	更入	滋賀県彦根市
平成7年度	八甲学園	児入	青森県青森市
平成7年度	コロニー雲仙更生寮	更入	長崎県瑞穂町
平成7年度	榎山学園	更入	鹿児島県頴娃町
平成7年度	コロニーのぞみの園	更入	群馬県高崎市
平成8年度	ひらきの里	更入	山口県山口市
平成8年度	いつきの里	更入	愛媛県松山市
平成8年度	東やまたレジデンス	更入	神奈川県横浜市
平成9年度	大野山ゆり園	更入	岐阜県丹生川村
平成9年度	草笛が丘	更入	長崎県田平町

表4　事業前／後の状況

	事業前	事業後
家庭のみ	6	0
養護学校	10	2
入所施設	3	16
通所施設	4	6
精神病院	1	0
合計	24	24

性と実績があると認められる施設であること」となっているが，現実は新設施設や開設して間のない施設に事業委託されたり，老朽施設の整備や経済的効果をねらった事業受託の例がみられる。専門性と実績の基準を明確にする必要がある。

(8) その他運用上の問題
・事業開始に先立って入所目的，入所期間について本人への説明や，保護者や措置機関との協議や合意が望ましい。特に措置機関については，ケースワーカーの交代があっても連携をスムースに行なえる何らかの対応が必要である。
・地域や在宅復帰を目指す場合は，施設が継続して援助するために地域限定が必要となってくる。

2) 強度行動障害特別処遇事業終了者に関する調査（奥野，1998）の概要

A. 調査の目的と方法

事業の受託施設が14施設となり（表3），1998年度には従来のモデル的事業が一般施策へ拡大されることが示唆されたため，本事業を今後より有効に展開していくために地域との連携のあり方，アフターケアの必要性，およびそれらと事業効果との関連等について実態を早急に明らかにする必要が生じた。

1997年3月末現在で事業を終了した者を対象として，各施設に郵送でアンケート調査を実施し，1998年1月に回答を得た。

B. 結果の概要

(1) 対象者の状況

1997年3月末現在で事業終了者があるのは7施設であり，該当者は24名（男22名，女2名）で，年齢構成は18歳未満6名，18歳以上18名であった。

(2) 事業開始前と終了後の対象者の状況

事業開始直前の対象者の状況と，終了後の行き先を表4に示した。開始前の状況は在宅者が20名（83.3％）で，そのうち6名は通所先などどこにも所属していない完全在宅であった。また終了後の行き先は家庭復帰7名（28％），施設入所15名（62.5％）で，特に施設入所の内の10名は自施設の一般棟ないし重度棟，あるいは同一法人の経営する施設であった。

(3) 事業実施中の家庭・関係機関との連携状況

家庭に対して定期帰宅，保護者面接，訪問援助

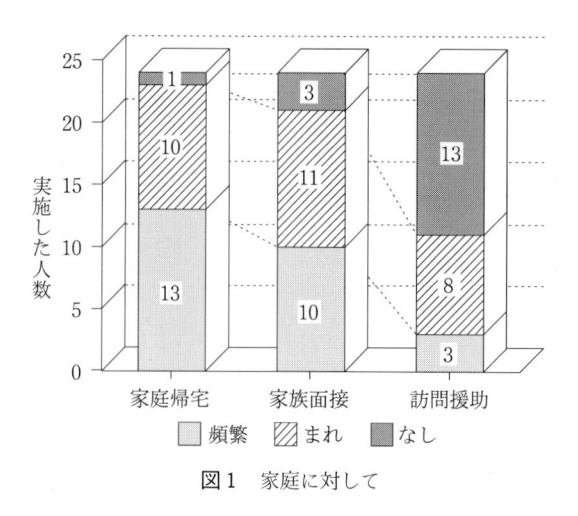

(4) アフターケアの実施状況

実施しているが16例で，他機関に依頼している3例をあわせると19例（72.9％）であり，さらに実施していない5例も自施設入所であるため，実質的には全ケースに対してアフターケアが行なわれていることになる。

アフターケアの内容は，訪問等の直接出向いた援助11例，相談・助言等に応じる18例，ショートステイ等4例であり，またアフターケア・スタッフは事業担当職員，コーデイネーター，施設長等であった。

C. 事業効果の検討

この調査では，事業開始時および終了時の判定点のほかに，改善したと思われる点，継続援助が必要と思われる点，現在の適応状況について自由記述で回答を求めた。自由記述内容については特徴的な用語に要約し，事業前・事業後・判定点と併せて一覧表を作成し，それらを年齢や転帰によって4群（学齢児群，成人―在宅・通所群，成人―入所施設移行群，成人―転帰不良例）に分類した（表5）。

(1) 開始時判定および終了時評価点

評価点20点以上をA，10～19点をB，10点以下をCとすると，開始時の判定点は当然すべてAであるが，終了時評価点は図3のようになる。なお，成人―在宅・通所群のすべては10点以下であった。施設の枠内では行動障害自体は大幅に改善されている。

(2) 行動障害の推移

表5に示された行動障害について，改善した行動（面グラフ）と継続援助が必要な行動（棒グラフ）を重ねて図示すると，図4のようになった。自傷，他傷，固執，破壊，興奮などは比較的改善可能な行動と言えるかもしれない。

(3) 有効であった取り組み

有効な取り組みとしては，安定した環境設定，情緒面の安定，構造化，コミュニケーション手段の獲得，薬物療法などに整理されたが，それらによって「見通しをもてるようになった」「混乱場面

図1　家庭に対して

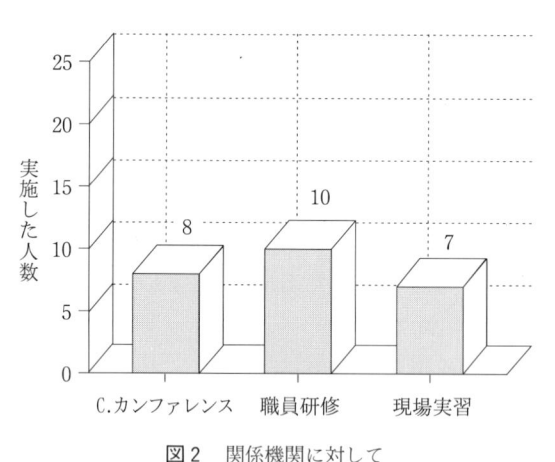

図2　関係機関に対して

を実施した頻度を，頻繁（10回以上/年），まれ（1～10/年），なしの3段階に区分して示したのが図1である。図2は，3年後の受け皿施設や関係機関との間のカンファレンス，職員研修，現場実習の実施状況を示した。

ほとんどのケースに対して定期帰宅や保護者面接などの連携がとれているが，職員体制や地理的条件の関係で積極的に家庭内の行動改善に取り組むまでには至っていない。また福祉事務所など関係機関との連携は実施率50％以下であるが，職員体制や地理的条件を考慮すれば，必要性の共通認識はもっていても，条件的に困難であることが推測できる。

表5　年齢，転帰別分類と事業効果

(1) 学齢児群

性	年齢	事業後の状況	評点 開始	評点 終了	事業内容の具体的な評価 改善した点	継続援助が必要	有効な取り組み	備考
M	8	入所施設	A	C	固執，興奮		安定した環境の設定	日課の整理，大きな変化の回避
M	14	養護学校	A	C	固執，移動			ボランティアの活用
M	17	寄宿舎	A	A	興奮，他傷		安定した環境の設定	日課の組立や周囲の人達の配慮が必要

(2) 成人群 ①：事業終了後，在宅一通所に移行した例

性	年齢	事業後の状況	開始	終了	改善した点	継続援助が必要	有効な取り組み	備考
M	22	通所施設	A	C	固執，興奮，摂食		構造化	日課の見通しが持てるようになった
F	23	通所施設	A	C	自傷		情緒面の安定	自律的に課題に取り組めるための援助
M	23	通所施設	A	C	固執		親子関係の改善	父親への不信感の改善
M	23	通所施設	A	C	他傷，無外		安定した環境の設定	最低限のルール設定で無理のない生活が可能
M	27	通所施設	A	C	自傷，他傷，固執		スムーズな施設移行	当園の対応方法の伝達による
M	27	通所施設	A	C	固執，他傷，摂食		親子関係の改善	母子共生関係の改善

(3) 成人群 ②：事業終了後，一般の入所に移行した例

性	年齢	事業後の状況	開始	終了	改善した点	継続援助が必要	有効な取り組み	備考
M	18	入所施設	A	B	興奮，他傷	固執	安定した環境の設定	日課の変更や理解困難な場面で混乱しやすい
M	18	入所施設	A	B	多動		安定した環境の設定	施設場面で安定している
M	18	入所施設	A	C	固執	常動行為	安定した環境の設定	施設場面で安定している
M	19	入所施設	A	B	他傷，破壊	自傷，摂食	構造化	日課の整理，ワークシステム
M	19	入所施設	A	B	興奮，他傷	自傷	構造化，密な関係付	場面の移行が困難
M	21	入所施設	A	B	破壊，興奮	他傷	安定した環境の設定	菓子を見つけると要求度が増し，他傷に至る
M	22	入所施設	A	B	自傷	睡眠，破壊	安定した環境の設定	施設の日課に応じた動きは可能，周期的な気分変調
F	27	入所施設	A	C	多動		情緒面の安定	親子関係に継続援助が必要
M	28	入所施設	A	B	破壊，睡眠	多動	適切な薬物投与	服薬により活動／睡眠リズムを改善
M	30	入所施設	A	C	自傷，他傷	他傷	コミュニケーションの獲得	指さしによる簡単な意思表示が可能，施設場面で安定
M	39	入所施設	A	C	自傷，他傷，破壊	固執	安定した環境の設定	本人のリズムに合わせて生活・作業を組み立てる
M	26	入所施設	A	B	自傷，他傷	固執	安定した環境の設定	かかわり方の統一，日課やスケジュールの整理
M	22	入所施設	A	C	固執	固執，摂食	情緒面の安定	情緒の安定，言葉が増える

(4) 成人群 ③：転帰の良くない例

性	年齢	事業後の状況	開始	終了	改善した点	継続援助が必要	有効な取り組み	備考
M	27	精神病院	A	C	固執	他傷，固執，摂食		父親の急死

A：20以上（4.2%）
B：10〜19（33.3%）
C：10未満（62.5%）

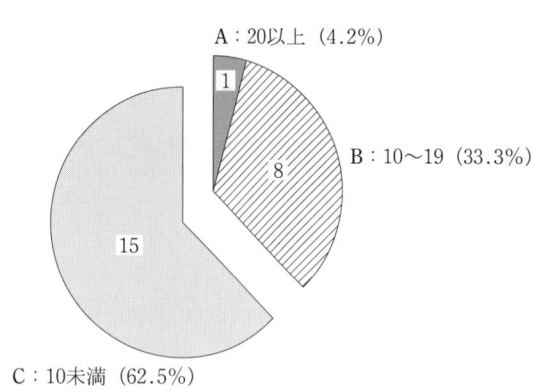

図3　終了時の評価点

の減少」「他者への信頼回復」等が強調されている。

転帰によって取り組みの方向の違いが見られ，在宅・通所移行群では家庭内の生活ルールや見通しの組み立て，保護者との関係改善に向けられ，入所施設移行群では施設内の安定に向けた取り組みが中心であった。事業後の予定によって取り組みの方向が決まったのか，あるいは取り組みによって転帰が影響を受けたのかは明確でないが，いずれにしても事業開始当初から家庭を含む地域への適応を目指した取り組みが対象者の転帰に大きく関わっていることは確かである。

D. 事業の実施内容と転帰について

事業の実施内容と転帰の関係をみるために，在宅・通所移行例と入所施設移行例の実施状況の一覧表を作成し，それぞれの比較を行なった。

家庭との連携においては，家庭帰宅や家庭に出向いた援助では差はみられず，家族面接の頻繁実施の割合が在宅・通所群では83.3％に対して，入所施設移行群では21.4％と大きな開きがみられた。

受け皿施設や福祉事務所などの関係機関との連携では，全体的に在宅・通所移行群の方が入所施設移行群よりも連携頻度が高かったが，特にケースカンファレンスの実施頻度が顕著に高かった。

E. まとめ

(1) 対象者の約8割が在宅で，そのうちの半数は通所先のない完全在宅であった。在宅対策としての機能を果たしていると同時に，その必要性を示している。

(2) 終了後の在宅復帰は3割であるが，対象者の経緯から考えれば評価できる数値である。また施設入所先の7割が自施設ないしは同一法人施設である点は，行動障害の改善がみられても他施設への受け渡しが困難な条件（受け皿確保の困難，継続援助の必要等）が指摘できる。

(3) 終了後の入所施設移行例が7割でありながら，アフターケアの実施状況が9割以上に及んでいることは，事業終了後も実施施設を中心とした専門的な援助が不可欠であることを示している。

(4) 事業終了時の評価（効果）を実施内容との関係で検討すると，当初から家庭や地域における

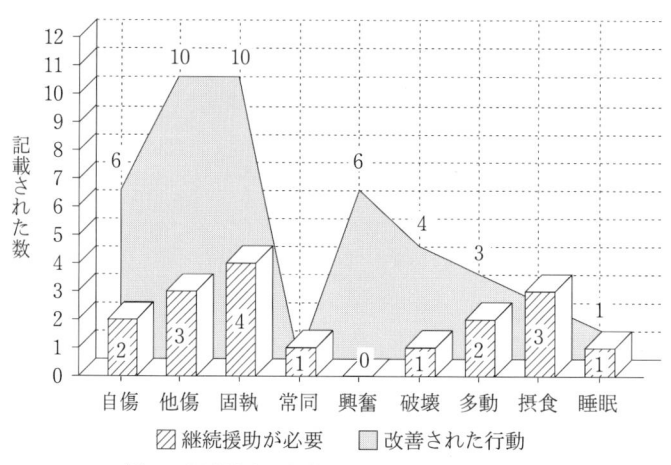

図4　行動障害の推移改善行動と援助必要行動

適応を意識した取り組みの必要と，保護者面接や関係機関とのカンファレンスの実施等が終了後の転帰と大きく関わっていることが示唆された。事業の組み立て如何では，在宅移行ケースがさらに増える可能性がある。

5. 強度行動障害処遇への取り組みの課題と展望について

自閉症の人たちは，「重症児対策」などの従来の施策から抜け落ちて養護学校義務制により学校教育にいったん吸収され，3～6年のブラックボックスの期間の後に再び家庭や地域の福祉現場に現れたが，彼らに対して既存のサービスや援助の力量では歯が立たなかったと言えよう。これら自閉症を中心とした処遇困難な発達障害の人たちの問題が社会問題化する中で，強度行動障害という概念が生み出され，それに基づいて実態把握や対応策が進められてきたことはすでに述べたとおりである。

強度行動障害特別処遇事業が加算費に転換することで変質しつつあることについてもすでに述べたが，全国自閉症者施設協議会が厚生大臣官房障害保健福祉部長宛に提出した「強度行動障害特別処遇事業に関する改善要望について」（全国自閉症者施設協議会，1998）を参考に，強度行動障害処遇の今後の展望を検討してみたい。

「従来の知的障害者の処遇現場においては，重度の発達障害や著しい行動障害を示す人たちに対しては終身収容を想定した保護介護が主流となり，『重度障害者療育』はきわめて不毛な状況にあったが」，強度行動障害特別処遇事業は対策としての色彩だけでなく先進的な可能性も含んでいた。すなわち「重度棟を有する施設からも入所を敬遠される行動障害の著しい人たちを，3年という期限を区切って集中的に個別処遇を展開することで，家庭や地域，施設の一般措置へ戻していく事業は，従来の流れから考えると一見矛盾した事業であるが，実際に事業を実施した施設はその有効性に高い評価を行なっている」。

すなわち，「①3年の療育期限を区切ることで，処遇目的が明確になり，療育プログラムを現実的なものとして設定しやすくなった，②個別で集中的な療育により，困難と思われた激しい行動障害は比較的早くに改善されたことから，重度の発達障害や強度の行動障害を示す人たちへの療育の展望が明らかになってきた。また家庭や地域へ戻す取り組みを行なう中で，丁寧で現実的なアフターケアの体制を作れば，これらの人たちも十分に地域・在宅生活が可能であることが確認されてきた，③入所当初から対象者本人，保護者，福祉事務所や児童相談所などに施設利用目的や入所期限を明確に伝えることで，施設入所すれば終わりではなく，それぞれが3年後を意識した取り組みを展開できるようになった，④有期限，有目的を確認することで福祉事務所や児童相談所，更生相談所，作業所，一般措置施設などとの連携がとりやすくなった。以上のように，強度行動障害特別処遇事業は単に数名の事業対象者にとって有効な事業であるだけでなく，従来困難とされてきた自閉症を含む重度の発達障害者処遇全般について今後の可能性を示唆するモデル的事業と考えられる」。

要望書で指摘するように，強度行動障害事業の取り組みは従来の発達障害療育の在り方に対して新しい可能性と展望をもたらした。すなわち，ある一定の基準からみた治癒や改善が望めないと判断された場合は，介護や保護の場に切り捨てるという医療を中心とした治療モデルに依拠してきたことで，今までの障害福祉現場はある意味で療育や処遇困難な人たちを排除し，同時に自らの専門性も否定してきたと言える。すでに述べてきた強度行動障害への取り組みは，条件的には従来の治療モデルの制約を受けながらも，医療や教育の場で放置されてきた行動障害の改善と，生活モデルに基づいた地域生活支援とアフターケアを自助努力で展開し，一定の成果を得てきている。障害福祉現場で長年積み上げられてきた援助技術を，新たな生活モデルに基づいて展開していくことで，重度発達障害療育の新しい可能性を切り開いたと

言える。

　現在進行中の「社会福祉基礎構造改革」や「今後の障害保健福祉の在り方について」に基づいた見なおし作業が，システムや構造の変革に止まって，再び自閉症や強度行動障害の人たちが置き去りにされないことを期待したい。　（奥野　宏二）

文　献

浅野史郎（1989）．豊かな福祉社会への助走，ぶどう社．
浅野史郎，石井哲夫（1996）．対談「自閉症と強度行動障害をめぐって」，心を開く，24, 52-57.
石井哲夫（1997）．強度行動障害の基本的理解と強度行動障害特別処遇事業の展開，心を開く，25, 38-43.
行動障害児（者）研究会（1988, 1989）．強度行動障害児（者）の行動改善および処遇のあり方に関する研究（I）（II）．
奥村幸子（1997）．強度行動障害特別処遇事業に関する報告，厚生省心身障害研究平成8年度報告書．
奥野宏二（1996）．自閉症をめぐる福祉サービスの現状，自閉症と発達障害研究の進歩 1997/VoL. 1.
奥野宏二（1998）．強度行動障害特別処遇事業終了者に対する調査，厚生省心身障害研究平成9年度報告書．
小澤　勲（1984）．自閉症とは何か，精神医療委員会．

日本自閉症協会支部（事務局）名簿

〒162-0051 東京都新宿区西早稲田 2-2-8　全国心身障害児福祉財団 5 F　　電話 03-3232-6478　FAX 03-5273-8438

支部名	〒	住　所	方　先	電話番号	FAX番号
北海道支部	063-0847	北海道札幌市西区八軒7条西10-1-44	野原安雄様方	011-642-3359	
青森県支部	030-0861	青森県青森市長島 3-8-1	長島小学校めばえの教室内	0177-34-7612	
秋田県支部	010-1634	秋田県秋田市新屋沖田町 14-27	杉目厚子様方	0188-28-4150	0188-28-4150
山形県支部	990-2304	山形県山形市蔵王山田 418-1	井上信二様方	0236-88-5726	0236-88-5726
岩手県支部	020-0861	岩手県盛岡市仙北 3-2-16	瀧川百合子様方	019-635-1524	019-635-1524
宮城県支部	984-0816	宮城県仙台市若林区河原町 2-2-3	南材ホーム気付	022-215-6951	022-215-6951
福島県支部	963-0201	福島県郡山市大槻町柏山 12-6	山田夕美子様方	0249-51-8457	0249-51-8457
茨城県支部	317-0072	茨城県日立市弁天町 2-11-4	ウェーブ内	0294-21-1226	0294-74-3493
栃木県支部	320-0005	栃木県宇都宮市横山 2-11-3	羽田一弥様方	028-621-3303	028-621-3303
群馬県支部	370-3531	群馬県群馬郡群馬町足門 926-1	中林文子様方	027-372-1523	
埼玉県支部	336-0004	埼玉県浦和市本太 5-4-10	山崎博美様方	048-885-1549	
千葉県支部	275-0001	千葉県習志野市東習志野 5-32-10	矢作貞代様方	0474-77-9710	0474-77-9710
東京都支部	162-0051	東京都新宿区西早稲田 2-2-8	全国心身障害児福祉財団内	03-3232-6169	03-3232-6169
神奈川支部	238-0014	神奈川県横須賀市三春町 5-97-7	浅羽昭子様方	0468-24-7024	0468-24-7024
山梨県支部	400-0045	山梨県甲府市後屋町 172-7	末木博子様方	0552-41-9576	
長野県支部	399-7102	長野県東筑摩郡明科町中川手 3820	小林真理子様方	0263-62-3088	0263-62-3088
新潟県支部	950-2055	新潟県新潟市寺尾上 1-2-1-52-402	桜沢優子様方	025-268-6706	025-268-6706
静岡県支部	411-0812	静岡県三島市藤代町 2-5	久保田武四様方	0559-71-2441	0559-71-2441
愛知県支部	460-0013	愛知県名古屋市中区上前津 2-14-25	上前津中央マンション 202	052-323-0298	052-323-0298
岐阜県支部	502-0851	岐阜県岐阜市鷺山古川町 4	水野佐知子様方	058-232-5331	
三重県支部	514-0818	三重県津市城山 3-9-20	横山美香様方	059-234-9477	059-234-9477
富山県支部	939-8075	富山県富山市今泉 390-13	太田茂様方	0764-93-0750	0764-93-0750
石川県支部	920-0964	石川県金沢市本多町 1-14-4	水口達雄様方	0762-62-4656	
福井県支部	918-8046	福井県福井市運動公園 3-1205-1	福田純代様方	0776-34-1348	
滋賀県支部	521-1212	滋賀県神崎郡能登川町種 1680-60	桑島五十子様方	0748-42-4165	0748-42-4165
京都府支部	612-8276	京都府京都市伏見区納所薬師堂 1-16	宮内賀永子様方	075-631-1049	075-631-1049
大阪府支部	558-0004	大阪府大阪市住吉区長居東 2-2-4	加島司法書士事務所気付	06-607-6897	06-607-6897
奈良県支部	634-0802	奈良県橿原市新口町 137-1	西田清様方	07442-3-3362	
和歌山支部	640-8304	和歌山県和歌山市松島 23-29	石橋智恵子様方	0734-72-9881	0734-23-1112
兵庫県支部	675-0025	兵庫県加古川市尾上町養田 1290-10	秋山満江様方	0794-21-2895	
鳥取県支部	680-0864	鳥取県鳥取市吉成 165-27	高天砂津樹様方	0857-26-9426	
島根県支部	690-0823	島根県松江市西川津町 373-9	瀧倉順子	0852-22-4629	
岡山県支部	703-8555	岡山県岡山市祇園地先	(社福)旭川荘バンビの家内	086-275-4730	
広島県支部	736-0081	広島県広島市安芸区船越 4-21-32	鈴木梅智明様方	082-823-5795	
山口県支部	747-0004	山口県防府市牟礼 1397	山村幸治様方	0835-25-4583	
高知県支部	780-8074	高知県高知市朝倉横町 9-22	藤崎久美様方	088-844-2498	088-844-2498
徳島県支部	770-0942	徳島県徳島市昭和町 5-5-1	徳島県児童相談所内	0886-22-2205	
香川県支部	761-0112	香川県高松市屋島中町 552-5	磯部洋子様方	087-843-4493	087-843-4493
愛媛県支部	792-0009	愛媛県新居浜市星越町 7-14	森内雅子様方	0897-32-2470	
福岡県支部	811-1352	福岡県福岡市南区鶴田 4-24-5	小川みその様方	092-565-5254	092-565-5254
佐賀県支部	849-0906	佐賀県佐賀市金立町金立 1863	梅田ひとみ様方	0952-98-2360	
長崎県支部	852-8133	長崎県長崎市本原町 19-4	長島志津代様方	0958-45-8599	0958-45-8599
熊本県支部	860-0051	熊本県熊本市二本木 1-1-18	籾由美様方	096-352-5893	096-352-5997
大分県支部	870-0835	大分県大分市上野丘 1-12-45	岡本保博様方	0975-43-2518	
宮崎県支部	880-0014	宮崎県宮崎市鶴島 3-143-4	竹井義信様方	0985-29-7139	0985-29-7139
鹿児島支部	891-0144	鹿児島県鹿児島市下福元町 4446-22	吉田光一様方	099-262-1032	
沖縄県支部	901-2133	沖縄県浦添市城間 2-9-6	与座米子様方	098-878-9788	

◆正会員　　　　　　　　全国自閉症者施設協議会　会員名簿　　　　　　1999.06.01 現在

種別	氏名	〒	住所	定員(通所)	電話番号	FAX番号
更生入所	あいの家	311-3157	茨城県東茨城郡茨城町小幡北山2766-36	40	0292-92-8228	029-292-8228
更生入所	あかりの家	671-0122	兵庫県高砂市北浜町北脇字池ノ内504-1	40	0792-54-3292	0792-54-3403
更生入所	あさけ学園	510-1326	三重県三重郡菰野町杉谷1573	60(20)	0593-94-1595	0593-94-1985
更生入所	厚田はまなす園	061-3603	北海道厚田郡厚田村小谷村33-1	60(21)	01337-8-2666	01337-8-2669
更生入所	石山センター	005-0849	北海道札幌市南区石山78-53	30(19)	011-592-1911	011-592-2993
更生入所	伊自良苑しゃくなげ寮	501-2122	岐阜県山県郡伊自良村藤倉字仲田84	30	0581-36-2175	0581-36-2530
更生入所	いすみ学園	298-0111	千葉県夷隅郡夷隅町万木字凧川22	42	0470-86-3412	0470-86-4935
授産通所	ウオーム・ワークやぶなみ	930-0143	富山県富山市西金屋字高山8363-2	40	0764-34-5895	TEL.と同じ
更生入所	うさか寮	930-0143	富山県富山市西金屋字高山6682	70	0764-36-0270	0764-36-0599
更生通所	川崎市くさぶえの家	213-0013	神奈川県川崎市高津区末長1289	25	044-888-6692	044-853-6901
更生入所	京北やまぐにの郷	601-0314	京都府北桑田郡京北町大野字菖蒲ヶ回互10-2	50	0771-53-0571	0771-53-0372
更生入所	さつき学園	412-0033	静岡県御殿場市神山1925-322	50	0550-87-1747	0550-87-1749
更生入所	三気の里	869-1217	熊本県菊池郡大津町森字中ノ切54-2	80	096-293-8100	096-293-8101
更生入所	志摩学園	819-1305	福岡県糸島郡志摩町馬場1079-1	50	092-327-2929	092-327-2930
更生入所	しもふさ学園	289-0111	千葉県香取郡下総町名木字助沢511-15	40(19)	0476-96-1527	0476-96-0414
更生入所	社台福祉園	059-0901	北海道白老郡白老町社台343	50	0144-82-6150	0144-82-6151
更生入所	白樺の家	399-8603	長野県北安曇郡池田町大字中鵜3080	50	0261-62-6741	0261-62-6889
更生入所	親愛の里松川	399-3302	長野県下伊那郡松川町生田5015	30	0265-36-4058	0265-36-4925
更生入所	杉の郷	647-1214	和歌山県東牟婁郡熊野川町赤木1522-1	60	0735-45-2314	0735-45-2001
更生入所	杉の郷えぼし寮	647-1101	和歌山県新宮市高田1642-1	50	0735-29-0240	0735-29-0260
更生入所	すだちの家	919-0312	福井県福井市東大昧町9-15	30	0776-41-3950	TEL.と同じ
自閉症児	袖ヶ浦のびろ学園	299-0255	千葉県袖ヶ浦市下新田1680	60	0438-62-9120	0438-62-7055
更生入所	袖ヶ浦ひかりの学園	299-0255	千葉県袖ヶ浦市下新田1680	44	0438-62-9121	0438-62-7055
更生入所	泰山寮	470-0213	愛知県西加茂郡三好町打越字山の神51-1	50	05613-4-2161	05613-4-6568
更生入所	太陽の村	950-3112	新潟県新潟市太夫浜字下浜山675	50	025-258-6337	025-258-6338
更生入所	樽前希望学園	059-1265	北海道苫小牧市樽前159-149	50	0144-67-6250	0144-67-6249
更生入所	塚脇学園	899-4461	鹿児島県国分市上之段柳ノ谷2287-1	50	0995-48-2776	0995-48-2865
更生入所	ともえ学園	728-0002	広島県三次市西河内町409-5	68	0824-62-5130	0824-62-1934
更生入所	にじの家	350-0002	埼玉県川越市古谷本郷992	40	0492-36-0666	0492-36-0665
更生入所	虹の家	029-4501	岩手県胆沢郡金ヶ崎町大原町の内表道下31-2	50	0197-43-2787	0197-43-2789
更生入所	はぎの郷	929-0443	石川県河北郡津幡町別所へ1	50	076-288-0339	076-288-0340
更生入所	初雁の家	350-0813	埼玉県川越市平塚新田字高田町162	50	0492-32-6363	0492-32-6367
更生通所	東やまた工房	224-0024	神奈川県横浜市都筑区東山田町270	40	045-591-2728	045-591-2768
更生入所	東やまたレジデンス	224-0024	神奈川県横浜市都筑区東山田町270	40	045-591-2728	045-591-2768
更生入所	ひかり苑	989-3124	宮城県仙台市青葉区上愛子字道上59-4	50	022-391-1711	022-391-1712
更生入所	日置川みどり園	649-2521	和歌山県西牟婁郡日置川町大古759-1	40	0739-52-3678	0739-52-3678
更生入所	ひらきの里	753-0302	山口県山口市仁保中郷43	60	0839-29-0312	0839-29-0357
更生入所	藤野さつき学園	199-0206	神奈川県津久井郡藤野町牧野9638	40	0426-89-2873	0426-89-3066
更生入所	星が丘寮	049-0282	北海道上磯郡上磯町当別697-29	60	0138-75-2178	0138-75-3466
更生入所	みずほ学園	299-5251	千葉県勝浦市大森上植野入会地13-2	60	0470-76-4321	0470-76-4324
更生入所	めぶき園	879-7306	大分県大野郡犬飼町下津尾4355	30	0975-78-0818	0975-78-0819
更生通所	やまびこ工房	229-1124	神奈川県相模原市田名7236-3	40	042-760-1033	042-760-7115
更生通所	わたげ	239-0824	神奈川県横須賀市西浦賀町3-97-1	30	0468-44-0038	0468-44-0036

◆準会員

種別	氏名	〒	住所	定員(通所)	電話番号	FAX番号
小規模作	ワークショップ北山	603-8043	京都市北区上賀茂池端町53-4	15	075-721-0637	075-721-0637
心障通園	バンビの家	703-8207	岡山市祇園地先	35	086-275-0834	TEL.と同じ
通所授産	さつき授産所	476-0003	愛知県東海市荒尾町油田48-7	45	052-603-8690	052-603-0521
個人会員	山崎順子	324-0011	栃木県大田原市北金丸2600-1/国際医療福祉大学（講師）		0287-24-3047	0287-24-3191
個人会員	高橋保行	981-3625	宮城県黒川郡大和町もみじヶ丘3-5-3（自宅）		022-358-9617	
個人会員	山崎容子	472-0011	知立市昭和5-12-46（自宅）		0566-81-9287	
個人会員	中山忠政	781-0111	高知市也2751-1/高知女子大学社会福祉学部（助手）0888-47-8700 内2110			0888-47-8727

あ と が き

　本第4巻（2000年）より星和書店の出版となった。昨年6月に石坂好樹委員と星和書店の石澤雄司社長を訪ね，出版移行の件をお願いしたところ快く引き受けて下さった。十亀記念事業委員会を継承してできた「日本自閉症研究助成会」としても，「自閉症と発達障害研究の進歩」が第2期に入ったことを自覚する。

　学界においては，より価値がある，読者にとってより有用であるイヤーブックに育てなければならない。第5巻（2001年）の特集は治療（treatment of autism）と決められ，すでに準備が進められている。

　訳稿の校閲は，例年のごとく主として石坂好樹委員と門眞一郎委員に依頼したが，とくに門委員に負担が大きくかかった。編集委員会や原稿・校正稿の依頼，督促，整理にはこれも前年と同様，飛田暁子（医療法人髙木神経科医院臨床心理士）の労をわずらわした。欧文文献欄の校正は増井喜代司氏が今年もまた手伝ってくれた。一方星和書店側では畑中直子氏が外国出版者の版権交渉を含めて，本の直接の編集，作成にかかわる業務をひとりで担当して下さった。また事務局における外国編集委員との交信は，主として山上あり子（髙木神経科事務長）が当たり，必要な場合パトリシア山田が助言，校閲した。さらに，本書の出版母体である日本自閉症研究助成会の組織と事務には，山上あり子が，会費管理は京都・土倉事務所（業務委託）が分担した。しかし何よりも，翻訳の労を担っていただいた諸先生の協力がなければ本書の日本語原稿を得ることができなかったことをまず肝に銘じなければならない。編集委員会を代表して，こうした諸兄姉に心より感謝を捧げ，この方々とともども第4巻が1日も早く手に届くことを願って，後記とする。

　1999年11月17日

日本自閉症研究助成会
「自閉症と発達障害研究の進歩」
編集委員長　髙木　隆郎

自閉症と発達障害研究の進歩　2000 / Vol. 4

編集協力者

　　神尾　陽子（かみお ようこ）　　　　京都大学医学部精神神経科

翻訳協力者

　　園田　裕香（そのだ ゆか）　　　　　長崎大学医学部精神神経科
　　辻田　高宏（つじた たかひろ）　　　長崎大学医学部精神神経科
　　与那城　礼子（よなしろ あやこ）　　長崎大学医学部精神神経科
　　大森　まゆ（おおもり まゆ）　　　　長崎大学医学部精神神経科
　　栗田　広（くりた ひろし）　　　　　東京大学大学院医学系研究科精神保健学分野
　　長沼　洋一（ながぬま よういち）　　東京大学大学院医学系研究科精神保健学分野
　　眞田　敏（さなだ さとし）　　　　　岡山大学教育学部障害児教育講座
　　大竹　喜久（おおたけ よしひさ）　　岡山大学教育学部障害児教育講座
　　荻野　泉（おぎの いずみ）　　　　　旭川荘療育センター児童院精神科
　　岡田　俊（おかだ しゅん）　　　　　光愛病院
　　十一　元三（といち もとみ）　　　　滋賀大学保健管理センター
　　疋田　貴俊（ひきだ たかとし）　　　京都大学医学研究科生体情報科学講座
　　久保田　泰考（くぼた やすたか）　　京都大学医学部精神神経科，大学院生
　　高橋　元（たかはし げん）　　　　　宇治黄檗病院
　　木村　宜子（きむら たかこ）　　　　長野県厚生連佐久総合病院小児科
　　田中　浩一郎（たなか こういちろう）京都市児童福祉センター児童診療科

執筆協力者

　　河東田　博（かとうだ ひろし）　　　四国学院大学社会学部

事務局担当者

　　石坂　好樹（いしさか よしき）　　　京都大学医学部精神神経科，事務局長
　　山上　あり子（やまがみ ありこ）　　髙木神経科医院
　　飛田　暁子（とびた あきこ）　　　　髙木神経科医院
　　Patricia Yamada, Editorial & Educational Services
　　土倉事務所，京都市北区小山西花池町1-8

事　務　局

　　日本自閉症研究助成会
　　〒604-0845　京都市中京区烏丸通御池上ル　都ビル3F
　　　　医療法人髙木神経科医院
　　　　　　電話：(075)222-0450　FAX：(075)255-0130

自閉症と発達障害研究の進歩　2000 / Vol. 4	
2000年3月27日　初版第1刷発行	
2006年1月11日　初版第2刷発行	

編　者　髙木隆郎　マイケル・ラター　エリック・ショプラー
発行者　石澤雄司
発行所　株式会社　星和書店
　　　　東京都杉並区上高井戸1-2-5　〒168-0074
　　　　電話 03 (3329) 0031 (営業部) ／ (3329) 0033 (編集部)
　　　　FAX 03 (5374) 7186
　　　　[URL] http://www.seiwa-pb.co.jp

Ⓒ2000　星和書店　　　　　Printed in Japan　　　　　ISBN 4-7911-0411-0

自閉症と発達障害研究の進歩2001／Vol. 5 〈特集〉自閉症の治療	高木隆郎、 M.ラター、 E.ショプラー 編	B5判 360p 7,800円
自閉症と発達障害研究の進歩2002／Vol. 6 〈特集〉早期診断	高木隆郎、 M.ラター、 E.ショプラー 編	B5判 300p 7,800円
自閉症と発達障害研究の進歩2003／Vol. 7 〈特集〉実行機能	高木隆郎、 P.ハウリン、 E.フォンボン 編	B5判 288p 7,800円
自閉症と発達障害研究の進歩2004／Vol. 8 〈特集〉コミュニケーション	高木隆郎、 P.ハウリン、 E.フォンボン 編	B5判 320p 7,800円
自閉症と発達障害研究の進歩2005／Vol. 9 〈特集〉転帰	高木隆郎、 P.ハウリン、 E.フォンボン 編	B5判 292p 7,800円

発行：星和書店　　http://www.seiwa-pb.co.jp　　価格は本体(税別)です

みんなで学ぶ **アスペルガー症候群と 高機能自閉症**	S.オゾノフ 他著 田中康雄、 佐藤美奈子 訳	A5判 400p 2,600円

虹の架け橋 自閉症・アスペルガー症候群の 心の世界を理解するために	ピーター・サットマリ著 佐藤美奈子、 門 眞一郎 訳	四六判 404p 1,900円

自閉症の心の世界 認知心理学からのアプローチ	F. ハッペ 著 石坂好樹、他訳	四六判 272p 2,600円

自閉症の診療 診療の実際を具体的に紹介	安藤春彦 著	A5判 208p 3,680円

心の地図 上〈児童期—青年期〉 こころの障害を理解する	市橋秀夫 著	四六判 296p 1,900円

発行：星和書店　http://www.seiwa-pb.co.jp　価格は本体(税別)です

精神科治療学 第19巻第9号（2004年9月）
アスペルガー症候群 I
—思春期以降の対応—

B5判
112p
2,880円

精神科治療学 第19巻第10号（2004年10月）
アスペルガー症候群 II
—思春期以降の対応—

B5判
116p
2,880円

こころの臨床 à・la・carte
第23巻第3号（2004年9月）
自閉症理解の現在
—より進んだ地平を求めて

B5判
136p
2,300円

［第2版増補］
ADHDの明日に向かって
田中康雄 著
認めあい，支えあい，ゆるしあう
ネットワークをめざして

四六判
272p
1,900円

こころのライブラリー（9）
ADHD（注意欠陥／多動性障害）
上林靖子、齋藤万比古 他著
治療・援助法の確立を目指して

四六判
196p
1,600円

発行：星和書店　http://www.seiwa-pb.co.jp　価格は本体（税別）です